国家卫生健康委员会"十四五"规划教材

全国高等学校教材

供医学检验技术专业用

临床基础检验学技术

第 2 版

主　　编　许文荣　林东红

副 主 编　林发全　高春艳　邓小燕

数 字 主 编　高春艳　邓小燕

数字副主编　林发全　孙晓春　尹海芳

人民卫生出版社

·北 京·

版权所有，侵权必究！

图书在版编目（CIP）数据

临床基础检验学技术 / 许文荣，林东红主编.
2 版. -- 北京：人民卫生出版社，2025. 5. --（全国高等
学校医学检验专业第七轮暨医学检验技术专业第二轮规划
教材）. -- ISBN 978-7-117-37952-6

Ⅰ. R446. 1

中国国家版本馆 CIP 数据核字第 20256AS879 号

人卫智网	www.ipmph.com	医学教育、学术、考试、健康，购书智慧智能综合服务平台
人卫官网	www.pmph.com	人卫官方资讯发布平台

临床基础检验学技术
Linchuang Jichu Jianyanxue Jishu
第 2 版

主　　编：许文荣　林东红
出版发行：人民卫生出版社（中继线 010-59780011）
地　　址：北京市朝阳区潘家园南里 19 号
邮　　编：100021
E - mail：pmph @ pmph.com
购书热线：010-59787592　010-59787584　010-65264830
印　　刷：人卫印务（北京）有限公司
经　　销：新华书店
开　　本：850×1168　1/16　印张：20
字　　数：537 千字
版　　次：2015 年 1 月第 1 版　　2025 年 5 月第 2 版
印　　次：2025 年 6 月第 1 次印刷
标准书号：ISBN 978-7-117-37952-6
定　　价：75.00 元

打击盗版举报电话：010-59787491　E-mail：WQ @ pmph.com
质量问题联系电话：010-59787234　E-mail：zhiliang @ pmph.com
数字融合服务电话：4001118166　E-mail：zengzhi @ pmph.com

编委名单

编　委 （以姓氏笔画为序）

王　曌　吉林大学

王文娟　九江学院

王者香　天津医科大学

王剑飚　上海交通大学

邓小燕　广州医科大学

刘双全　南华大学

许文荣　江苏大学

阮　杰　广东医科大学

李　萍　河北北方学院

李小龙　温州医科大学

李海侠　南方医科大学

杨　欢　苏州大学

杨洪乐　河北医科大学

张亚丽　北华大学

张军能　厦门大学

张晨光　河南医药大学

陆松松　北京大学

林东红　福建医科大学

林发全　广西医科大学

赵可伟　广州中医药大学

郝艳梅　蚌埠医科大学

胡嘉波　江苏大学

俞　颖　浙江中医药大学

姜忠信　青岛大学

高春艳　哈尔滨医科大学

郭晓兰　川北医学院

梁湘辉　中南大学

董素芳　海南医科大学

曾婷婷　四川大学

谢婷婷　贵州医科大学

编写秘书　史　惠　江苏大学

数字编委

新形态教材使用说明

新形态教材是充分利用多种形式的数字资源及现代信息技术,通过二维码将纸书内容与数字资源进行深度融合的教材。本套教材全部以新形态教材形式出版,每本教材均配有特色的数字资源,读者阅读纸书时可以扫描二维码,获取数字资源。

获取数字资源的步骤

1 扫描封底红标二维码,获取图书"使用说明"。

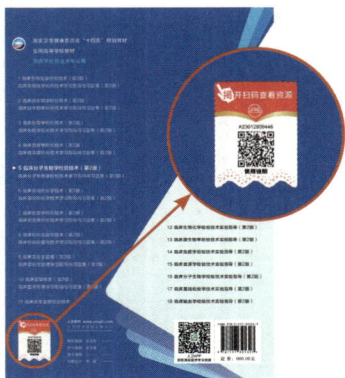

2 揭开红标,扫描绿标激活码,注册/登录人卫账号获取数字资源。

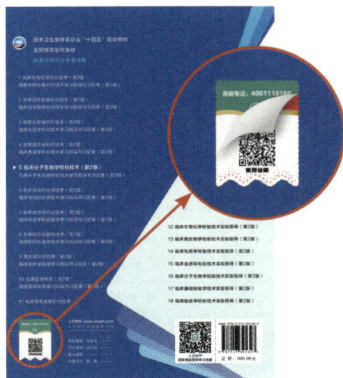

3 扫描书内二维码或封底绿标激活码随时查看数字资源。

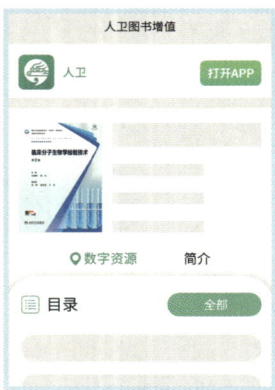

4 登录 zengzhi.ipmph.com 或下载应用体验更多功能和服务。

扫描下载应用

客户服务热线 400-111-8166

读者信息反馈方式

欢迎登录"人卫 e 教"平台官网"medu.pmph.com",在首页注册登录后,即可通过输入书名书号或主编姓名等关键字,查询我社已出版教材,并可对该教材进行读者反馈、图书纠错、撰写书评以及分享资源等。

全国高等学校医学检验专业第七轮暨医学检验技术专业第二轮规划教材
修订说明

我国高等医学检验专业建设始于 20 世纪 80 年代初,人民卫生出版社于 1989 年出版了第一套医学检验专业规划教材,共 5 个品种。至 2012 年出版的第五轮医学检验专业规划教材,已经形成由理论教材与配套实验指导和习题集组成的比较成熟的教材体系。2012 年,教育部对《普通高等学校本科专业目录》进行了调整,将医学检验专业(五年制)改为医学检验技术专业(四年制),隶属医学技术类,授予理学学士学位。人民卫生出版社于 2013 年启动了新一轮教材的编写,在 2015 年推出了全国高等学校医学检验专业第六轮暨医学检验技术专业第一轮规划教材,对医学检验技术专业的发展起到了非常关键的引领和规范作用。

进入新时代,在推进健康中国建设,从"以治病为中心"向"以健康为中心"的转变过程中,医学检验技术专业的发展面临更多机遇与挑战。《国务院办公厅关于加快医学教育创新发展的指导意见》中明确指出,要推进医工、医理、医文学科交叉融合,加强"医学 +X"多学科背景的复合型创新拔尖人才培养。党的二十大报告也提出,要加强基础学科、新兴学科、交叉学科建设。医学检验技术属于典型的交叉学科,医工、医理结合紧密,发展迅速,学科内容不断扩增,社会需求不断增加,目前开设本专业的本科院校已增加到 160 余所,广大院校对教材建设也提出了新需求。

为促进教育、科技、人才一体化发展,人民卫生出版社在与教育部高等学校教学指导委员会医学技术类专业教学指导委员会、全国高等医学院校医学检验专业校际协作理事会联合对第一轮医学检验技术专业规划教材的使用情况进行广泛调研的基础上,启动全国高等学校医学检验专业第七轮暨医学检验技术专业第二轮规划教材的编写修订工作。

本轮教材的修订和编写特点如下:

1. 坚持立德树人,满足社会需求　从教材顶层设计到编写的各环节,始终坚持面向需求凝炼教材内容,以立德树人为根本任务,以为党育人、为国育才为根本目标。在专业内容中有机融入思政元素,体现我国医学检验学科 40 多年取得的辉煌成就,培育具有爱国、创新、求实、奉献精神的医学检验技术专业人才。

2. 优化教材体系,服务学科建设　为了更好地适应医学检验技术专业教育教学改革,体现学科特点,提升专业人才培养质量,本轮教材将原作为理论教材配套的实验指导类教材纳入规划教材体系,突出本专业的技术属性;第一轮教材将医学检验专业规划教材中的《临床寄生虫检验》相关内容并入《临床基础检验学技术》,根据调研反馈意见,本轮另编《临床寄生虫学检验技术》,以适应院校教学实际需要。

3. 坚持编写原则，打造精品教材 本轮教材编写立足医学检验技术专业四年制本科教育，坚持教材"三基"（基础理论、基本知识、基本技能）、"五性"（思想性、科学性、先进性、启发性、适用性）和"三特定"（特定目标、特定对象、特定限制）的编写原则。严格控制纸质教材字数，突出重点；注重内容整体优化，尽量避免套系内教材内容的交叉重复；提升全套教材印刷质量，全彩教材使用便于书写、不反光的纸张。

4. 建设新形态教材，服务数字化转型 为进一步满足医学检验技术专业教育数字化需求，更好地实现理论与实践结合，本轮教材采用纸质教材与数字内容融合出版的形式，实现教材的数字化开发，全面推进新形态教材建设。根据教学实际需求，突出医学检验学科特色资源建设、支持教学深度应用，有效服务线上教学、混合式教学等教学模式，推进医学检验技术专业的智慧智能智育发展。

全国高等学校医学检验专业第七轮暨医学检验技术专业第二轮规划教材共 18 种，均为国家卫生健康委员会"十四五"规划教材。将于 2025 年出版发行，数字内容也将同步上线。希望广大院校在使用过程中能多提供宝贵意见，反馈使用信息，为第三轮教材的修订工作建言献策，提高教材质量。

主编简介

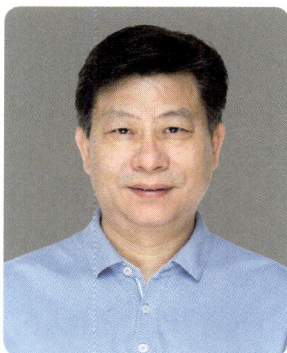

许文荣

二级教授，博士研究生导师，江苏大学医学科学前沿研究院院长，江苏省临床医学优势学科及临床检验诊断学重点学科带头人，国家一流本科专业（医学检验技术）带头人，江苏省优秀医学重点人才，江苏省"科教兴卫工程"医学领军型人才和创新团队带头人，江苏省"333高层次人才培养工程"第二层次中青年领军人才，江苏省优秀科技创新团队带头人，全国高等院校医学检验专业校际协作理事会前任理事长、专家委员会主任，教育部高等学校医学技术类专业指导委员会委员，中华医学会检验医学分会委员，江苏省医学会检验学分会第十届主任委员，中国生物化学与分子生物学会临床医学专业分会副主任委员，中国研究型医院学会细胞外囊泡研究与应用专业委员会常务委员，《临床检验杂志》名誉主编，美国马里兰大学、得克萨斯理工大学健康医学中心高级访问学者。主持完成15项国家及省自然科学基金重点和面上项目。已公开发表学术论文300余篇，SCI收录杂志他引8 296次。获国家技术发明奖二等奖1项，中华医学科技奖二等奖，教育部高等学校科学研究优秀成果奖（自然科学和工程技术）二等奖，江苏省科技进步奖一、二等奖等省部级科技成果奖9项。获江苏省教学成果奖一等奖2项。出版国家级规划教材4部（担任主编），入选爱思唯尔2020—2024年度中国高被引学者榜单。

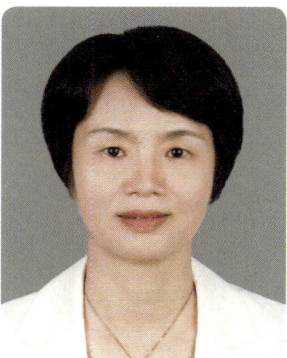

林东红

教授，博士研究生导师，福建医科大学医学技术与工程学院院长，医学检验技术学科方向带头人。教育部高等学校医学技术类专业教学指导委员会委员，全国高等院校医学检验专业校际协作理事会副理事长、血液临检组组长，高等学校国家级实验教学示范中心联席会、全国高等学校医学检验技术专业联盟副理事长，教育部医学检验技术专业教材建设指导委员会委员，全国高等学校医学检验技术专业教育改革教材编写委员会委员。主编国家级规划教材4部、副主编6部，参编30多部。获福建省本科优秀特色教材1部；获福建省教学成果奖二等奖、中华医学会第五届全国医学优秀网络课程二等奖、中华医学会教育技术优秀成果奖、福建省高等教育优秀论文三等奖等奖项。负责的"临床血液学及检验"获首批国家级一流课程、首批省级思政示范课程、省级精品课程等。主要研究方向为白血病的基因诊断和应用基础研究。先后主持国家自然科学基金面上项目、福建省自然科学基金、福建省科技厅、福建省教育厅等项目20多项。发表SCI及中国科学引文数据库（CSCD）来源期刊论文40多篇。

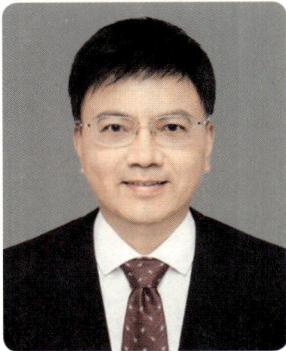

林发全

二级教授，博士研究生导师，现任广西高校临床检验诊断学重点实验室主任，广西医科大学医学检验技术专业负责人、临床检验学教研室主任、第一附属医院检验科主任、住院医师规范化培训检验医学科专业基地主任，中国医院协会临床检验专业委员会委员、广西医师协会检验医师分会主任委员。共同主编医学检验技术专业规划教材《医学检验导论》和高等学校教材《实验诊断学》（第3版），主持国家和省厅级项目13项，获广西科学技术进步奖三等奖等奖项，主持制订《遗传性球形红细胞增多症诊断方案》和《遗传性异常纤维蛋白原血症诊断及管理指南》。

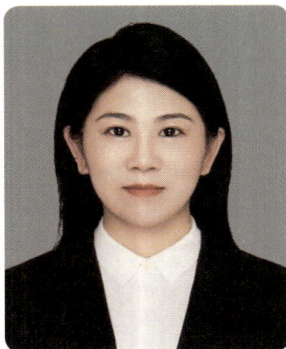

高春艳

教授，博士研究生导师，哈尔滨医科大学大庆校区医学检验与技术学院院长，临床检验诊断学学科带头人，国家级一流本科专业及一流课程负责人、美国威斯康星血液研究所访问学者，黑龙江省高层次人才，黑龙江省寒地疾病精准诊疗技术创新中心副主任，哈尔滨医科大学星联教授。黑龙江省医学会理事、黑龙江省医学会检验医学分会委员、中国优生优育协会检验医学专业委员会常务委员。主要研究方向为出血、凝血及血栓性疾病的发病机制及精准诊疗，主持国家自然科学基金项目3项、省级课题10余项，获黑龙江省科学技术奖三等奖1项、黑龙江省医药卫生科学技术奖一等奖1项，以第一或通信作者发表SCI论文及教研论文40余篇，副主编及参编国家级规划教材6部。

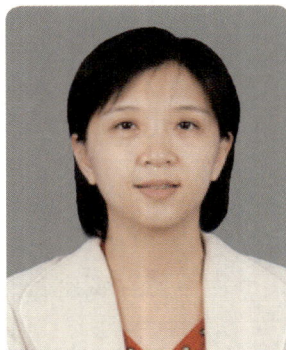

邓小燕

教授，博士研究生导师，博士后流动工作站合作导师。国家级一流本科专业负责人，国家级一流本科课程负责人，国家现代产业学院主要负责人，"广东特支计划"教学名师，广东省一流课程和在线开放课程负责人，省课程思政建设改革项目医学检验技术课程教学团队负责人，现任广东省教育指导委员会医学技术类专业委员，中华医学会系列杂志《中华临床实验室管理电子杂志》编辑部主任。现任广州市医学会细胞形态学诊断分会副主任委员，广东省生物医学工程学会临床实验医学分会副主任委员，中华医学会广东省检验医学分会常务委员，广东省医师协会检验医师分会常务委员。

前　言

　　随着科技创新的浪潮不断推动医学检验领域的进步，我们正处在一场新的科技革命和产业变革之中，这无疑对医学检验人才的培养提出了更高的要求。为了响应"大健康""新医科"理念，适应高等医学检验教育改革和发展，在教育部高等学校医学技术类专业教学指导委员会和全国高等院校医学检验专业校际协作理事会的引领下，人民卫生出版社拟对本科医学检验技术专业原国家卫生和计划生育委员会"十二五"规划教材进行修订，并启动国家卫生健康委员会"十四五"规划教材、全国高等学校医学检验专业第七轮暨医学检验技术专业第二轮规划教材编写工作，《临床基础检验学技术》（第2版）便是其中的重要组成部分。

　　本次教材修订秉承了上一版的编写基调和风格，着重强调基础理论、基本知识和基本技能，注重理论与实践相结合。在内容上，本教材以经典的理论和技术为核心，覆盖了一般血液学检验技术、体液学检验技术、输血学检验技术、脱落细胞学检验技术等，以检验技术的应用为主线，适度融入了临床基础检验学技术的最新进展。教材采用了图文并茂的编写模式，章前提出学习的重要问题，章后进行小结。主要进行了以下几方面的修订：首先，对"三基"内容进行了修订，根据医学检验领域的国内外新标准、新指南，更新了教材内容，确保其与现代行业需求相匹配。其次，我们拓展了新的内容，近年来，细胞生物学、分子生物学、生物信息学、智能医学、精准医学以及临床检验仪器学等学科的飞速发展，为临床基础检验学技术的基本理论和技术注入了新的活力和内涵。为了反映这些新技术和新进展，我们对教材内容进行了适当的增减，例如，将原有的"第五篇　寄生虫临床检验技术"调整至《临床寄生虫学检验技术》，而"第六篇　脱落细胞学检验"则修订为"第五篇　脱落细胞学检验与液体活检"，并增加了循环肿瘤细胞检测、循环肿瘤DNA检测、细胞外囊泡与外泌体检测的相关内容。最后，本书采用新形态教材的形式出版，利用纸质教材每章内容旁的二维码为读者提供包括教学课件、教学视频、章节习题、思维导图、临床案例等数字资源。

　　本教材主要适用于高等医学院校医学检验技术专业本科教学使用，同时适合临床检验医务工作者和相关研究人员阅读与参考。本书在编写过程中，得到了国内同行专家的支持和指导，尹一兵教授、顾可梁教授不仅给予了我们真诚的鼓励，还对书稿进行了审读并提出建议，我们对此表示衷心的感谢。也要感谢所有被引用参考书的作者，正是他们的研究成果丰富了本教材的内容。此外，我们还要感谢所有编者的辛勤工作。

　　由于编写时间紧迫，编者水平有限，书中难免存在疏漏之处，谨请使用本教材的师生和临床检验工作者提出宝贵意见和建议，以便进一步修订和完善。

许文荣　林东红

2024年10月

目 录

第二篇　尿液检验

第三篇　其他排泄物与分泌物检验

第四篇 体腔液检验

第五篇　脱落细胞学检验与液体活检

绪 论

临床基础检验学技术（clinical basic technology of laboratory medicine）是临床医学检验的重要组成部分。在我国，临床医学检验技术涵盖了临床基础检验学技术、临床生物化学检验技术、临床血液学检验技术、临床免疫学检验技术、临床微生物学检验技术及临床分子生物学检验技术等多个分支。2012 年，教育部对医学检验专业进行了调整，将其更名为医学检验技术专业，由此诞生了首套专业教材。在本套教材的编写中，将寄生虫学临床检验技术从临床基础检验学技术独立出来。作为医学检验技术专业的核心课程之一，临床基础检验学技术不仅教授学生如何运用现代生物医学实验技术对血液、体液、分泌物、排泄物和脱落细胞等生物标本进行检测，还强调对检测全过程实施全面质量管理，确保检测结果的准确性和可靠性。此外，该技术还结合临床相关资料和其他辅助检查，为预防、保健、疾病诊断与预后和科学研究提供客观依据。

一、临床基础检验学的发展史

早在公元前 400 年，希波克拉底（Hippocrates）就通过观察尿液的颜色和气味等直观方法辅助疾病诊断，这标志着临床检验的起源。17 世纪，荷兰科学家列文虎克（Leeuwenhoek）（1663 年）发明了显微镜，推动医学研究进入微观世界的新纪元，用显微镜观察到血液中的红细胞（1673 年）、白细胞（1749 年）和血小板（1842 年），这些发现为血液学检验奠定了基础，成为血液的有形成分和一般血液学检验的主要对象。19 世纪末，埃利希（Ehrlich）和罗曼诺夫斯基（Romanowsky）发明了染色技术，极大地提高了血液细胞的识别能力，1908 年，Ehrlich 因此获得诺贝尔生理学或医学奖。近年来，随着各种特殊显微镜如相差、荧光、干涉和电子显微镜的发明，基于细胞和分子技术的发展，人们开始从一般的形态学发展到细胞的结构、生物大分子、基因的结构功能及生物分子之间相互作用的研究，探索生命现象的本质。

1901 年，兰德斯坦纳（Landsteiner）发现了人类 ABO 血型系统，极大地推动了临床输血学的进步和发展，为安全输血提供了基础，他因此于 1930 年获得诺贝尔生理学或医学奖。1958 年，多塞（Dausset）发现了人类白细胞抗原（HLA-A2），为免疫血液学、器官移植、法医学和遗传学等学科发展奠定了基础，1980 年因此获得诺贝尔生理学或医学奖。这些里程碑性的成果促进了输血医学的发展，在我国，输血与输血技术逐渐成为一门独立的学科。

1941 年，希腊医生乔治·帕帕尼古劳（George Papanicolaou）发展了宫颈涂片技术，即著名的 Pap 测试技术，极大地提高了宫颈癌的早期诊断率，推动了临床开展脱落细胞学检验的发展。

1953 年，美国库尔特（Coulter）发明了世界上第一台血细胞自动分析仪，开创了血液细胞分析的新篇章，各种自动和半自动血细胞分析仪不断问世。20 世纪 90 年代，随着多功能、多参数和多分类全自动血液分析仪的研发，临床实验室的检测能力得到了显著提升。这些自动化分析仪不仅检测速度快、精度高、操作简便，而且能够为临床提供多项有用的实验指标。在过去的 30 多年时间里，除了自动血液分析仪外，还有针对不同的分析标本发明了多种自动分析仪，如干化学尿液分析仪、尿液有形成分分析仪、自动血液凝固分析仪、精子质量分析仪、自动化血型分析仪和粪便分析工作站等。这些自动化分析仪的问世，体现了临床基础检验学技术的新发展水平，它们集中应用了现代物理学、电子学、计算机科学、光学、细胞生物学及分子生物学等基础学科的成果。信息网络和智能技术的应用，为实现疾病的临床诊断提供快速、高效、准确的依据。

二、临床基础检验学技术的特征

近年来，实验医学发展迅速，临床基础检验学逐步形成检验的快速、简便、自动化、特异、准确等显著特征，具体表现为：

（1）检验方法自动化：在临床上 90% 临床基础检验项目实现了自动分析，涵盖血液、尿液、血液凝固、精液等领域。

（2）检验仪器多样化：根据检验的标本分析要求，临床上出现了大、中、小型不同规模的实验室及床边检验等多种类型仪器。

（3）检验标本微量化：自动化分析的发展带动检验标本的微量化，如一管血可以做十多个项目，而每个项目只需要几微升、十几微升或几十微升血。

（4）检验试剂配套和规范化：目前，国际和国内都有许多优质的商品化诊断试剂应用于临床基础检验学技术，如瑞特染液、血液分析试剂、止凝血配套试剂盒、尿液分析配套试带等。

（5）检验方法标准化：为了保证给临床提供准确、可靠、有可比性的结果，要求按国家卫生健康委临床检验中心（NCCL）和中国临床检验标准委员会（CCCLS）标准化要求采用理想的检验方法，原卫生部医政司组织专家编写并出版了《全国临床检验操作规程》1～4版，为检验医学方法学标准化选择提供参考。

（6）质量控制严格化：临床实验室已建立了一套质量控制的基本要求，如要进行室内质控和室间质控评价，分检测前、检测中和检测后质控，注意各环节的影响因素，建立完整的质量控制体系。

（7）管理规范化：实验室对人员、环境、检验项目、仪器设备、试剂、规章制度、生物安全等制定了规范化的管理要求，临床实验室 ISO15189 标准即《医学实验室——质量和能力的专用要求》，它涵盖了实验室管理的各方面，包括组织结构、人员培训、设备维护和校准、方法的选择和验证、样本的收集和处理、检验结果的报告和解释等。其检测结果具有较高的可信度和互认性，有助于提升实验室的专业地位和学术水平。

（8）床边检验（point-of-care testing，POCT）和循证检验医学（evidence-based laboratory medicine，EBLM）：前者要求检验的标本更新鲜、方法快速、场所灵活、结果报告及时，如干化学试带尿液定性和半定量检测就是经典的床边检验；后者体现了检验与临床一体化，检验医师和临床医师共同选择合理的检验项目，共同评价实验检查的结果，以患者为中心，以质量为核心，为患者提供最佳的实验诊断指标。

（9）个体化医学（personalized medicine）和转化医学（translational medicine）：新的诊断与治疗概念的引入，为患者的准确诊断、治疗及检验技术的应用提供了新的理念和最佳的服务。

（10）智能化诊断平台与应用：利用临床基础检验学技术和病理图像采集，通过全自动操作系统结合人工智能神经网络，尤其是深度神经网络，逐步实现检验自动化、标准化和智能化，缩短检测周转时间（turn-around time，TAT），辅助建立诊断治疗决策、风险评估、药物疗效及预后评估，为临床患者和健康者建立多模式服务体系。

（11）液体活检新指标与新技术：应用循环肿瘤细胞（circulating tumor cell，CTC）、循环肿瘤 DNA（circulating tumor DNA，ctDNA）、外泌体（exosome）或小细胞外囊泡（small extracellular vesicle，sEV）分离与检测技术，对肿瘤和非肿瘤性疾病的精准诊断、疗效检测、预后判断提供非创伤性动态标志物，可结合计算机智能化，联合诊断提供新方向。

三、临床基础检验学的应用

1．为疾病诊断和鉴别诊断提供筛检或确诊依据。血液细胞分析仪和显微镜检查有机结合，可提供被检者外周血液多项参数，对外周血红细胞、白细胞、血小板等数量和质量异常提供最基本的诊断信息。例如外周血红细胞数减少，血红蛋白下降，形态学表现为小细胞为主，大小不均一，则为小细胞低色素性贫血提供了鉴别诊断筛检实验依据；在淋巴结细针抽吸涂片中找到典型的肿瘤组胞或淋巴瘤细胞，则对肿瘤或淋巴瘤的诊断具有确诊意义；显微镜下发现病原体是确诊感染性疾病的依据。

2．为疾病疗效监测和预后判断提供动态依据。尿液蛋白和有形成分的检测对肾脏疾病的病情评估与治疗监测及预后判断，网织红细胞和网织血小板计数对于化疗和放疗或贫血患者的骨髓造血功能的判断均具有直接的指导作用。

3．为预防疾病提供依据。从标本中检测出寄生虫，可对感染人群进行必要的治疗和隔离，防止疾病的传播和传染。

4．为疾病治疗提供依据和材料。ABO 和 Rh 血型的鉴定和交叉配血，为临床输血提供安全的供血；血液成分的分离和纯化为疾病的治疗提供血液制品，包括全血、血浆、血小板和造血干细胞等。

5．健康咨询。随着社会卫生保健事业和医疗技术的发展，人们希望提高健康生活质量和延长寿命，为此必须在平时进行定期的健康体检，通过定期健康体检，能及时发现疾病，了解身体情况，纠正不良的饮食和起居，指导并建立良好的生活习惯，强化防病的主动性，达到预防疾病、保持健康的目的。

6．为医学科学研究提供医学检验基本方法和基本数据。

四、临床基础检验学技术的基本要求

本课程要求学生紧密联系临床，掌握有关基础理论、基本技术和基本方法，熟悉检验方法评价和临床应用，了解检验项目的参考区间。通过学习和实践，要求学生具有独立完成常用临床基础检验项目，对实验结果具有分析和解释能力，并具有初步检验医学的科研和创新思维能力。

（许文荣　林东红）

第一篇

血液检验

第一章 血液标本采集和处理

通过本章学习,你将能够回答下列问题:

1. 血液检验的标本类型及其应用范围是什么?
2. 血液标本采集的主要方法及其应用范围是什么?
3. 负压采血管的种类、常用添加剂的特点和用途有哪些?
4. 常见的生理、生活因素对检验结果有哪些影响?
5. 如何避免采血操作不当对检验结果的影响?
6. 血液标本运送和签收过程有哪些要求?
7. 如何处理检测后的血液标本?

正确采集和处理血液标本是获得准确、可靠检验结果的前提,在自动化检验仪器应用日益普遍的临床实验室,血液标本采集和处理是分析前质量控制的重要内容,必须高度重视,确保检验质量。

第一节　血液标本的采集技术

一、血液标本类型

(一)全血

全血(whole blood)是由血细胞和血浆组成,保留了血液全部原有成分。

1. 静脉全血　来自静脉的全血标本应用最广泛,采血部位首选肘前区静脉,优先顺序为正中静脉、头静脉及贵要静脉。婴幼儿和新生儿可采用颈静脉和股静脉。

2. 动脉全血　主要用于血气分析,采血部位有股动脉、肱动脉和桡动脉。

3. 末梢全血　即毛细血管血液,为微动脉血、微静脉血和少量组织液的混合血。适用于仅需微量血液的检验项目,如血液一般检查及床边检验的项目。采血部位有指端、耳垂,小儿有时可选择踇趾或足跟。

(二)血浆

于血液中加入抗凝剂,阻止血液凝固,经离心后分离出的上层液体即为血浆(plasma),主要用于化学成分测定和凝血项目检测等。由于不必等候血液凝固即可分离出血浆,可以节约时间,有利于急诊检查时代替血清应用。

(三)血清

血清(serum)是血液离体凝固后分离出的液体,血清与血浆相比较,主要是缺乏纤维蛋白原,某些凝血因子也发生了改变。主要用于化学和免疫学等检测。

(四)分离或浓集血细胞

通过分离手段采集相对浓集的血细胞,如浓集粒细胞、浓集白血病细胞、富集血小板、分离单个核细胞、纯化淋巴细胞等,用于提高特定细胞检查的检出率。

二、血液标本采集

血液标本的采集按采集部位可分为末梢采血法、静脉采血法和动脉采血法。

（一）末梢采血法

末梢采血法（capillary blood collection）又称皮肤（穿刺）采血法，即采集毛细血管血液，使用锋利的针或刀片等采血器或自动采血器，穿刺皮肤获得末梢血液的过程。现有用于收集、储存末梢血标本的容器即末梢采血管，内可含有抗凝剂或促凝剂以满足不同检验项目需求。

1. 采血针末梢采血法

（1）器材：一次性采血针、微量吸管、末梢采血管、消毒用品等。

（2）部位：一般采用手指指端或耳垂，世界卫生组织（WHO）推荐首选左手环指，婴幼儿可选择踇趾或足跟。凡局部有水肿、炎症、发绀或冻疮等病变的不可作为穿刺部位；严重烧伤患者可选择皮肤完整处。耳垂采血疼痛感较轻，但血液循环较差，受气温影响较大，结果不稳定；手指采血操作方便，可获得较多血量，检验结果较恒定，但有时痛感较重，检验结果与静脉血比较仍有差异，有条件时尽可能采集静脉血。

（3）操作步骤：①轻轻按摩手指指端内侧或耳垂，使局部组织自然充血。②消毒皮肤，待干燥后，紧捏采血部位两侧。③右手持一次性消毒采血针迅速刺入，深度以 2～3mm 为宜，血液自然流出或稍加挤压后流出。第 1 滴血液因混入组织液，多弃去不用，或根据检验项目内容要求决定是否使用。④采血结束后，用无菌干棉签压住采血部位以止血。

（4）注意事项：①采血时要严格消毒和生物安全防范，使用 75% 乙醇或 70% 异丙醇溶液消毒，WHO 推荐使用安全型采血器。②取血时可稍加挤压，但切忌用力挤压，以免混入过多组织液。③采血要迅速，防止流出的血液凝固。④采血顺序：全血标本（EDTA 抗凝剂）、其他添加剂的全血或血浆标本、血清标本。

2. 激光末梢采血法 属于非接触式采血法，激光采血器在极短时间内发出一束特定波长的激光束，作用于末梢指端皮肤后，瞬间在采血部位产生高温，使皮肤汽化形成一个 0.4～0.8mm 的微孔，血液自微孔流出。

（1）器材：激光采血器、一次性激光防护罩、微量吸管、消毒用品等。

（2）部位：手指（其他要求同采血针末梢采血法）。

（3）操作步骤：①按摩采血部位，使局部组织自然充血。②消毒皮肤后，将激光手柄垂直置于一次性防护罩上方，垂直对准、紧贴采血部位，按下"触发键"。③将防护罩推出，血液自行流出或稍加挤压后流出，及时采集标本。

（4）注意事项：①禁止在易燃易爆性气体环境中使用激光采血器。②使用过程中禁止用肉眼观看激光窗口，或将激光窗口对准采血部位以外的位置。③采血时防护罩要紧贴采血部位，不能倾斜或悬空，以免影响血液标本采集效果。④激光采血器的透镜使用一段时间（一般工作 50 次后）需要清洁 1 次。

（二）静脉采血法

静脉采血法（venous blood collection）是临床上广泛应用的采血方法，所采集的静脉血能准确反映全身循环血液的真实情况，因其不易受气温和末梢循环变化的影响，而更具有代表性。按采血方式可分为普通采血法和负压采血法。

1. 普通采血法

（1）器材：试管、注射器、消毒用品等。

（2）部位：一般选择肘正中静脉，受检者的手臂伸直置于枕垫上，暴露穿刺部位，选择容易固定、明显可见的静脉。

（3）操作步骤：①扎压脉带：在穿刺点上端 5～7.5cm 扎压脉带，并嘱其握紧拳头，使静脉充盈利于穿刺。②消毒：用碘酊和乙醇（或碘伏）从穿刺点顺时针由内而外消毒穿刺区域直径 5cm，消毒 2 次。③穿刺：左手拇指于穿刺点下方 2.5～5.0cm 向下绷紧皮肤固定静脉，右手持针，针头斜面向上，使针头与皮肤呈 30° 角迅速刺入皮肤，然后放低注射器（针头与皮肤呈 5° 角）向前刺破血管壁进入静脉腔，见有回血后再将针头沿静脉走向前进少许，以免采血时针头滑出，但不可用力深刺，防止穿透血管壁而造成血肿。④松开压脉带。⑤抽血：右手固定注射器，缓慢抽动注射器内芯至所需血量后，嘱受检者放松拳头，用消毒干棉签按压穿刺点，迅速拔出针头，继续按压穿刺点数分钟。⑥放血：取下针头，将血液缓慢注入试管中，如有抗凝剂应立即充分颠倒混匀。

（4）注意事项：①根据检验项目、所需采血量，选择适宜的注射器和试管。②严格执行无菌操作。③严禁从输液、输血的针头内抽取血标本。④采血时严禁将针栓往回推，以免注射器中的空气进入血液循环而形成气栓。⑤采血时不宜过度用力，以免血液产生泡沫造成溶血。⑥宜在开始采集第一管血时松开止血带，压脉带捆扎时间应小于 1 分钟，以免血液浓缩或血液渗透进组织，导致结果偏差。

2. 负压采血法 负压采血法（negative pressure blood collection）又称为真空采血法，具有计量准确、传送方便、封闭无尘、标识醒目、刻度清晰、容易保存、一次进针多管采血等优点。是将有不同颜色胶塞管盖的采血管抽成不同的负压，由采血管内负压大小来控制采血量。更换负压采血管可实现一针穿刺连续多管采血。

（1）器材：负压采血系统由持针器、双向采血针、采血管组成（图 1-1-1）。负压采血管的种类和主要临床应用见表 1-1-1。

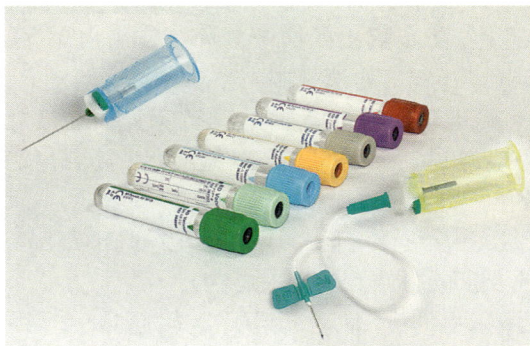

图 1-1-1　持针器、双向采血针、采血管

表 1-1-1　负压采血管种类和主要临床应用

采血管类型	管盖颜色	添加剂	作用机制	主要临床应用
无添加剂管	白色	无	无	临床生化、免疫学检测
促凝管	红色	促凝剂	促进血液凝固	临床生化、免疫学检测，交叉配血
血清分离管	深黄色	促凝剂，分离凝胶	促进血液凝固，凝胶用于分离血清	临床生化、免疫学检测
肝素锂抗凝管	深绿色	肝素锂，分离凝胶	灭活凝血因子 Xa、IIa	血氨、血液流变学检测
血浆分离管	浅绿色	肝素锂，分离凝胶	灭活凝血因子 Xa、IIa，凝胶用于分离血浆	临床生化检测
肝素钠抗凝管	棕色	肝素钠	灭活凝血因子 Xa、IIa	临床生化检测、细胞遗传学检测

续表

采血管类型	管盖颜色	添加剂	作用机制	主要临床应用
EDTA-K$_2$ 或 EDTA-K$_3$ 抗凝管	紫色	EDTA-K$_2$，EDTA-K$_3$	螯合钙离子	血液学检测，交叉配血
草酸盐或 EDTA 或肝素/氟化物	浅灰色	氟化物和抗凝剂	抑制葡萄糖酵解	葡萄糖测定
凝血管	浅蓝色	枸橼酸钠（1:9）	螯合钙离子	凝血功能、血小板功能检测
ESR 检测管	黑色	枸橼酸钠（1:4）	螯合钙离子	ESR 检测
ACD 管	黄色	枸橼酸，葡萄糖	灭活补体	HLA 组织分型，亲子鉴定，DNA 检测等
CPDA 管	黄色	枸橼酸，磷酸，葡萄糖，腺嘌呤	灭活补体，细胞营养	细胞保存
微量元素检测管	深蓝色	EDTA，肝素锂或促凝剂	因添加物不同而异	微量元素检测

注：EDTA 为乙二胺四乙酸；EDTA-K$_2$ 为乙二胺四乙酸二钾；EDTA-K$_3$ 为乙二胺四乙酸三钾；ESR 为红细胞沉降率；ACD 为枸橼酸葡萄糖；CPDA 为枸橼酸盐磷酸葡萄糖腺嘌呤；HLA 为人类白细胞抗原。

（2）静脉选择和消毒：同普通静脉采血法。

（3）采血：①软接式双向采血针的采血：在穿刺点上端扎压脉带，并嘱其握紧拳头，使静脉充盈暴露；拔除穿刺针的护套，左手固定血管，右手拇指和示指持穿刺针，沿静脉走向使针头与皮肤呈 30°角迅速刺入皮肤，再向前（针头与皮肤呈 5°角）刺破血管壁进入静脉腔；见回血后，将胶塞穿刺针（双向针的另一端有软橡皮乳胶套着）直接刺入负压采血管的胶塞管盖中央，血液被自动吸入采血管内，同时松开压脉带；如需多管采血，将刺塞针拔出再刺入另一个负压采血管即可；采血完毕，嘱受检者松拳，用消毒干棉签按压穿刺点，迅速拔出针头，继续按压数分钟。②硬接式双向采血针的采血：静脉穿刺同上；将负压采血管推入硬接式双向采血针的刺塞针端中，血液自动流入采血管内；拔下采血管后，再拔出穿刺针头，用消毒干棉签按压穿刺点。③一针穿刺多管采血顺序推荐：血培养瓶；枸橼酸钠抗凝采血管（蓝色管盖）；血清采血管，包括含有促凝剂和/或分离胶（红色和深黄色管盖）；含有或不含分离胶的肝素抗凝采血管（深绿色和浅绿色管盖）；含有或不含分离胶的乙二胺四乙酸（EDTA）抗凝采血管（紫色管盖）；葡萄糖酵解抑制采血管（灰色管盖）等（图 1-1-2）。④常用 22G 采血针，凝血功能与血小板功能相关检验、采血量大于 20ml 时宜常用 21G 及以下的采血针。

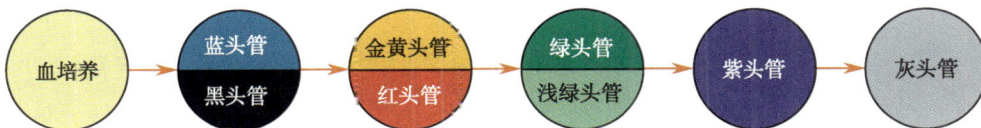

图 1-1-2　多管采血的血液分配顺序

（4）注意事项：①使用前切勿松动采血管的胶塞帽盖，以免改变采血管内负压，导致采血量不准确。②刺塞针软橡皮乳胶套的作用是包裹、封闭刺塞针头，当针头刺入采血管后，乳胶套卷起，采血完毕，去除采血管，乳胶套弹性恢复，封闭刺塞针头，防止软管内血液继续流出而污染环境。③采血后按照生物安全防护的要求处理废弃的采血针，避免误伤或污染环境。

（三）动脉采血法

1. 器材 2ml 或 5ml 注射器、1 000U/ml 无菌肝素生理盐水溶液、橡皮塞、消毒用品等。

2. 选择动脉 多选用桡动脉（最方便、最常用）、肱动脉（采集大容量动脉血首选）、股动脉。

3. 采血 以血气分析标本为例，常规消毒穿刺点及其附近皮肤、检验人员的左手示指和中指，以左手绷紧皮肤，右手持注射器，用左手示指和中指触摸动脉搏动最明显处并固定，以 30°～45° 角进针。动脉血压力较高，血液会自动注入针筒内，至 2ml 后拔出针头，用消毒干棉签按压采血处（穿刺点）止血 10～15 分钟，立即用软木塞或橡皮塞封闭针头以隔绝空气，搓动注射器，使血液和肝素混匀。

4. 注意事项 ①用于血气分析的标本，拔针后不可回抽注射器，以免空气进入，应立即封闭针头斜面，再立即混匀标本。②拔出针头后，立即用消毒干棉签用力按压采血处止血，以防形成血肿。③标本采集后立即送检，否则应将标本置于 2～6℃ 保存，但不应超过 2 小时。

第二节 血液标本的处理、运送和保存

一、血液标本添加剂和分离

使用全血和血浆标本时，需要在采集的血液标本中加入抗凝剂（anticoagulant）去除或抑制某种凝血因子的活性，以阻止血液凝固。为了快速获得血清则可加入促凝剂。常用添加剂的主要作用和用途见表 1-1-2。

表 1-1-2 常用添加剂的主要作用和用途

添加剂	作用	主要用途	注意事项
乙二胺四乙酸 K_2 或 K_3	与血液中 Ca^{2+} 结合成螯合物，阻止血液凝固	全血细胞计数、离心法血细胞比容（HCT）测定	抗凝剂用量与血液的比例要准确
枸橼酸钠	与血液中 Ca^{2+} 结合，阻止血液凝固	红细胞沉降率、凝血试验、血液保养液	抗凝剂浓度、体积和血液的比例要准确
肝素	加强抗凝血酶灭活丝氨酸蛋白酶，阻止凝血酶形成	快速生化检验、血气分析、红细胞渗透脆性试验	电极法测血钾与血清结果有差异，不适合血常规检查
草酸盐	与血液中 Ca^{2+} 形成草酸钙沉淀	草酸钾干粉常用于血浆标本抗凝	容易造成钾离子污染，现已少用
促凝剂	激活凝血过程，加速血液凝固	缩短血清分离时间，特别适用于急诊生化检验	常用促凝剂有凝血酶、蛇毒、硅石粉、硅碳素等
分离胶	为化学惰性和高稳定性分子，比重介于血清和血细胞之间，离心后高黏度凝胶在血清和血块间形成隔层，达到分离血细胞和血清的目的	快速分离出血清标本，有利于标本冷藏保存	分离胶的质量影响分离效果和检验质量，成本相对高

特殊情况下可采用物理方法获得抗凝血液标本，如将血液注入有玻璃珠的器皿中并不停转动，使纤维蛋白缠绕于玻璃珠上，从而阻止血液凝固，此方法常用于血液培养基的羊血采集。另外，也可用竹签搅拌去除纤维蛋白，以达到物理抗凝的目的，主要用于结果易受抗凝剂影响的血液标本抗凝，如用于狼疮细胞检查等。血液标本采集后应及时离心分离血清

或血浆。分离血清时,可先将其置于室温或 37℃ 水浴箱内,待血块部分收缩,出现少许血清时再离心分离。

二、血液标本运送

血液标本的运送可采用人工运送、轨道传送或气压管道运送等,需遵循以下 3 个运送原则。

1. 唯一标识原则 采集后的血液标本具有唯一标识,采用条形码系统能很好地保证标本的唯一性,也可以通过编号、标本容器上手工标注受检者姓名等方式保证标本的唯一性。

2. 生物安全原则 使用可反复消毒的专用容器运送标本,特殊标本应采用特殊标识字样(如剧毒、烈性传染等)的容器密封运送。气压管道运送必须使用负压采血管,并确保管盖牢固。

3. 及时运送原则 血液标本离体后会迅速发生许多变化,要求及时运送标本至实验室,如血氨(密闭送检)、红细胞沉降率、酸性磷酸酶、乳酸等检测标本需要立即送检。

血液标本在运送过程中还需注意:①血液标本管必须加塞、管口向上、垂直放置,以减少管中内容物振动,防止标本蒸发、污染和外溅等。②避免剧烈震荡导致标本溶血。③避免光线敏感的分析物暴露在人造光或太阳光照射下。④根据保存温度要求可置冰瓶或冷藏箱内运送。需转运到上级部门检测的标本,应将密封试管装入聚乙烯塑料袋内运送。

三、血液标本签收

实验室应制定血液标本签收的标准化操作程序,收到血液标本后应进行签收,并记录签收时间等相关信息,对不合格标本应拒收。标本拒收常见的原因有:①标本容器上无示识,申请单与标本标识不一致;②血液采集容器错误;③标本污染,容器破损;④标本运送条件不当;⑤抗凝标本出现凝固;⑥中度以上溶血;⑦采血量不足等。标本拒收可造成检验费用增高和时间的浪费,还可能延误诊治甚至危害患者。因此,对所有涉及标本采集的人员,都必须在标本采集、运送和处理各环节进行全面规范的培训,避免出现不合格标本。

对于某些特殊的标本,如标识不明确、标本不稳定、不便重新采集或属于紧急情况下的标本,实验室可先处理标本但不发送检验报告,直至申请医生或标本采集人员承担鉴别和接收的责任,或提供适当的信息。

四、血液标本保存

不能及时检验及检验后的血液标本应作适当的保存,确保有效保存期内被检物质不会发生明显改变,以备复查,且检索方便、准确。

1. 保存原则 考虑到不同检验项目、不同标本保存的时间和条件不同,一些被测物在保存期内可能会发生变异,保存原则是在有效的保存期内确保被检物质不会发生明显改变。

2. 保存条件 按温度要求分为室温保存、冷藏保存、冷冻保存。

(1)全血标本保存:血液分析仪测定采用的抗凝全血宜室温保存,不宜存放在 2～8℃ 冰箱中,低温可使血液成分和血细胞形态发生变化。即使室温保存,也不宜超过 6 小时,最多不超过 8 小时。

(2)分离后标本保存:分离后的血清或血浆标本根据保存时间长短要求可分为:①保存 1 周的标本,置于 4℃ 冰箱内保存;②保存 1 个月的标本,置于 -20℃ 冰箱内保存;③保存 3 个月以上的标本,置于 -70℃ 冰箱内保存。

3. 保存注意事项 ①建立保存的规章制度,专人专管,敏感或重要标本可加锁保管。②保存期间应密闭,以免水分挥发而使标本浓缩。③保存时应注意避光、防止污染,尽量隔绝空气。④冷冻的标本不宜反复冻融,必要时可分装多管保存。解冻的标本要彻底融化并充分混匀后再使用。⑤应建立标本存放信息管理系统,具备监控每个检测样本的有效存放,可通过受检者信息快速定位找到样本的存放位置,以备复查。

五、血液标本检测后处理

检测后废弃的血液标本应由专人负责处理,根据《医疗废物管理条例》,按照标本的性质和要求,采用专用的容器包装,由专人送到指定的消毒地点集中处理,一般由专门机构采用焚烧的方法处理检测后的血液标本和废弃物。根据《实验室 生物安全通用要求》(GB 19489—2008),实验室废弃物管理的目的如下:①将操作、收集、运输及处理废弃物的危险减至最小。②将其对环境的有害作用减至最小。

第三节 血液标本采集的质量控制

一个完整的实验室检查过程包括临床医生选择试验、对受检者进行准备、采集标本、运送标本、实验室核对接收和处理标本、检测标本、核实与确认检验结果、发出检验报告、临床反馈信息等,整个过程可分为分析前、分析中及分析后三个阶段。

血液标本采集是分析前质量管理的主要内容,分析前的变量因素又分为体内作用因素和体外作用因素,前者包括年龄、性别、月经周期、禁食、进食、酗酒、吸烟、饮茶/咖啡、服用药物、情绪、活动等影响受检者体内分析物代谢或体内代谢物对分析方法产生的干扰作用,后者则指样本采集、运送、处理与保存等过程中的干扰因素。临床医生反馈不满意的检验结果,60%~80%的原因可溯源至标本质量不符合要求。因此,临床医生、护士、检验人员、护工、受检者本人等都应该了解血液标本采集的各环节,严格按操作规程进行操作,确保检验质量。

一、血液标本采集前的质量控制

(一)血液标本采集的环境要求与生物安全

1. 环境要求 采血环境应该人性化设置,空间宽敞,光线明亮,通风良好,血液标本采集的台面高低和宽度适宜,座位舒适。采血过程中需保护受检者隐私。

2. 生物安全 ①防止交叉感染:血液标本采集应采用一次性用品,包括压脉带、铺巾、消毒用品等。采血废弃物按照医疗垃圾统一处理。②环境消毒:采用紫外线灯定时对标本采集的周边环境和空气进行消毒,并采用消毒液擦拭台面。

(二)检验项目申请

在对各种疾病诊疗或健康评估过程中,就诊者需要做哪些检验、何时做检验,需要临床医师根据就诊者主诉、症状或病情变化做出决定并提出检验申请。

检验申请单应遵循信息齐全、信息规范、容易识别、简单方便等原则,至少包括受检者姓名、性别、年龄、申请科室、住院号或门诊病历号、住院病房号及床位号、临床诊断、样本类型、检验项目、申请日期、申请医师签名等,完成采样后,应在检验申请单上标明采样时间。检验申请单可为纸质版,也可为电子版。

(三)受检者状态

应了解标本采集前受检者的状态和影响结果的非疾病因素,并将相关要求和注意事项告知受检者,请受检者给予配合,使所采集的标本尽可能少受非疾病因素的影响,客观、真实地反映受检者当前的状态。

1. 生理、生活因素对检验结果的影响 受检者生理、生活因素对检验结果的影响见表 1-1-3。

表 1-1-3 受检者生理、生活因素对检验结果的影响

因素	影响
年龄	由于年龄的变化与器官和系统的功能成熟程度、机体含水量等有相关性,会影响某些检验项目的结果,应针对不同年龄段制订不同参考区间
性别	性别差异可能是由于肌肉质量的不同、激素水平及器官特异性不同而引起检验结果的不同,应根据不同性别制订不同的参考区间
生物钟	清晨 6～7 时促肾上腺皮质激素、皮质醇最高,深夜 0～2 时最低。白细胞计数早晨较低,下午较高。对于时间引起的差异,应统一标本采集的时间,可避免随时间变化呈节律性改变的检验结果差异。一般在上午 7:00～9:00 采血
月经和妊娠	与生殖有关的激素在月经周期会产生不同的变化,纤维蛋白原在月经前期开始增高,血浆蛋白质则在排卵期减低;胆固醇在月经前期最高,排卵时最低。妊娠是女性特殊的生理过程,血容量增加导致血液稀释;代谢需求增加;碱性磷酸酶及甲胎蛋白产生增加等
运动和精神	精神紧张、激动和运动可使儿茶酚胺、皮质醇、血糖、白细胞总数、中性粒细胞等增高。因此,采血前 24 小时不宜剧烈运动,当日避免情绪激动。应在相对安静和情绪稳定时采集,采血前宜静息至少 5 分钟
饮食	①普通进餐后,甘油三酯将增高 50%,血糖增加 15%,ALT 及血钾增加 15%。②高蛋白膳食可使血液尿素、尿酸及血氨增高。③高脂肪饮食可使甘油三酯大幅度增高。④高核酸食物(如动物内脏)可导致血液尿酸明显增高。建议空腹采血,以 12～14 小时为宜,但不宜超过 16 小时
饥饿	空腹时间过长(超过 16 小时)可使血浆蛋白质、胆固醇、甘油三酯、载脂蛋白、尿素等降低;相反,血肌酐、尿酸则增高
饮酒	长期饮酒可导致 ALT、AST、GGT 增高;慢性酒精中毒者,血液胆红素、ALP、甘油三酯等增高
吸烟	长期吸烟者白细胞计数、Hb、HbCO、CEA 等增高;而 IgG 则减低
其他	某些诊疗活动可影响检验结果,如外科手术、输液或输血、穿刺或活检、透析、OGTT、服用某些药物,使用细胞因子等

注: ALT,丙氨酸转氨酶;AST,天冬氨酸转氨酶;GGT,γ- 谷氨酰转移酶;ALP,碱性磷酸酶;Hb,血红蛋白;HbCO,碳氧血红蛋白;CEA,癌胚抗原;IgG,免疫球蛋白 G;OGTT,口服葡萄糖耐量试验。

2. 药物对检验结果的影响 药物干扰检验结果主要通过 4 条途径:①影响待测成分的物理性质。②参与检验过程的化学反应。③影响机体组织器官生理功能和 / 或细胞活动中的物质代谢。④对机体组织器官的药理活性和毒性作用。故在采集血液标本前,应暂停使用对检验结果有直接影响的药物,或注明使用的药物,便于检验人员审核结果。

二、血液标本采集中的质量控制

(一)采血时间

1. 空腹采血 空腹要求至少禁食 8 小时,以 12～14 小时为宜,但不宜超过 16 小时,宜在上午 7:00～9:00 采血。患者采血前不宜改变饮食习惯,24 小时内不宜饮酒。常用于临床化学定量测定,受饮食、体力活动、生理活动等影响最小,易于发现和观察病理情况,且重复性较好。

2. 随时或急诊采血 指无时间限制或无法规定时间而必须采血,主要用于体内代谢较稳定或受体内因素干扰较少的物质检测,或者是急诊、抢救患者必须做的检验。

3. 指定时间采血 根据不同的检测要求有不同的指定时间,如葡萄糖耐量试验、内分

泌腺的兴奋或抑制试验等。血培养最好在寒战或发热初起时及应用抗生素前采血；药物浓度监测或某些功能试验的具体采血时间，需遵循医嘱或依据相关临床指南推荐的设定时间采血；肾上腺皮质醇激素及皮质醇的生理分泌有昼夜节律性，常规采血时间点为 8:00、16:00 和 24:00。

（二）采血部位

不同部位的血液标本中某些成分会有差异，甚至对检测结果产生严重影响，故应选择恰当的采血部位。

（三）采血体位

体位变化可引起血液许多指标发生变化，从仰卧位到直立位时，由于有效滤过压增高，水及小分子物质从血管内转移到组织间隙，血浆容量可减少12%。由于血液浓缩，细胞及大分子物质相对增高5%。受这种体位影响的指标包括红细胞计数、白细胞计数、血细胞比容、ALT、ALP、总蛋白、清蛋白、免疫球蛋白、载脂蛋白、甘油三酯、醛固酮、肾上腺素、血管紧张素等。因此，住院患者采用卧位采血，门诊患者采用坐位采血，并保持平静心态。

（四）压脉带使用

静脉采血时，压脉带压迫时间过长可使多种血液成分发生改变。①压迫 40 秒，血清总蛋白可增加 4%，AST 增加 16%。②压迫超过 3 分钟时，因静脉扩张、淤血，水分转入组织间隙，导致血液浓缩，可使清蛋白、血清铁、血清钙、ALP、AST、胆固醇等增高 5%～10%，血清钾增高更明显。同时由于氧消耗增加，无氧酵解加强，乳酸增加，血 pH 降低。因此，血液标本采集时尽量缩短压脉带的压迫时间，一般小于 1 分钟，在见到血液进入采血容器后，应立即松开压脉带。

（五）输液

宜在输液结束 3 小时后采血。尽量避免在输液过程中采血，因为输液不仅使血液稀释，而且输注的成分可能干扰检验结果。最常见的干扰项目是葡萄糖和电解质。一般情况下，对静脉输入葡萄糖、氨基酸、蛋白质或电解质的患者，应在输液结束 1 小时后采集标本，而对于输注脂肪乳的患者应在 8 小时后采集标本。如果必须在输液时采集血液标本，应避免在输液同侧采血，更不能利用原有输液针头采血。

（六）溶血

血细胞内、外各种成分有梯度差，有的成分相差数十倍（表 1-1-4），溶血标本所致的误差可造成严重的后果。因此，在采集、运送、保存和处理血液标本时应尽量避免溶血。发

表 1-1-4　溶血引起血液成分浓度或活性变化

成分	红细胞内浓度（活性）与血清的比值	1% 红细胞溶血后血清浓度（活性）的变化 /% *
LDH	160：1	+272.5
AST	40：1	+220.0
钾	23：1	+24.4
ALT	6.7：1	+55.0
葡萄糖	0.82：1	−5.0
无机磷	0.78：1	+9.1
钠	0.11：1	−1.0
钙	0.10：1	+2.9

注：* 假设血细胞比容（HCT）为 0.50；LDH，乳酸脱氢酶。

生溶血的主要原因有：①穿刺前消毒乙醇未干。②穿刺部位不准确，造成淤血。③注射器漏气，产生气泡。④抽血后未卸下针头，强力注入试管。⑤长时间或用力摇动或拨动血块。⑥抗凝剂和血液比例不合适。⑦注射器或容器内有水分。⑧全血放置时间过长等。

三、血液标本采集后的质量控制

血液标本采集后的运送、实验室签收、保存等诸多环节都会影响检验结果，必须加以注意。本章第二节已经作了详细介绍，不再赘述。

（林东红）

本章小结

血液标本采集按采集部位分为末梢采血、静脉采血和动脉采血；按采血方式分为普通采血法和负压采血法，负压采血系统最符合分析前质量控制要求和实验室生物安全防范。血液标本的正确采集和处理是获得准确、可靠检验结果的前提，也是检验前质量控制十分重要的基础性工作。临床医生选择试验，受检者准备，标本采集、运送、接收等各环节都会影响到检验质量，要求临床医生、护士、标本运送人员、受检者以及检验技术人员必须重视每个环节，把每一份标本都看作是无法重新获得、唯一的标本，严格按照操作规程进行血液标本的采集与处理，确保检验质量。

第二章 血液一般检验

通过本章学习，你将能够回答下列问题：

1. 引起血细胞人工计数误差的因素有哪些？简要说明其原因及排除方法。

2. 血红蛋白测定有哪些方法？世界卫生组织（WHO）和国际血液学标准化委员会（ICSH）推荐何种参考方法？

3. 简述网织红细胞计数的参考区间及临床意义。

4. 中性粒细胞数量与质量变化有哪些临床意义？

5. 何为反应性淋巴细胞？其有哪几种形态变化？

6. 简述血小板增多的原因。

血液一般检验技术是医学检验的基础与常规检验技术，主要包括手工或仪器血细胞计数、血涂片的制备与染色、血细胞形态检查等。随着检验技术的发展，全自动化检验仪器的发展与应用，使血液一般检验检测速度加快、参数增多，可及时、准确、全面反映机体的基本情况，在疾病诊断、鉴别诊断、治疗监测与健康筛查中起重要作用。血液一般检验项目主要包括：血液常规检查（白细胞计数与分类计数、红细胞计数、血红蛋白浓度、血细胞比容、红细胞平均指数、血小板计数等）、网织红细胞计数测定、红细胞沉降率测定等。

第一节 血涂片制备和染色

一、血涂片制备

（一）载玻片要求

制备血涂片使用的载玻片要求光滑、有很好的清洁度。使用过的载玻片不建议重复使用，丢弃至锐器盒，按损伤性废物处理。

（二）血涂片制备方法

1. 手工推片法

（1）薄血膜推片法

1）滴加血液：取5～8μl血，置载玻片一端1cm处或整片3/4处的中央。

2）推片：左手持载玻片，右手持推片从血滴前方后移接触血滴，使血液沿推片与载玻片的接触缘展开，至距边缘5mm时，保持推片与载玻片呈30°～45°角，匀速、平稳地向前推制成血涂片。

3）干燥：将血涂片在空中晃动，或置于安全柜内的冷风机前迅速干燥。

（2）厚血膜涂片法：取血1小滴于载玻片中央，用推片的一角将血由内向外旋转涂片，制成厚薄均匀、直径约1cm的圆形血膜。自然干燥后，滴加数滴蒸馏水覆盖血膜，溶血数分钟，待血膜呈浅灰色，倾去液体，血涂片干燥后即可染色镜检。

2. 自动涂片法 目前较多型号的自动血液分析仪配备有自动推片机和染片机，按照操作指令可自动完成送片、取血、推片、标记及染色等。推片机一般根据血液标本的血细胞比容或黏度来调整滴加的血量（2～4μl）、推片角度（20.0°～36.0°角）、速度（30～185mm/s）、血滴延展时间（0.5～3.0秒）等参数，制备的血膜面积约为5cm²，并通过激光检测，保证血涂片的头、体、尾分明且厚薄适宜。推片机制备的血涂片比手工法稳定性更高，与血细胞形态分析仪的适配度更好。

（三）方法评价

血涂片制备的方法评价见表1-2-1。

表1-2-1 血涂片制备的方法评价

方法	评价
薄血膜推片法	用血量少，操作简单，临床应用最广，主要用于观察血细胞形态及仪器法检测结果异常时的复查。某些抗凝剂可使血细胞形态发生变化，分类时应注意鉴别。白细胞减低患者的标本经离心后取灰白层（有核细胞和血小板集中层）涂片，可提高异常细胞的阳性检出率
厚血膜涂片法	对疟原虫、微丝蚴等的阳性检出率高
仪器自动涂片法	涂片中细胞分布均匀、形态完好，且推片与染色可和血液分析仪构成流水线作业，适用于大批量标本的处理，但投入较高

（四）质量控制

1. 血涂片制备质量要求

（1）良好血涂片的标准：①血膜由厚到薄逐渐过渡，厚薄适宜，头、体、尾分明，末端呈方形或羽毛状，且无粒状、划痕或裂隙（会使白细胞集中在这些区域内）（图1-2-1A）。血涂膜长度为玻片长度的1/2～2/3，且边缘光滑。②血细胞从厚区到薄区逐步均匀分布，在镜检区域内，白细胞形态应无人为异常改变。除部分淋巴细胞增生性疾病外，镜检区域内破损白细胞量应＜2%。③无人为污染。

（2）疟原虫检查血涂片要求：每张载玻片上推一个薄血膜和涂一个厚血膜（图1-2-1B）。①厚血膜：血量4～5μl，位于左1/3处，直径0.8～1.0cm，圆形，厚薄均匀。过厚易于脱落，过薄达不到检出率的要求。厚血膜的厚度以一个油镜视野内可见到5～10个白细胞为宜。②薄血膜：血量1.0～1.5μl，位于1/2～1/3处，外观舌状，厚薄均匀，无划痕。

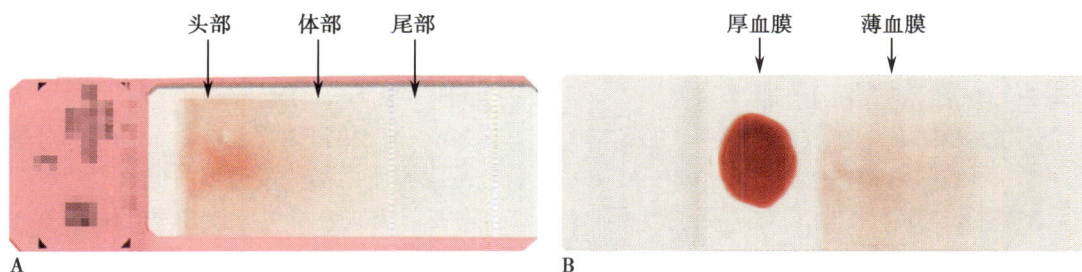

图1-2-1 血涂片示意图

A. 良好血涂片（自动推片）；B. 疟原虫检查血涂片。

2. 血涂片制备操作要求

（1）涂片前：①玻片：载玻片必须中性、洁净、干燥、无油腻、无划痕；推片应干净、边缘完整光滑。②血液标本：推荐用非抗凝静脉血或毛细血管血，也可用EDTA抗凝静脉血。标本采集后4小时内制片，否则可使细胞形态改变，如胞质内形成空泡，核分解破裂等。

（2）涂片中：①血膜厚度、长度与血滴的大小、推片与载玻片之间的角度、推片速度及HCT有关。血滴越大，推片角度越大，速度越快，血膜越厚；反之则薄。HCT增高时血液黏度较高，用较小角度推片效果好；相反，HCT降低时血液较稀，用较大角度和较快的速度推片效果好。②推片时用力不均匀或推片边缘不整齐时可致涂片中细胞分布不均匀。③考虑白细胞少、异常细胞比例低等血液标本，以及需保存全视野图像等情况，应适当增加用血量和血涂膜面积及厚度。

（3）涂片后：血涂片需及时干燥、固定，妥善保存。天气寒冷或潮湿时，为避免干燥时间过长导致细胞变形、皱缩，可置于37℃温箱促干。

3. 血涂片制备质量问题及可能的原因 见表1-2-2。

一张良好的血片，应厚薄适宜、头体尾明显、细胞分布均匀、血膜边缘整齐并留有一定空隙。

表1-2-2 血涂片质量问题及可能的原因

血涂片质量问题	原因
不规则的间断和尾部过长	推玻片污染、推片速度不均匀、载玻片污染
有空泡（空洞）	载玻片被油脂污染
血膜偏长或偏短	推片角度小、血滴未完全展开即开始推片（血膜偏长）；推片角度大、血滴太小（血膜偏短）
血膜无尾部	血滴太大
两侧无空隙	推片太宽或血滴展开太宽
血膜偏厚或偏薄	血滴大、血液黏度高、推片角度大、推片速度快，血膜厚；相反则血膜偏薄

二、血涂片染色

血涂片在用光学显微镜观察前需要固定和染色。固定是将细胞蛋白质和多糖等成分迅速交联凝固，以保持细胞原有形态结构不发生变化。染色是使细胞的主要结构，如细胞膜、细胞质、细胞核等染上不同的颜色，以便于镜下观察识别。

（一）染料

1. 碱性染料 为阳离子染料，如亚甲蓝（methylene blue）、天青、苏木素等噻嗪类染料，有色部分为阳离子，与细胞内的酸性成分，如DNA、RNA、特异的中性颗粒基质、某些细胞质蛋白等结合，主要用于细胞核染色。

2. 酸性染料 为阴离子染料，主要有伊红Y（eosin Y）和伊红B（eosin B），有色部分为阴离子，与细胞内碱性成分如血红蛋白、嗜酸性颗粒及细胞质中某些蛋白质等结合并染色。

3. 复合染料 同时具有阴离子型、阳离子型的染料称为复合染料。阴离子染料伊红Y和伊红B特别适合与噻嗪类染料（亚甲蓝、天青等）作对比染色。两类染料混合，细胞染色后可获得红蓝分明、色泽艳丽的染色效果，如瑞特（Wright）染料、吉姆萨（Giemsa）染料。

（二）染色方法

1. 瑞特染色法

（1）染色原理

1）物理吸附与化学亲和作用：血细胞内不同结构所含的化学成分不同，对各种染料的亲和力也不同，进而细胞呈现不同的颜色而鉴别。瑞特染色血细胞着色的原理见表1-2-3。

2）pH的影响：细胞多种成分属蛋白质，由于蛋白质系两性电解质，所带电荷随溶液的

pH 而定。当 pH<pI(等电点)时,蛋白质带正电荷增多,易与伊红结合,染色偏红;当 pH>pI 时,蛋白质带负电荷增多,易与亚甲蓝或天青 B 结合,染色偏蓝。因此,细胞染色对氢离子浓度十分敏感,染色时常用缓冲液(pH 6.4~6.8)来调节染色时的 pH,以达到满意的染色效果。

3)甲醇的作用:使伊红和亚甲蓝溶解并分别解离为离子状态(E^- 和 M^+);具有很强的脱水作用,可以将细胞固定为一定的形态,同时蛋白质被沉淀为网状或颗粒状结构,增加了染液与细胞接触的表面积,提高细胞对染液的吸附作用,增强染色效果。

4)甘油的作用:可防止甲醇蒸发,同时也可使细胞着色清晰。

表 1-2-3　瑞特染色血细胞着色的原理

成分	着色原理
碱性物质	与伊红结合染成红色,该物质称为嗜酸性物质,如血红蛋白及嗜酸性颗粒等
酸性物质	与亚甲蓝结合而染成蓝紫色,该物质称为嗜碱性物质,如淋巴细胞胞质及嗜碱性颗粒等
中性颗粒	呈等电状态,与伊红、亚甲蓝均结合染成淡紫红色,该物质称为嗜中性物质
细胞核	主要由 DNA 和碱性强的组蛋白等组成,后者与伊红结合染成红色,前者为弱酸性物质,与亚甲蓝作用染成蓝色,因含量少,蓝色反应弱,故细胞核染成紫红色
红细胞	①原始红细胞和早幼红细胞胞质含有较多的酸性物质,与亚甲蓝亲和力强,故染成较浓厚的蓝色。②晚幼红细胞和网织红细胞含有酸性物质与碱性物质,可同时与亚甲蓝和伊红结合,故染成红蓝色或灰红色。③成熟红细胞的酸性物质完全消失,只与伊红结合,染成粉红色或琥珀色

(2)操作步骤

1)标记:用蜡笔在血涂片一端编号,并在血膜两端各划一条直线,以防染色时染液外溢。

2)加瑞特染液:将血涂片平放于染色架上,滴加染液 3~5 滴,以覆盖整个血膜为宜,染色 1 分钟。

3)加缓冲液:滴加等量或稍多的缓冲液,用吸耳球轻吹使染液与缓冲液充分混合,染色 5~10 分钟。

4)冲洗:用细的流动水从血涂片的一端冲去染液,30 秒以上。血涂片干燥后即可镜检。

2. 吉姆萨染色法

(1)染色原理:与瑞特染色法基本相同,吉姆萨染色法加强了天青的作用,提高了噻嗪类染料的效果。

(2)操作步骤

1)标记:用蜡笔在血涂片一端编号。

2)固定:将血涂片用甲醇固定 3~5 分钟。

3)染色:将固定的血涂片置于已稀释吉姆萨染液中浸染 10~30 分钟,取出用流水冲洗,干燥后备用。

3. 瑞特-吉姆萨染色法　瑞特-吉姆萨染色法结合了瑞特染色法和吉姆萨染色法的优点。在瑞特染色过程中,以稀释吉姆萨染液代替缓冲液,或先用瑞特染色法染色后,再用稀释的吉姆萨染液复染;或者在瑞特染液配方的基础上,每 1.0g 瑞特染料添加 0.3g 吉姆萨染料,染色步骤同瑞特染色法。

(三)方法评价

血涂片染色的方法评价见表 1-2-4。

表 1-2-4 血涂片染色的方法评价

方法	评价
瑞特染色法	最常用的染色方法,染色时间短,对胞质成分及中性颗粒等染色效果好,但对胞核的染色不如吉姆萨染色法
吉姆萨染色法	染色过程易控制,不易被污染,对胞核和寄生虫等着色较好,结构更清晰,而胞质和中性颗粒着色较差,染色保存时间久,但染色时间长
瑞特-吉姆萨染色法	对胞质、颗粒、胞核均着色鲜艳,对比鲜明,是临床检验常用的染色方法,但此法染液变性快、易污染

(四)质量控制

血涂片的染色效果与血涂片中细胞数量、血膜厚度、染液质量、染色时间、染液浓度、pH 等密切相关,在染色的全过程(前、中、后)均需严格按要求操作。

1. 染色前

(1)血涂片:血涂片制备质量应良好。血膜彻底干透后方可染色,否则细胞尚未牢固地黏附于玻片上,在染色过程中易脱落。一般应在涂片后 1 小时内染色,并可用无水乙醇(含水量应 <3%)固定后染色。

(2)染液质量:①新鲜配制的染液偏碱性,染色效果较差,在室温下储存一定时间后,亚甲蓝转变为天青 B 方可使用,这一过程称为染料的成熟。放置时间越久,亚甲蓝转变为天青 B 越多,染色效果越好。②瑞特染液的质量好坏除用血涂片的实际染色效果评价外,还可采用吸光度比值(ratio of absorption, RA)评价,即瑞特染液的成熟指数以 RA(A_{650nm}/A_{625nm})= 1.3±0.1 为宜。③染液应贮存于棕色瓶中,并注意盖严瓶口,以免甲醇挥发或氧化成甲酸。

2. 染色中 血涂片染色过程中的质量控制,见表 1-2-5。

表 1-2-5 血涂片染色过程中的质量控制

项目	质量控制
时间与浓度	染液浓度低、室温低、细胞多、有核细胞多,则染色时间要长;反之,则染色时间要相应短
染色过程	血涂片应水平放置;染液不能过少,以免蒸发后染料沉淀,不易冲洗掉,使细胞深染或胞质中出现大量碱性颗粒;可用吸耳球轻吹,让染液覆盖全部血膜;加缓冲液后要让缓冲液和染液充分混匀,两者比例为(1~2):1
pH	偏酸或偏碱均可导致染色效果不佳
冲洗染液	①应用流水将染液冲去,而不能先倒掉染液后再用流水冲洗,以免染料沉着于血膜上,干扰检查。②水流不宜太快,水压不宜太高,避免水流垂直冲到血膜上,而导致血膜脱落。③冲洗时间不宜过长,以免脱色。④冲洗后的血涂片应立即立于玻片架上,防止血膜被剩余水分浸泡脱落。⑤若见血膜上有染料颗粒沉积,用甲醇或瑞特染液溶解,但应立即用流水冲洗
脱色与复染	①染色过深:可用甲醇或瑞特染液适当脱色,也可用流水冲洗一定时间。②染色过浅:可以复染,复染时应先加缓冲液,后加染液,或加染液与缓冲液的混合液,不可先加染液

3. 染色后 血涂片染色后需要评价染色效果,对染色不佳的涂片要寻找原因并及时纠正。

(1)血涂片染色良好的特征为:①肉眼观察:血膜外观为淡紫红色。②显微镜观察:细胞分布均匀,血细胞无人为形态改变,红细胞呈粉红色或琥珀色;粒细胞胞质粉红色、中性颗粒紫红色、嗜酸性颗粒橘黄色/橙色、嗜碱性颗粒紫黑色、胞核深紫红色;淋巴细胞胞质浅蓝色、胞质颗粒淡蓝色、胞核深紫红色;单核细胞胞质浅灰蓝色或浅紫红色、胞质颗粒紫红色或灰红色、胞核淡紫红色；原始细胞胞质蓝色；背景无染料残渣。

（2）染色不佳的原因及纠正措施见表 1-2-6。

表 1-2-6　血涂片染色不佳的原因及纠正措施

染色效果	原因	纠正措施
染色偏蓝	血膜偏厚、固定或染色时间过长、染液过多、染液与缓冲液未混合均匀、用蒸馏水或自来水代替缓冲液、冲洗用水的 pH 过高、冲洗时间过短、贮存的染液暴露于阳光下、未及时染色等	用含 1% 硼酸的 95% 乙醇溶液冲洗 2 次，再用中性蒸馏水冲洗，待干后镜检
染色偏红	储存染液质量不佳、缓冲液过多、染液与缓冲液未混合均匀、冲洗时间过长、冲洗用水的 pH 过低等	规范操作，使用中性蒸馏水冲洗，保证染液质量
染色偏浅	染色时间偏短、染液过少、冲洗时间过长、涂片中有核细胞太多、血膜太厚、染液与缓冲液未混合均匀等	复染
染色偏深	染料质量差、染色时间过长、染液过多或缓冲液加量不足等	更换高质量的染料，规范操作，适当降低染液浓度、缩短染色时间或增加缓冲液的加入量
染料沉积	染料沉淀、染料陈旧、甲醇浓度偏低、染液未过滤、涂片被污染、温度较高	用甲醇冲洗 2 次，并立即用流水冲掉甲醇，待干后复染
蓝色背景	固定不当、血涂片未固定而储存过久、使用肝素抗凝血	注意血涂片的固定，使用 EDTA 抗凝血

第二节　牛鲍计数板的结构和使用

一、计数板结构

1. 结构　牛鲍计数板（Neubauer hemocytometer）为优质厚玻璃制成。每块计数板由"H"形凹槽分为 2 个相同的计数室，计数室两侧各有一条支持柱，较计数室平面高出 0.10mm。将特制的专用盖玻片覆盖其上，形成高 0.10mm 的计数室（图 1-2-2）。

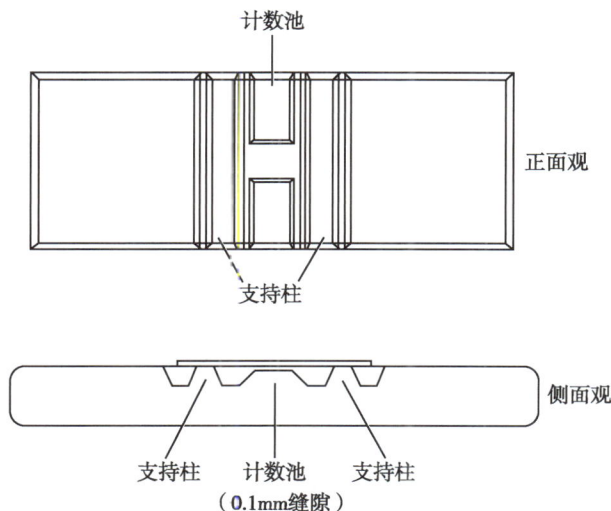

图 1-2-2　牛鲍计数板结构图

2. 区域划分 计数室内划有长、宽各 3.0mm 的方格（图 1-2-3），平均分为 9 个大方格，每个大方格面积为 1.0mm²，容积为 0.1mm³（μl）。在这 9 个大方格中，中央大方格用双线分成 25 个中方格，其中位于正中及四角的 5 个中方格是红细胞和血小板计数区域。位于四角的四个大方格（用单线划分为 16 个中方格）是白细胞计数区域。

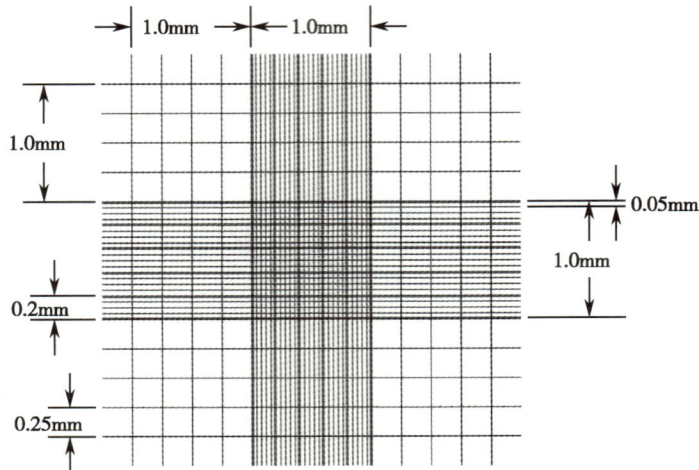

图 1-2-3 计数池模式图

3. 盖玻片 牛鲍计数板使用特制的长方形盖玻片，长 25mm，宽 20mm，厚 0.6mm。

二、计数板使用

取洁净的牛鲍计数板平置于实验台上，采用推式法加盖玻片，将稀释好的待检样本充入计数池，静置时间因细胞不同而定，待细胞下沉后显微镜计数。先用低倍镜观察整个计数板的结构（大、中、小方格），同时观察血细胞分布是否均匀。用低倍镜计数白细胞，高倍镜计数红细胞或血小板（图 1-2-4）。

细胞计数原则为：遵循一定的路径进行计数（图 1-2-4），以免重复或遗漏；对压线的细胞，依照"数上不数下，数左不数右"的原则（图 1-2-5）。

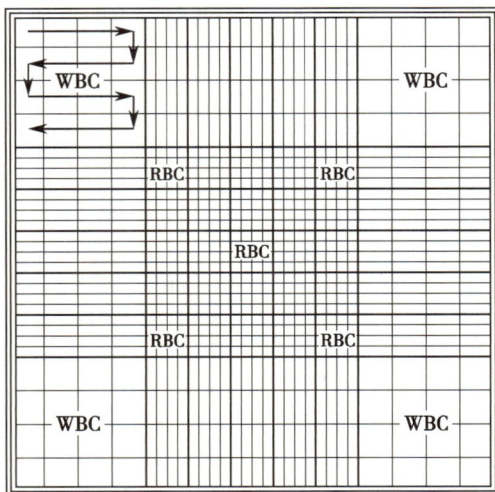

图 1-2-4 红细胞、白细胞计数区域和计数顺序

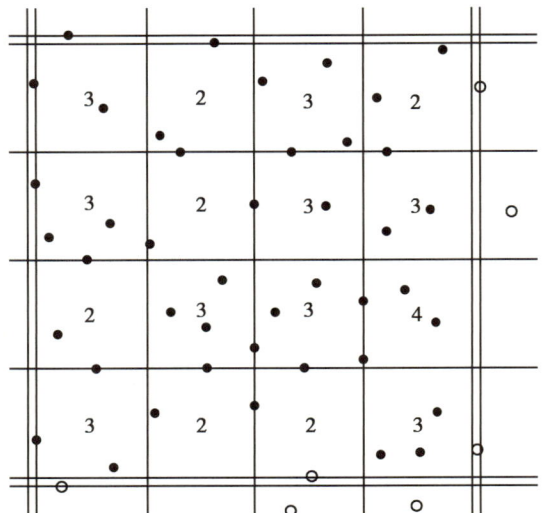

图 1-2-5 血细胞计数原则

三、计数板使用质量控制与评价

（一）质量控制

1. 计数板

（1）计数板合格性鉴定：计数板启用前及使用后每隔1年都要进行鉴定，要求计数室的玻面光滑、透明、划线清晰，划线面积准确，以防计数板不合格或磨损而影响计数结果的准确性。①盖玻片检查：包括厚度和平整度，要求盖玻片应具有一定的重量，平整、光滑、无裂痕，厚薄均匀一致。厚度检查使用千分尺对盖玻片的厚度进行多点测定，最少测9个区，每区测2点，要求区域间厚度差<2μm；平整度检查使用平面平晶仪检查盖玻片两表面的干涉条纹，其条纹细密均匀或微弯曲为符合要求。也可将洁净的盖玻片紧贴于干燥的平面玻璃上，若能吸附一定时间不脱落，落下后呈弧线旋转，表示盖玻片平整、厚薄均匀；合格的盖玻片放置在计数室表面后，与支持柱紧密接触的部位可见到彩虹。②计数室深度：将微米级千分尺尾部垂直架在计数板两柱上，移动尾部微米千分尺，多点测量计数池的高度误差应在±2%（±2μm）以内。③计数室划线：采用严格校正的目镜测微计测量计数室的边长，每个大方格边长的误差应小于1%。

（2）保证计数板和盖玻片清洁：操作中勿让手指接触计数板表面，以防污染，致使充液时产生气泡。如使用血液充液，计数板和盖玻片使用后应依次用95%（v/v）乙醇、蒸馏水棉球擦拭，最后用清洁纱布拭净。千万勿用粗糙织物擦拭，以免磨损计数板上的刻度。

（3）加盖玻片：WHO推荐采用推式法，此法较盖式法更能保证充液的高度为0.10mm。当盖玻片盖在计数板上时，若两层玻璃之间见到彩色条带（newton环），说明计数板和盖玻片清洁良好，否则应重新清洁计数板和盖玻片。

2. 充液

（1）平放计数板，充液前应适当用力、轻柔充分混匀细胞悬液30秒，防止剧烈振荡导致细胞破坏及产生过多气泡，以免影响充液和准确计数。

（2）一次完成充液，如充液过少、过多或有气泡，应拭净计数板及盖玻片后重新操作。

（3）充液后不能移动盖玻片。

3. 静置计数板　白细胞和红细胞计数一般需静置2~3分钟，血小板计数应静置10~15分钟，同时需注意保湿，因静置时间过长会因稀释液挥发造成计数结果不准确。

4. 计数

（1）计数板中细胞如果严重分布不均，应重新充液计数。如白细胞总数在参考区间内时，各大方格的细胞数不得相差8个以上。两次重复计数误差：白细胞不超过10%，红细胞不超过5%。

（2）计数原则：计数细胞时应遵循计数原则，并注意与非细胞成分相区别。

5. 计数误差　血细胞计数的计数误差主要分为技术误差、仪器误差和计数域误差等。

（1）技术误差：由于操作不规范或不熟练造成的误差称为技术误差（technical error），血细胞计数常见的技术误差来源与原因见表1-2-7。

表 1-2-7　血细胞计数常见的技术误差来源与原因

误差来源	原因
采血部位不当	采血局部皮肤冻疮、发绀、水肿、感染等，使标本失去代表性
采血不当导致血液凝固	过分挤压采血部位（组织液过多）、采血动作缓慢等造成血液凝固
稀释倍数不准确	①稀释液或标本量不准确；②吸管内有气泡；③未擦去吸管外多余血液；④血液加入稀释液后，吸管带出部分稀释血液；⑤稀释液放置时间过长，挥发浓缩

续表

误差来源	原因
稀释的血液混合不均	充液前混匀不充分,但过分振荡产生过多的气泡,也可造成混合不均
充液不当	混合的血液未混匀、充液过多或过少、充液不连续、计数室内有气泡、充液后盖玻片移动、操作平台不平等均可造成细胞分布不均

(2)仪器误差:由于仪器不精确所造成的误差,如手工法血细胞计数,因计数室、微量吸管未经校正或盖玻片不平整光滑引起的误差。同一稀释血液采用多支吸管稀释,在多个计数板内计数,较同一稀释液在同一计数板进行多次计数所得的结果更接近真值。

(3)计数域误差:即便是操作熟练者,使用同一稀释液多次充液计数,其结果也存在一定的差异,这种由于每次充液后血细胞在计数室分布不可能完全相同所造成的误差,称为计数域误差(field error)或分布误差。根据统计学原理,血细胞在计数室内分布的不均一性符合泊松分布(Poisson distribution),其标准差公式 $s = \sqrt{m}$(m 为细胞多次计数的均值),变异系数 $(CV) = \dfrac{s}{m} \times 100\% = \dfrac{1}{\sqrt{m}} \times 100\%$,计数域误差 CV 与细胞计数的数量成反比,细胞计数数量越多,计数范围越广,误差越小;反之,误差越大。

(二)方法评价

血细胞显微镜计数法设备简单、费用低廉、简便易行,适用于日检测量少的基层医疗单位和分散检测,或用于血液分析仪计数复检。其缺点是费时,受采血量和血细胞计数板的质量、细胞分布状态以及检验人员技术水平等因素的影响,精密度较低。同一样本重复测定,可部分抵消随机误差。目前,计数板计数法尚无公认或比较完善的质量控制与考核方法,关键在于严格遵守操作规程,掌握误差规律,熟练操作技术。血细胞计数板计数的考核方法主要有:

1. 两差比值法 随机抽取 1 份标本重复计数,该份标本在短时间内 2 次计数细胞数之差的绝对值与 2 次计数细胞数之和的平方根之比,即为两差比值。本法适用于个人技术考核,也可用于复查与评价结果的准确性及治疗效果。

$$r = \frac{|x_1 - x_2|}{\sqrt{x_1 + x_2}}$$

公式中,r 为两差比值;x_1、x_2 分别为两次数得的细胞数。

质量得分 = $100 - (r \times 20.1)$,质量评价见表 1-2-8。

根据统计学理论,两差比值 >1.99,则 2 次结果有显著性差异,故失分系数为(100-60)/1.99=20.1。

表 1-2-8 血细胞计数质量得分与评价

质量得分	质量等级	意义
90~100	A	优
80~89	B	良
70~79	C	中
60~69	D	及格
<60	E	不及格

2. 双份计数标准差评价法 采用多个标本,每个标本均作双份计数,用每个标本的双份计数之差计算标准差,然后求得变异系数及质量得分。本法适用于个人技术考核及室间质量评价。

$$\overline{x} = \frac{\sum x_1 + \sum x_2}{2n}$$

$$s = \sqrt{\frac{\sum(x_1 - x_2)^2}{2n}}$$

$$CV\% = \frac{s}{\overline{x}} \times 100\%$$

公式中，n 为标本数；x_1、x_2 分别为同一样本两次计数的细胞数。

质量得分 $= 100 - (CV \times 2)$。评价方法同两差比值法。

第三节 红细胞检验

红细胞（red blood cell，RBC，erythrocyte，ERY）是血液中数量最多的有形成分，其主要生理功能是作为呼吸载体运输氧气和二氧化碳、协同维持酸碱平衡、参与免疫黏附等。人类红细胞无细胞核和细胞器，细胞质中富含血红蛋白。在红细胞的生成过程中需要有足够的蛋白质、铁、叶酸、维生素 B_{12} 及促红细胞生成素（erythropoietin，EPO）等。在骨髓中发育成熟的红细胞释放入血液后，平均寿命约 120 天，衰老红细胞主要由肝、脾及骨髓中的单核巨噬细胞系统破坏和分解，释放出铁、珠蛋白和胆红素，铁和珠蛋白被人体再利用。

多种原因可造成红细胞生成和破坏平衡失调，使红细胞数量减少或增多和／或红细胞质量发生改变。可通过检测红细胞参数和形态变化对某些疾病进行诊断或鉴别诊断。

一、红细胞计数

红细胞计数是检测单位容积血液中红细胞的数量，是血液一般检验的基本项目，与血红蛋白和血细胞比容结合，常作为诊断贫血和红细胞增多的主要项目指标之一。

（一）检测原理

红细胞计数方法有显微镜法和血液分析仪法。

1. 显微镜法 采用红细胞等渗稀释液将血液标本稀释一定倍数，充入改良牛鲍血细胞计数板中，在显微镜下计数一定区域（体积）内红细胞数量，经换算求得每升血液中红细胞数量。

2. 血液分析仪法 多采用电阻抗法、流式细胞术激光检测法等。

（二）操作步骤

1. 显微镜法 ①准备稀释液：取 1 支试管，加入红细胞稀释液 2ml。②采血和加血：准确取新鲜全血 10μl，加至上述稀释液中，立即混匀。③充液：准备洁净的计数板、充分混匀稀释后的标本、充液，室温静置 2~3 分钟，待细胞下沉。④计数：在高倍镜下计数中央大方格内的 4 角和中央共 5 个中方格内的红细胞数，以 N 表示。⑤计算和结果报告：红细胞数 $/L =$

$N \times \dfrac{25}{5} \times 10 \times 201 \times 10^6 \approx N \times 10^{10} = \dfrac{N}{100} \times 10^{12}$。

2. 血液分析仪法 按仪器操作规程操作。

（三）方法评价

红细胞计数的方法评价，见表 1-2-9；常用红细胞稀释液组成与作用见表 1-2-10。

表 1-2-9　红细胞计数的方法评价

方法	优点	缺点
显微镜法	传统方法,设备简单,成本低。可用于血液分析仪异常检查结果的复查	费时费力,精密度低,重复性较差
血液分析仪法	操作便捷,易于标准化,精密度高。适用于健康人群普查,大批量标本筛检	成本高;环境条件要求较高

表 1-2-10　常用红细胞稀释液组成与作用

稀释液	组成	作用
Hayem 液	$NaCl$、Na_2SO_4 和 $HgCl_2$	$NaCl$ 和 Na_2SO_4 调节渗透压,Na_2SO_4 主要是提高比重防止红细胞粘连,$HgCl_2$ 防腐。但在高球蛋白血症时,易造成蛋白质沉淀而使红细胞凝集
枸橼酸钠甲醛盐水溶液	$NaCl$、枸橼酸钠和甲醛	$NaCl$ 维持等渗,枸橼酸钠抗凝,甲醛固定和防腐。配制简单,稀释数小时后红细胞形状不变
生理盐水	$NaCl$	等渗,急诊时应用
1% 甲醛生理盐水	$NaCl$ 和甲醛	等渗、固定和防腐,急诊时应用

(四)质量控制

血细胞计数质量控制的关键是控制计数误差。血细胞计数误差可来源于技术误差、仪器误差和计数域误差。

1. 技术误差　血细胞计数常见的技术误差可通过规范操作、正确使用器材、提高操作技能而减小。一般红细胞在室温和 4～8℃可稳定 3 天,37℃可稳定 36 小时,以后逐渐减少。为保证结果的准确性,应在稳定期内计数。当白细胞 $> 100 \times 10^9/L$ 时,可对红细胞计数结果产生影响。处理方法是将计数所得的红细胞数减去计数所得的白细胞数;或者在高倍镜下注意识别,计数时勿将白细胞计入。在高倍镜下,白细胞体积通常比红细胞体积略大,中央无凹陷,细胞核隐约可见,无黄绿色折光。

2. 仪器误差　指由于器材不精确与不精密所造成的误差。对显微镜法红细胞计数而言,仪器误差主要来源于不符合规格要求的血细胞计数板、微量吸管等。

3. 计数域误差　见本章第二节。

(五)参考区间

成人:男性 $(4.3～5.8) \times 10^{12}/L$;女性 $(3.8～5.1) \times 10^{12}/L$。新生儿:$(6.0～7.0) \times 10^{12}/L$。儿童(静脉血):28 天～< 6 个月,$(3.3～5.2) \times 10^{12}/L$;6 个月～< 6 岁,$(4.0～5.5) \times 10^{12}/L$;6～< 13 岁,$(4.2～5.7) \times 10^{12}/L$;13～18 岁,男性 $(4.5～5.9) \times 10^{12}/L$,女性 $(4.1～5.3) \times 10^{12}/L$。

(六)临床意义

1. 生理性变化　红细胞数量受到许多生理因素影响,但与相同年龄、性别人群的参考区间相比,一般在 ±20% 以内。红细胞生理性变化与临床意义,见表 1-2-11。

2. 病理性变化

(1)病理性增多

1)相对性增多:由于大量失水,导致血容量减少,血液浓缩,使红细胞相对增多,如剧烈呕吐、严重腹泻、高热排汗过多、大面积烧伤、尿崩症等。

2)绝对性增多:包括继发性增多和原发性增多。继发性增多主要见于组织缺氧,EPO代偿性增高,如严重的慢性心肺疾病和发绀性先天性心脏病;另外,EPO 非代偿性增高,如肾上腺肿瘤、肾脏肿瘤、多囊肾等因分泌过量 EPO,也可导致继发性红细胞增多。原发性增多如真性红细胞增多症。某些药物也可以导致红细胞增多,如应用肾上腺素和糖皮质激素。

表 1-2-11 红细胞生理性变化与临床意义

变化	临床意义
增多	①缺氧,可以使红细胞代偿性增多,如新生儿(增高 35%)、高山居民(增高 14%)、登山运动员、剧烈运动和体力劳动等 ②雄激素增高,可以提高血浆中 EPO 的浓度,间接促进红细胞的生成,如成年男性高于女性 ③肾上腺皮质激素增多,如情绪波动(感情冲动、兴奋、恐惧等) ④长期重度吸烟 ⑤静脉压迫时间 > 2 分钟(增加 10%) ⑥毛细血管血比静脉血测定结果增高(增高 10%~15%) ⑦日内差异,如同一天内上午 7 时的红细胞数量最高
减低	①生长发育过快,导致造血原料相对不足,如 6 个月~< 2 岁婴幼儿 ②造血功能减退,如部分老年人 ③血容量增加,如妊娠中晚期血浆量明显增多,红细胞被稀释而减低(减低达 16%) ④长期饮酒(减低约 5%)

(2)病理性减少:见于各种原因导致的贫血。按病因不同,可将贫血分为三大类。

1)红细胞生成减少:骨髓造血功能低下,如再生障碍性贫血、急性造血功能停滞、恶性肿瘤骨髓转移等;造血物质缺乏或利用障碍,如肾性贫血(EPO 生成减少)、缺铁性贫血(铁缺乏)、铁粒幼细胞贫血(铁利用障碍)、巨幼细胞贫血(叶酸、维生素 B_{12} 缺乏)等。

2)红细胞破坏过多:①红细胞内在缺陷,如红细胞膜缺陷,见于遗传性球形、椭圆形、口形红细胞增多症及获得性的阵发性睡眠性血红蛋白尿症(红细胞对补体敏感)等;红细胞酶缺陷见于遗传性红细胞葡萄糖 -6- 磷酸脱氢酶(G-6-PD)、丙酮酸激酶(PK)缺乏症等。②血红蛋白异常,见于珠蛋白生成障碍和珠蛋白结构异常性贫血,后者包括镰状红细胞病,血红蛋白 C、D、E 病及不稳定血红蛋白所致溶血性贫血等。③红细胞外在异常,如免疫反应引起的贫血:新生儿溶血病、血型不合输血后溶血病、药物性免疫性溶血性贫血;机械性损伤如微血管病性溶血性贫血、行军性血红蛋白尿、烧伤所致的溶血性贫血;其他疾病所致溶血,如疟疾、细菌、脾功能亢进等所致溶血性贫血等。

3)红细胞丢失过多(失血):见于内外伤、钩虫感染、痔等各种急、慢性失血。

此外,药物也可引起贫血:①抑制骨髓的药物,如阿司匹林、链霉素、吲哚美辛等。②引起维生素 B_{12}、叶酸吸收障碍的药物,如口服避孕药、雌激素、苯乙双胍等。③引起铁吸收障碍的药物,如皮质类固醇等。④诱发溶血的药物,如头孢类、氨基糖苷类抗生素、磺胺药等。

二、血红蛋白测定

血红蛋白(hemoglobin,Hb 或 HGB)是在人体有核红细胞及网织红细胞内合成的一种含色素辅基的结合蛋白质,是红细胞内的运输蛋白,主要功能是吸收肺部大量的氧,并将其输送到身体各组织。每克血红蛋白可携带 1.34ml 氧。

血红蛋白由珠蛋白和亚铁血红素组成,每个血红蛋白分子含有 4 条珠蛋白肽链,每条折叠的珠蛋白肽链包裹(结合)一个亚铁血红素,形成具有四级空间结构的四聚体(图 1-2-6A)。人类珠蛋白肽链有两大类,即 α 类链与非 α 类链,非 α 类链包括 β、γ、δ、ε 等。不同肽链构成的血红蛋白其种类也有差异。正常成年人的 Hb 主要为 HbA($α_2β_2$),占 90% 以上,最有利于氧的结合与释放;其次为 HbA$_2$($α_2δ_2$,2%~3%)和 HbF($α_2γ_2$,< 2%),新生儿和婴儿的 HbF 水平显著高于成人,新生儿 HbF 占 Hb 总量的 70% 左右,1 岁后逐渐降至成人水平。亚铁血红素由 Fe^{2+} 和原卟啉 IX 组成,铁原子位于卟啉环中央,共有 6 个配位键,其中 4 个分别与原卟啉中心的 4 个吡咯氮原子连接,另 2 个配位键与血红素分子平面垂直,其中 1 个与珠蛋

白肽链的 F 肽段第 8 个氨基酸（组氨酸）的咪唑氮原子连接，另 1 个为 Hb 呼吸载体，可逆地与 O_2 结合（图 1-2-6B），与 O_2 结合时形成氧合血红蛋白（oxyhemoglobin，HbO_2），如此配位键空位，则称去氧血红蛋白（deoxyhemoglobin，HHb）或还原血红蛋白（reduced hemoglobin，Hbred）。如果 Fe^{2+} 被氧化为 Fe^{3+}，则称高铁血红蛋白（hemiglobin，Hi；methemoglobin，MHb）。如果与 O_2 结合的配位键与一氧化碳（CO）、S 等结合，则形成各种血红蛋白衍生物，分别为碳氧血红蛋白（HbCO）、硫化血红蛋白（SHb）等。在正常情况下，血液中约 99% 的血红蛋白为 HbO_2 和 Hbred，以及少量 HbCO 和 Hi。在病理情况下，HbCO 和 Hi 可以增多，甚至出现 SHb 等血红蛋白衍生物。血红蛋白与 CO、硫化氢、氰离子结合比氧牢固，CO 与血红蛋白结合力比氧结合力高 240 倍，且 CO、氰离子一旦和血红蛋白结合后很难分离，即使浓度很低也能优先和血红蛋白结合，致使通往组织的氧气流中断，这是 CO 中毒和氰化物中毒的原理。在此种情况下，可以使用其他与这些物质结合能力更强的物质来解毒，比如 CO 中毒可以用静脉注射亚甲蓝的方法来救治。

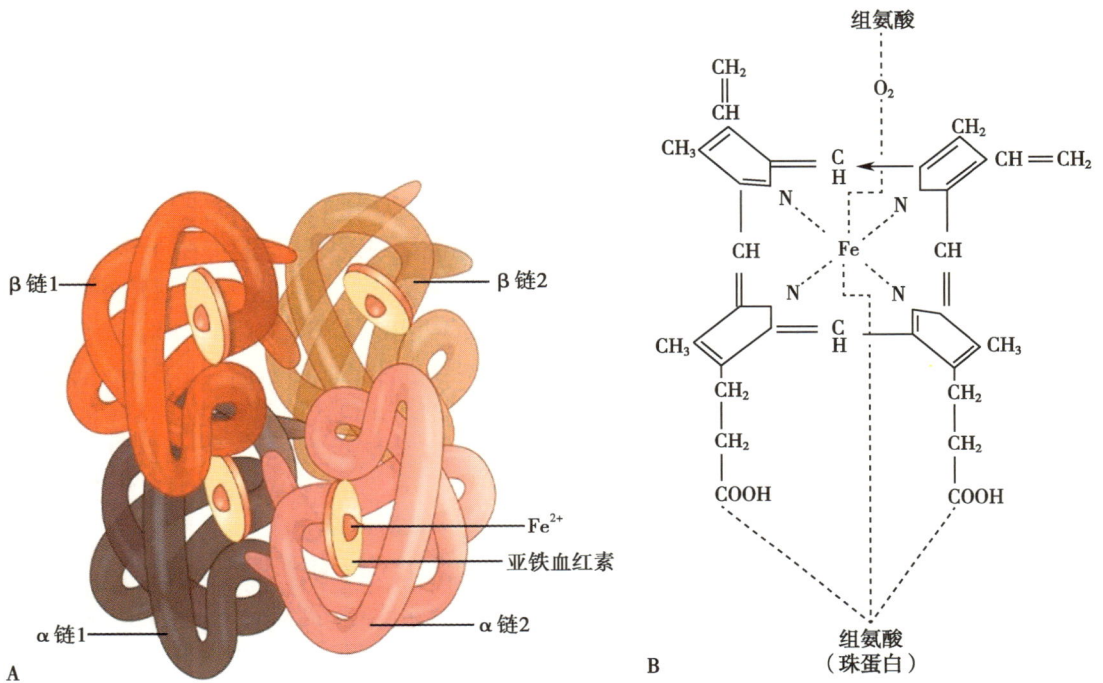

图 1-2-6 血红蛋白结构示意图
A. Hb 分子示意图；B. 亚铁血红素结构示意图。

（一）检测原理

氰化高铁血红蛋白（hemiglobincyanide，HiCN）测定法 血红蛋白（SHb 除外）中的亚铁离子（Fe^{2+}）被高铁氰化钾氧化为高铁离子（Fe^{3+}），血红蛋白转化成高铁血红蛋白（Hi）。Hi 与氰化钾（KCN）中的氰离子反应生成 HiCN。HiCN 最大吸收波峰为 540nm，波谷为 504nm。在特定条件下，HiCN 的毫摩尔消光系数为 44L/（mmol·cm）。HiCN 在 540nm 处的吸光度严格遵循朗伯 - 比尔定律，即 HiCN 的吸光度值与溶液中的浓度成正比，故根据标本的吸光度，即可求得血红蛋白浓度。计算公式如下：

$$Hb\,(g/L) = \frac{A_{HiCN}^{\lambda540}}{44} \times \frac{64\,458}{1\,000} \times 251 = A \times 367.7$$

式中：$A_{HiCN}^{\lambda540}$ 为光径 1.000cm 波长 540nm 处 HiCN 吸光度值，44 为毫摩尔消光系数，/1 000 为把 mmol/L 转换为 mol/L，64 458 为 Hb 分子量，251 为稀释倍数。

（二）操作步骤

氰化高铁血红蛋白测定法。

1. 直接定量测定法 ①准备转化液：取一试管，加入 5ml HiCN 转化液。②采血与转化：采集全血 20μl，加到上述试管底部，与转化液充分混匀，静置 5 分钟。③测定吸光度：用符合 WHO 标准的分光光度计，在波长 540nm 处、光径为 1.000cm、以 HiCN 试剂调零，测定标本的吸光度（A）。④计算和结果报告。

2. 参考液比色法测定 ①按直接定量测定法的步骤①～③，测定标本的吸光度（A）。②绘制标准曲线及查出待测标本的血红蛋白浓度：将 HiCN 参考液倍比稀释为 50g/L、100g/L、150g/L、200g/L 四种血红蛋白浓度，分别测定各稀释度的吸光度。以参考液 Hb（g/L）为横坐标、吸光度测定值为纵坐标，在坐标纸上绘出标准曲线。通过标准曲线查出待测标本的血红蛋白浓度 Hb（g/L）。③通过常数计算标本的血红蛋白浓度：先求出换算常数 K 值，再计算血红蛋白浓度，即 $K=\dfrac{\sum Hb}{\sum A}$，Hb（g/L）=K×A。

（三）方法评价

常用的有 HiCN 测定法、十二烷基硫酸钠血红蛋白（sodium dodecylsulfate hemoglobin，SDS-Hb）测定法、碱羟血红蛋白（alkaline haematin detergent，AHD$_{575}$）测定法、叠氮高铁血红蛋白（HiN$_3$）测定法、溴代十六烷基三甲胺（CTAB）血红蛋白测定法等。HiCN 测定法是世界卫生组织（WHO）和国际血液学标准化委员会（International Council for Standardization in Haematology，ICSH）推荐的参考方法。由于 HiCN 试剂含剧毒的氰化钾，各国均相继研发了不含氰化钾的血红蛋白测定方法，有的测定法已用于血液分析仪上，但其标准应溯源到 HiCN 测量值。血红蛋白测定的方法评价见表 1-2-12；HiCN 转化液的作用和评价见表 1-2-13。

表 1-2-12 血红蛋白测定的方法评价

测定方法	优点	缺点
HiCN 测定法	参考方法，操作简单，反应速度快，可检测除 SHb 之外的所有 Hb，产物稳定，便于质控，摩尔消光系数已知	KCN 有剧毒，可使高白细胞、高球蛋白血症的标本浑浊，对 HbCO 的反应慢，不能测定 SHb
SDS-Hb 测定法	次选方法，操作简单，呈色稳定，试剂无毒，结果准确，重复性好	SDS 质量差异大，消光系数未定，SDS 溶血活力大，易破坏白细胞，不适用于同时白细胞计数的血液分析仪
AHD$_{575}$ 测定法	试剂简易，无毒，呈色稳定，准确性与精确度较高	575nm 波长比色，不便于自动检测，HbF 不能转化
HiN$_3$ 测定法	反应迅速，呈色稳定，准确度、精密度较高	试剂仍有毒性（为 HiCN 的 1/7），HbCO 转化慢（20 分钟）
CTAB 测定法	溶血性强且不破坏白细胞，适于血液分析仪检测	精密度、准确性略低

表 1-2-13 HiCN 转化液的作用和评价

转化液	作用	评价
都氏液	①K$_3$Fe（CN）$_6$ 和 KCN：使 Hb 形成稳定的 HiCN。②NaHCO$_3$：防止高球蛋白血液标本的溶血液产生浑浊	反应速度很慢，15℃时 40 分钟才能使血红蛋白完全转化成 HiCN
文齐氏液	①K$_3$Fe（CN）$_6$ 和 KCN：使 Hb 形成稳定的 HiCN。②非离子型表面活性剂：为助溶剂，溶解 RBC、使 Hb 游离，并防止溶血液浑浊。③KH$_2$PO$_4$：维持 pH 在 7.2±0.2，防止高球蛋白血液标本浑浊	Hb 转化快，5 分钟即可完成，国家卫生健康委临床检验中心（NCCL）和 WHO 推荐使用

（四）质量控制

1. 标本 血红蛋白检测原理是比色法，引起标本浊度增大的因素常导致血红蛋白浓度假性增高，如高脂血症、高球蛋白、高胆红素、高白细胞（WBC>30×10^9/L）及高血小板（PLT>700×10^9/L）等。高白细胞引起的浑浊，可通过离心取上清液比色；球蛋白异常增高引起的浑浊，可向比色液中加入少许固体氯化钠（约 0.25g）或碳酸钾（约 0.1g），混匀后可使溶液澄清。消除高血脂和高胆红素干扰血红蛋白检验结果假性增高的方法主要有血浆替代法和血浆本底法。HbCO增多也可影响检测结果。标本采集要求同红细胞计数。

2. 器材及试剂 定期校准分光光度计，选用合格的微量采血管和刻度吸管及比色杯。注意保证试剂质量。

3. 技术操作 消毒、采血、稀释、混匀等要求与红细胞计数相同。确保HbCO完全转化，可延长转化时间或加大试剂中$K_3Fe(CN)_6$的用量。

4. 废弃物的处理 HiCN转化液中的氰化钾是剧毒品，配制转化液时要按剧毒品管理程序操作。为防止氰化钾污染环境，测定后的废液应妥善处理。先以水 1:1 稀释废液，再向每升稀释后的废液中加入 35ml 次氯酸钠溶液，混匀后敞开容器口放置 15 小时以上，使CN^-氧化为N_2和CO_2，或水解为CO_3^{2-}和NH_4^+后才能进一步处理。严禁在废液中加入酸性溶液，以防产生致命性的氢氰酸气体。

（五）参考区间

成人：男性 130～175g/L；女性 115～150g/L。新生儿：170～200g/L。儿童（静脉血）：28 天～<6 个月，97～183g/L；6 个月～<1 岁，97～141g/L；1～<2 岁，107～141g/L；2～<6 岁，112～149g/L；6～<13 岁，118～156g/L；13～18 岁，男性 129～172g/L，女性 114～154g/L。

（六）临床意义

血红蛋白测定的临床意义与红细胞计数相似，但判断贫血程度优于红细胞计数。根据血红蛋白浓度可将贫血分为 4 度：轻度贫血，Hb<120g/L（女性 Hb<110g/L）；中度贫血，Hb<90g/L；重度贫血，Hb<60g/L；极重度贫血，Hb<30g/L。当RBC<1.5×10^{12}/L，Hb<45g/L时，应考虑输血；Hb超过 230g/L 时，施行放血治疗。

1. 血红蛋白与红细胞的关系 某些贫血，红细胞和血红蛋白减少程度可不一致，同时测定红细胞和血红蛋白，对贫血诊断更有意义。小细胞低色素性贫血时，血红蛋白减少程度较红细胞减少明显，如缺铁性贫血；大细胞性贫血时，红细胞减少程度较血红蛋白减少明显，如巨幼细胞贫血。

2. 影响检验结果的因素 ①血液总容量改变：如急性大量失血早期，全身血容量急骤减少，由于红细胞和血浆按比例丢失，故测定红细胞和血红蛋白可仍在正常范围，从结果很难反映贫血的存在。②全身血浆容量改变：如各种原因引起的失水或水潴留，使血浆容量减少或增加，造成血液浓缩或稀释，均可使红细胞和血红蛋白结果升高或降低。

三、血细胞比容测定

血细胞比容（hematocrit, Hct, HCT；packed cell volume, PCV）是指一定体积的全血中红细胞所占体积的相对比例。HCT 的高低与红细胞数量和平均体积及血浆量有关，主要用于贫血和红细胞增多症的诊断、血液稀释和血液浓缩变化的测定、红细胞平均体积和红细胞平均血红蛋白浓度的计算等。

（一）检测原理

HCT 直接测定采用离心法，间接测定采用血液分析仪法。

1. 离心法 常用微量 HCT（microhematocrit）法和温氏（Wintrobe）法，二者检测原理基本相同，但离心力不同。以不改变红细胞体积及血容量的抗凝剂处理全血标本，然后将其注入标准毛细玻璃管或 Wintrobe 管，用一定转速离心一定时间后，读取红细胞层的高度。血液离心后分 5 层，自上而下分别为血浆层、血小板层、有核细胞层、还原（脱氧）红细胞层及带氧红细胞层。读取结果以还原红细胞层为准（图 1-2-7）。

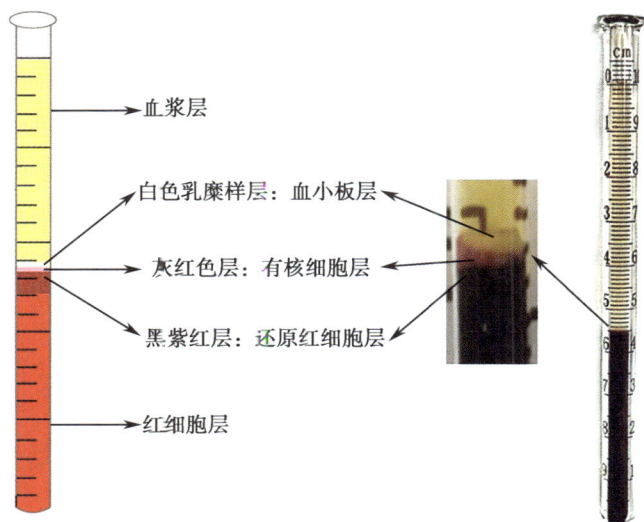

图 1-2-7 血细胞比容结果判断

2. 血液分析仪法 由红细胞计数和红细胞平均体积导出 HCT，HCT = 红细胞计数 × 红细胞平均体积。

（二）操作步骤

1. 微量 HCT 法 ①吸血：用虹吸法将血液充入专用毛细管中，至 2/3（50mm）处。②封口：把毛细管未吸血的一端垂直插入密封胶，封口。③离心：把毛细管放入专用高速离心机，以相对离心力（RCF）为 12 500×g 离心 5 分钟。④读数：毛细管置于专用读数板的凹槽中，移动滑尺刻度至还原红细胞层表层，读出相对应的数值；或用刻度尺分别测量红细胞层和全血层长度，计算其比值，即为 HCT。

2. 温氏法 ①加标本：用毛细滴管吸取混匀的抗凝血，插入温氏管底部，将血液缓慢注入至刻度"10"处，用小橡皮塞塞紧管口。②离心：将温氏管置于离心机，以 RCF 为 2 264×g 离心 30 分钟。③读数：以还原红细胞层表面为准，读取红细胞层柱高的毫米数，乘以 0.01，即为 HCT 值。

（三）方法评价

HCT 检测的方法评价，见表 1-2-14。

表 1-2-14 HCT 检测的方法评价

方法	优点	缺点
温氏法（离心法）	应用广泛，无须特殊仪器	难以完全排除残留血浆（可达 2%～3%）；单独采血，用血量大。已渐被微量法取代
微量法（离心法）	WHO 推荐为常规方法，标本用量少，相对离心力高，结果准确、快速、重复性好	仍有残留血浆，但较温氏法少。需微量高速血液离心机
微量离心计算法	ICSH（2003）推荐的替代参考方法，可常规用于 HCT 测定的校准。HCT =（离心 HCT 值 − 0.011 9）/ 0.973 6	需用参考方法测定全血 Hb 和压积红细胞 Hb 浓度，HCT = 全血 Hb/ 压积红细胞 Hb
血液分析仪法	无须单独采血测定，检查快速，精密度高	准确性不及微量法，需定期校正仪器

（四）质量控制

1. 操作规范化 避免操作误差。抗凝剂用量不准，混匀不充分，离心速度不均等可造成操作误差。所用器材需要符合规定和要求。

2. 注意干扰因素 ①假性增高：红细胞形态异常（如小红细胞、大红细胞、球形红细胞、椭圆形红细胞或镰形红细胞等）和红细胞数量增多时，因红细胞的变形性减低和数量增多，可使血浆残留量增加；高网织红细胞或高白细胞等也可使HCT假性增高。②假性降低：体外溶血、自身凝集等。

（五）参考区间

成人：男性0.40~0.50；女性0.35~0.45。新生儿：0.47~0.67。儿童（静脉血）：28天~<6个月，0.28~0.52；6个月~<1岁，0.30~0.41；1~<2岁，0.32~0.42；2~<6岁，0.34~0.43；6~<13岁，0.36~0.46；13~18岁，男性0.39~0.51，女性0.36~0.47。

（六）临床意义

HCT变化与RBC数量变化基本一致，因此其临床意义同RBC计数。此外，HCT还有以下临床意义。

1. 临床补液量的参考 各种原因导致脱水时，HCT都会增高，可根据HCT计算补液量；补液时监测HCT，HCT恢复正常表示血容量得到纠正。

2. 计算红细胞平均指数的基础 HCT用于计算红细胞平均体积（MCV）和红细胞平均血红蛋白浓度（MCHC），对贫血的形态学分类有帮助。

3. 真性红细胞增多症诊断指标 HCT>0.7，RBC（7.0~10.0）×10^{12}/L，Hb>180g/L，可提示诊断。

4. 血液流变学的指标 HCT增高表明红细胞数量增多，全血黏度增加，严重者表现为高黏滞综合征，易引起微循环障碍、组织缺氧。HCT<0.2，可导致心力衰竭和死亡；HCT>0.6，则与自发性凝血有关。HCT与其他血液流变学指标联合应用，对一些血栓前状态可进行监测。

四、红细胞平均指数计算

红细胞平均指数包括红细胞平均体积（mean corpuscular volume，MCV）、红细胞平均血红蛋白含量（mean corpuscular hemoglobin，MCH）和红细胞平均血红蛋白浓度（mean corpuscular hemoglobin concentration，MCHC）。红细胞平均指数有助于深入认识红细胞特征，为贫血的鉴别诊断提供线索。

（一）检测原理

1. 手工法 根据RBC、Hb、HCT的测定结果计算红细胞平均指数（表1-2-15）。

表1-2-15 红细胞平均指数的计算

指数	含义	计算公式	单位
MCV	红细胞群体中单个红细胞体积的平均值	$MCV = \dfrac{HCT}{RBC(\times/L)} \times 10^{15}$	飞升（fl），1fl=10^{-15}L
MCH	细胞群体中单个红细胞血红蛋白含量的平均值	$MCH = \dfrac{Hb(g/L)}{RBC(\times/L)} \times 10^{12}$	皮克（pg），1pg=10^{-12}g
MCHC	平均每升红细胞所含血红蛋白的浓度	$MCHC = \dfrac{Hb(g/L)}{HCT}$	g/L

2. 血液分析仪法 血液分析仪可直接测定导出MCV；由仪器测定Hb、RBC可计算出MCH=Hb/RBC；MCHC=Hb/（RBC×MCV）。

（二）操作步骤

检测 RBC、Hb、HCT：按照相关方法检测 RBC、Hb、HCT。计算：根据 RBC、Hb、HCT 测定结果计算红细胞平均指数。

（三）方法评价

手二法红细胞平均指数由 RBC、Hb、HCT 测定后计算而来，因此必须用同一抗凝血标本，且所测数据结果必须准确。仪器法红细胞平均指数的测定同样依赖于 RBC、Hb 和 MCV 测定的准确性。

（四）参考区间

MCV、MCH、MCHC 的参考区间，列于表 1-2-16。

表 1-2-16 MCV、MCH、MCHC 参考区间

人群	MCV/fl	MCH/pg	MCHC/($g \cdot L^{-1}$)
成人	82～100	27～34	316～354
新生儿	86～120	27～36	250～370
28 天～<6 个月	73～104	24～37	309～363
6 个月～<2 岁	72～86	24～30	310～355
2～<6 岁	76～88		
6～<13 岁	77～92	25～34	
13～18 岁	80～100		

（五）临床意义

红细胞平均指数可用于贫血形态学分类及病因分析（表 1-2-17）。红细胞平均指数仅反映了红细胞群体平均情况，无法阐明红细胞彼此之间的差异，对一些早期贫血，如缺铁性贫血也缺乏灵敏度。缺铁性贫血合并巨幼细胞贫血时，小红细胞 MCV、MCH 可小至 50fl、15pg，大红细胞 MCV、MCH 可高达 150fl、45pg，故总体计算 MCV、MCH 也可在参考范围内；缺铁性贫血和轻型珠蛋白生成障碍性贫血都表现为小细胞低色素性贫血，但两者的红细胞形态不同，且前者的红细胞在血涂片上显示为明显大小不均。

表 1-2-17 贫血形态学分类及临床意义

贫血形态学分类	MCV	MCH	MCHC	临床意义
正细胞性贫血	正常	正常	正常	急性失血、急性溶血、再生障碍性贫血、白血病等
大细胞性贫血	增高	增高	正常	叶酸、维生素 B_{12} 缺乏或吸收障碍
单纯小细胞性贫血	降低	降低	正常	慢性炎症、尿毒症等
小细胞低色素性贫血	降低	降低	降低	铁缺乏、慢性失血、珠蛋白生成障碍性贫血、维生素 B_6 缺乏等

五、网织红细胞计数

网织红细胞（reticulocyte，Ret，RET）是介于晚幼红细胞和成熟红细胞之间的过渡细胞，直径 8.0～9.5μm，略大于成熟红细胞，因其胞质中残存嗜碱性物质 RNA，经碱性染料活体染色后，形成蓝色或紫色的点粒状或丝网状结构，故名网织红细胞。网织红细胞自骨髓释放到外周血液后仍具有合成血红蛋白的能力，1～2 天后过渡为成熟红细胞。ICSH 将网织

红细胞分为4型（表1-2-18，图1-2-8）。

表1-2-18 网织红细胞分型及特征

分型	形态特征	正常存在部位
Ⅰ型（丝球型）	嗜碱性物质呈线团状结构或呈致密块状	仅在正常骨髓
Ⅱ型（网型）	嗜碱性物质呈疏松网状结构	大量存在于骨髓，极少见于外周血液中
Ⅲ型（破网型）	嗜碱性物质呈散在的不规则枝点状网片状结构	少量存在于外周血液中
Ⅳ型（点粒型）	嗜碱性物质少，呈分散的细颗粒、短丝状	主要存在于外周血液中

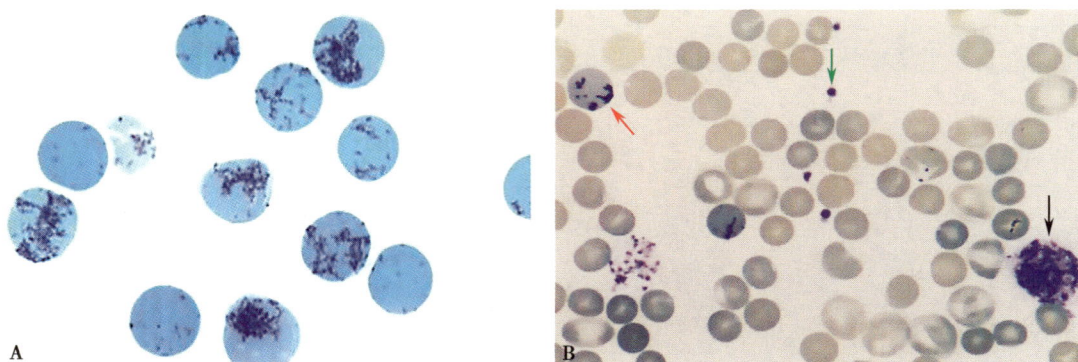

图1-2-8 网织红细胞
A. 各型网织红细胞；B. 网织红细胞（红箭头）、白细胞（黑箭头）、血小板（绿箭头）。

网织红细胞检测的目的：①鉴别贫血的类型（增生性、非增生性、增生增高性）。②检查骨髓的功能。③检测贫血的治疗效果。④评估骨髓移植后、再生障碍性贫血、细胞毒性药物诱导治疗或EPO治疗后的红细胞造血情况。

（一）检测原理

网织红细胞的RNA以弥散胶体状态存在。常规血细胞染色法如瑞特染色对细胞进行了固定，即使网织红细胞的核酸物质着色，也难以在普通显微镜下识别。网织红细胞必须经活体或特殊染色后，才可用显微镜识别或经仪器分类计数。

1. 普通显微镜法 活体染料（新亚甲蓝或煌焦油蓝）的碱性着色基团（带正电荷）可与网织红细胞中RNA的磷酸基（带负电荷）结合，使RNA胶体间的负电荷减少，分子间斥力下降，胶体分散力降低而发生凝缩，形成蓝色的点状、线状或网状结构，可与完全成熟的红细胞区别。在显微镜下计数一定数量红细胞中的网织红细胞数，可以计算出网织红细胞所占的比例。

2. 血液分析仪法 特殊染料与网织红细胞中RNA结合后进行RNA定量，可精确计数网织红细胞占红细胞的百分数（Ret%），并可根据RNA含量将网织红细胞分类及计算网织红细胞其他参数。

（二）操作步骤

1. 普通显微镜法的试管法 ①加染液：取一试管，加入染液1滴。②加血液：注入新鲜全血1滴，立即混匀，室温下放置15～20分钟。③制备涂片：取混匀的染色血制成薄血涂片，自然干燥。④观察：低倍镜下选择红细胞分布均匀、着色好的部位。⑤计数：常规法是在油镜下计数至少1 000个红细胞中的网织红细胞数；Miller窥盘计数法是将Miller窥盘（图1-2-9）放置于接目镜内，于Miller窥盘的小格A内计所有成熟RBC，在大格B内（包含小格）计数网织红细胞数。⑥计算：网织红细胞百分数 $= \dfrac{\text{计数 1 000 个红细胞中的网织红细胞数}}{1\ 000}$（常规法）；

网织红组胞百分数 $= \dfrac{\text{大方格 B 内的网织红细胞数}}{\text{小方格 A 内的红细胞数} \times 9}$（Miller 窥盘计数法）；网织红细胞数 /L $=$ 红细胞数 /L × 网织红细胞百分数。

2. 血液分析仪法 按照操作规程操作，报告网织红细胞散点图及参数。根据细胞内网织颗粒的数量，对网织红细胞进行分群。①高荧光强度网织红细胞（high fluorescent reticulocyte，HFR）：粗颗粒堆积呈网状。②中荧光强度网织红细胞（middle fluorescent reticulocyte，MFR）：粗颗粒在 10 个以上，或细小颗粒超过 15 个。③低荧光强度网织红细胞（low fluorescent reticulocyte，LFR）：细胞内含 15 个以下细小颗粒。

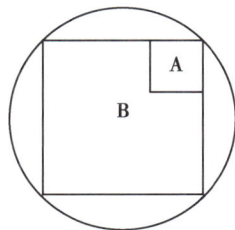

图 1-2-9　Miller 窥盘结构示意图
A 为红细胞计数区域，B 为网织红细胞计数区域。

（三）方法评价

网织红细胞计数的方法评价见表 1-2-19。

表 1-2-19　网织红细胞计数的方法评价

检测方法	评价
普通显微镜法	简便、成本低，可直观细胞形态；但影响因素多，重复性差
玻片法	水分易蒸发，染色时间短，结果偏低
试管法	易掌握，重复性较好，易复查
Miller 窥盘计数法	规范计算区域，减少了实验误差，ICSH 推荐方法
血液分析仪法	检测细胞多，精密度高，与手工法相关性好，易标准化；仪器贵；在出现豪焦（Howell-Jolly）小体、有核红细胞、巨大血小板时结果常出现假性增高

（四）质量控制

以手工计数法为重点。

1. 选择合适的染料 用于网织红细胞检测的活体染料很多，各有其优缺点（表 1-2-20）。

表 1-2-20　网织红细胞活体染料的评价

染料名称	评价
煌焦油蓝	普遍应用。但溶解度低，染料沉渣易附着在 RBC 表面，影响检查；易受变性珠蛋白小体、HbH 血红蛋白包涵体干扰
新亚甲蓝	WHO 推荐使用。对 RNA 着色强、试剂稳定，Hb 几乎不着色，便于识别
中性红	染液浓度低、背景清晰、网织颗粒与 Hb 对比鲜明，不受变性珠蛋白小体、HbH 包涵体的干扰

2. 及时检测 因网织红细胞在体外仍然继续成熟，其数量随着保存时间的延长而递减，所以标本采集后应及时检测。

3. 染色涂片 染色时间不能过短，室温低时建议放在 37℃ 水浴箱或适当延长染色时间。染液与血液的比例以 1∶1 为宜。严重贫血时，可适量增加血液的比例。涂片时血膜应尽量薄且均匀，以防红细胞重叠。

4. 计数区域 选择涂片上红细胞分布均匀、网织红细胞着色效果好的部位计数，且需要兼顾边缘和尾部。

5. 正确辨认网织红细胞 凡含有 2 个以上网织颗粒，且颗粒远离细胞边缘的红细胞均应计为网织红细胞。注意与红细胞中的各种颗粒或包涵体的鉴别（表 1-2-21 和图 1-2-10）。活体染色法也可使白细胞和血小板内的核酸物质着色，但由于其胞质中无血红蛋白，染色后与网织红细胞之间存在一定的色差（图 1-2-8B）。

表 1-2-21 活体染色后各种红细胞包涵体的鉴别

颗粒或包涵体	成分	特点
网织红细胞颗粒	RNA	网状物或散在细小颗粒，不均匀排列
帕彭海姆（Pappenheimer）小体	铁蛋白聚集体	球形和不规则形，较细小的颗粒，1 个或多个出现在细胞内
海因兹（Heinz）小体	变性血红蛋白	直径 1～2μm 的小颗粒状，分布于胞膜上，不规则，突起状，淡蓝色
Howell-Jolly 小体	DNA	直径 1～2μm 圆形小体，规则，淡蓝色
HbH 包涵体	变性 HbH	呈多个球形，弥漫而均匀分散，淡蓝绿色颗粒

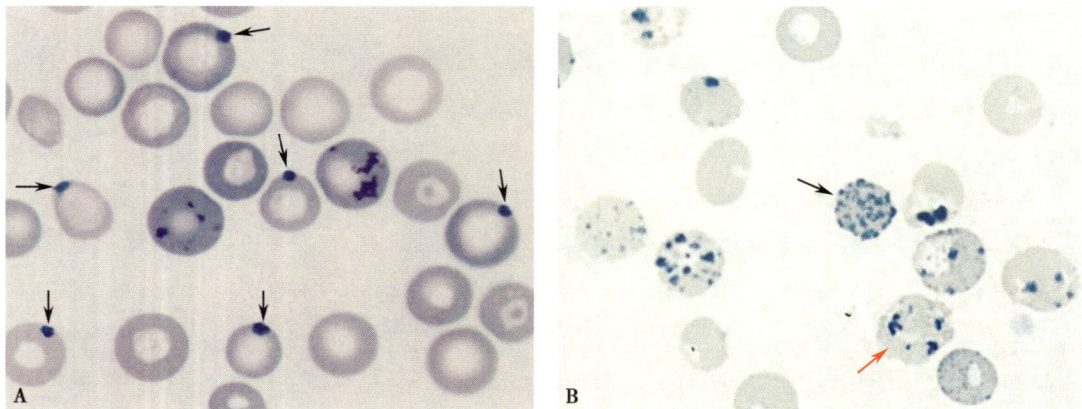

图 1-2-10 活体染色后红细胞包涵体（煌焦油蓝染色，1 000 ×）
A. Heinz 小体；B. HbH 包涵体（黑箭头）和网织红细胞（红箭头）。

（五）参考区间

成人和儿童，0.5%～1.5%；新生儿，2.0%～6.0%。成人绝对值（24～84）× 10^9/L。

（六）临床意义

网织红细胞计数是反映骨髓造血功能的重要指标（表 1-2-22）。

1. 评价骨髓红细胞系增生能力，判断贫血类型

（1）网织红细胞增多：提示骨髓红细胞系增生旺盛，多见于各种增生性贫血，溶血性贫血尤为显著。溶血性贫血时，由于大量网织红细胞进入血液循环，网织红细胞百分数可增至 6%～8% 或更多。急性溶血时可高达 20%，严重者甚至可达 40%～50% 或以上；急性失血性贫血时，网织红细胞可明显增多；缺铁性贫血和巨幼细胞贫血时，网织红细胞正常或轻度增多。

（2）网织红细胞减少：提示骨髓红细胞系造血功能低下，常见于再生障碍性贫血。急性白血病时，由于骨髓中白血病细胞浸润，使红细胞生成受到抑制，可造成网织红细胞减少。

表 1-2-22　常见网织红细胞参数及评价

网织红细胞参数	含义	评价
Ret 百分数	网织红细胞占所有红细胞百分比	Ret 百分数是评价红系造血最简单、有效的方法
Ret 绝对值	红细胞数值×Ret%	Ret 绝对值更能准确反映红系造血
网织红细胞生成指数（reticulocyte production index，RPI）	$\dfrac{\text{被测 HCT}}{\text{正常人 HCT}} \times \dfrac{\text{被测 Ret\%}}{\text{Ret 成熟天数}^*} \times 100$ 释放入外周血 Ret 越幼稚，成熟时间越长	Ret 生成相当于健康人的倍数：①RPI 增加，提示肾功能、EPO 反应和骨髓功能良好。②RPI 降低，提示骨髓增生低下或红系成熟障碍
网织红细胞成熟指数（reticulocyte maturity index，RMI）	$RMI = \dfrac{MFR + HFR}{LFR} \times 100\%$	①增高，溶血性贫血、免疫性血小板减少症、白血病、真性红细胞增多症、再生障碍性贫血和多发性骨髓瘤。②降低，常与骨髓衰竭或无效造血有关，如巨幼细胞贫血
网织红细胞血红蛋白含量（reticulocyte hemoglobin content）	网织红细胞的血红蛋白含量	反映铁缺乏及铁限制性红细胞生成的指标。能在血常规及 Ret 结果报告后提供快速的诊断信息，用来评估门诊患者的铁缺乏及对铁剂的治疗反应

注：*Ret 成熟天数成人一般为 2 天左右，儿童用时稍短，老人用时稍长。

2. 评价疗效

（1）观察贫血疗效：网织红细胞是贫血患者随访检查的项目之一。①缺铁性贫血或巨幼细胞贫血：患者经有效治疗 2～3 天后，网织红细胞计数开始上升，7～10 天达到最高峰（约10%），2 周后逐渐降至正常水平。②溶血性贫血和失血性贫血：若患者治疗后网织红细胞计数逐渐降低，表示溶血或出血已得到控制；若网织红细胞持续不减低，甚至更高者，表示病情未得到控制，甚至还在加重。

（2）骨髓移植后监测骨髓造血恢复：骨髓移植后第 21 天，如 Ret $> 15 \times 10^9/L$，常表示无移植并发症。若骨髓开始恢复造血功能，首先表现为 HFR 和 MFR 的升高，其次为网织红细胞数升高。因此，RMI 的改变更为敏感。

3. 放疗和化疗的监测　网织红细胞的动态观察可指导临床适时调整治疗方案，避免造成严重的骨髓抑制。机体接受放、化疗后，若出现骨髓抑制，早期 HFR 和 MFR 降低，随后网织红细胞数降低；停止治疗，骨髓功能恢复后，这些指标逐渐恢复。

六、红细胞沉降率测定

红细胞沉降率（erythrocyte sedimentation rate，ESR）简称血沉，指在规定条件下，离体抗凝全血中的红细胞自然下沉的速率。红细胞沉降是多种因素互相作用的结果。健康人血沉数值波动于一个较狭窄范围内，在许多病理情况下血沉明显增快。血沉用于诊断疾病缺乏特异性，但操作简便，具有动态观察病情和疗效的实用价值，故应用较广。

（一）检测原理

1. 魏氏（Westergren）法　将枸橼酸钠抗凝血液置于特制的血沉管内，在室温条件下垂直立于血沉架 1 小时后，读取上层血浆高度的毫米数值，即为红细胞沉降率，以 mm/h 报告。

2. 自动血沉仪法　采用光电比浊法、红外扫描法或连续摄影法，动态分析红细胞沉降的变化过程，以微电脑记录、换算和打印结果。结果报告同魏氏法。

（二）操作步骤

1. 魏氏法　①准备抗凝管：选取含有 0.109mol/L 枸橼酸钠溶液 0.4ml 的真空管，并标记。②采血：采静脉血 1.6ml 于试管中，混匀。③吸血：混匀全血吸入血沉管内至刻度"0"处，拭去管外余血。④立血沉管：将血沉管直立于血沉架上。⑤读数：1 小时后，准确读取红细胞下沉后露出的血浆段高度，即为红细胞沉降率。

2. 自动血沉仪法 按仪器操作规程操作。

（三）方法评价

魏氏法为传统方法，为国内规范方法。ICSH 以魏氏法为基础，建立了新的血沉检验"参考方法"和供常规使用的"选择方法"，后者简称"常规工作方法"，2017 年又分别改良了新的操作规程。新方法对血沉管的规格、抗凝剂的使用、血液标本的制备方法等做了重新规定。其优点是可以和全自动血液分析仪检验共用一份抗凝静脉血标本，并在分析结果时易于综合白细胞变化进行判断。新方法由于对 HCT 进行了校正（HCT≤0.35），可忽略由于红细胞数量改变给血沉带来的影响。血沉测定的方法评价见表1-2-23。

表 1-2-23 血沉测定的方法评价

方法	优点	缺点
魏氏法	国内的规范方法。对操作器材、条件和方法有严格规定，一次性血沉管使用方便、卫生安全	一次性血沉管成本较高，质量难以保证
温氏法	通过血沉方程 K 值计算，克服了贫血对结果的影响，多用于血液流变学检查	结果平均高于魏氏法 9.6mm
潘氏法	可测定毛细血管血，较适用于儿童，其结果与魏氏法具有可比性	采血时易混入组织液，临床较少使用
自动血沉仪法	可记录红细胞沉降全过程；自动化，微量化，快速化	测定结果应与"参考方法"比较，制定参考区间

（四）质量控制

血沉测定迄今仍未建立决定性方法，目前首选参考方法，其次为标准化方法（相当于二级参考方法），再次为选择方法即常规工作方法。

1. ICSH 规定的参考方法可用于验证其他方法的可靠性 用魏氏管和 EDTA-K_2 抗凝血，选择 10 份 HCT 为 0.30～0.36 的血液标本，血沉分布在 15～105mm/h 范围内；或通过离心法调节标本的 HCT，去除多余的血浆或红细胞，然后再充分混匀（至少颠倒混匀标本 8 次），迅速移入血沉管中。用参考方法测量每个未稀释标本的血沉值。未稀释标本结果纠正公式为：

$$纠正 ESR（mm/h）=（未稀释标本 ESR×0.86）-12$$

其结果在 95% 限定值范围内（表 1-2-24），表明方法满意。因血沉影响因素复杂，新方法应建立特定的自身参考区间。

表 1-2-24 ICSH 参考方法与常规工作法 ESR 检测结果比较（ESR：mm）

参考方法	常规法	参考方法	常规法	参考方法	常规法
15	3～13	20	5～17	70	35～62
16	4～14	30	10～24	80	44～73
17	4～15	40	15～32	90	53～85
18	4～15	50	21～41	100	62～98
19	5～16	60	28～51	104	66～103

2. 魏氏法对抗凝剂、血液标本及物理条件的要求 见表1-2-25。

表1-2-25 魏氏法对抗凝剂、血液标本及物理条件的要求

项目	要求
抗凝剂	①枸橼酸钠（AR）浓度为0.109mol/L。②与血液之比为1:4
血液标本	①静脉采血应在30秒内完成。②不能有凝血、溶血、气泡及混入消毒液。③与抗凝剂必须混匀充分
血沉管	血沉管需标准化，应清洁、干燥、无尘、无污染
血沉管的位置	放置血沉管的位置要平稳，保持血沉管垂直
测定环境	应在室温（18～25℃）条件下进行测定，随温度增高，血沉会加快
检测时间	采血后4小时内完成检测，枸橼酸钠抗凝血4℃保存可延迟到6小时
结果判读	严格控制在（60±1）分钟

3. 血沉测定影响因素 红细胞的比重大于血浆的比重，在重力作用下产生自然下沉力；但在红细胞下降的每一瞬间必须与红细胞等体积的血浆发生位置交换，这就形成了一个向上的阻逆力。红细胞沉降率的快慢，取决于这两种对立力量的相互作用。红细胞下沉过程可分为三期，第一期为红细胞缗钱状聚集期，沉降较慢，约10分钟；第二期为红细胞快速沉降期，沉降较快，约40分钟；第三期为红细胞堆积期，红细胞逐渐堆积于管底，约10分钟。正常情况下，血液中的红细胞因表面的唾液酸所具有的负电荷而形成Zeta电位，使红细胞互相排斥，彼此分散悬浮而下沉缓慢。但在病理情况下，由于多种因素可使红细胞发生聚集，聚集的红细胞团块与血液接触的总面积缩小，受到血浆的阻逆力减弱而使血沉增快。影响血沉快慢的常见因素见表1-2-26。

表1-2-26 影响血沉测定的因素

变化	因素	评价
增快	血浆因素	纤维蛋白原，γ球蛋白和异常克隆性免疫球蛋白，α、β球蛋白，胆固醇和甘油三酯增高
	红细胞因素	大红细胞容易形成缗钱状，使血沉加快；各种原因的贫血
	感染因素	某些病毒、细菌、药物、代谢产物和异常抗体等中和了细胞表面的负电荷
	药物因素	葡萄糖、聚乙烯吡咯烷酮、白明胶、青霉胺、口服避孕药、甲基多巴、葡聚糖、普鲁卡因胺、茶碱、维生素A等
	物理条件	血沉管倾斜、温度过高
减慢	血浆因素	清蛋白、糖蛋白及磷脂酰胆碱等增高，抑制红细胞缗钱状形成
	红细胞因素	数量增加、大小不均或球形、镰状红细胞增多时，不利于缗钱状形成
	物理条件	血沉管不洁净或血柱含气泡、温度过低
	药物因素	阿司匹林、可的松、奎宁

一般认为，血沉加快主要是由于血浆中各种蛋白质成分的比例改变所致。白蛋白带负电荷，纤维蛋白原、球蛋白带正电荷。正常情况下，血浆蛋白所带的正、负电荷呈平衡状态。在病理条件下，血液中纤维蛋白原和球蛋白增加或清蛋白减少，改变了电荷的平衡，致使红细胞表面的负电荷减少，排斥力减弱，再加上长链状结构的纤维蛋白原对红细胞显著的"桥

"联"作用,促使红细胞聚集成缗钱状结构。相反,若血浆中纤维蛋白原减少而白蛋白增加时,血沉减慢。

(五)参考区间

魏氏法:男性 0～15mm/h,女性 0～20mm/h。

(六)临床意义

血沉是一项常规筛查试验,虽然特异性差和敏感性弱,但仍然具有一定的参考价值。临床上,血沉主要用于观察病情的动态变化,区别功能性与器质性病变,以及用于鉴别良性与恶性肿瘤等。

1. 生理性变化 血沉受年龄、月经周期的影响。①新生儿红细胞数量较多,血沉较慢(≤2mm/h)。②儿童(<12 岁)红细胞数量生理性减少,血沉稍快。③女性由于纤维蛋白原含量较高和红细胞数量较少,血沉较男性快。④孕 3 个月～产后 3 周妇女,由于生理性贫血、胎盘剥离、产伤和纤维蛋白原含量增高,血沉加快。⑤月经期由于子宫内膜脱落及出血、纤维蛋白原增加,血沉加快。⑥大于 50 岁,由于纤维蛋白原含量逐渐增高,血沉加快。

2. 病理性变化

(1)血沉增快:对于疾病鉴别和动态观察具有一定参考价值,病理性血沉增快的临床意义,见表 1-2-27。

表 1-2-27 血沉病理性增快的临床意义

疾病	临床意义
各种炎症	急性细菌性炎症时,血中急性时相反应蛋白增多,如 α_1 抗胰蛋白酶、α_2 巨球蛋白、C 反应蛋白、转铁蛋白、纤维蛋白原等,可促进红细胞的缗线状聚集,炎症发生后 2～3 天即可见血沉增快;风湿热的抗原抗体复合物可加快红细胞聚集体形成;慢性炎症如结核病活动期时,血中纤维蛋白原及球蛋白增加,血沉明显增快,故临床上常用血沉来观察结核病及风湿热的动态变化;HIV 感染(血清标志物阳性伴血沉增快是 AIDS 早期预测指标)
组织损伤及坏死	较大范围的组织损伤或大手术,血中急性时相反应蛋白增多,可导致血沉增快;手术创伤导致血沉增快,如无合并症,一般 2～3 周恢复正常;急性心肌梗死时常于发病后 3～4 天血沉增快,并持续 1～3 周,心绞痛时血沉正常,故可借血沉结果加以鉴别
恶性肿瘤	恶性肿瘤血沉多增快,可能与肿瘤细胞分泌糖蛋白(属球蛋白)、肿瘤组织坏死、纤维蛋白原增高、感染和贫血有关;良性肿瘤血沉多正常
自身免疫病	结缔组织的自身免疫病时,自身抗体类球蛋白增多,如系统性红斑狼疮、类风湿等,血沉与 C 反应蛋白、类风湿因子、抗核抗体等具有相似的灵敏度
高球蛋白血症	多发性骨髓瘤、巨球蛋白血症时,浆细胞的恶性增殖致使血浆病理性球蛋白增高;亚急性感染性心内膜炎、黑热病、系统性红斑狼疮等所致的高球蛋白血症;各种原因引起的相对性球蛋白增高,如慢性肾炎、肝硬化
高胆固醇血症	动脉粥样硬化、糖尿病、黏液性水肿、原发性家族性高胆固醇血症
贫血	贫血患者血红蛋白低于 90g/L 时,血沉会轻度增快,并随贫血加重而增快,但血沉的加快并不完全与红细胞减少的程度成比例

(2)血沉减慢:见于真性红细胞增多症、低纤维蛋白原血症、充血性心力衰竭及红细胞形态异常等情况。一般临床意义较小。

七、红细胞形态检查

各种病因作用于红细胞生理过程的不同阶段,可引起红细胞的病理变化,不仅红细胞数量和血红蛋白含量降低，多数患者会有相应特异的红细胞形态改变，表现在红细胞大小、形状、染色性质和内涵物的异常。红细胞形态检查作为血液学检查的重要内容，与血红蛋白测定、红细胞计数及其他参数相结合，可以判断贫血的性质，对贫血的诊断和鉴别诊断有重要的临床价值。

（一）检测原理

红细胞形态检查的检测原理和方法评价，见表1-2-28。

表1-2-28 红细胞形态检查的检测原理及方法评价

方法	原理与评价
显微镜检查法	血涂片经瑞特-吉姆萨染色后，红细胞着色，可通过显微镜直接观察其形态；主要用于红细胞形态的识别和异常形态的鉴别，也是仪器法检测的复核方法
计算机图像分析	基于计算机图像处理技术，对红细胞形态和图像特征进行分析，建立红细胞形态变化特征分布统计模型，实现红细胞形态特征的自动统计分类；能快速、自动地以正常红细胞形态为参比，按红细胞形态特征做出类型和比例分析
血液分析仪法	能提供红细胞数量及其他相关参数，并对异常结果予以报警提示；不能直接提供红细胞形态改变的确切信息，需用显微镜法复查

（二）操作步骤

1. 制备良好的染色血涂片

2. 低倍镜观察 低倍镜下观察染色血涂片中红细胞的分布和染色情况。选择细胞分布均匀、染色良好、红细胞紧密排列但不重叠的区域。

3. 油镜观察 滴加香柏油1滴，在油镜下仔细观察上述区域中红细胞的形态，同时浏览全片是否存在其他异常细胞。

4. 命名和报告方式 血细胞形态学命名在全球范围内差异显著，世界各国对异常血细胞形态的报告方式也有多种。ICSH对外周血细胞形态学特征分级与命名提出标准化建议，并推荐红细胞异常形态报告方式为：++（中度）和+++（显著），+（少量）仅适用于裂红细胞，因外周血出现少量裂红细胞具有重要临床意义；通过计数1 000个红细胞中某种异常红细胞的百分率来进行分级，不同的异常红细胞分级标准不同，大多数异常以>20%报告+++，11%～20%报告++，低于10%或5%不报告；但裂红细胞、镰状红细胞、咬痕红细胞、水泡状红细胞和不规则收缩红细胞>2%即报告+++。

（三）方法评价

见表1-2-28。

（四）质量控制

红细胞形态检查的质量控制见表1-2-29，人为原因造成的红细胞形态异常见表1-2-30。

表1-2-29 红细胞形态检查的质量控制

项目	要求
合格的检验人员	经严格培训、有理论和实践经验的检验人员是质量控制的前提
选择理想检查区域	理想的红细胞均匀分布区域是红细胞之间相近排列而不重叠
完整规范的检查顺序	先在低倍镜下检查全片，观察细胞分布和染色，再用油镜观察血膜体尾交界处的细胞形态，同时注意是否存在其他异常细胞，如幼稚细胞或有核红细胞等
减少人为影响因素	应认真观察全片，排除人为因素影响。真正的异形红细胞多均匀分布于全片，而假性异形红细胞常局限于个别区域

表 1-2-30　人为原因造成的红细胞形态异常

人为原因	红细胞形态异常
制备血涂片不当	棘形红细胞、皱缩红细胞、红细胞缗钱状形成等
使用非疏水性玻片	口形红细胞
染色不当	嗜多色性红细胞
抗凝剂浓度过高，或血液标本久置	锯齿状红细胞
涂片干燥过慢，或固定液中混有水分	面包圈形红细胞
涂片末端附近	长轴方向一致的假性椭圆形红细胞

（五）临床意义

1. 正常红细胞形态　①正常红细胞呈双凹圆盘形，大小相对均一，平均直径 7.2μm（6.7～7.7μm）。②瑞特染色后为淡粉红色或者琥珀色，血红蛋白充盈良好，呈正色素性、向心性淡染。③中央部位为生理性淡染区，大小约为细胞直径的 1/3。④胞质内无异常结构（图 1-2-11）。除健康人外，部分再生障碍性贫血、急性失血性贫血和白血病等患者的红细胞亦呈正常形态。

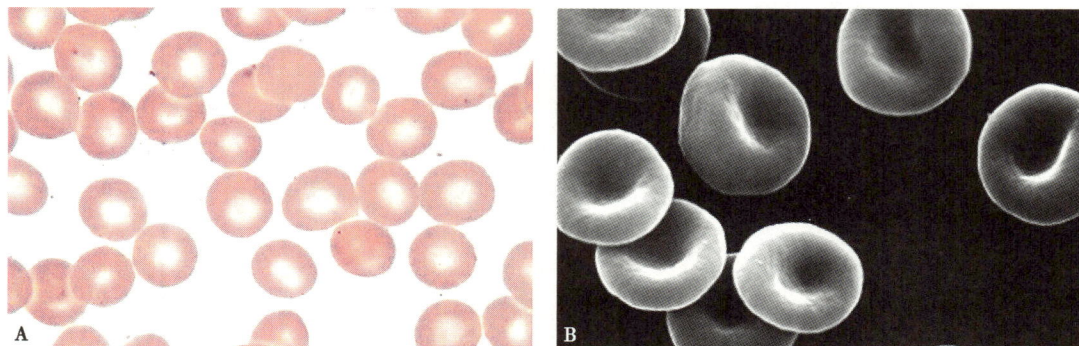

图 1-2-11　正常红细胞形态
A. 显微镜图；B. 扫描电镜图。

正常红细胞可自然退化变性，即使是高质量的血涂片和染色，在血涂片上也可见到变形或破碎的细胞，但数量很少，分布极为局限。

2. 异常红细胞形态　在排除人为因素后，若血涂片中出现异常形态红细胞且数量增多，常提示病理性改变。常见的红细胞形态异常可分为红细胞大小、形状、血红蛋白含量、结构和排列异常等（表 1-2-31～表 1-2-34，图 1-2-12～图 1-2-16）。

表 1-2-31　红细胞大小异常的临床意义

异常红细胞	形态改变	可能机制	临床意义
小红细胞（microcyte）	直径 <6μm	①中心浅染区扩大：Hb 合成障碍。②无中心浅染区扩大。③中央淡染区消失（球形红细胞）	①缺铁性贫血和珠蛋白生成障碍性贫血。②慢性炎症引起继发性贫血。③遗传性球形红细胞增多症
大红细胞（macrocyte）	直径 >10μm，中央染色深	①RBC 生成加速时，早期脱核的年轻 RBC。②叶酸及维生素 B$_{12}$ 缺乏，DNA 合成障碍，细胞不能及时分裂。③胞膜胆固醇 / 磷脂酰胆碱比值增加	①急性溶血性贫血。②巨幼细胞贫血。③肝病、脾切除后

续表

异常红细胞	形态改变	可能机制	临床意义
巨红细胞（megalocyte）	直径＞15μm	①叶酸及维生素 B_{12} 缺乏，DNA 合成障碍，细胞不能及时分裂。②胞膜胆固醇/磷脂酰胆碱比值增加	巨幼细胞贫血、肝病
红细胞大小不均（anisocytosis）	同一血涂片中红细胞大小悬殊，直径相差 1 倍以上	骨髓造血功能紊乱、造血调控功能减弱	严重增生性贫血（尤为重症巨幼细胞贫血）

表 1-2-32 红细胞形状异常的临床意义

异常红细胞	形状改变	可能机制	临床意义
球形红细胞（spherocyte）	直径＜6μm，厚度常＞2.6μm，无淡染区，形态又小又圆又深染	RBC 膜先天性或后天性异常或损伤而部分丢失，表面积/体积比值减小	遗传性球形红细胞增多症、自身免疫性溶血性贫血、异常血红蛋白病（SHb，HbCO 病）等
椭圆形红细胞（elliptocyte）	RBC 短径/长径＜0.78μm，长轴/短轴＞2，椭圆形、杆形	与细胞骨架蛋白异常有关，红细胞只有成熟后才会呈椭圆形	①遗传性椭圆形红细胞增多症（＞25%）。②其他各种严重贫血患者
靶形红细胞（target cell）	中心区和边缘染色深，如射击之靶，有时不典型，"靶心"呈半岛形	①Hb 组成和结构变异。②脂质异常	①各种低色素性贫血，尤其是珠蛋白生成障碍性贫血。②阻塞性黄疸、脾切除后、肝病
口形红细胞（stomatocyte）	生理性淡染区呈扁平状，形似张开的嘴巴或鱼口	细胞膜先天性缺陷，Na^+ 通道异常，细胞内钠显著增高	①遗传性口形红细胞增多症（＞10%）。②溶血性贫血及肝病
镰状红细胞（sickle cell）	镰刀状、线条状，或呈 L、S、V 形	RBC 内存在异常血红蛋白（如 SHb），在缺氧状态下溶解度低，形成长形/尖形的结晶体，使细胞膜发生变形	镰状红细胞贫血及其他镰状红细胞病
棘形红细胞（acanthocyte）	细胞表面针状或指状突起，其间距不等，长度、厚度、形状不同，部分突起的末端略圆	磷脂代谢异常：胞膜胆固醇/磷脂酰胆碱比值增加	β- 脂蛋白缺乏症、严重肝细胞疾病、神经棘形红细胞增多症、脾切除后、慢性饥饿、维生素 E 缺乏等
锯齿状红细胞（echinocyte）	细胞周边呈钝锯齿形，突起排列均匀、大小一致，外端较尖	可能为膜脂质异常	除标本陈旧及人为因素外，结合临床，考虑尿毒症、丙酮酸激酶缺乏症、红细胞内低钾、胃癌、出血性溃疡等
泪滴状细胞（teardrop cell/dacrocyte）	泪滴样或梨状	①RBC 含有 Heinz 小体或包涵体。②RBC 膜某点粘连拉长	骨髓纤维化（多见）、其他贫血（少见）、骨髓病性贫血
裂红细胞（schistocyte）	形态学具有多样性和异质性，可有尖角和直边的碎片、小新月形、盔形、角形或小球性红细胞等形状	血液循环中 RBC 通过因阻塞而管腔狭小的微血管或血管内皮细胞上的纤维蛋白，机械损伤 RBC 所产生的红细胞碎片	对血栓性微血管病性贫血具有重要诊断价值，常见于弥散性血管内凝血（DIC）、血栓性血小板减少性紫癜、溶血尿毒症综合征等
红细胞形态不整（poikilocytosis）	多种形态异常的 RBC 同时存在	可能与化学因素或物理因素有关	严重贫血、机械或物理因素所致的溶血性贫血

续表

异常红细胞	形状改变	可能机制	临床意义
水泡状红细胞（blister cell）	红细胞的一侧染色很深，另一侧着色很浅，像一个水泡样	RBC 中 Hb 回缩聚集到细胞的一侧形成致密物质，细胞其余部分仅剩空的胞膜	G-6-PD 缺乏症和氧化溶血疾病
咬痕红细胞（bite cell）	RBC 外周出现 1 个或多个弧形缺口	主要因为 RBC 内 Heinz 小体被脾巨噬细胞清除所致	G-6-PD 缺乏症、氧化性溶血、异常血红蛋白病（脾切除术前）等疾病
不规则收缩红细胞（irregularly contracted cell）	小而深染的红细胞，无中央浅染区，但形状没有球形红细胞规则	RBC 中 Hb 回缩聚集	G-6-PD 缺乏症，血红蛋白病

表 1-2-33　红细胞血红蛋白含量异常的临床意义

异常红细胞	形态改变	可能机制	临床意义
低色素性红细胞（hypochromic cell）	生理性淡染区扩大，染色淡，超过 RBC 直径的 1/3，甚至呈环状 RBC	Hb 含量明显减少	缺铁性贫血、珠蛋白生成障碍性贫血、铁粒幼细胞贫血、某些血红蛋白病
高色素性红细胞（hyperchromic cell）	生理性淡染区缩小乃至消失，整个 RBC 着色较深	Hb 含量增高	巨幼细胞贫血、溶血性贫血
多色素性红细胞（polychromatic cell）	RBC 呈淡灰蓝色或灰红色，胞体略大，相当于活体染色的网织红细胞	胞质中除 Hb 外，还残存多少不等的嗜碱性物质（核糖体 RNA）提示骨髓造血功能活跃	各种增生性贫血（尤其是溶血性贫血）
红细胞着色不一（anisochromia）	同一血涂片中低色素性和正常色素性两种红细胞并存	Hb 充盈度偏离较大	铁粒幼细胞贫血

表 1-2-34　红细胞结构异常及排列异常的临床意义

异常红细胞	形态改变	可能机制	临床意义
豪焦小体（Howell-Jolly body），又称染色质小体	胞质内含 1～2μm 的暗紫红色圆形小体	核碎裂或溶解后所剩残余部分，常与卡波环同时存在	最常见于巨幼细胞贫血，也见于溶血性贫血及脾切除术后
卡波环（Cabot ring）	存在于成熟或幼稚 RBC 胞质内，呈紫红色线圈状或"8"字形结构	①核膜或纺锤体的残余物。②胞质中脂蛋白变性	恶性贫血、巨幼细胞贫血、溶血性贫血、铅中毒、白血病等
嗜碱性点彩红细胞（basophilic stipp-ling cell）	均匀分布于整个 RBC 中的形态大小不一、数量不等的灰蓝色点状颗粒	①金属损伤 RBC 膜，使嗜碱性物质凝集、变性。②Hb 合成时原卟啉与亚铁结合受阻	铅、汞、银、铋等重金属中毒及苯胺、硝基苯等中毒，溶血性贫血、巨幼细胞贫血、恶性肿瘤等
有核红细胞（nucleated red blood cell，NRBC）	幼稚红细胞	代偿性释放或释放功能紊乱	溶血性贫血、白血病、严重缺氧、骨髓转移性肿瘤
帕彭海姆小体（Pappenheimer body）	多个大小、形状不一的嗜碱性包涵体，常集中出现于胞质的某个区域	铁蛋白聚集体或含有聚集铁蛋白的线粒体或吞噬体组成的包涵体	骨髓增生异常肿瘤（MDS）、铁粒幼细胞贫血、溶血性贫血、铅中毒等

续表

异常红细胞	形态改变	可能机制	临床意义
缗钱状形成（rouleaux formation）	RBC重叠，如缗钱状	血浆中纤维蛋白原和球蛋白含量增高，减弱了RBC间相互排斥力	多发性骨髓瘤、巨球蛋白血症等
红细胞自凝（self-agglutinating）	RBC出现聚集、凝集成堆或成团现象	冷凝集素或免疫性因素等	冷凝集素综合征、自身免疫性溶血性贫血
红细胞内病原生物	RBC内可见的病原生物	细菌、真菌、原虫等感染	疟疾、巴贝虫病、附红细胞体病

注：附红细胞体是寄生于动物血液里，可附着在红细胞表面或游离于血浆中的一种单细胞原生物，传染病学上分类属于立克次体，能引起各种动物热性、溶血性疾病。

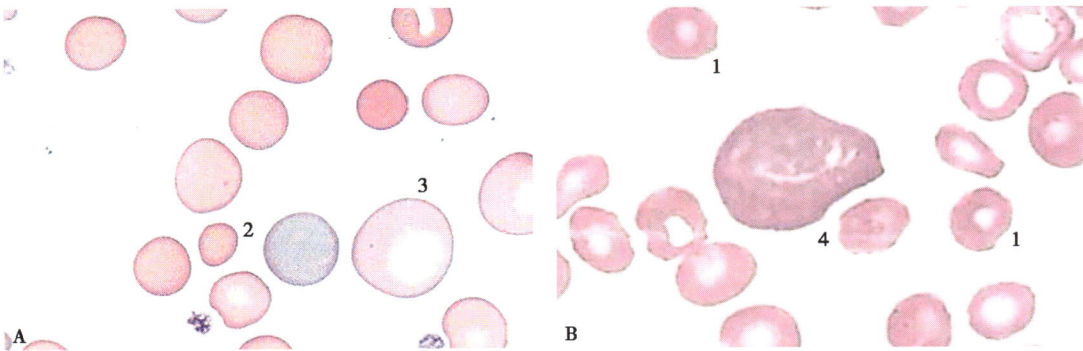

图 1-2-12　红细胞大小异常

A.小红细胞与大红细胞；B.正常红细胞与巨红细胞。

1.正常红细胞；2.小红细胞；3.大红细胞；4.巨红细胞。

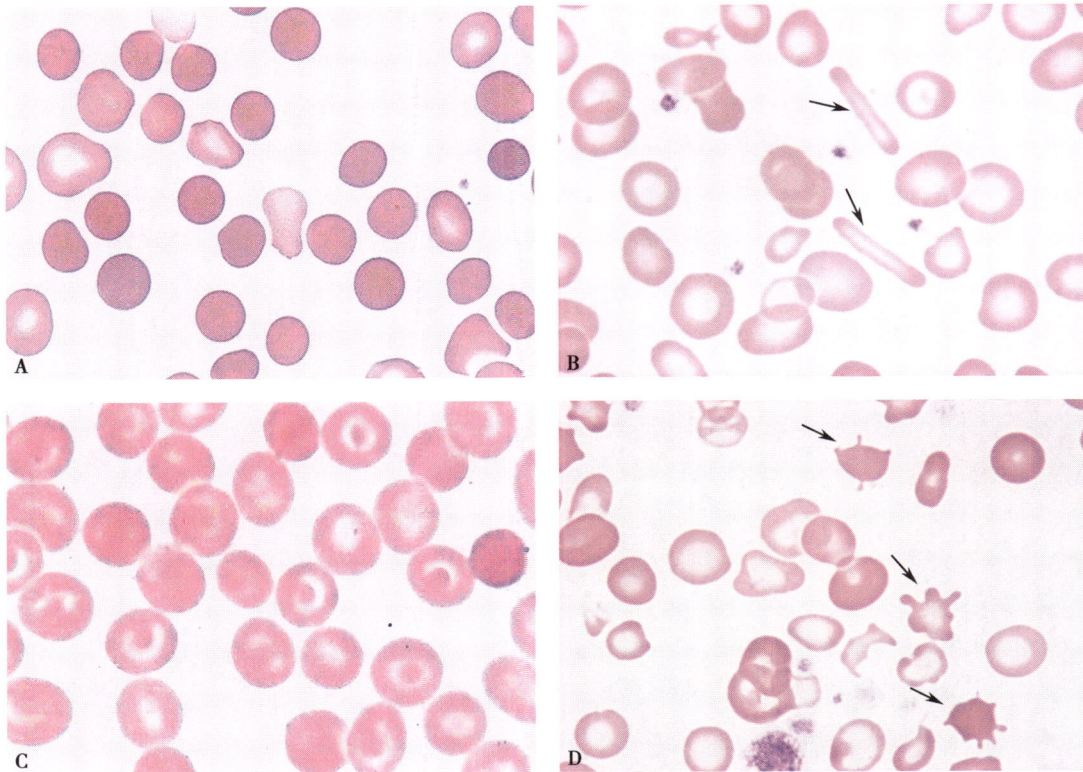

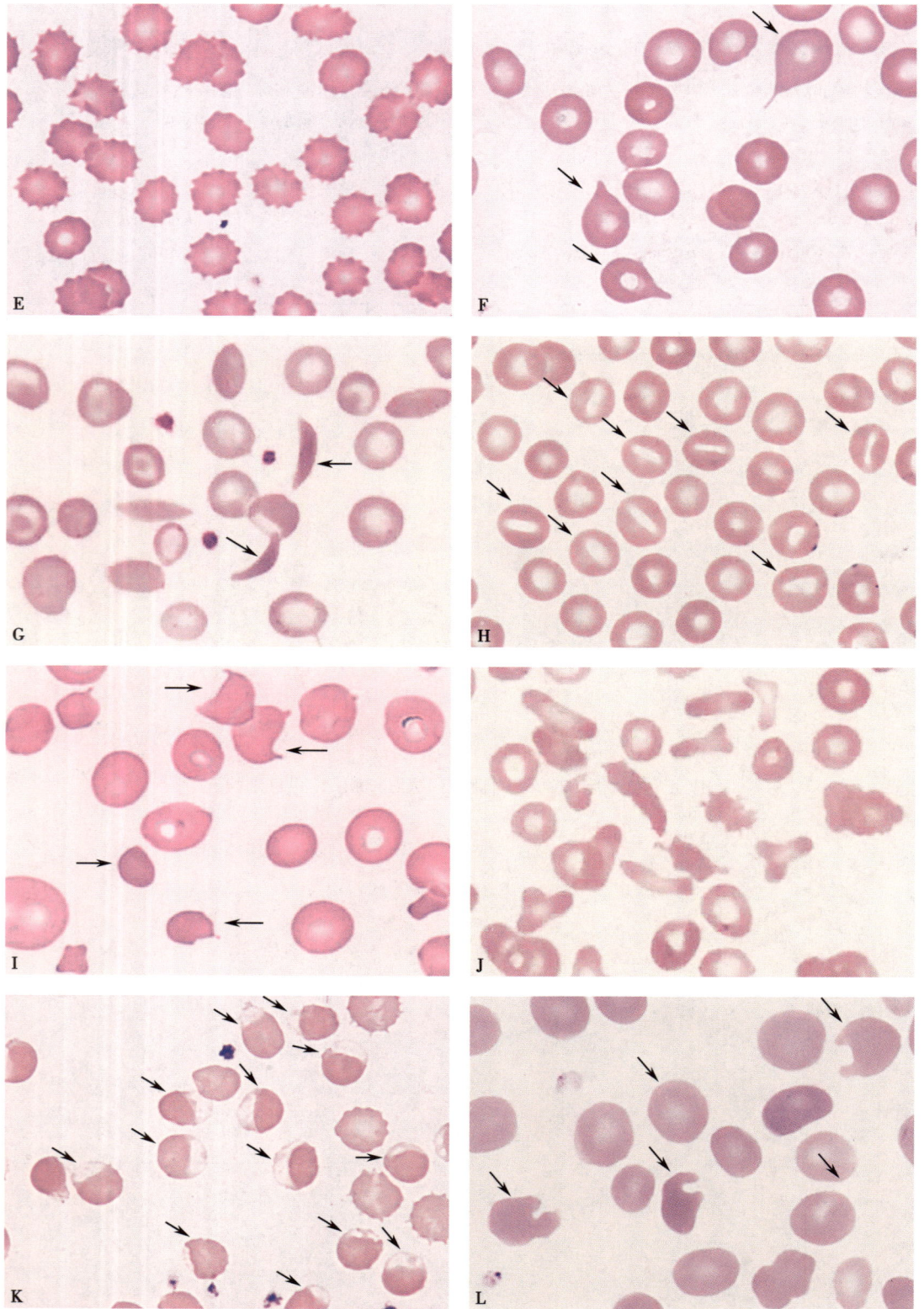

图 1-2-13　红细胞形态异常

A. 球形红细胞；B. 椭圆形红细胞；C. 靶形红细胞；D. 棘形红细胞；E. 锯齿形红细胞；F. 泪滴形红细胞；G. 镰状红细胞；H. 口形红细胞；I. 裂红细胞；J. 红细胞形态不整；K. 水泡状红细胞；L. 咬痕红细胞。

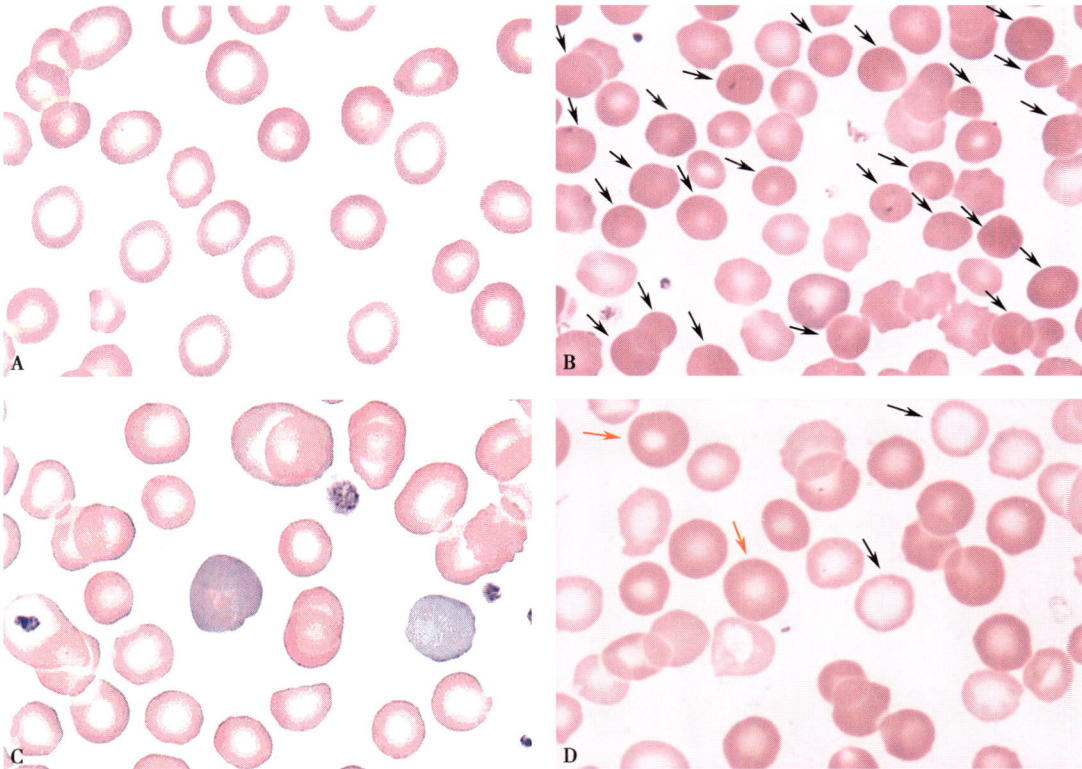

图 1-2-14　红细胞血红蛋白含量异常

A. 低色素性红细胞；B. 高色素性红细胞；C. 多色素性红细胞；D. 细胞着色不一：低色素性（黑箭头），正常色素性（红箭头）。

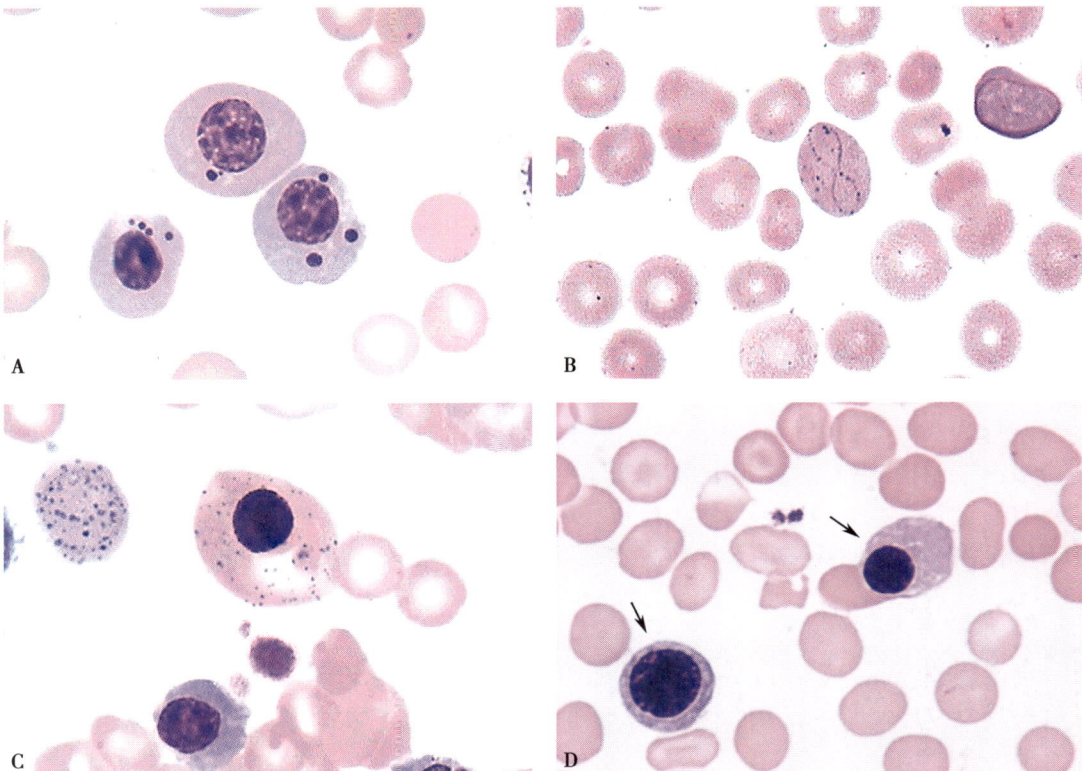

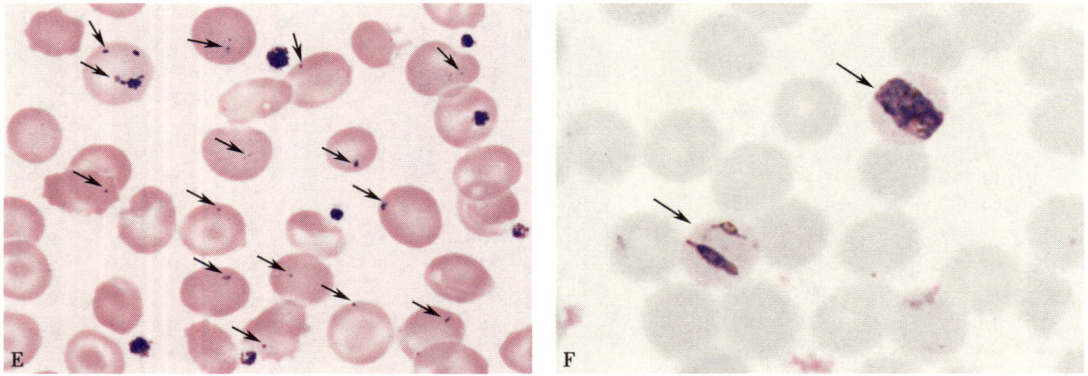

图 1-2-15　红细胞异常结构

A. 豪焦小体；B. 卡波环；C. 嗜碱性点彩红细胞；D. 有核红细胞；E. Pappenheimer 小体；F. 疟原虫。

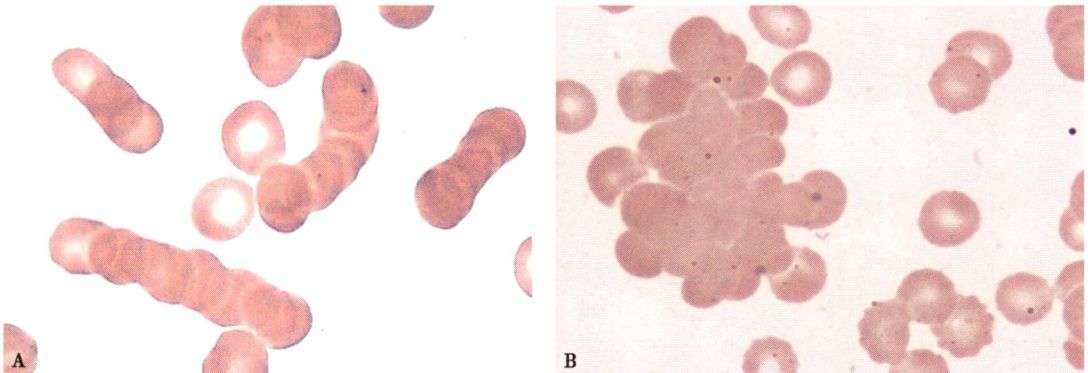

图 1-2-16　红细胞排列异常

A. 红细胞缗钱状形成；B. 红细胞凝集。

第四节　白细胞检验

人体外周血中的白细胞（white blood cell，WBC）包括中性粒细胞（neutrophil）、嗜酸性粒细胞（eosinophil）、嗜碱性粒细胞（basophil）、淋巴细胞（lymphocyte）和单核细胞（monocyte）五种形态和功能各不相同的细胞，其中中性粒细胞主要是中性分叶核粒细胞。白细胞的中性粒细胞数量最多，它起源于骨髓造血干细胞，在骨髓中分化、发育、成熟，成熟的中性分叶核粒细胞仅有约 1/20 释放到外周血，剩余贮存在骨髓中（贮存池）。外周血中的粒细胞分为两部分，即随血液循环流动的循环池和黏附于微静脉及毛细血管壁的边缘池，正常情况下循环池和边缘池中的细胞数量约各占一半，保持动态平衡，一些生理和病理因素可打破这种平衡。白细胞检验是血液一般检验的重要内容之一，临床应用广泛，主要用于了解机体有无感染及感染类型，了解骨髓中白细胞造血情况以及监测临床用药等。

一、白细胞计数

白细胞计数（white blood cell count）即测定单位体积外周血中各种白细胞的总数。白细胞计数结果仅反映循环池中的粒细胞数量变化。白细胞计数有显微镜计数法和血液分析仪法 2 种，本节主要介绍显微镜计数法。

（一）检测原理

1. 显微镜计数法 将全血用白细胞稀释液稀释一定倍数使红细胞破坏后，充入牛鲍血细胞计数板内，在普通光学显微镜下计数一定范围内的白细胞数，经换算求出每升血液中的白细胞总数。

2. 血液分析仪法 见血液分析仪部分。

（二）操作步骤

手工法如下。①加稀释液：取小试管 1 支，加入白细胞稀释液 0.38ml。②采血、混匀：准确采集末梢血或吸取新鲜静脉抗凝血 20μl 加至上述稀释液中，立即混匀。③充池：待红细胞完全破坏，再次混匀细胞悬液后充池，室温静置 2～3 分钟待细胞下沉。④计数：低倍镜下计数四角 4 个大方格内的白细胞数量。⑤计算：白细胞数 /L = $N/4 \times 10 \times 20 \times 10^6 = N/20 \times 10^9$（N 为四角 4 个大方格内白细胞总数）。

（三）方法评价

1. 显微镜计数法 传统方法、简便易行、费用低廉；费时、重复性较差；适用于基层医疗单位和分散检测。当血液分析仪法存在干扰因素影响结果时，需用手工显微镜计数法进行 WBC 复核。

2. 血液分析仪法 操作简便、高效、重复性好，易于标准化；仪器较贵，准确性取决于仪器的性能及工作状态；适用于大批量的标本检测。

（四）质量控制

1. 采血时间的影响 外周血中的白细胞仅有一半随血液循环流动（循环池），另一半黏附于血管壁（边缘池），两者保持动态平衡。但在许多因素影响下，如剧烈运动、情绪激动、严寒、暴热等，两个池中的白细胞可重新分配。由于白细胞计数检查的仅为循环池中的白细胞，即便正常情况下，同一个人在上、下午的白细胞计数结果可呈较大幅度波动。因此，为使检测结果便于比较和动态分析，最好固定采血时间，例如每次检查均在上午 8 点左右。

2. 计数误差 白细胞显微镜计数的误差主要有技术误差和固有误差两大类，见本章第二节。

3. 有核红细胞的影响 正常情况下，血液中不会出现有核红细胞。在某些疾病如溶血性贫血时，外周血中可出现大量有核红细胞，它不能被白细胞稀释液破坏，计数时与白细胞一同被计数而使白细胞计数结果偏高。因此，当血液中出现较多有核红细胞时，白细胞计数以校正后的结果进行报告，需按下列公式进行校正：

$$校正后白细胞数 /L = x \cdot \frac{100}{100 + y}$$

其中，x 为校正前白细胞数；y 为在分类计数 100 个白细胞时见到的有核红细胞数。

4. 经验控制 以血涂片中所见白细胞的多少粗略核对白细胞计数结果有无大的误差。在血涂片厚薄适宜的情况下，显微镜下所见白细胞的多少与白细胞总数的关系列于表 1-2-35，如不符，需复查。

表 1-2-35 血涂片白细胞分布密度与白细胞总数的关系

每高倍镜视野白细胞数	白细胞总数（×10⁹/L）
2～4	4～7
4～6	7～9
6～10	10～12
10～12	13～18

（五）参考区间

1. 成人 （3.5～9.5）×10⁹/L。

2. 静脉血 13～18 岁：（4.1～11.0）×10⁹/L；6～<13 岁：（4.3～11.3）×10⁹/L；6 个月～<1 岁：（4.8～14.6）×10⁹/L；28 天～<6 个月：（4.3～14.2）×10⁹/L。

3. 末梢血 13～18 岁：（4.6～11.3）×10⁹/L；6～<13 岁：（4.6～11.9）×10⁹/L；6 个月～<1 岁：（5.0～14.2）×10⁹/L；28 天～<6 个月：（5.6～14.5）×10⁹/L。

（六）临床应用

白细胞总数高于参考区间的上限称白细胞增多，低于参考区间的下限称白细胞减少。白细胞总数增多或减少主要受生理状况与病理因素的影响，其临床意义见"二、白细胞分类计数"。

二、白细胞分类计数

白细胞分类计数（differential leukocyte count）指测定外周血中各种白细胞的相对比值（或百分比）以观察其数量、形态及质量的变化。由于各种白细胞的功能不同，在血液中的数量及形态变化所引起的临床意义也不同，因而仅对白细胞总数计数是不够的，还必须对各种白细胞分别计数。

（一）检测原理

1. 显微镜分类计数法 将染色后的血涂片在油镜下根据白细胞形态学特征逐个计数，得出各种白细胞的百分比，并注意观察其形态的变化。

2. 血液分析仪法 见血液分析仪部分。

3. 自动化血细胞形态分析仪 可自动拍摄细胞图像，提取各种血细胞的形态特征，通过预训练的神经网络等算法对细胞进行预分类计数并呈现于显示屏上。人工智能辅助外周血细胞形态检查可建立数据分析模型，设置相关程序算法，训练人工智能机器人，并利用其自我学习与分析能力自动对血细胞进行判读。

（二）操作步骤

1. 操作 显微镜分类计数：①采集血液。②制备血涂片。③血涂片染色。④显微镜检查：先在低倍镜下观察全片，包括白细胞的分布和染色情况，选择血涂片体、尾交界处细胞分布均匀、着色良好的区域；油镜下对所见的白细胞逐个分类，共计数 100～200 个白细胞；同时观察红细胞、血小板形态及有无寄生虫等。⑤计算：求出各类白细胞所占的百分比，根据白细胞总数计算各种白细胞的绝对值。

2. 报告方式 ①白细胞分类计数结果：各种白细胞所占的百分比；各种白细胞的绝对值。②幼稚或异常白细胞：发现幼稚或异常白细胞应分类报告，并包括在白细胞分类百分比中。病理状态下出现异常细胞需进行形态学检查以纠正仪器测定的白细胞分类计数结果时，推荐报告形态学检查结果。③有核红细胞：血涂片中如见到有核红细胞（nucleated red blood cell，NRBC），应逐个计数，以"NRBC：×× 个 /100WBC"的格式报告 NRBC 的数量，必要时报告分化阶段，但不列入白细胞总数内。④寄生虫：如发现疟原虫等应报告。⑤红细胞、血小板的形态：如有异常改变应报告。

（三）方法评价

1. 显微镜分类法 ①白细胞分类计数的参考方法，分类结果较准确。②设备简单、费用低廉。③费时，结果的准确性取决于操作者的技术水平。

2. 血液分析仪法 ①快速、重复性好。②对于某些细胞不能识别，特别是白血病细胞、异型淋巴细胞和正常单核细胞等。③只能用于筛查，异常标本必须采用显微镜分类法复检。

3. 血细胞形态分析仪 ①快速、重复性好。②尽管目前对某些细胞不能识别，特别是白血病细胞不能准确分类，但仪器可以将所有分类过的细胞提取并分类保存于计算机中，可供人工随时复检，大大提高了白细胞分类效率，降低了漏诊率。③对血涂片染色要求较高，否则影响仪器识别。④价格昂贵。

（四）质量控制（显微镜计数法）

1. 标本　①使用 EDTA 抗凝血液样本时，应充分混匀后再涂片。②抗凝血样本应在采集后 4 小时内制备血涂片，时间过长可引起中性粒细胞和单核细胞的形态改变。③制片前样本不宜冷藏。

2. 血涂片制备和染色　见本章第一节。

3. 镜检部位　各种白细胞体积大小不等，在血涂片中分布很不均匀，一般体积较小的淋巴细胞在头、体部分布较多，而尾部及两侧以中性粒细胞和单核细胞较多，异常大的细胞常在片尾末端出现。通常在片头至片尾的 3/4 区域细胞分布比较均匀（体尾交界处），各种白细胞的分布比例与体内外周血中一致，因此分类时最好选择在体尾交界处。镜检时应从血膜体尾交界处边缘向中央"弓"字形地移动，以避免重复、遗漏或主观选择视野（图 1-2-17）。

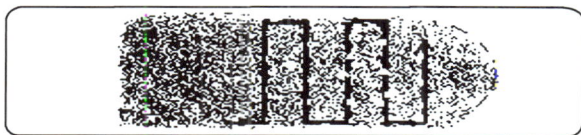

图 1-2-17　镜检血涂片移动的顺序

4. 镜检白细胞数量　白细胞分类计数的数量应根据白细胞总数而定。一般要求在油镜下分类计数 100 个白细胞；当白细胞总数超过 $15 \times 10^9/L$ 时，应分类计数 200 个白细胞；当白细胞数量明显减少（$<3 \times 10^9/L$）时，为了减少误差，可多制备和检查几张血涂片，分类计数 50～100 个白细胞。当见到原始细胞等异常细胞时，建议计数 200 个白细胞。

（五）参考区间

白细胞分类计数参考区间（成人）列于表 1-2-36。

表 1-2-36　白细胞分类计数参考区间（成人）

白细胞	百分比 /%	绝对值（$\times 10^9/L$）
中性粒细胞	40～75	1.8～6.3
嗜酸性粒细胞	0.4～8.0	0.02～0.52
嗜碱性粒细胞	0～1	0～0.06
淋巴细胞	20～50	1.1～3.2
单核细胞	3～10	0.1～0.6

（六）临床意义

1. 白细胞总数与中性粒细胞　由于中性粒细胞在白细胞中所占百分比最高，因此它的数值增减一般情况下与白细胞总数变化趋势相同，二者的临床意义基本一致。但淋巴细胞、嗜酸性粒细胞等的数量改变也会引起白细胞总数的变化，如果白细胞总数与中性粒细胞数量变化不一致，还需具体分析原因。

（1）中性粒细胞生理性增多：①一天内不同时间外周血白细胞及中性粒细胞数量可不同，一般下午较上午高。②剧烈运动、情绪激动、严寒、暴热。③新生儿。④妊娠 5 个月以上及分娩时。这些生理因素引起的白细胞增多常为一过性，在去除影响因素后不久则可恢复正常，系边缘池内的白细胞过多地进入循环池或贮存池细胞动用所致。

由于白细胞生理波动很大,因此白细胞计数波动在30%(甚至有人认为50%)以内在临床诊断上无意义,只有通过定时和连续随访观察才有意义。

(2)中性粒细胞病理性增多(neutrophilia):①急性感染:特别是化脓性球菌如金黄色葡萄球菌、溶血性链球菌、肺炎链球菌等所致的败血症、急性风湿热、扁桃体炎、阑尾炎等,白细胞总数常增高,这是白细胞增多最常见的原因。②严重的组织损伤及大量血细胞破坏:如严重的烧伤、较大手术后、心肌梗死、急性溶血等均可见白细胞增多,以中性粒细胞增多为主。③急性大出血:内脏(如肝、脾)破裂或宫外孕破裂所致大出血,此时白细胞计数可迅速增高,常达 $20 \times 10^9/L$,并以中性粒细胞为主,常出现于血红蛋白降低之前。④急性中毒:急性化学药物中毒如安眠药、有机磷等中毒;代谢性中毒如糖尿病酮症酸中毒、尿毒症等也常见白细胞(主要是中性粒细胞)增多。⑤恶性肿瘤:非造血系统的恶性肿瘤如肝癌、胃癌等有时也可出现持续性的白细胞增多,以中性粒细胞为主。⑥白血病:常见于急、慢性粒细胞白血病,急性型白细胞一般 $<100 \times 10^9/L$,分类以原、幼粒细胞为主,而慢性型白细胞常 $>100 \times 10^9/L$,分类以中、晚幼以下各阶段粒细胞为主,并伴有较多的嗜酸性、嗜碱性粒细胞,此时需与中性粒细胞型类白血病反应相鉴别。

类白血病反应(leukemoid reaction):是指机体对某些刺激因素所产生的类似白血病表现的血象反应。外周血中白细胞数大多明显增高,并可有数量不等的幼稚细胞出现,但红细胞和血小板一般无改变,骨髓增生很少达到白血病的程度,当病因去除后,类白血病反应也逐渐消失。引起类白血病反应的病因很多,以感染和恶性肿瘤最多见,其次还有急性中毒、外伤、休克、急性溶血或出血、大面积烧伤及过敏等。

以上白细胞增多(除白血病属于造血干细胞克隆性疾病外)与机体相对缺氧、细菌内毒素、肿瘤坏死产物等引起边缘池内细胞进入循环池,或刺激骨髓释放白细胞增加有关。

(3)中性粒细胞减少(neutropenia):①感染:见于某些革兰氏阴性杆菌(伤寒、副伤寒沙门菌)感染及病毒感染(流感)时,如无并发症均可见白细胞减少。②血液病:如再生障碍性贫血及非白血性白血病(aleukemic leukemia),白细胞可 $<1 \times 10^9/L$,分类时淋巴细胞相对增多。③慢性理化损伤:长期接触电离辐射(X射线)或应用、接触某些化学药物(氯霉素),可抑制骨髓细胞的有丝分裂而致白细胞减少,故此类人群需定期做白细胞计数检查。④自身免疫性疾病:如系统性红斑狼疮,由于自身免疫性抗核抗体导致白细胞减少。⑤脾功能亢进:肿大的脾脏中单核巨噬细胞系统吞噬破坏过多的白细胞。

2. 嗜酸性粒细胞的临床意义 见本节"四、嗜酸性粒细胞计数"。

3. 嗜碱性粒细胞的临床意义

(1)嗜碱性粒细胞增多(basophilia):①慢性髓系白血病:常伴嗜碱性粒细胞增多,可达10%或更多。②嗜碱性粒细胞白血病:嗜碱性粒细胞异常增多,可达20%以上,多为幼稚型。③过敏性疾病:溃疡性结肠炎、超敏反应等可见嗜碱性粒细胞增多。④骨髓纤维化和某些转移癌时也可见嗜碱性粒细胞增多。

(2)嗜碱性粒细胞减少(basophilopenia):由于嗜碱性粒细胞所占百分比甚低,故其减少多无临床意义。

4. 淋巴细胞的临床意义

(1)淋巴细胞生理性增多(lymphocytosis):出生1周的新生儿外周血白细胞以中性粒细胞为主,以后淋巴细胞计数逐渐上升,整个婴幼儿期淋巴细胞较高,可达70%;4~6岁后,淋巴细胞计数开始下降,中性粒细胞计数逐渐上升(图1-2-18)。整个婴幼儿期淋巴细胞百分比较成人高,属生理性增多。

(2)淋巴细胞病理性增多:①绝对增多:某些病毒或细菌所致的传染病如风疹、流行性腮腺炎、传染性"单个核"细胞增多症、传染性淋巴细胞增多症、百日咳等淋巴细胞增多;某

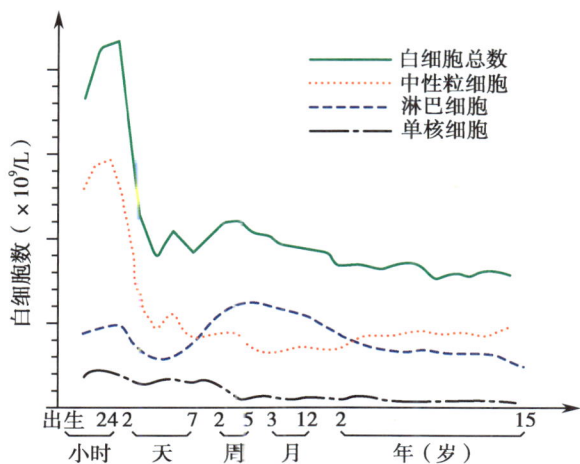

图 1-2-18　白细胞数量的生理性变化

些慢性感染如结核病恢复期也可见淋巴细胞增多，但白细胞总数多正常；急、慢性淋巴细胞白血病淋巴细胞增多明显，且可导致白细胞总数增高。②相对增多：再生障碍性贫血、粒细胞缺乏症等因中性粒细胞明显减少以致淋巴细胞百分比相对增高。

（3）淋巴细胞病理性减少（lymphocytopenia）：凡是导致中性粒细胞显著增高的各种原因均可导致淋巴细胞相对减少。淋巴细胞绝对减少见于免疫缺陷病如 HIV 感染、流行性感冒恢复期、药物治疗如环磷酰胺以及自身免疫性疾病如系统性红斑狼疮等。

5. 单核细胞的临床意义

（1）单核细胞增多（monocytosis）：健康儿童单核细胞数可较成人稍高，平均为 9%，2 周内的新生儿可达 15% 或更高，属生理性增多。病理性增多见于某些感染如亚急性感染性心内膜炎、疟疾、黑热病、急性感染的恢复期、活动性肺结核等均可见单核细胞增多。某些血液病如单核细胞白血病、粒细胞缺乏症的恢复期、淋巴瘤及骨髓增生异常综合征（MDS）等可见单核细胞增多。

（2）单核细胞减少（monocytopenia）：意义不大。

三、白细胞形态检查

血涂片经瑞特染色（Wright stain）或瑞特 - 吉姆萨染色（Wright-Giemsa stain）后在光学显微镜下检查，是血细胞形态检查的基本方法。

（一）外周血正常白细胞形态

外周血正常白细胞形态见图 1-2-19，各种白细胞的正常形态特征见表 1-2-37。

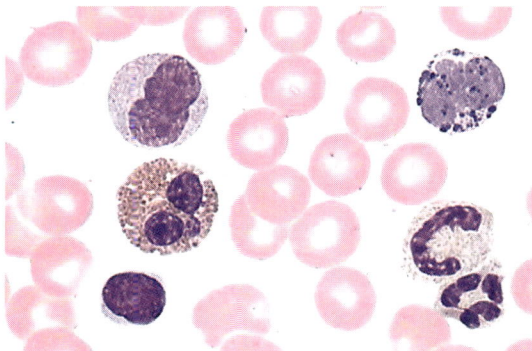

图 1-2-19　外周血正常白细胞

表 1-2-37 外周血白细胞的正常形态特征

细胞	直径/μm	形态	细胞质	细胞核	染色质
中性杆状核粒细胞	10～15	圆形	粉红色、颗粒量多、细小、均匀、紫红色	弯曲呈杆状、带状、腊肠样	粗糙，深紫红色
中性分叶核粒细胞	10～15	圆形	粉红色、颗粒量多、细小、均匀、紫红色	分2～5叶，以3叶核为主	粗糙，深紫红色
嗜酸性粒细胞	13～15	圆形	着色不清，橘黄色颗粒、粗大、整齐排列、均匀充满胞质	多分2叶，眼镜形	粗糙，深紫红色
嗜碱性粒细胞	10～12	圆形	着色不清，紫黑色颗粒、量少、大小不均、排列杂乱、可盖于核上	因颗粒遮盖而胞核不清晰	粗糙，深紫红色
淋巴细胞	6～15	圆形或椭圆形	透明、淡蓝色、多无颗粒，大淋巴细胞可有少量粗大、不均匀紫红色颗粒	圆形、椭圆形、肾形	深紫红色，粗糙成块，核外缘光滑
单核细胞	12～20	圆形、椭圆形或不规则形	半透明、灰蓝色或灰红色。颗粒细小、尘土样紫红色	肾形、山字形、马蹄形、扭曲折叠不规则形	疏松网状，淡紫红色，有膨胀和立体起伏感

（二）外周血异常白细胞形态

1. 中性粒细胞的核象变化（nuclear shift） 中性粒细胞的核象标志着它的发育阶段。正常情况下，外周血中性粒细胞具有分叶核的占绝大多数，且以 2～3 叶为主。病理情况下，中性粒细胞的核象可发生变化，出现核左移或核右移（图 1-2-20）。

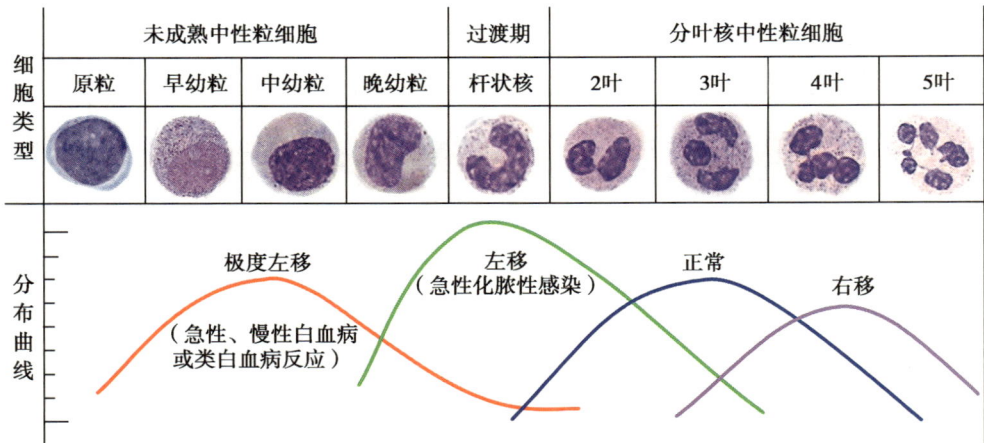

图 1-2-20 中性粒细胞的核象变化

（1）核左移（shift to the left）：外周血中性杆状核粒细胞增多并出现杆状核之前阶段的幼稚细胞时称为核左移。核左移常伴中毒颗粒、空泡、核变性等。最常见于急性化脓性感染、白血病和类白血病反应等，急性中毒、急性溶血时也可见。核左移程度与感染的严重程度和机体的抵抗力密切相关，核左移伴白细胞增高称再生性核左移，表示骨髓造血旺盛，机体抵抗力强；核左移伴白细胞总数不增高或减低称退行性核左移，表示骨髓释放白细胞被抑制，机体抵抗力差。

核左移根据其程度可分为轻、中、重三级。①轻度核左移：仅见杆状核粒细胞>6%。②中度核左移：杆状核粒细胞>10%并有少数晚幼粒、中幼粒细胞。③重度核左移（类白血病反应）：杆状核粒细胞>25%，出现更幼稚的粒细胞如早幼粒甚至原始粒细胞，常伴有明显的中毒颗粒、空泡、核变性等质的改变。

（2）核右移（shift to the right）：外周血中5叶核及以上的中性粒细胞>3%时称为核右移。核右移常伴有白细胞总数减少，属造血功能衰退的表现。可由于缺乏造血物质、DNA合成减少或骨髓造血功能减退所致。主要见于营养性巨幼细胞贫血及恶性贫血。在炎症恢复期，出现一过性的核右移是正常现象。如疾病进展期突然出现核右移则是预后不良的表现。

2. 中性粒细胞的毒性变化 在严重传染病、各种化脓性感染、败血症、恶性肿瘤、中毒、大面积烧伤等病理情况下，中性粒细胞可发生下列形态改变，它们可单独出现，亦可同时出现。

（1）大小不均（anisocytosis）：即中性粒细胞体积大小悬殊（图1-2-21A）。可能是在内毒素等因素作用下骨髓内幼稚中性粒细胞发生不规则分裂的结果。常见于一些病程较长的化脓性感染。

（2）中毒颗粒（toxic granulation）：中性粒细胞胞质中出现的粗大、大小不等、分布不均的紫黑色或深紫褐色颗粒，称中毒颗粒（图1-2-21B），可能因特殊颗粒生成受阻或发生颗粒变性所致。常见于严重化脓性感染及大面积烧伤等。含中毒颗粒的细胞在中性粒细胞中所占的比值称为毒性指数。毒性指数越大，感染、中毒情况越重。

（3）空泡（vacuole）：中性粒细胞胞质内出现一个或数个空泡（图1-2-21C）。一般认为空泡是细胞受损后胞质发生脂肪变性或颗粒缺失的结果。最常见于严重感染特别是败血症。EDTA抗凝陈旧血中血细胞也可发生空泡样改变，此时如无其他毒性变化，不宜将其归为中性粒细胞的毒性变化。

（4）杜勒小体（Döhle body）：是中性粒细胞胞质毒性变化而保留的局部嗜碱性区域，呈圆形、梨形或云雾状，天蓝色或灰蓝色，直径1~2μm，是胞质局部不成熟的表现（图1-2-21D）。杜勒小体亦可见于单核细胞中，其意义相同。

（5）退行性变（degeneration）：是细胞发生胞体肿大、结构模糊、边缘不清晰，胞核发生核固缩、核肿胀（图1-2-21E）和核溶解（染色质模糊、疏松）等核变性现象。常见于衰老和病变的细胞。

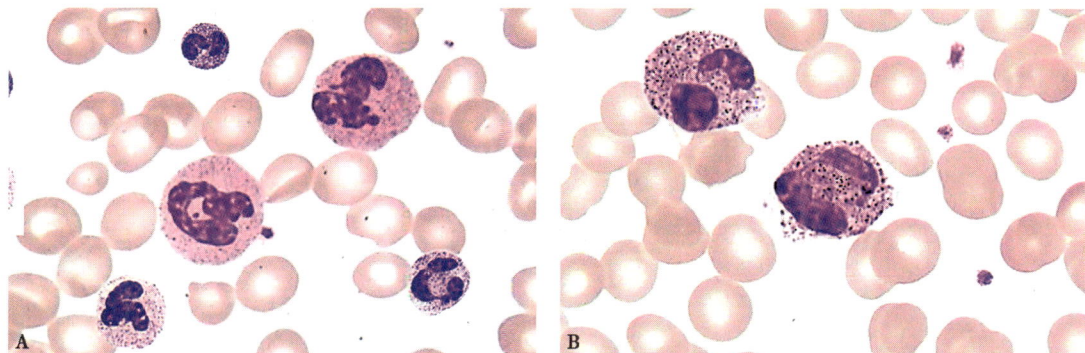

A   B

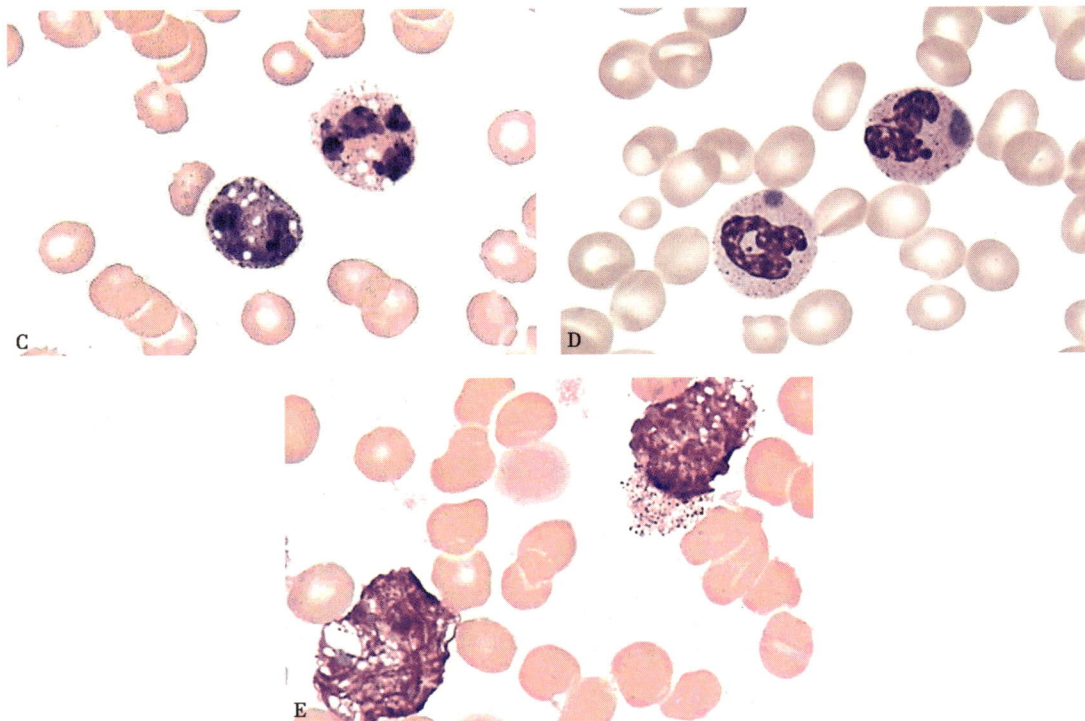

图 1-2-21　中性粒细胞毒性变化
A. 大小不均；B. 中毒颗粒；C. 空泡；D. 杜勒小体；E. 核变性。

3. 中性粒细胞的其他异常形态

（1）巨多核中性粒细胞：成熟中性粒细胞胞体增大，核分叶过多，常为 5～9 叶，甚至 10 叶以上，各叶大小差别很大，核染色质疏松（图 1-2-22）。常见于巨幼细胞贫血或应用抗代谢药物治疗后。

（2）棒状小体（Auer body）：为白细胞胞质中出现的紫红色细杆状物质，一个或数个，长 1～6μm（图 1-2-23）。出现数个棒状小体呈束状排列的细胞称为柴捆细胞（faggot 细胞）。棒状小体一旦出现即可拟诊为急性白血病，并有助于鉴别急性白血病的类型。急性粒细胞白血病和急性单核细胞白血病可见到棒状小体，而急性淋巴细胞白血病则无。

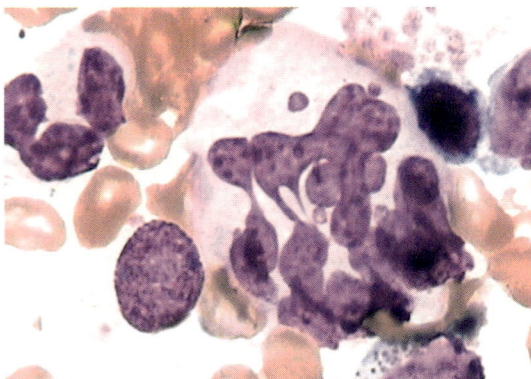

图 1-2-22　巨多核中性粒细胞

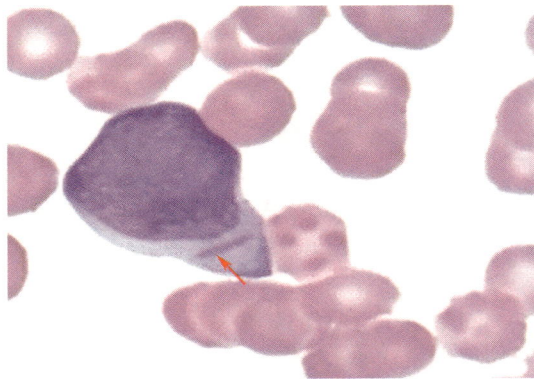

图 1-2-23　棒状小体

（3）与遗传因素相关的中性粒细胞形态改变：与遗传因素相关的中性粒细胞形态改变有 Pelger-Hüet 畸形（图 1-2-24A）、Chediak-Higashi 畸形（图 1-2-24B）、Alder-Reilly 畸形（图 1-2-24C）和 May-Hegglin 畸形（图 1-2-24D）等，其形态特点和临床意义见表 1-2-38。

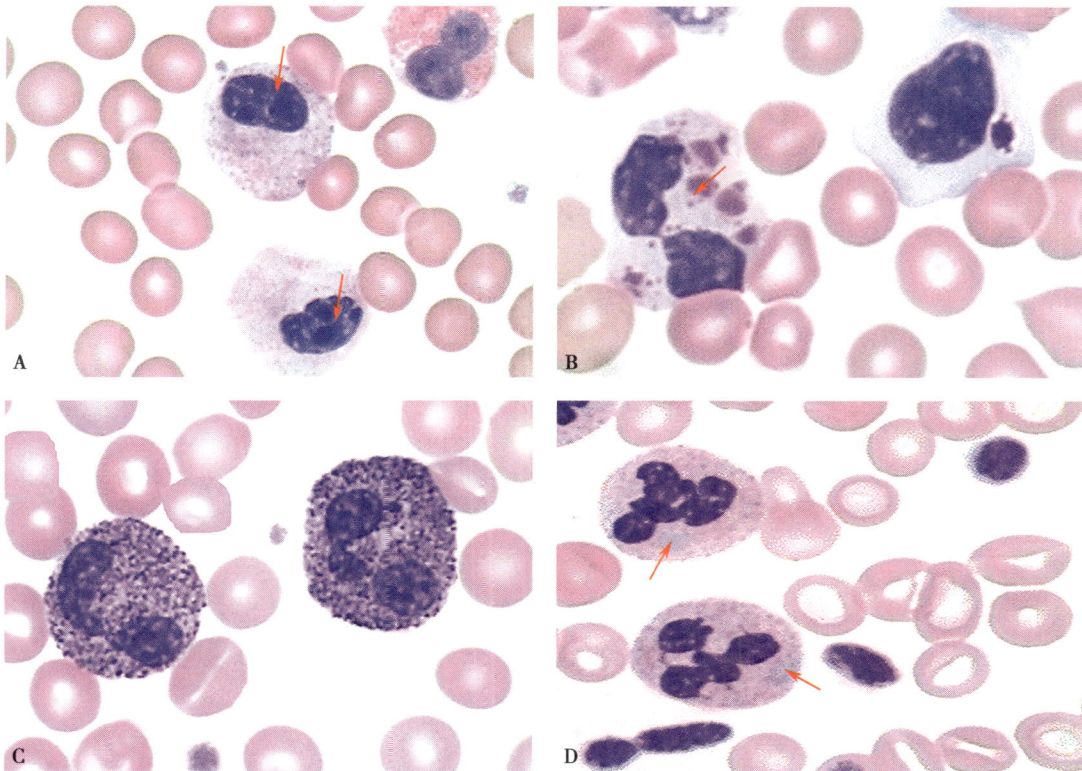

图 1-2-24 与遗传因素相关的中性粒细胞形态改变
A. Pelger-Huët 畸形；B. Chediak-Higashi 畸形；C. Alder-Reilly 畸形；D. May-Hegglin 畸形。

表 1-2-38 与遗传因素相关的中性粒细胞畸形的形态特点及临床意义

畸形	特点	临床意义
Pelger-Hüet 畸形	胞核分叶能力减退，常呈杆状、肾形、眼镜形、哑铃形或少分叶（两大叶），但染色质致密、深染，聚集成小块或条索状，其间有空白间隙	常染色体显性遗传，又称家族性粒细胞异常。继发于严重感染的核分叶能力减退称假性 Pelger-Hüet 畸形。正常 <4%，获得性异常常见于骨髓增生异常肿瘤、急性髓细胞白血病，偶见于原发性骨髓纤维化、慢性髓系白血病
Chediak-Higashi 畸形	胞质中含几个至数十个直径为 2～5μm 的包涵体，呈异常巨大的紫蓝色或淡灰色块状。也可见于其他粒细胞、单核细胞、淋巴细胞	常染色体隐性遗传，可影响粒细胞功能，易出现严重感染
Alder-Reilly 畸形	胞质中含巨大深染嗜天青颗粒（呈深红或紫色包涵体），但不伴有白细胞增多及核左移、空泡等，有时似 Döhle 小体；也可见于其他粒细胞、单核细胞、淋巴细胞	常染色体隐性遗传，但不影响粒细胞功能，常伴有骨或软骨畸形疾病
May-Hegglin 畸形	粒细胞终生含有无定形的淡蓝色包涵体，与严重感染、中毒时的 Döhle 小体相似，但大而圆。也可见于其他粒细胞、单核细胞	常染色体显性遗传，良性畸形

4. 淋巴细胞的异常形态

（1）异型淋巴细胞（atypical lymphocyte）：在病毒、原虫感染或变应原等因素刺激下，外周血淋巴细胞增生，细胞体积增大、嗜碱性增强甚至发生母细胞化，称异型淋巴细胞或反应性淋巴细胞。外周血异型淋巴细胞绝大多数属于 T 淋巴细胞。按形态特征将其分为以下三型：

Ⅰ型（空泡型）：亦称浆细胞型，最为常见。其胞体比正常淋巴细胞稍大，多为圆形；核呈圆形、椭圆形、肾形或不规则形，染色质呈粗网状或不规则聚集呈粗糙的块状；胞质较丰富，深蓝色，一般无颗粒，含空泡或因具有多数小空泡而呈泡沫状（图 1-2-25A）。

Ⅱ型（不规则型）：亦称单核细胞型。胞体较Ⅰ型细胞明显增大，外形不规则，似单核细胞；核圆形或不规则，染色质不如Ⅰ型致密；胞质丰富，淡蓝或蓝色，有透明感，边缘处蓝色较深，可有少数嗜天青颗粒，一般无空泡（图 1-2-25B）。

Ⅲ型（幼稚型）：亦称未成熟细胞型。胞体较大，核大呈圆形或椭圆形；染色质呈细致网状，可有 1～2 个核仁；胞质量较少呈深蓝色，多无颗粒，偶有小空泡（图 1-2-25C）。

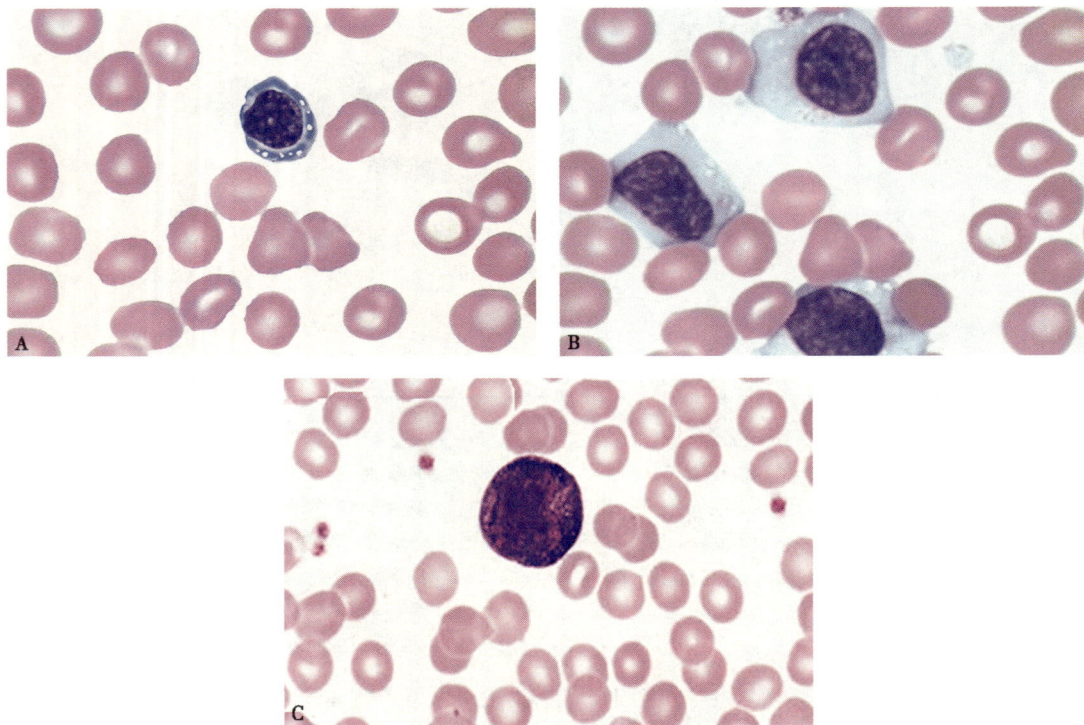

图 1-2-25　异型淋巴细胞

A. Ⅰ型异型淋巴细胞；B. Ⅱ型异型淋巴细胞；C. Ⅲ型异型淋巴细胞。

异型淋巴细胞增多主要见于传染性"单个核"细胞增多症、病毒性肝炎、流行性出血热、湿疹等病毒性疾病和过敏性疾病。健康人血涂片中偶见此种细胞。一般病毒感染时异型淋巴细胞 <5%，而传染性"单个核"细胞增多症时异型淋巴细胞常 >10%。

（2）卫星核淋巴细胞（satellite nucleus lymphocyte）：即在淋巴细胞的主核旁边另有一个游离的小核（图 1-2-26）。其形成系当染色体受损后，在细胞有丝分裂末期，丧失着丝点的染色单体或其片段被两个子代细胞所排除而形成卫星核。此种细胞常见于接受较大剂量的电离辐射之后或其他理化因子、抗肿瘤药物等对细胞造成损伤时，常作为致畸、致突变的客观指标之一。

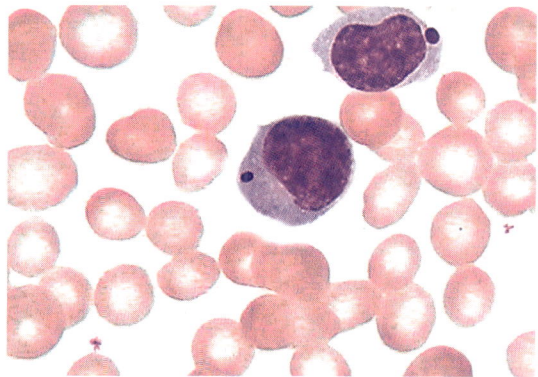

图 1-2-23 卫星核的淋巴细胞

四、嗜酸性粒细胞计数

嗜酸性粒细胞起源于髓系干细胞分化的嗜酸性粒细胞祖细胞,在外周血中的数量很少,仅占外周血白细胞的 0.4%~8.0%,通过白细胞分类计数结果乘以白细胞总数间接计算得到的嗜酸性粒细胞数,误差较大。要准确了解嗜酸性粒细胞的变化,应采用直接计数法。

(一)检测原理

1. 显微镜直接计数法 用嗜酸性粒细胞稀释液将血液稀释一定倍数,使大部分红细胞和其他白细胞被破坏,并使嗜酸性粒细胞染色,混匀后充入计数池内,计数一定区域内嗜酸性粒细胞数,转换成每升血液中嗜酸性粒细胞的数量。

2. 血液分析仪法 见血液分析仪部分。

(二)操作步骤

显微镜直接计数法操作步骤如下。①加稀释液:加入嗜酸性粒细胞稀释液 0.38ml 于小试管中。②采血及混匀:用微量吸管取血 20μl 加入稀释液中,立即混匀。③充池:待细胞悬液变为透明,即红细胞溶解,再次将小试管中的细胞悬液混匀,用微量吸管吸取细胞悬液适量充入牛鲍血细胞计数板的 2 个计数池中,室温静置 3~5 分钟。④计数:低倍镜下计数 2 个计数池共计 10 个大方格内的嗜酸性粒细胞。⑤计算:嗜酸性粒细胞 /L =(N/10)× 10 × 20 × 10^6/L = 0.02N × 10^9/L(N 为 10 个大方格内数得的嗜酸性粒细胞总数)。

(三)质量控制

嗜酸性粒细胞计数的质量控制见表 1-2-39。

表 1-2-39 嗜酸性粒细胞计数的质量控制

项目	质量控制
及时检查	血液稀释后应在 30~60 分钟计数完毕,否则嗜酸性粒细胞逐渐被破坏或不易辨认,使结果偏低
采集时间	嗜酸性粒细胞计数受日间生理变化的影响,最好固定标本的采集时间(如上午 8 时或下午 3 时)
计数范围	由于嗜酸性粒细胞较少,低倍镜下要计数 2 个计数池,每个计数池要计数四角和中央共 10 个大方格内的嗜酸性粒细胞,以减少固有误差
细胞保护	稀释液中的乙醇、丙酮等为嗜酸性粒细胞的保护剂,若嗜酸性粒细胞被破坏,可适当增加其用量;若中性粒细胞破坏不全,则可适当减少其用量
细胞鉴别	注意与残留的中性粒细胞区别,以免误认:中性粒细胞一般不着色或着色较浅,胞质颗粒细小或不清;嗜酸性粒细胞颗粒比较大,染色较深
标本混匀	嗜酸性粒细胞在稀释液中容易发生聚集,要及时混匀。但混匀不宜过分振摇,以免嗜酸性粒细胞破碎。若使用含甘油的稀释液,因黏稠度大,要适当延长混匀时间

（四）方法评价

1. 显微镜计数法 ①设备简单、费用低廉。②费时、重复性较差。③准确性和重复性高于通过手工法白细胞计数和分类计数间接计算的结果。

嗜酸性粒细胞稀释液的主要成分及作用：①保护嗜酸性粒细胞成分（如丙酮、乙醇）。②促进红细胞和中性粒细胞破坏成分（如碳酸钾、草酸铵）。③使嗜酸性粒细胞着色成分（如伊红、溴甲酚紫、固绿）。此外，稀释液中的甘油可防止乙醇挥发，抗凝剂可防止血液凝固。各种嗜酸性粒细胞稀释液的优缺点见表1-2-40。

表1-2-40　各种嗜酸性粒细胞稀释液的优缺点

稀释液	优点	缺点
伊红-丙酮	试剂简单，简便易行	久置效果差，最好每周配制1次
皂素-甘油	细胞较为稳定，着色鲜明易于鉴别；含甘油，液体不易挥发，置冰箱可保存半年以上	含甘油，计数前应充分混匀
乙醇-伊红	含碳酸钾，溶解红细胞和其他白细胞作用强，视野背景清晰；嗜酸性颗粒鲜明橙色，2小时内不破坏；含甘油，液体不易挥发，试剂可保存半年以上	含10%甘油，比较黏稠，细胞不易混匀，计数前应充分混匀
溴甲酚紫	低渗配方，红细胞和其他白细胞被溶解破坏，嗜酸性粒细胞被染而呈蓝色	
固绿	含丙酮、乙醇两种保护剂，使嗜酸性粒细胞膜完整、无破损现象；含碳酸钾、草酸铵，其他细胞破坏完全；固绿使嗜酸性颗粒呈折光较强的蓝绿色颗粒	注意与残存的不着色或者着色很浅的中性粒细胞相区别

2. 血液分析仪法 ①操作简便，效率高，重复性好。②仪器较贵。③适合于大批量标本检测。④用于筛查，如仪器提示嗜酸性粒细胞增多，且直方图或散点图异常时，需采用显微镜直接计数法复查。

（五）参考区间

1. 成人 （0.02～0.52）×10^9/L。

2. 静脉血 1～18岁：（0.00～0.68）×10^9/L；28天～<1岁儿童：（0.07～1.02）×10^9/L。

3. 末梢血 1～18岁：（0.04～1.22）×10^9/L；28天～<1岁儿童：（0.06～1.22）×10^9/L。

（六）临床意义

1. 生理变化

（1）日间差异：健康人嗜酸性粒细胞数白天较低，夜间较高；上午波动大，下午较恒定。由于白天交感神经兴奋，通过下丘脑分泌促肾上腺皮质激素（ACTH），使肾上腺皮质分泌肾上腺皮质激素，后者可阻止骨髓释放嗜酸性粒细胞，并促使血中嗜酸性粒细胞向组织浸润，导致外周血嗜酸性粒细胞减少。

（2）运动和刺激：在劳动、寒冷、饥饿、精神刺激等情况下，交感神经系统兴奋，促进肾上腺皮质激素释放，使血液中的嗜酸性粒细胞减少。

2. 病理变化

（1）嗜酸性粒细胞增多：见表1-2-41。

表1-2-41　嗜酸性粒细胞增多临床意义

分类	临床意义
超敏反应性疾病	支气管哮喘、荨麻疹、食物过敏、过敏性肺炎、血管神经性水肿等
寄生虫病	感染蛔虫、钩虫、绦虫、肺吸虫、包虫、血吸虫、丝虫等

续表

分类	临床意义
皮肤病	银屑病、湿疹、疱疹样皮炎、真菌性皮肤病等
恶性肿瘤	淋巴系统的恶性肿瘤,如霍奇金淋巴瘤;某些上皮恶性肿瘤,如肺癌、宫颈癌、鼻咽癌等,均可见嗜酸性粒细胞增多,一般在10%左右
血液病	慢性髓系白血病,嗜酸性粒细胞常高达10%以上,并可见少量的晚幼及中幼嗜酸性粒细胞
传染病	如猩红热。一般急性传染病时血中嗜酸性粒细胞均减少,唯独猩红热反而增高,原因系该病致病菌(A群溶血性链球菌)所产生的酶能活化补体成分(C3a、C5a),其趋化作用导致嗜酸性粒细胞增多
内分泌疾病	如脑垂体功能低下及原发性肾上腺皮质功能不全等
其他	急性/慢性移植物抗宿主病、实体器官排斥反应等

(2)嗜酸性粒细胞减少:①伤寒、副伤寒患者。②长期使用肾上腺皮质激素患者。③大手术后、烧伤等应激状态。

3. 嗜酸性粒细胞计数的其他应用

(1)观察急性传染病的病情和预后:肾上腺皮质激素有提高机体应激性,促进机体抗感染的作用。因此当急性传染病(如伤寒)时,肾上腺皮质激素分泌增加,血中嗜酸性粒细胞随之减少。如果嗜酸性粒细胞数持续下降,甚至完全消失,说明病情严重。恢复期血中嗜酸性粒细胞又逐渐增多。若临床症状严重,而嗜酸性粒细胞不减少,说明肾上腺皮质功能衰竭。

(2)观察大手术和烧伤患者的预后:大手术后4小时血中嗜酸性粒细胞显著减少,甚至完全消失,24～48小时后逐渐增多,增多的速度与病情的变化基本一致。大面积烧伤患者数小时后嗜酸性粒细胞完全消失,且持续时间较长。若大手术和大面积烧伤后患者嗜酸性粒细胞不下降或下降很少,则认为预后不良。

(3)肾上腺皮质功能测定:由于ACTH能刺激肾上腺皮质,产生肾上腺皮质激素,使嗜酸性粒细胞减少。因此,可根据ACTH注射前后嗜酸性粒细胞数量的变化情况,来反映肾上腺皮质功能。

第五节 血小板检验

一、血小板计数

血小板(platelet,PLT)是由骨髓造血组织中的巨核细胞产生,具有黏附、聚集、释放、促凝、血块收缩和维持血管内皮完整性等功能。血小板计数是测定单位容积血液中的血小板数量,是止血、凝血检查的常用筛选试验之一。

1. 检测原理 血小板计数的方法有普通显微镜直接计数法、血液分析仪法和流式细胞仪法(表1-2-42)。

2. 操作步骤(普通显微镜直接计数法)

(1)加稀释液:取1支小试管,加入10g/L草酸铵稀释液0.38ml。

(2)采血和加血:采集毛细血管血或吸取EDTA抗凝新鲜全血20μl,加至上述稀释液中,立即混匀。

表 1-2-42　血小板计数检测原理

方法	原理
普通显微镜直接计数法	按不同的稀释液,可分为破坏和不破坏红细胞的 PLT 计数
血液分析仪法	主要包括电阻抗法和 / 或光(或荧光)散射法
流式细胞仪法	用免疫法荧光素标记特异的血小板单克隆抗体,用流式细胞仪计数血小板

（3）稀释静置：置室温 10 分钟,待完全溶血后再混匀 1 分钟。

（4）充液：取混匀血小板悬液 1 滴充入计数室,静置 10～15 分钟,使血小板充分下沉。

（5）计数：高倍镜下计数中央大方格内四角和中央共 5 个中方格内的血小板数量。

（6）计算：血小板 /L＝5 个中方格内血小板数 ×10^9/L。

3. 方法评价　血小板计数的方法评价,见表 1-2-43。

表 1-2-43　血小板计数的方法评价

方法	评价
普通显微镜直接计数法	①草酸铵稀释液:破坏红细胞能力强,血小板形态易辨,为首选稀释液 ②复方尿素稀释液:使血小板肿胀后易辨认,但尿素易分解,不能完全破坏红细胞
血液分析仪法	①测定速度快、重复性好、准确性高,能同时提供多项指标,是目前常规筛检 PLT 的主要方法。②不能完全排除非血小板有形成分(如红、白细胞碎片或杂物)以及血小板聚集的干扰,故当 PLT 明显异常时,仍需要显微镜复查 PLT 和 / 或复查血涂片
流式细胞仪法	ICSH 推荐的参考方法

4. 质量控制　避免血小板被激活、破坏,避免杂质污染是血小板计数的关键。血小板计数的质量控制包括：

（1）检测前：①采血应顺利。采血时血流不畅可导致血小板破坏而使 PLT 假性减低。②选用合适的抗凝剂。肝素抗凝血不能用于计数 PLT;EDTA 钾盐抗凝血标本取血后 1 小时内结果不稳定,可引起血小板聚集,1 小时后趋于平稳。③适当的储存温度及时间。血标本应保存于室温,低温可激活血小板;储存时间过久可导致 PLT 偏低。

（2）检测中：①手工法应定期检查稀释液质量,先做稀释液空白计数,以确认稀释液是否存在细菌污染或其他杂质。②仪器法必须先达到质控合格。

（3）检测后：核准 PLT 的方法有①用同一份标本制备血涂片,染色后显微镜检查 PLT,正常可见 8～15 个 / 油镜视野,无大量血小板凝块和大型血小板等,同时注意有无异常增多的红细胞及白细胞碎片等,否则易干扰 PLT 计数。②用参考方法核对。③同一份标本 2 次计数,误差 <10%,取 2 次均值报告,若误差 >10% 需做第 3 次计数,取 2 次相近结果的均值报告。

5. 参考区间　（125～350）×10^9/L。

6. 临床意义

（1）生理性变化：血小板数量随着时间和生理状态的不同而变化,午后稍高于早晨;春季低于冬季;平原居民低于高原居民;月经前减低,月经后增高;妊娠中晚期增高,分娩后减低;运动、饱餐后增高,休息后恢复;静脉血的血小板计数比毛细血管血高 10%。

另外,某些药物可以引起血小板的变化。①引起血小板增多的药物有：口服避孕药、雌激素、肾上腺素、头孢菌素类、干扰素、类固醇、普萘洛尔、免疫球蛋白、重组人红细胞生成素等。②引起血小板减少的药物有：对乙酰氨基酚、阿司匹林、化疗药物、氯霉素、H$_2$ 受体阻断剂、盐酸氯喹、氯噻嗪、奎尼丁、苯妥英钠、利福平、磺胺、氯霉素、硝酸甘油、三环类抗抑郁药等。

（2）病理性变化：血小板减少是引起出血的常见原因。当血小板计数为（20～50）×10^9/L时，可有轻度出血或手术出血；低于 20×10^9/L，可有较严重出血；低于 5×10^9/L 时，可导致严重出血。血小板超过 400×10^9/L 为血小板增多。病理性血小板减少和增多的原因及临床意义见表 1-2-44。

表 1-2-44　血小板病理性变化的原因及临床意义

血小板	原因	临床意义
减少	生成障碍	急性白血病、再生障碍性贫血、骨髓肿瘤、放射性损伤、巨幼细胞贫血、MYH9 基因突变等
	破坏过多	免疫性血小板减少症、脾功能亢进、系统性红斑狼疮等
	消耗过多	弥散性血管内凝血、血栓性血小板减少性紫癜等
	分布异常	脾大、血液被稀释等
	先天性	新生儿血小板减少症、巨大血小板综合征等
增多	原发性	慢性髓系白血病、原发性血小板增多症、真性红细胞增多症等
	反应性	急性化脓性感染、大出血、急性溶血、肿瘤等
	其他	外科手术后、脾切除术后等

二、血小板形态检查

在计数血小板数量的同时，采用显微镜观察血涂片染色后的血小板形态、聚集性和分布情况，对判断、分析血小板相关疾病具有重要意义。

（一）正常血小板形态

正常血小板呈两面微凸的圆盘状，直径 1.5～3μm，新生的血小板体积大，成熟者体积小。在血涂片上血小板往往散在或成簇分布，其形态多数为圆形、椭圆形或略欠规则形；胞质呈淡蓝或淡红色，有细小、分布均匀而相聚或分散于胞质中的紫红色颗粒（图 1-2-27）。

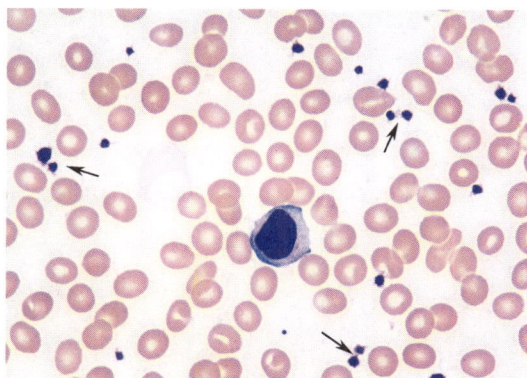

图 1-2-27　正常血小板

（二）异常血小板形态

1. 大小异常　血小板可出现明显的大小不均变化。生理情况下，血小板大小所占的比例不一致，巨型为 0.7%～2.0%，大型为 8%～16%，中型为 44%～49%，小型为 33%～44%。大血小板多为年轻血小板，在血液分析仪荧光染色检测参数中为网织血小板（计数），血小板内含大量 RNA。年轻血小板由骨髓新近释放，可显示于新亚甲蓝染色的血涂片中。

（1）大血小板：直径为 4～7μm，巨型血小板直径 >7μm，常为 7～20μm，也可 >20μm，胞质中的嗜天青颗粒细小或融合为大颗粒（图 1-2-28A），主要见于免疫性血小板减少症（immune thrombocytopenia, ITP）、粒细胞白血病、血小板无力症、巨大血小板综合征、骨髓增生异常肿瘤和脾切除后等。病理情况下，年轻血小板数量增加，见于血小板破坏增加的血小板减少症、骨髓移植后、血栓性血小板减少性紫癜治疗后等。

（2）小血小板：直径 <1.5μm，主要见于缺铁性贫血、再生障碍性贫血、ITP 等。

2. 形态异常 血小板可以出现杆状、逗点状、蝌蚪状、蛇形和丝状突起等异常形态,健康人偶见(少于 2%)(图 1-2-28B)。影响血小板形状改变的因素很多,各种形状异常无特异性。因此,不规则和畸形的血小板超过 10% 时才有临床意义。

3. 聚集性和分布异常 血小板聚集、分布状态可间接反映其功能。聚集功能正常的血小板在非抗凝的外周血涂片中常可见 3~5 个聚集成簇或者成团,聚集与散在的血小板之比为 20:1。在 EDTA 抗凝血的血涂片中,可见血小板不聚集而呈散在分布状态或出现诱发的血小板聚集现象。

(1)血小板卫星现象(platelet satellitism):血小板黏附、围绕于中性粒细胞周围(或偶尔黏附于单核细胞)的现象,有时可见血小板吞噬现象(platelet phagocytosis)。此时,血小板和中性粒细胞的形态和功能均正常。血小板卫星现象偶见于 EDTA 抗凝血(图 1-2-28C),因 EDTA 和免疫球蛋白相互作用,非特异性结合血小板之故,被抗体包被的血小板与中性粒细胞结合。血小板卫星现象是血液分析仪血小板计数假性减少的原因之一(血小板被误计为白细胞)。

(2)血小板片状聚集:原发性血小板增多症(essential thrombocythemia,ET)和血小板增多的慢性髓系白血病,血小板可呈大片聚集(图 1-2-28D)。

(3)血小板减少:再生障碍性贫血和 ITP 因血小板数量少,血小板聚集成团的情况明显减少。

(4)血小板功能异常:血小板无力症时血小板无聚集功能,且散在分布,不出现聚集成团的现象。

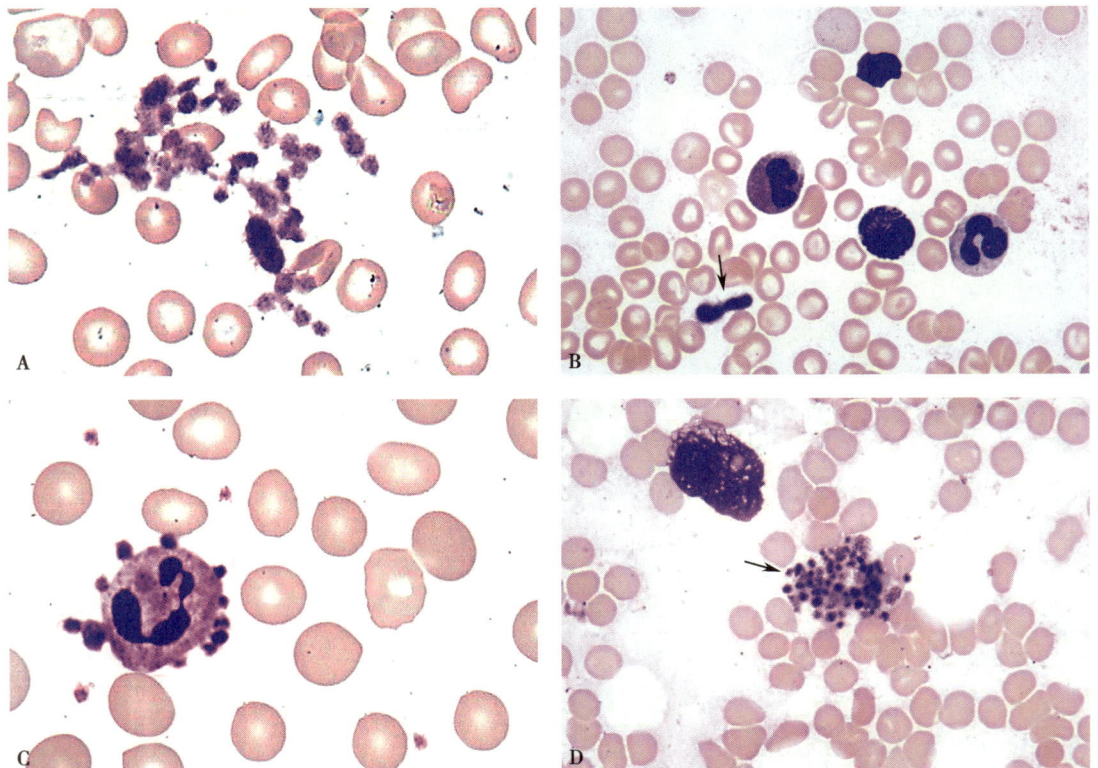

图 1-2-28 异常血小板形态

A. 大血小板;B. 异常形态血小板;C. 血小板卫星现象;D. 血小板聚集。

(阮 杰 郝艳梅 刘双全 王者香 俞 颖)

本章小结

血液一般检验是血液检验中最基础和最常用的检验项目。血涂片的制备和染色是血细胞形态检查的基础。合格的血涂片应该是厚薄适宜,头、体、尾分明,两端和两侧留有一定空隙,制片时血滴大小、推片角度和速度均会影响血涂片的质量。细胞的着色主要是物理吸附和化学亲和作用。不同的细胞由于其所含化学成分不同,对染料的亲和力也不同,瑞特染液由伊红和亚甲蓝组成,对细胞核的染色效果稍差;吉姆萨染液加强了天青的作用,对细胞核着色较好,结构更清晰;二者结合的瑞特-吉姆萨染色法对细胞核和胞质着色均好。染色效果受染液质量、pH 及染色操作等的影响。牛鲍计数板是显微镜下计数有形成分的常用工具,计数板的结构、计数方法和质量控制是本部分的重点内容,其计数结果的误差来源包括技术误差和固有误差。

红细胞计数、网织红细胞计数的检测方法有显微镜法和血液分析仪法 2 种,血细胞分析仪因操作简便、效率高、重复性好而在临床广泛应用,显微镜法则设备简单、费用低廉,适用于基层医疗单位使用。血细胞比容、血红蛋白一般采用血液分析仪测定。红细胞相关的指标主要用于判断有无贫血以及贫血类型。红细胞沉降率测定有魏氏法和自动血沉仪法,是一项特异性不高的临床常用检查项目之一,对于风湿性疾病的辅助诊断和动态观察有一定的价值。

白细胞计数和分类计数有显微镜法与血液分析仪法 2 种。显微镜法是参考方法,特别是白细胞分类计数,血液分析仪法只能用于筛查,如有异常必须用显微镜法复查。白细胞计数和分类计数主要用于了解机体有无感染及感染类型、了解骨髓中白细胞造血情况以及监测临床用药等。

血小板计数也有显微镜法和血液分析仪法 2 种。血液分析仪法是常用方法,但结果有明显异常时,需要用显微镜法或者通过血涂片复查。血小板的检查常用于判断机体的止凝血功能以及监测临床用药。

第三章 血液分析仪检验

通过本章学习,你将能够回答下列问题:

1. 血液分析仪电阻抗原理、射频电导原理、流式细胞术原理是什么?
2. 血液分析仪常用的检测参数有哪些?
3. 如何观察、分析和应用血细胞计数的直方图?
4. 何时需要进行血液分析仪检测的复检?复检的原则是什么?
5. 实验室对血液分析仪进行性能验证主要包括哪些项目?
6. 血液分析仪的质量控制包括哪些环节?

自动血液分析仪(automated hematology analyzer,AHA)是临床检测最常用的筛查仪器之一,按其白细胞分类特点,主要有三分类与五分类两大类仪器。随着检测原理逐渐完善、技术不断创新,血液分析仪的检测功能越来越强大。现代血液分析仪的检测速度更快,结果显示可有文字、图形、报警等方式。近年来,随着生物和信息技术的发展,血液分析仪具有更高的准确性、灵敏度和自动化程度,一些仪器还可以与前/后处理仪、推片染色仪、自动阅片仪一起,构成血液分析工作站,配合相应软件,完成标本接收、识别、检测、异常结果筛查、自动复检、自动审核、归档、冷藏等工作。

第一节　检测原理及技术

血液分析仪的原理主要分为两类:电学和光(化)学,电学原理包括电阻抗法和射频电导法;光学原理包括激光散射法和分光光度法。不同仪器厂家将各类不同的检测技术进行组合,应用于各类仪器中。

一、电学检测原理及技术

1. 电阻抗法　电阻抗原理(principle of electrical impedance)由美国人 W.H.Coulter 提出,又称库尔特原理(Coulter principle)。在电解质细胞悬液中插入小孔管,小孔管内外正、负电极构成电流回路,当加载低频直流电(direct current,DC)后,由于悬浮在电解质溶液中的血细胞是不良导体,当细胞悬液经负压吸引通过小孔管上的宝石计数小孔时,细胞的通过使小孔感应区内电阻增高,引起瞬间电压变化形成脉冲信号,脉冲信号的数量即为细胞数量,脉冲信号的强弱反映了细胞的体积。脉冲信号经过放大、阈值调节、甄别、整形、计数及自动控制保护系统,完成对血细胞计数和体积测定(图 1-3-1、图 1-3-2)。三分类血液分析仪多采用电阻抗原理。

2. 射频电导法　射频(radio frequency,RF)指射频电流,是每秒变化大于 10 000 次的高频交流电磁波。高频电流能通过细胞膜,细胞内部结构不同电导性也不同,因此用高频电磁探针检测细胞的电导性(conductivity,C),利用细胞内部化学成分、胞核和胞质(核质比)、颗粒成分(大小、密度)等特征性信息进行细胞分类(图 1-3-3)。

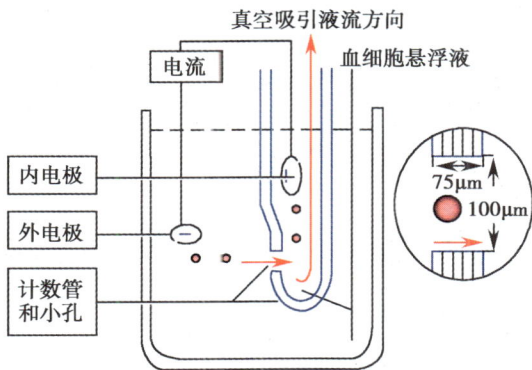

真空吸引液流方向

电流

血细胞悬浮液

内电极

外电极

计数管和小孔

75μm

100μm

图 1-3-1　电阻抗法细胞计数原理

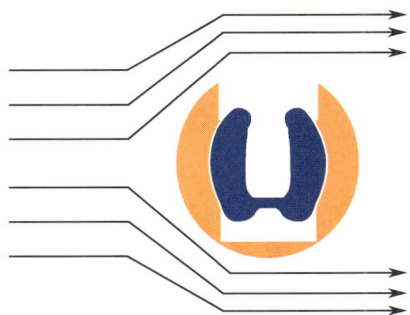

图 1-3-2　低频直流电检测原理

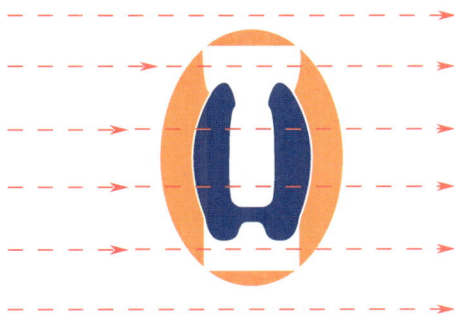

图 1-3-3　射频电流检测原理

二、光(化)学检测原理及技术

1. 激光散射法　光散射是指光波在透明介质中传播时，部分光波偏离原有方向朝四周传播的现象。经稀释、染色等处理后的细胞悬液注入鞘液流(图 1-3-4)中央，细胞沿着悬液和鞘液两股液流呈单个排列，以恒定流速定向通过检测区。细胞在检测区被激光束照射时，因其自身特性(体积、染色程度、细胞内容物大小及多少、细胞核密度等)可阻挡或改变激光束的方向，产生与其特征相应的各种角度的散射光(图 1-3-5)，可被不同角度的信号监测器接收，低角度散射光又称前向角散射光，反映细胞(或颗粒)的数量和表面体积；高角度散射光又称侧向角散射光，反映细胞内部颗粒、细胞核等复杂性。

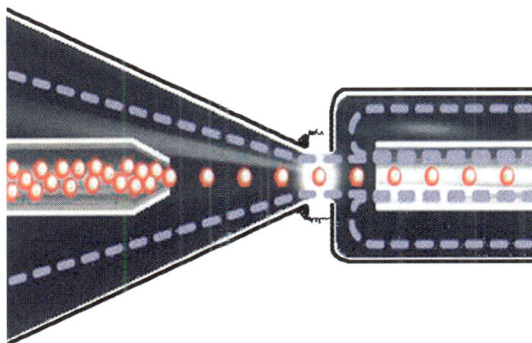

图 1-3-4　鞘流技术

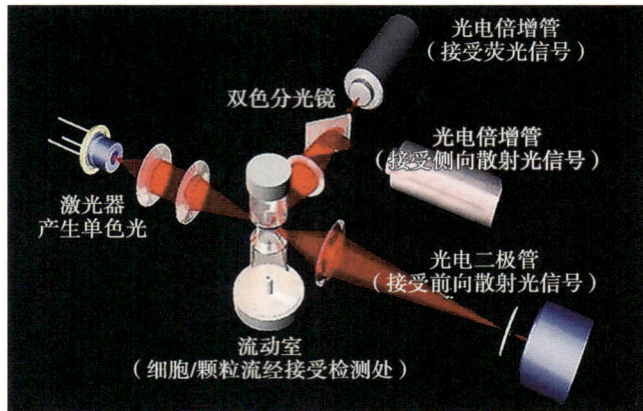

图 1-3-5 流式细胞术检测通道和光路系统

散射光技术可检测染色后的细胞,染料包括荧光染料和非荧光染料。荧光染料(碱性槐黄、噻唑橙、碘化丙啶等)主要用于核酸染色,染色后的细胞(或颗粒)经激光照射后可产生特定波长的散射荧光。非荧光染料,如亚甲蓝(用于核酸染色)、过氧化物酶试剂等,细胞被染色部分发生光吸收现象,使散射光强度发生变化。不同种类的细胞被染料着色的程度不同,产生的散射荧光或散射光变化也不同,因此可准确区分正常类型的细胞(或颗粒)。

2. 分光光度法 主要用于血红蛋白测定,检测原理同手工分光光度仪比色法的血红蛋白检测,遵循朗伯-比尔定律。

三、不同的仪器组合应用电学、光(化)学检测技术

1. 白细胞五分类计数及相关参数检测

(1)激光与细胞化学法:应用激光散射和过氧化物酶染色技术进行细胞计数和白细胞分类计数。

(2)体积、电导、光散射法:即 VCS 技术,包括应用电阻抗原理测量细胞体积(volume,V)、应用电导性(conductivity,C)测量细胞内部结构及光散射(scatter,S)技术接收细胞经激光源照射后产生的不同角度的散射光。

(3)电阻抗与射频法:采用电阻抗(DC)和射频(RF)联合检测。

(4)多角度偏振光散射法:当单个细胞通过激光束时,可从 4 个角度测定散射光的密度。0° 前角度散射可粗略测定细胞大小,10° 狭角度散射可测定细胞内部结构相对特征,90° 垂直光散射测定细胞核分叶情况,90° 消偏振光散射可区分嗜酸性粒细胞与中性粒细胞。

2. 红细胞计数及相关参数检测 单独和联合应用电阻抗法、流式细胞术和光散射。

3. 血小板计数及相关参数检测 单独和联合应用电阻抗法、流式细胞术、光散射法、核酸荧光染色法、单克隆抗体荧光染色散射法。

4. 网织红细胞及相关参数检测 应用非荧光或荧光 RNA 染色光散射法。

5. 有核红细胞计数及相关参数检测 应用 VCS 法、DNA 荧光染色光散射法等。

第二节 检测参数和临床应用

血液分析仪可为临床提供大量有价值的检测参数,除了全血细胞计数和白细胞分类计数外,还能对网织红细胞、未成熟粒细胞、未成熟血小板、有核红细胞、外周血造血干细胞等进行检测。

一、检测参数

不同类型血液分析仪检测参数不尽相同，主要分为可报告参数和研发参数两类。可报告参数是指经国家认可或美国FDA批准用于临床报告的血液分析仪参数，见表1-3-1。研发参数是随着检验原理、技术发展和临床应用证据而建立，研究中参数有可能转为临床应用参数。

表 1-3-1　血液分析仪临床可报告参数

检测参数	英文全称	缩写	单位
红细胞相关参数			
红细胞计数	red blood cell count/concentration	RBC	$\times 10^{12}/L$
血红蛋白浓度	hemoglobin concentration	HGB	g/L
血细胞比容	hematocrit	HCT	%
红细胞平均体积	mean cell/corpuscular volume	MCV	fl
平均血红蛋白量	mean cell/corpuscular hemoglobin	MCH	pg
平均血红蛋白浓度	mean cell/corpuscular hemoglobin concentration	MCHC	g/L
红细胞体积分布宽度变异系数	coefficient of variation of red blood cell volume distribution width	RDW-CV	%
红细胞体积分布宽度标准差	standard deviation of red blood cell volume distribution width	RDW-SD	fl
单个红细胞平均血红蛋白含量	corpuscular hemoglobin content	CH	pg
单个红细胞平均血红蛋白浓度	corpuscular hemoglobin concentration mean	CHCM	g/L
红细胞血红蛋白分布宽度	hemoglobin concentration distribution width	HDW	g/L
球形细胞平均体积	mean sphered cell volume	MSCV	fl
有核红细胞计数	nucleated red blood cell absolute concentration	NRBC#	$\times 10^9/L$
有核红细胞百分率	nucleated red blood cell absolute percentage	NRBC%	%
网织红细胞相关参数			
网织红细胞计数	reticulocyte count/concentration	RET#	$\times 10^9/L$
网织红细胞百分率	reticulocyte count percentage	RET%	%
网织红细胞平均体积	mean reticulocyte volume	MRV MCVr	fl
网织红细胞血红蛋白含量	reticulocyte hemoglobin equivalent	RET-HE	pg
网织红细胞平均血红蛋白含量	mean hemoglobin content of reticulocytes	CHr	pg
	corpuscular hemoglobin concentration mean of reticulocytes	CHCMr	
网织红细胞血红蛋白浓度分布宽度	reticulocyte cellular hemoglobin concentration distraction width	HDWr	g/L
未成熟网织红细胞组分	immature reticulocyte fraction	IRF	$\%, \times 10^9/L$
低荧光强度网织红细胞比率	low fluorescence ratio	LFR	%
中荧光强度网织红细胞比率	middle fluorescence ratio	MFR	%
高荧光强度网织红细胞比率	high fluorescence ratio	HFR	%

续表

检测参数	英文全称	缩写	单位
低吸光度网织红细胞百分率	low absorption reticulocytes percent	LRET	%
中吸光度网织红细胞百分率	medium absorption reticulocytes percent	MRET	%
高吸光度网织红细胞百分率	high absorption reticulocytes percent	HRET	%
高散色光网织红细胞计数	high light scatter reticulocyte count	HLR#	$\times 10^9$/L
高散色光网织红细胞百分率	high light scatter reticulocyte percent	HLR	%
平均荧光指数（网织红细胞）	mean fluorescence index	MFI	%
白细胞相关参数（三分类）			
白细胞计数	white blood cell count/concentration	WBC	$\times 10^9$/L
中间细胞群计数	middle cell count	MID#	$\times 10^9$/L
中间细胞群百分率	middle cell percent	MID	%
淋巴细胞群计数	lymphocyte count	LYM#	$\times 10^9$/L
淋巴细胞群百分率	lymphocyte percent	LYM	%
粒细胞群计数	granulocyte count	GRAN#	$\times 10^9$/L
粒细胞群百分率	granulocyte percent	GRAN	%
白细胞相关参数（五分类）			
单核细胞计数	monocyte count/absolute concentration	MOMO#	$\times 10^9$/L
单核细胞百分率	monocyte percentage of WBC's	MONO	%
淋巴细胞计数	lymphocyte count/absolute concentration	LYMPH#	$\times 10^9$/L
淋巴细胞百分率	lymphocyte percentage of WBC's	LYMPH	%
中性粒细胞计数	neutrophil count/absolute concentration	NEUT#	$\times 10^9$/L
中性粒细胞百分率	neutrophil percentage of WBC's	NEUT	%
嗜酸性粒细胞计数	eosinophil count/absolute concentration	EO#	$\times 10^9$/L
嗜酸性粒细胞百分率	eosinophil percentage of WBC's	EO	%
嗜碱性粒细胞计数	basophil count/absolute concentration	BASO#	$\times 10^9$/L
嗜碱性粒细胞百分率	basophil percentage of WBC's	BASO	%
大型未染色细胞计数	large unstained cell count	LUC#	$\times 10^9$/L
大型未染色细胞百分率	large unstained cell percent	LUC%	%
平均过氧化物酶活性指数	mean peroxidase activity index	MPXI	
CD3 T 细胞计数	absolute number of T-cells（CD3$^+$lymphocytes）	CD3T	$\times 10^9$/L
CD4 T 细胞计数	absolute number of T-helper/inducer cells（CD3$^+$CD4$^+$lymphocytes）	CD4T	$\times 10^9$/L
CD8 T 细胞计数	absolute number of T-suppressor/cytotoxic cells（CD3$^+$CD8$^+$lymphocytes）	CD8T	$\times 10^9$/L
CD3 T 细胞百分率	percentage of lymphocytes that are T-cells（CD3$^+$lymphocytes）	CD3%	%
CD4 T 细胞百分率	percentage of lymphocytes that are T-helper/inducer cells（CD3$^+$CD4$^+$lymphocytes）	CD4%	%

检测参数	英文全称	缩写	单位
CD8 T 细胞百分率	percentage of lymphocytes that are T-suppressor/cytotoxic cells（CD3$^+$CD8$^+$lymphocytes）	CD8%	%
CD4/CD8 T 细胞比率	ratio of T-helper/inducer cells to T-suppressor/cytotoxic cells（ratio of CD3$^+$CD4$^+$lymphocytes to CD3$^+$CD8$^+$lymphocytes）	CD4/CD8	—
中性粒细胞平均体积	mean channel of neutrophil volume	MNV	fl
中性粒细胞平均光散射	mean channel of neutrophil light scatter	MNS	
血小板相关参数			
血小板计数	platelet concentration	PLT	×10^9/L
血小板平均体积	mean platelet volume	MPV	fl
血小板比容	plateletcrit	PCT	%
血小板体积分布宽度	platelet volume distribution width	PDW-CV	%
大血小板比率	platelet larger cell ratio	P-LCR	%
分化抗原61（血小板）	cluster of differentiation 61	CD61	%

二、结果显示和临床应用

（一）结果显示

1. 相关参数的数据显示 通常检测结果以列表的形式显示，数据旁附有相应参数的检测原理及参考区间。若检测结果超出参考区间，通常给予符号提示：↑或 H 表示增高，↓或 L 表示减低。

2. 图形显示 主要有直方图和散点图。

（1）直方图：血液分析仪采用电阻抗法计数细胞的同时，能提供细胞群体体积分布曲线图形，称作细胞直方图（histogram），横坐标为细胞体积大小，纵坐标为细胞相对数量。细胞直方图可直观反映检测结果，并为检验人员监控仪器工作状态及检测结果提供直观的图形。不同细胞计数的直方图不同，常用的有 RBC、WBC、PLT 直方图；不同类型、不同厂家提供的直方图可能存在差异；同一份标本在不同仪器上检测，其直方图形状也有差异。

1）白细胞直方图：在 35～450fl 范围内将白细胞分为 3 群。正常白细胞直方图（图 1-3-6）的左侧峰高而陡，体积 35～95fl，为淋巴细胞峰（小细胞群），以成熟小淋巴细胞为主；右侧峰低而宽，体积 160～450fl，为中性粒细胞峰（大细胞群），以中性粒细胞为主，包含杆状核细胞和晚幼粒细胞；两峰之间的区域较平坦，为单个核细胞峰（中间细胞群），以单核细胞为主，也含有嗜酸、嗜碱性粒细胞及白血病细胞等。

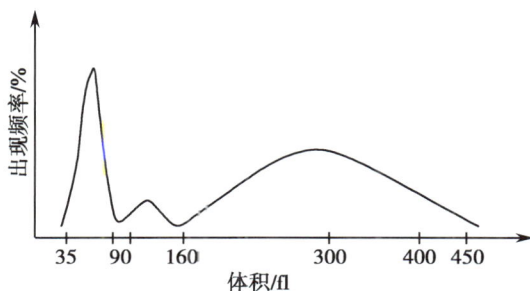

图 1-3-6　白细胞直方图

当白细胞分类出现异常时,直方图会出现异常,包括曲线峰的高低、数量和低谷区特征等的变化,常伴随相应部位的报警信号,如"H(high,高)"或"L(low,低)"分别提示检测结果高于或低于参考区间,其他一些符号见表1-3-2。

表1-3-2 异常直方图信号的含义

符号	异常区域	可能原因
R1	淋巴细胞峰左侧	有血小板聚集、巨大血小板、有核红细胞、未溶解红细胞、白细胞碎片、蛋白质或脂类颗粒
R2	淋巴细胞峰与单个核细胞峰之间	有异型淋巴细胞、浆细胞、非典型细胞、原始细胞、嗜酸性粒细胞增多、嗜碱性粒细胞增多
R3	单个核细胞区与中性粒细胞峰之间	有未成熟的中性粒细胞、异常细胞亚群、嗜酸性粒细胞增多
R4	中性粒细胞峰右侧	中性粒细胞绝对值增多
RM	出现多部位警报	同时存在2种或2种以上的异常

2)红细胞直方图:不同厂家的分析仪在不同范围内分析红细胞,范围可以为35~250fl、36~360fl或15~320fl等。正常红细胞主要分布在50~200fl范围内,可见两个细胞群体,从50~125fl区域有一个几乎两侧对称、较狭窄的正态分布曲线,主峰右侧分布在125~200fl区域的细胞,为大红细胞和网织红细胞(图1-3-7)。红细胞体积大小发生变化,峰可左移或右移,或出现双峰。

3)血小板直方图:分析仪在2~30fl范围内分析血小板。正常血小板直方图呈左偏态分布(图1-3-8),主要集中在2~15fl内,若标本中有大血小板或小红细胞、聚集的血小板等干扰时,则直方图可异常。

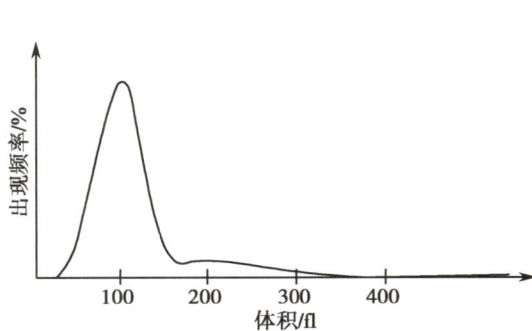

图1-3-7 红细胞直方图

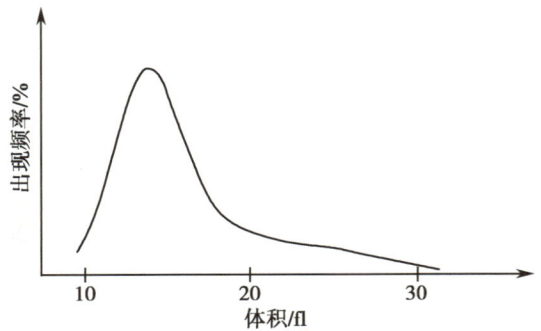

图1-3-8 血小板直方图

(2)散点图:散点图(scatter diagram,scatterplot)上的每个点代表一个细胞或颗粒,对应的横、纵坐标代表细胞或颗粒的两项特征参数。用不同颜色的点代表各类细胞或颗粒,则可见二维彩色散点图,从而加以区分细胞或颗粒类型。某些型号仪器还可根据同时获取的3种参数(如前向散射光FS或FSC、侧向散射光SS或SSC、侧向荧光FL或SFL),将检测的细胞群体放在三维图中,构成三维散点图。五分类血液分析仪均采用散点图来表达测定结果,仪器因检测原理组合不同,散点图表达形式也有显著差别。当存在干扰因素时,散点图可出现异常,需要结合临床和检验过程综合分析。①白细胞相关:包括白细胞分类计数散点图(WBC/DIFF)(图1-3-9)、嗜碱性粒细胞散点图(WBC/BASO)(图1-3-10)、幼稚粒细胞散点图（IMI）（图 1-3-11）等。②红细胞相关：包括红细胞体积血红蛋白浓度（V/HC）九分区散点图（图 1-3-12）、网织红细胞（RET）散点图（图 1-3-13）、有核红细胞（NRBC）散点图（图 1-3-14）等。③血小板相关：包括血小板光学法散点图（PLT-O，见网织红细胞散点图）、血小板光学法散点图（PLT-F）（图 1-3-15）、单克隆荧光抗体检测散点图、血小板体积折射率散点图等。

3. 报警 指所检测的标本不能满足仪器的设定标准或不能满足用户所设定的检测标准时出现的提示。报警的意义在于提示检验人员：①仪器已经无法确定检测结果是否正确；②必须对检测结果作进一步复核才能报告。常见的报警方式有报警符号和文字提示。

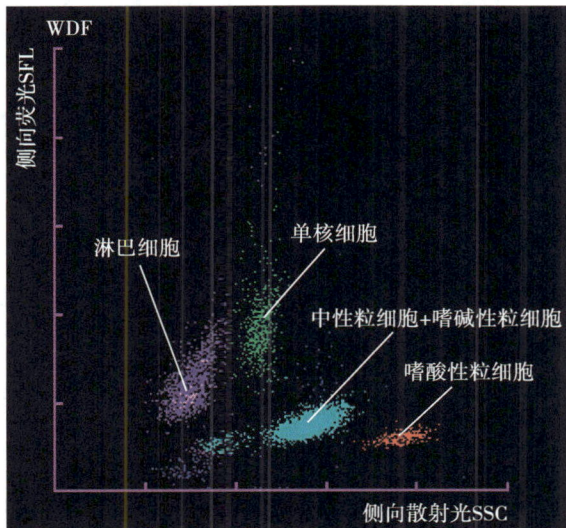

图 1-3-9 白细胞分类计数散点图
WDF，白细胞分类通道。

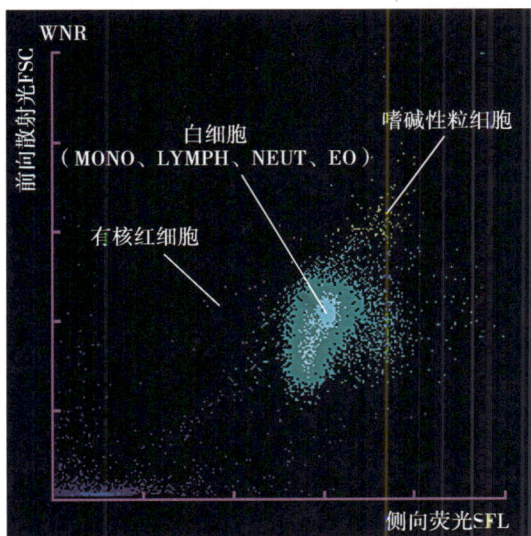

图 1-3-10 嗜碱性粒细胞散点图
WNR，白细胞/有核红细胞通道。

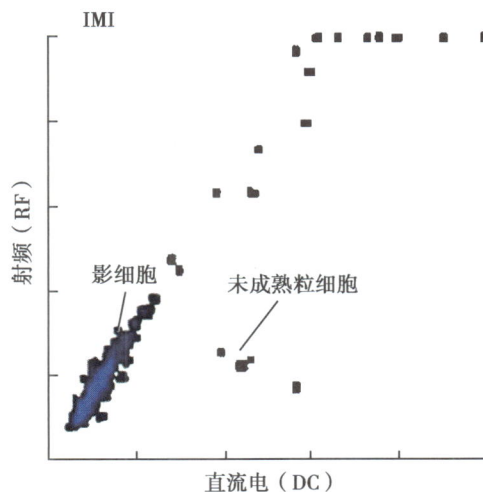

图 1-3-11 幼稚粒细胞散点图

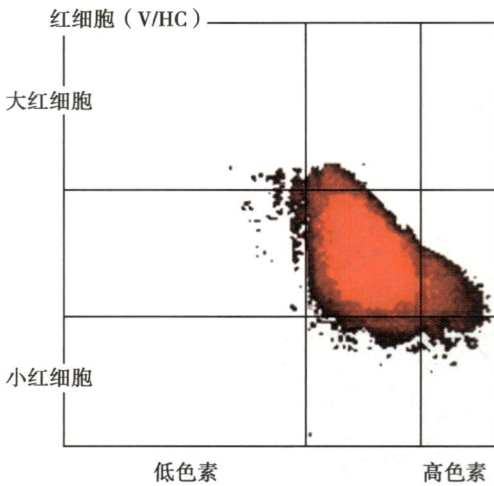

图 1-3-12　红细胞体积血红蛋白浓度（V/HC）九分区散点图

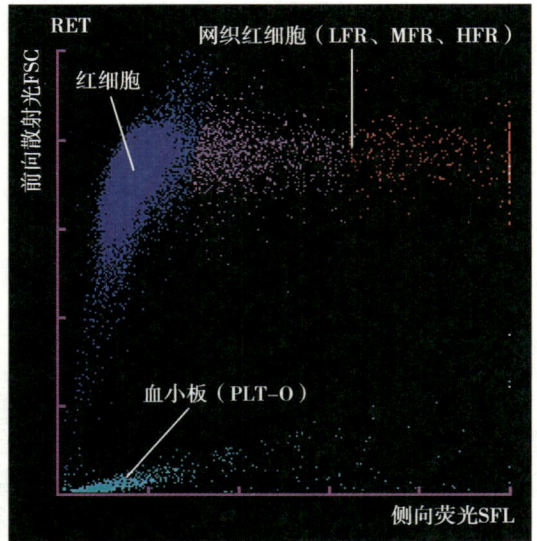

图 1-3-13　网织红细胞散点图

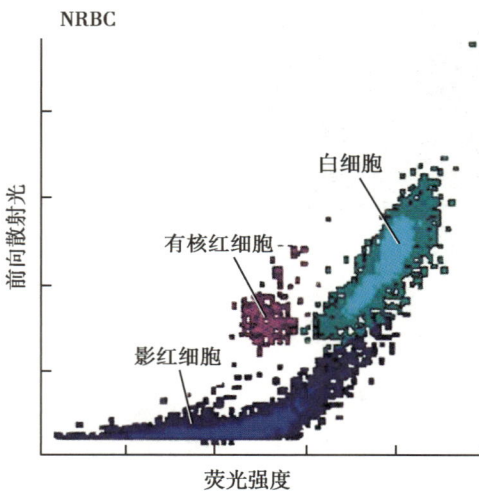

图 1-3-14　有核红细胞散点图

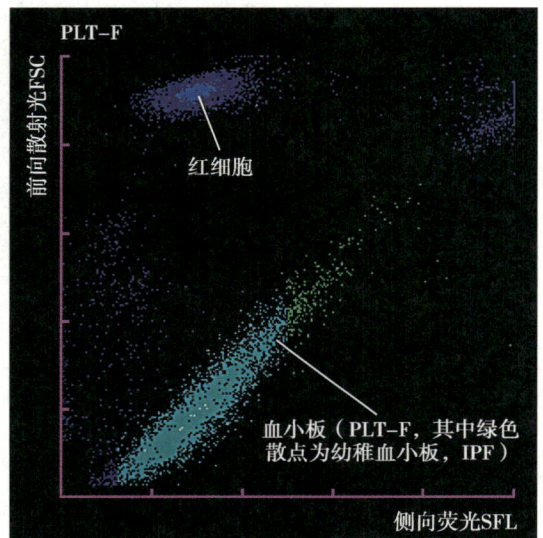

图 1-3-15　血小板光学法散点图

（1）报警符号：常见的报警符号见表 1-3-3。

表 1-3-3　血液分析仪常见的报警符号

符号	含义	符号	含义
+，−	提示结果数据超出了标记界限 红色的＋或−提示数据超出了病理决定界限	PLT&	提示报告的结果是光学法检测的 PLT（PLT-O）
@	提示数据超出了线性界限	WBC&	提示 WBC 数据纠正了有核红细胞
*	提示数据不可靠	LYMPH#&	提示 LYMPH# 数据纠正了有核红细胞
----	提示因为分析错误没有数据显示	LYMPH%&	提示 LYMPH% 数据纠正了有核红细胞
++++	提示数据超过了显示界限	&	在显示结果后出现 & 提示数据经过了校正

（2）文字提示：常见的报警信息及含义见表 1-3-4。

表 1-3-4 血液分析仪常见的报警信息及含义

英文全称	检测参数	英文全称	检测参数
白细胞			
IMM	不成熟粒细胞	Neutropenia	中性粒细胞减少
NE Blasts	原始粒细胞	Neutrophilia	中性粒细胞增多
MO Blasts	原始单核细胞	Lymphopenia	淋巴细胞减少
LY Blasts	原始淋巴细胞	Lymphocytosis	淋巴细胞增多
Variant LY	异型淋巴细胞	Monocytosis	单核细胞增多
Leukopenia	白细胞减少	Eosinophilia	嗜酸性粒细胞增多
Leukocytosis	白细胞增多	Basophilia	嗜碱性粒细胞增多
红细胞			
Nucleated RBC	有核红细胞	Anisocytosis	红细胞大小不一
Dimorphic RBC Pop	红细胞群双峰异常	Microcytosis	小红细胞增多
Micro RBCs/RBC Fragments	小红细胞/红细胞碎片	Macrocytosis	大红细胞增多
RBC Agglutination	红细胞凝集	Poikilocytosis	红细胞形态不整
Anemia	贫血	Erythrocytosis	红细胞增多
Hypochromia	低色素	Pancytopenia	全血细胞减少
血小板			
Platelet Clumps	血小板聚集	Small platelet	小血小板
Giant Platelets	巨大血小板	Thrombocytopenia	血小板减少
Large Platelets	大血小板	Thrombocytosis	血小板增多

（二）临床应用

RBC、Hb、WBC、白细胞分类计数、Ret 的临床意义同手工法，其他可报告参数及研发参数的临床意义举例介绍如下。

1. 可报告参数

（1）红细胞参数

1）红细胞体积分布宽度（RDW）：反映红细胞体积异质性的参数，其与 MCV 结合，有助于贫血分类诊断和鉴别（表 1-3-5）。

2）红细胞血红蛋白分布宽度（HDW）：反映红细胞内血红蛋白含量异质性的参数，用单个红细胞内血红蛋白含量的标准差来表示。

3）有核红细胞（NRBC）：健康人 NRBC 不出现在外周血中，但是新生儿、胎儿除外。在成人和儿童尤其是婴儿的外周血中，NRBC 的出现和许多疾病（如溶血性贫血、骨髓增殖性肿瘤等）以及不良的预后有关。

4）球形红细胞平均体积（MSCV）和网织红细胞平均体积（MRV）：健康人的 MSCV 比 MCV 大，有些患者则相反。

5）红细胞碎片（FRBCs）：红细胞受机械损伤后形成的碎片，增多见于心血管疾病（如人工瓣膜置换、心内膜炎）和微血管病变（如血栓性血小板减少性紫癜、溶血尿毒症综合征、弥散性血管内凝血）等。

表 1-3-5　Bessman 贫血形态学分类

贫血类型	MCV	RDW	常见疾病
小细胞均一性贫血	↓	N	轻型 β 珠蛋白生成障碍性贫血、炎症性贫血
小细胞非均一性贫血	↓	↑	缺铁性贫血、HbH 病
正细胞均一性贫血	N	N	再生障碍性贫血、炎症性贫血、急性失血性贫血
正细胞非均一性贫血	N	↑	早期铁或叶酸缺乏、铁粒幼细胞贫血
大细胞均一性贫血	↑	N	骨髓增生异常肿瘤
大细胞非均一性贫血	↑	↑	巨幼细胞贫血、恶性贫血

注:N,正常。

(2)网织红细胞参数

1)未成熟网织红细胞比率(IRF):指含高 RNA 的网织红细胞(HFR + MFR)与总网织红细胞的比值,是评价红系增生活性有价值的指标。

2)网织红细胞成熟指数(RMI):RMI 根据公式 RMI =(MFR + HFR)/LFR × 100% 计算出,其临床意义同 IRF。

3)网织红细胞血红蛋白含量(RET-HE)和网织红细胞平均血红蛋白含量(CHr):RET-HE 是与网织红细胞质量有关的参数,CHr 是网织红细胞内血红蛋白含量,直接反映新生红细胞中血红蛋白合成水平。两者都是诊断铁缺乏和早期监测铁治疗反应的指标。

(3)白细胞参数

1)幼稚粒细胞百分比和计数(IG%/#):主要包括早幼粒细胞、中幼粒细胞、晚幼粒细胞和杆状核粒细胞。IG 检出可有效避免早期白血病的漏检。IG 计数 >3% 是诊断脓血症的特异性指标。

2)造血干细胞(HPC):该参数与 CD34$^+$ 细胞有很好的相关性,可为外周血造血干细胞移植最佳采集时机提供快速检测信息。

(4)血小板参数

1)血小板平均体积(MPV):是指外周血中血小板体积的平均值。用于鉴别 PLT 减低的病因和评估骨髓造血功能恢复情况。

2)未成熟血小板比率(IPF):反映血小板群体中尚未成熟的部分,与骨髓血小板生成活性相关。

2. 研发参数

(1)小红细胞贫血因子(MAF):由红细胞大小和血红蛋白含量得出的参数,对小细胞性贫血分类有一定价值。MAF 可作为血液透析患者 EPO 治疗反应的预测指标。

(2)异型淋巴细胞(AL):又称反应性淋巴细胞,它是淋巴细胞在病毒、原虫等感染、药物反应、结缔组织病、免疫系统强应激状态或变应原等因素刺激下增生并发生形态上的变化。

(3)体液中高荧光细胞(HFC-BF):用体液模式检测标本时,DIFF 散点图上出现在高荧光强度区域的颗粒计数为 HFC-BF。该参数对提示体液中可能存在肿瘤细胞具有较大意义,可提高常规镜检的阳性率。

三、结果复核

自动血液分析仪在细胞计数和成熟白细胞的分类方面具有优势,而显微镜检查是根据形态特征的微小差异进行细胞鉴别,对不成熟细胞进行分类具有优势,显微镜检查与仪器检测结果相辅,可以为临床提供全面而准确的血常规报告。

复检标准应基于病理生理学方面的考虑。例如，当白细胞计数正常时，存在幼稚细胞的可能性要远远小于白细胞计数异常时。同样，当血红蛋白正常时，出现严重血红蛋白病的可能性也非常低。复检标准还应考虑到自动血液分析仪的局限性。例如，仪器可以提示异常细胞的存在，但不能计数或更特异性地识别这些细胞（如原始细胞）。

2005 年，国际血液学复检专家组（International Consensus Group for Hematology Review）提出了 41 条复检规则（表 1-3-6～表 1-3-8），以提高临床实验室常规工作水平和有效降低假阴性与假阳性结果。各实验室应在这 41 条规则的基础上建立符合自身条件且满足临床需求的复检规则，保证报告的正确性，有效避免漏检（假阴性结果）并降低假阳性率。

表 1-3-6　第一类复检规则：患者首次标本的血涂片复检（共 19 条）

	符合条件	措施 1	措施 2
新生儿	首个标本	血涂片复检	
WBC（×10^9/L）	<4.0 或 >30.0	血涂片复检	
PLT（×10^9/L）	<100 或 >1 000	血涂片复检	
Hb（g/L）	<70 或 >年龄性别参考值上限 20	血涂片复检	如有指征，验证标本完整性
MCV（fl）	<75 或 >105（成人）和标本放置 <24 小时	血涂片复检	
RDW（%）	>22	血涂片复检	
中性粒细胞计数（×10^9/L）	<1.0 或 >20.0	血涂片复检	
淋巴细胞计数（×10^9/L）	>5.0（成人）或 >7.0（<12 岁）	血涂片复检	
单核细胞计数（×10^9/L）	<1.5（成人）或 >3.0（<12 岁）	血涂片复检	
嗜酸性粒细胞计数（×10^9/L）	>2.0	血涂片复检	
嗜碱性粒细胞计数（×10^9/L）	>0.5	血涂片复检	
有核红细胞计数（×10^9/L）	任何测定值	血涂片复检	
网织红细胞绝对值（×10^9/L）	>0.100	血涂片复检	
报警标志（除了 IG/杆状核）	报警阳性和成人	血涂片复检	
报警标志	报警阳性和儿童	血涂片复检	
双形性红细胞	报警阳性	血涂片复检	
未成熟粒细胞报警	报警阳性	血涂片复检	
非典型/异型淋巴细胞	报警阳性	血涂片复检	
幼稚细胞报警	报警阳性	血涂片复检	

表 1-3-7　第二类复检规则：第一个措施是血涂片复检（共 10 条）

参数	符合条件	措施 1	措施 2	措施 3
WBC（×10^9/L）	<4.0 或 >30.0 和 Delta 核查失控	血涂片复检		
PLT（×10^9/L）	任何测定值和 Delta 核查失控	血涂片复检		
MCV（fl）	>105（成人）和标本放置 >24 小时	血涂片复检大红细胞相关变化	若未见大红细胞相关变化，取新鲜血再检查	若无新鲜标本，则报告备注

续表

参数	符合条件	措施1	措施2	措施3
未分类或分类不完全		血涂片复检并人工分类		
红细胞碎片	报警阳性和任何报警	血涂片复检		
血小板报警	PLT和MPV报警（除PLT凝集外）	血涂片复检		
未成熟粒细胞报警	报警阳性和既往结果明确和WBC Delta失败	血涂片复检		
非典型/异型淋巴细胞	报警阳性和既往结果明确和WBC Delta核查失控	血涂片复检		
幼稚细胞报警	报警阳性和既往结果明确和WBC Delta核查失控	血涂片复检		
有核红细胞报警	报警阳性	血涂片复检	若阳性，计数有核红细胞，校正WBC数	

表1-3-8　第三类复检规则：其他规则（共12条）

参数	符合条件	措施1	措施2	措施3
WBC、RBC、HGB、PLT、Rets	超出仪器线性范围	稀释标本上机再测		
WBC、PLT	低于仪器线性范围	按操作规程办理		
WBC、RBC、HGB、PLT	仪器未能测出数值	检测标本有无凝块	再上机检测	仍异常，换检测方法
MCV	任何测定值和Delta核查失控和标本放置<24小时	验证标本的完整性/身份		
MCHC	≥参考值上限2个单位	检查有无脂血、溶血、红细胞凝集、球形红细胞		
MCHC	<300g/L和MCV正常或升高	检查是否静脉输液污染或其他特殊原因		
WBC不可信报警	报警阳性和任何报警	验证标本完整性并重做	检查仪器的输出	血涂片复检，手工分类
红细胞不溶解	报警阳性和任何报警	复查WBC直方图/散点图	按标准操作验证（考虑网织红细胞计数有误）	血涂片复查异常红细胞形态
PLT聚集标志	任何计数值	检查标本有无凝块	血涂片复查（评估血小板数）	如见血小板聚集，按标准操作处理
左移报警	报警阳性	按标准操作程序处理		
幼稚细胞报警	报警阳性和既往结果明确；Delta核查在控；和3～7天再次检测	按标准操作程序处理		
网织红细胞	异常类型	检查仪器输出	若为吸样问题则重复测定	如继续异常，则血涂片复检

第三节 校准、性能评价和质量控制

血液分析仪的检测结果准确与否对疾病的诊断和治疗监测有直接影响，质量控制的目标就是要排除、监测和检出各类危害患者的错误。由于血细胞分析检测的特殊性，血液分析仪的质量控制方法也不同于其他定量检测。每台血液分析仪首先由厂家用正规方案进行确认，然后由实验室进行验证，两者之间有相似之处但又有所差异。在仪器检测结果精密度良好的前提下，仪器校准是保证检测准确的关键步骤。

一、校准

为保证血液分析仪检测结果的准确性，在这些情况下应该对仪器进行校准：①投入使用前。②更换部件或进行维修/维护后，可能对检测结果的准确性有影响时。③室内质量控制显示检测结果有系统漂移时。④排除仪器故障和试剂的影响后，质控结果仍不合格时。⑤开展常规检测的实验室，每半年至少校准一次。

1. 校准品的来源

（1）商品化全血校准品：通常是稳定化的校准品，且已经过参考方法定值。

（2）新鲜血液校准品：其定值要求直接或间接地溯源至国际标准。

2. 校准方法

（1）仪器准备：先对仪器进行保养和清洁，确认仪器的背景计数、精密度及携带污染率在说明书规定的范围内时，才可进行校准。否则须查找原因，必要时请维修人员进行检修。

（2）校准物测定：在校准物测定之前，先测定 2 份正常新鲜血，然后连续测定 11 次校准物（商品化全血校准物或新鲜血液校准物）。第 2～11 次测定结果用于计算各参数均值与校准物定值差异的百分数和校正系数。

（3）检验校准结果：校准验证确认有效，即完成校准工作。

二、性能评价和验证

目前，血液分析仪的性能评价主要依据国际血液学标准化委员会（ICSH）细胞测定专家组制定的方案、临床和实验室标准研究所（Clinical and Laboratory Standards Institute，CLSI）推荐的 H26-A2 方案以及中华人民共和国卫生行业标准《临床血液检验常用项目分析质量标准》（WS/T 406—2024）。

（一）总体评价

血液分析仪安装后或每次维修后，必须对仪器的性能进行测试、评价，这对保证检验质量起着重要作用。评价内容包括：仪器基本情况、仪器手册、方法学、评价步骤；技术评价计划包括：校准、校准品和质控品概念、试剂、标本及处理（如负压采血管至少彻底颠倒混匀 8 次；非标准的试管，如特别狭窄试管，则需颠倒的次数更多）、常规血细胞计数研究参考值、记录原始结果、预评价、性能评价。

（二）性能评价

血液分析仪的性能由生产厂家进行确认，目前血液分析仪性能评价的要素有：空白限（limit of blank，LoB）、携带污染（carryover）、不精密度（imprecision）、分析测量范围（analytical measuring interval，AMI）、检测下限（lower limit of detection，LLoD）和定量检测下限（lower limit of quantitation，LLoQ）、可比性（comparability）、标本内干扰物、无效数据频率、类型及精密度、稀释效应、相关性、准确性、标本老化、临床用途等。

1. 空白限 通常被称为"本底"，是由于空白试剂或电子噪声所致，表现为检测出假性的标本成分。

2. 携带污染 指由测量系统将一个检测样品反应携带到另一个检验样品反应的分析物不连续的量，由此错误地影响了另一个检测样品的表现量。

3. 不精密度 指同一实验室用同种方法在多次独立检测中分析同一样品所得结果的离散程度。包括短期不精密度和长期不精密度。

4. 分析测量范围 即线性（linearity），是指检测样本时，在一定范围内可以直接按比例关系得出分析物含量的能力。

5. 检测下限和定量检测下限 主要确认极低浓度 WBC 和 PLT 的准确定量能力。

6. 可比性 指使用不同的检测程序测定某种分析物获得的检测结果间的一致性。结果间的差异不超过规定的可接受标准时，可认为结果具有可比性。

（三）性能验证

在常规使用血液分析仪器之前，实验室应从制造商或方法开发者获得相关信息，独立对仪器性能进行验证。验证过程证实的性能指标应与检验结果的预期用途相关。实验室应将验证程序文件化，并记录验证结果。验证结果应由适当的授权人员审核并记录审核过程。目前临床实验室对血液分析仪性能验证的内容主要包括：本底计数、携带污染、批内精密度、日间精密度、线性、正确度、不同进样模式的结果可比性、实验室内的结果可比性、准确度等。

1. 本底计数 血液分析仪本底各参数的结果应符合表 1-3-9 的要求。用稀释液作为样本在分析仪上连续检测 3 次，每次检测结果的最大值应在允许范围内。

表 1-3-9　血液分析仪本底计数的检验要求

检测项目	WBC	RBC	Hb	PLT
检测要求	≤0.5×10⁹/L	≤0.05×10¹²/L	≤2g/L	≤10×10⁹/L

2. 携带污染 分别针对不同检测项目，取一份高浓度（high target value，HTV）的临床样本，混匀后连续测定 3 次；再取一份低浓度的临床样本，混匀后连续测定 3 次。按公式计算携带污染率（carryover ratio，CR）。

$$携带污染率 = \frac{L_1 - L_3}{H_3 - L_3} \times 100\%$$

L_1，低浓度样本的第 1 次测定值；L_3，低浓度样本的第 3 次测定值；H_3，高浓度样本的第 3 次测定值。

3. 批内精密度 又称为重复性，是指在相同的检测条件下，对同一被测物进行连续测量所得结果间的一致程度，以变异系数作为评价指标。

4. 日间精密度（inter-day precision） 指不同天内对同一被测物进行重复测量所得结果间的一致程度，以室内质控在控结果的变异系数作为评价指标。

5. 线性 常用的颗粒参数（WBC、RBC 和 PLT）和相关检测量 Hb 等都可以用统计学线性回归来估计线性，要求线性回归方程的斜率在 1±0.05 范围内，相关系数 $r≥0.975$ 或 $r_2≥0.095$，各项目的线性范围在厂家说明书规定的范围内。

6. 正确度（trueness） 一系列检测结果的均值与靶值之间的一致程度，以偏倚作为评价指标。靶值可以是参考方法测定值、有证标准物质定值或其他适当定值，如室间质量评价的统计值。偏倚有方向性，即可能是正偏倚或负偏倚。

7. 不同进样模式的结果可比性 同一台血液分析仪不同进样模式检测样本的结果比较。

8. 实验室内的结果可比性 用相对偏差作为评价指标。

9. 准确度(accuracy) 指单次检测结果与参考值间的一致程度,以误差作为评价指标,用相对偏差表示。

三、质量控制

血液分析仪质量控制包括检测前、中、后的全过程。检验人员必须时刻关注质量控制全过程,在积极提高检测前质量控制基础上,全力保证血液分析仪的质量控制符合国际、国内一系列程序性文件的规范化要求和操作标准,为临床提供客观、准确的检验信息。

(一)检测前

血液分析仪检测前应检查各类变化因素,包括:检验人员、检测环境、血液分析仪、配套试剂、标本是否合格等,其中静脉或毛细血管血的采集是质量控制的基础。

1. 合格的检验人员 应做到:①具备相关检验资质。②上岗前接受规范的操作培训并定期进行能力评估,认真阅读仪器操作手册,熟悉仪器原理、操作程序、基本调试、保养和维护、干扰因素,熟悉检测结果的数据、图形、报警等显示的含义。③掌握用参考方法校正仪器检测参数的原则,能定期对仪器进行性能评价。④具备良好的医德医风和责任心。

2. 合适的检测环境 血液分析仪的安装环境有特殊要求,应按照仪器手册的要求,满足仪器对空间、温度、湿度、电源、抗电磁、抗热源、光线、通风等基本条件。

3. 合格的血液分析仪 仪器新安装或每次维修后,必须按照我国卫生行业标准,对血液分析仪进行技术性能的测试和验证,并做好相应记录和管理工作。

4. 合格的配套试剂 使用与仪器配套、在有效期内且批号一致的稀释液、溶血剂、洗涤液、染液、质控品、校准品;不允许使用未经科学鉴定和认可批准的替代试剂。

5. 合格的检测标本 合格检测标本的要求见表 1-3-10。

表 1-3-10　合格检测标本的要求

项目	要求
标本	尽可能采用静脉血,保证血液质量和充足用量(包括复查用量),无明显的溶血、凝集及标本老化
采血容器	尽可能采用负压采血系统,减少干扰因素,保证生物安全,提高采血质量
抗凝剂	使用 ICSH 推荐的 EDTA-K_2(1.5~2mg/ml 血)
血液储存	
18~22℃	WBC、RBC、PLT 可稳定 24 小时,白细胞分类可稳定 6~8 小时,血红蛋白可稳定数天,但 2 小时后粒细胞形态即有变化。故需做镜检下分类者,应及早制备血涂片
4℃	可延长血液贮存期,WBC、RBC、RLT 稳定 48 小时,白细胞分类可稳定 8~10 小时 当血标本不能及时转运和检验时,应在较低温度下保存

(二)检测中

严格按照血液分析仪的标准操作程序(standard operating procedure, SOP)进行操作,同时做好校准和室内、室间质量控制。

1. 仪器启动 按照血液分析仪的 SOP 规定,检查仪器状态(包括电压、气压)是否正常,试剂量是否充足,各种连接是否完好,才能开启仪器。

2. 室内质控 在检测临床标本前必须先进行室内质控检测,确定各项检测参数在允许范围内,才可检测患者标本。如果出现失控,应积极查找失控原因并进行纠正,填写失控报告,纠正后再次进行质控检查,通过后才能继续检测样本。

(1)商品质控物室内质控法:将质控物测定值画在质控图上,用质控规则对数据进行直观的描述和解释。用于血液分析仪的商品质控物需要两个水平的分析浓度（正常值和高值），不推荐使用稀释的、低值的（如白细胞减少和血小板减少）和"肿瘤学"质控物。

（2）患者标本室内质控法：很多血液实验室使用"3 法则"评价特定患者样本红细胞计数（RBC）相关检测结果（Hb 和 HCT）。规则如下：Hb=RBC×3[如，15g/dl（150g/L）=5（×10⁶/μl）×3]；HCT = Hb×3[如，30% = 10g/dl（100g/L）×3]。"3 法则"仅在红细胞为正常大小细胞、正常MCH、无异常红细胞形态情况下成立。一般允许在 ±3% 之内浮动，因此在没有异常形态红细胞的情况下，Hb 的值为 100g/L，则 HCT 值范围应在 29.1%～30.9%。这些参数比例的不一致性提示存在分析误差。例如，血液标本浑浊可能导致 Hb 假性增高，此时 HCT/RBC 比值明显 <3，而 Hb/RBC 比值明显 >3。

监测患者标本的温氏指数（Wintrobe index）MCV、MCH 和 MCHC 能够检测出随机误差。MCHC 的变异范围很小，异常 MCHC 经常提示潜在的错误结果，因此 MCHC 是三者中最有用的。真性 MCHC 增高见于遗传性球形红细胞增多症，缺铁性贫血可见 MCHC 降低并伴有 MCV 降低。如果这类红细胞异常在血涂片中未见，则 RBC 的一个或多个检测结果可能存在错误，原因可能是仪器故障或者标本自身的问题，例如冷凝集导致极高的 MCV 和MCHC，脂质或血浆副蛋白使 MCHC 假性增高；白细胞增多使 MCHC 降低；渗透效应如高血糖改变了 MCV。温氏指数对同一患者来说十分恒定，因此可用差值检查法（delta check）与历史数据比较，来快速辨别仪器故障或样本错误。

某些血液分析仪通过设置，还可以进行使用 MCV、MCH 和 MCHC 的实时室内质控法，如浮动均值法，其原理也是基于温氏指数在不同人群中的生物稳定性。

（3）室内质量控制品的室间评价法：是指多个临床实验室之间对同一型号血液分析仪使用相同质量控制品的结果进行定期比较，以反映不同实验室检测结果的一致性和准确性。

3. 标本检测 应保证无肉眼可见的血凝块、溶血；仪器吸样前，标本要充分混匀。仪器如无内置混匀器，则必须人工多次轻轻颠倒混匀。

4. 仪器清洁 检测中，应随时清洁血液污染仪器的各处。检测后，除了仪器自动洗涤外，必须按照仪器操作后的清洗要求进行保洁，特别注意在仪器关闭后对检测部件如吸样针孔清洁，确保通畅洁净，并处理检测废液和清洁仪器外部。

（三）检测后

已知许多内源性物质和 EDTA 抗凝剂可影响检测结果。通常将影响检测结果的原因分成几个亚类：仪器结果、血涂片形态、临床信息等。

1. 仪器结果分析 分析有密切关联的参数之间的关系：如 RDW 与红细胞形态一致性的关系；RBC、HGB 与 MCV、MCH、MCHC 之间的变化关系；白细胞计数与白细胞分类计数之间的关系等，以判断仪器运转是否正常。血液分析仪除了检测技术上的局限性，还受到疾病时标本中多种因素的干扰，所以在分析检测结果时要综合考虑，才能得到合理、正确的结论。

2. 复查和血涂片复检 参考国际血液学复检专家组的 41 条标准，结合实验室自身情况设定的规则，对异常标本进行复查或血涂片的显微镜人工检查。

3. 结合临床情况做相关分析 检测结果出现异常时，如已排除检测中可能的影响因素，则可结合患者的临床资料予以合理解释。

第四节　血液分析工作站及自动审核

血液分析仪的出现极大地提高了血细胞分析检测的工作效率。然而，随着样本量的增加，单台血液分析仪已经难以满足临床对实验室内检测周转时间（TAT）和工作效率的需求。

因此，血液分析工作站应运而生，其出现实现了血细胞分析由最初的手工操作转变为自动化分析的检验模式。为保证报告质量并缩短 TAT，建立样本结果的自动审核系统是解决这一问题的有效方式。

（一）血液分析工作站

血液分析工作站的硬件部分包括多台血液分析仪、推 / 染片机、阅片机、前处理仪、后处理仪及仪器管理模块等设备。这些硬件设备由样本运输轨道连接，纳入统一的检测系统，形成一个实现血细胞分析、推片、染色、显微镜检查、复查、复检等多重需求的自动化检测系统。

1. 推 / 染片机 是血液分析工作站中的一个重要环节，不同厂家的仪器具有各自的技术特点。有些仪器采用智能模拟人工推片的方式，使用一块楔片作为推片操作，根据样本的 HCT 值自动调整点样量、推片角度和速度，利用血滴的表面张力制作血涂片，能够准确地保证每张血涂片厚薄适宜、边缘清晰和完整。

推片机可实现推片和染色的全自动化与标准化，由轨道系统与血液分析仪相连，根据预先设置的规则，筛选出需要推片供显微镜镜检的标本；还可在每张血涂片上打印患者信息编码或条形码，使血涂片的保存和管理更加规范化。

2. 自动阅片机 自动阅片机的组成通常包括显微镜、摄像系统、全自动操作系统以及人工智能神经网络系统。以染色后的血涂片为标本，采用技术与传统显微镜观察法最接近。首先通过低倍镜扫描白细胞和红细胞，然后使用油镜进行观察，采集图像后，通过人工智能神经网络系统进行初步分类。分类完成后，操作者需要查看与确认所有白细胞和红细胞图像。根据检测目的，部分血涂片可能需要进一步用传统显微镜进行复查。例如，为了确认是否存在血小板凝块，可能需要检查血涂片的尾部；而为了增加幼稚细胞的检出率，可能需要检查血涂片的边缘部分。

自动阅片机能通过全自动的操作程序获取血液分析仪检测结果。人工智能神经网络系统则通过持续识别细胞和扩充细胞形态库，提高细胞识别的准确性。自动阅片机的运用使血细胞形态学检验逐渐实现自动化、标准化和智能化。可定制白细胞数量检测，并能识别相当比例的红细胞和血小板异常形态。尽管异常细胞增多会降低其敏感性，但异常细胞的检测敏感性通常优于人工检测。此外，检测系统存储的图像可提供优质的教学资料，可用于教学和培训。

（二）自动审核

报告复核是检测后的必要过程，用于全面审查检验结果，确保在授权发布前完成。自动审核是在遵守操作规程的前提下，在实验室信息系统（LIS）中设置自动审核模块，或将具备复审功能的软件与 LIS 相连，根据预设的审核条件完成报告自动发布的过程。逻辑关系的复杂性以及形态学镜检的需求限制了自动审核在血细胞分析报告审核中的临床应用，因此起步较晚。近年来，随着技术的进步，血细胞分析也逐渐实现了报告的自动审核。

1. 设置自动审核规则的常见原则 包括但不限于以下几项。

（1）设置警告区间：根据医学决定水平设置某些项目的警告范围，超出该范围则不通过审核。

（2）历史结果对比：查看同一患者的历史数据，设定允许的变异范围。若超过该范围，审核不通过。

（3）检验项目间的逻辑分析：自动比较相关的检验项目，包括但不限于同一张检验报告单内的项目比较与关联。若结果与预期关系不符，表示可能有误，审核不通过。

2. 常见的自动审核规则

（1）非逻辑规则：包括特殊科室（如血液科、儿科）；有结果异常标识（如 -, *）；空白值；

83

标本种类空缺或不为全血；HCT≥1；RET# 除以 RBC 计数×1 000 不等于网织红细胞千分率；PLT=0；MCHC≥365；触发推片规则等。触发非逻辑规则后，需要按以下顺序操作：首先确认结果的可靠性和完整性；然后核实标本种类。

（2）Delta 核查规则：设定比较时间范围为 14 天，比较前后两次结果的偏差百分比，自动对相关检验项目进行比较。触发 Delta 核查需要进行以下步骤：首先进行人工审核确认，其次核实标本来源和病情，最后进行推片镜检。

（3）逻辑规则：以不漏检异常为目标，根据仪器报警和结果数值，设置多条规则。当触发 1 条或多条规则时，执行逻辑规则检测以下异常：原始细胞、异常淋巴细胞、幼稚粒细胞、异型淋巴细胞、中毒颗粒、空泡变性、有核红细胞、红细胞形态、血小板聚集、大血小板、血小板假性正常、WBC 不准确、乳糜干扰／红细胞聚集／溶血。逻辑规则的设置应由实验室根据仪器提供的报警选项和标本来源制定，并通过大量标本验证得出。

触发白细胞或红细胞相关规则，需要按以下顺序进行操作：先人工审核确认，再推片镜检。触发血小板相关规则：先人工审核确认，再推片镜检，然后进行血小板光学复查。如触发血小板干扰规则，则需要进行自动复检；如触发红细胞相关干扰规则，则需要进行标本性状检查。

利用实验室信息系统和血液分析仪分析软件，综合分析和处理仪器检测结果、仪器报警、患者基本信息及诊断、患者历史信息、复检规则、危急值预警等多维参数。建立能够满足临床需求的血液分析检验结果自动审核规则，既可以提高效率，又能缩短检测周转时间。在自动审核的过程中，需要进行质量控制。实验室应确保所有自动审核的检测结果使用适当的质控品进行检查，以确保结果的可接受性。为此，计算机系统可以在自动审核前自动检查质控状态，或在质量控制结果不符合标准或未能按时运行时，手动禁用自动审核。

（曾婷婷）

本章小结

血液分析仪用于检测血液样本，对血液中的有形成分进行定性、定量分析。现代血液分析仪主要应用电学和光学两大原理。电学原理包括电阻抗法和射频法；光学原理包括光散射法和分光光度法。血液分析仪结果显示通常用数据、图形（直方图和散点图）和报警（图形、符号或文字）三种形式。血液分析仪为临床提供的检验参数主要分为：临床可报告参数和研发参数。血液分析仪质量控制、仪器校准和性能评价均有相应国际、国内公认的一系列标准文件，从检测前、中、后各环节进行把关。每个临床实验室应根据服务客户、认可组织、管理部门等的规定建立符合要求的血液分析仪性能评价和验证方法。由于检测技术的局限性，目前血液分析仪对于异常标本的检出仍存在不足，同时还受到病理情况下标本中多种因素的干扰，如脂血、溶血、细胞碎片及团块等，所以在分析检测结果时要综合考虑，才能得到合理、正确的结论。2005 年国际血液学复检专家组提出了血液分析仪复检 41 条规则，具有重要指导意义，各临床实验室可在此基础上根据情况建立满足自身临床要求的复检标准。

第四章　血型检验

通过本章学习,你将能够回答下列问题:

1. ABO 血型系统天然抗体和免疫性抗体有什么区别?
2. ABO 血型系统有几种血型?相应的抗原抗体是什么?
3. ABO 血型鉴定的反定型有何临床意义?
4. RhD 抗原有几种?各有何特点?
5. HLA 分子的组织分布有何特点?
6. 血小板膜表面的抗原、抗体有哪些?有何临床意义?
7. ABO 血型和 RhD 抗原鉴定有哪些方法?其原理是什么?
8. 交叉配血试验有哪些方法?如何选择和评价?

　　血型(blood group)是血液成分的一种遗传多态性标记,是由基因决定的遗传性状。根据抗原成分不同可分为不同的血型系统,包括红细胞血型系统、白细胞血型系统、血小板血型系统和血清型等。输血(blood transfusion)是将血液或血液的某种成分输注给患者的一种治疗方法,输血前必须进行血型鉴定和交叉配血试验,准确鉴定血型和正确进行交叉配血试验是安全输血的重要保证。

第一节　红细胞血型系统

　　20 世纪初 Karl Landsteiner 发现红细胞 ABO 血型系统,目前已确认红细胞有 45 个血型系统包含 362 个抗原,其中 ABO 和 Rh 血型系统与临床密切相关。

一、ABO 血型系统

(一) ABO 血型基因与遗传

1. ABO 血型基因及作用　ABO 血型基因位于人类 9 号染色体上,ABO 血型系统受 *A*、*B*、*O* 三个等位基因控制。其中 *A* 基因和 *B* 基因是常染色体显性基因,*O* 基因是无效等位基因。

　　ABO 血型在红细胞表面有 A 和 B 两个抗原,H 抗原(物质)是 A 抗原和 B 抗原的前体,H 抗原的生成受 *H* 基因控制。

　　ABO 基因不直接编码 ABH 抗原,其基因产物是糖基转移酶。*A* 基因编码 N- 乙酰基半乳糖胺糖基转移酶,该酶将 N- 乙酰半乳糖胺(A 抗原表位或抗原决定簇)连接到 H 抗原末端的半乳糖上,使之成为 A 抗原。*B* 基因编码 D- 半乳糖糖基转移酶,该酶将 D- 半乳糖(B 抗原表位或抗原决定簇)连接到 H 抗原末端的半乳糖上,使之成为 B 抗原。*O* 基因编码的糖基转移酶无活性,不能修饰 H 抗原,因此 O 型红细胞表面有大量 H 抗原。

2. ABO 血型基因遗传　ABO 血型基因是常染色体显性遗传,每个子代均可从亲代各得到一个单倍体,因此根据父母的血型可以推测子代的血型,如:父母都是 A 型,子代只可能是 A 型或 O 型。

（二）ABO 血型抗原表达及血型物质

1. ABO 血型抗原表达 37 天的胎儿就可以产生 A、B 抗原，5～6 周胎儿的红细胞即可检出，出生时红细胞所带的抗原数量为成人的 25%～50%，以后随年龄增长不断增多，到 20 岁左右达高峰。A、B 抗原的表达在人的一生中相对稳定，但老年人的抗原性可能减弱。由于 *A* 基因产生的糖基转移酶多于 *B* 基因，A 型红细胞表面抗原数量多于 B 型红细胞表面抗原数量。

2. ABO 血型物质 存在于体液中的可溶性红细胞血型抗原称为血型物质。ABH 血型物质可存在于人体多种体液中，以唾液中含量最丰富，其次为血清、胃液、精液、羊水、汗液、尿液、泪液、胆汁及乳汁等，但脑脊液中不存在 ABH 物质。

ABH 血型物质产生取决于 *Se* 基因，其位于 19 号染色体长臂上，*Se* 是显性基因，*se* 是隐性基因。*SeSe* 或 *Sese* 基因型是分泌型基因，编码 L- 岩藻糖转移酶，该酶能识别血型物质 I 型前体糖链（可溶性游离），将 L- 岩藻糖转移到 I 型前体糖链上，产生 H 物质，H 物质又可被转化为 A 或 B 物质。凡是在血液、体液和分泌液中可检出 ABH 血型物质的个体称为分泌型个体，否则为非分泌型个体。汉族人 80% 为分泌型个体。一般情况下，血液、体液和分泌液中的血型物质与机体血型抗原是一致的，如分泌型 A 型个体的体液和分泌液中均含有 A 物质。

纯合子 *sese* 基因型不能编码 L- 岩藻糖转移酶，不能形成 H 物质，血液、体液及分泌液中无 ABH 物质，称为非分泌型个体。

（三）ABO 血型分型

ABO 血型系统主要有 A 型、B 型、O 型及 AB 型四种基本血型（表型），其抗原、抗体组成及基因型见表 1-4-1。

表 1-4-1 人类红细胞 ABO 血型系统分型及其抗原抗体和基因型

血型（表型）	红细胞表面抗原	血清中抗体	基因型
A	A	抗 B	*A/A* 或 *A/O*
B	B	抗 A	*B/B* 或 *B/O*
AB	A、B	—	*A/B*
O	—	抗 A、抗 B 和 / 或抗 AB	*O/O*

（四）ABO 血型抗体

1. 天然抗体与免疫抗体 无明确的抗原刺激而存在的抗体称为"天然抗体"。如 ABO 血型抗体，没有输血、妊娠或注射抗原等免疫刺激，血液中就存在着抗 A 和 / 或抗 B。然而"天然抗体"也是机体对于某种抗原刺激，产生免疫应答的产物。其产生机制可能与环境中广泛存在的多种微生物、花粉、粉尘等有关，这些物质与某些血型抗原相似，通过隐性刺激使机体产生了红细胞血型抗体。天然抗体多以 IgM 类抗体为主。

机体经特定抗原免疫后产生的抗体称为"免疫抗体"，一般通过输血、妊娠或注射抗原等免疫机体产生。受血者接受了与自己血型抗原不一致的血液，就有可能产生相应的抗体。免疫抗体多数是 IgG 类抗体。两种抗体的主要特点见表 1-4-2。

2. 规则抗体与意外抗体 所有的血型系统中，只有 ABO 血型抗体的产生是规律的，符合 Landsteiner 规则，即血液中规律地出现不针对红细胞 A 和 / 或 B 抗原的抗体，称为规则抗体。如：A 型血液中只有抗 B，B 型血液中只有抗 A。

除 ABO 血型系统抗 A、抗 B 以外，其他血型系统的抗体产生没有规律，称为不规则抗体，又称为意外抗体。这种抗体的产生通常是通过输血、妊娠等同种异体抗原免疫刺激产

表 1-4-2 天然抗体(IgM)和免疫性抗体(IgG)特点

特点	IgM	IgG
存在的主要血型系统	主要存在于 ABO、MNS、P 等	主要存在于 Rh、MNS、Kell、Kidd 等
可察觉的抗原刺激	无	有(妊娠、输血等)
相对分子质量(kDa)	1 000	160
通过胎盘	不能	能
耐热性(70℃)	不耐热	耐热
被血型物质中和	能	不能
被 2-ME 或 DDT 破坏	能	不能
与 RBC 反应最佳温度	4～25℃	37℃
在盐水介质中与红细胞反应情况	出现可见的红细胞凝集	不出现可见的红细胞凝集

生,因此反复输血和多次妊娠的患者输血前要进行意外抗体筛查和鉴定。当然,ABO 血型系统中的某些亚型或变异型个体,因其抗原性较弱,体内会相伴存在抗 A_1 抗体,这种抗体也为意外抗体。

3. ABO 血型抗体的产生 婴儿出生时通常没有抗 A 和抗 B 抗体,出生后,由于自然界中花粉、粉尘以及一些生物如细菌表面具有类似于 A、B 抗原结构,不断地刺激机体发生免疫反应,婴儿会不自觉地产生相应的抗 A 或抗 B 抗体。出生 3～6 个月时可能检出抗体,5～10 岁时抗体水平达到高峰,成年人抗体水平随着年龄的增长逐步减少,65 岁以上者抗体水平较低,80 岁老年人抗体水平与 6 个月婴儿近似。由于环境中 A 型物质较多,B 型人血清中抗 A 的效价高于 A 型人血清中抗 B 的效价。

正常情况下,ABO 血型抗体为天然抗体,以 IgM 为主,为完全抗体,但血液中也有少量的 IgG 和 IgA 类抗体。O 型人血液中含抗 A、抗 B 和／或抗 AB 抗体,其中抗 AB 不是抗 A 和抗 B 的混合物,抗 AB 识别的是 A 和 B 抗原上共同的表位。抗 AB 以 IgG 为主,效价较高,可以通过胎盘,因此,O 型母亲与胎儿血型不合,易发生新生儿溶血病,而且在第一胎就可发生。利用 O 型血抗 AB 可检出较弱的 A、B 抗原,因此,在 ABO 亚型鉴定中常用 O 型血清。

(五) ABO 血型亚型

亚型是指虽属同一血型抗原,但抗原结构、性能或抗原表位数有一定差异的血型。常见的 A 亚型有 A_1 与 A_2、A_3、A_x、A_m、A_y 等。而 B 亚型一般比较少见,包括 B_3、B_x、B_m 和 B_{el} 等。

A_1、A_2 亚型占全部 A 型的 99.9%,白种人中 A_2 亚型约占 20%,亚洲人主要是 A_1 亚型,A_2 亚型少见(或罕见)。A_1 亚型人红细胞表面含有 A、A_1、H 抗原,血清中含有抗 B 抗体,A_2 亚型人红细胞表面含有 A、H 抗原,血清中含有抗 B、抗 A_1 抗体(1%～8%)。

(六) 特殊 ABO 血型

1. B(A) 及 A(B) 表型 B(A) 表型是常染色体显性遗传,特点是 B 型红细胞上有弱 A 抗原表达,血清中有抗 A,能够凝集 A_1 及 A_2 细胞。B(A) 主要原因是基因突变使 B 糖基转移酶在 234 或者 235 氨基酸出现多态性,在起到 B 糖基转移酶作用的同时,还能转移 N- 乙酰半乳糖胺,产生了少量的 A 抗原。

A(B) 与 B(A) 类似,其原因是血液中 H 糖基转移酶增多,导致 H 抗原增多,红细胞表面过多的 H 抗原,使得 A 糖基转移酶合成了微量 B 抗原。

2. cisAB 即顺式 AB,一般很少见。其最主要特征是 *A* 与 *B* 基因位于同一条染色体上,两个基因同时遗传给子代。该基因能够产生一种嵌合酶,同时催化 A 抗原和 B 抗原产生。

分泌型人唾液中有正常 A 物质、少量 B 物质和大量 H 物质。

3. 获得性 B 可发生在胃肠道细菌感染的 A 型患者，细菌进入血液后，在其脱乙酰基酶的脱乙酰基作用下，使 A 抗原转变为类 B 抗原，表现为红细胞上有 B 抗原，血清中存在抗 B 抗体，在体内该抗体不与自身细胞反应，分泌液中有 A 物质和 H 物质。

（七）ABO 血型系统临床意义

1. 临床输血 血型鉴定是临床输血的首要步骤，输血前必须准确鉴定供血者与受血者的血型，选择同型血源，交叉配血相容后才能输血。ABO 血型不相容的输血会发生严重的输血反应，甚至导致患者死亡。

2. 器官移植 ABO 血型抗原是一种广泛分布于人体器官组织血管内皮细胞表面的移植抗原。在器官移植时，应力求受体和供体间 ABO 血型一致，否则受体中的抗体可作用于移植物血管内皮表面的 ABO 抗原，发生超急性排斥反应，导致移植失败。

3. 新生儿溶血病 通常发生于 O 型的母亲，母子 ABO 血型不合可引起新生儿溶血病，可通过血型血清学检查来诊断。

4. 其他 ABO 血型可用作亲子鉴定（但应注意特殊情况，如顺式 AB 型），法医学鉴定以及某些疾病相关调查等。

二、Rh 血型系统

1940 年，Landsteiner 和 Wiener 发现了红细胞 Rh 血型，Rh 血型系统国际输血协会（ISBT）命名字母符号是 RH，数字序号是 004。

（一）Rh 命名

Rh 血型系统的命名较为复杂，主要有 Fisher-Race 命名法、Wiener 命名法和数字命名法。

1. Fisher-Race 命名法 又称 CDE 命名法，由 Fisher 和 Race 提出，他们认为 *RH* 基因是 3 种基因的复合物，以复合体形式遗传，如 CDe/cDe 只能以 CDe 或 cDe 遗传给子代。3 个连锁基因有 8 种基因组合，可形成 36 种遗传型。由于早期技术限制，对 Rh 血型基因认识不够深入，但该法简单明了，易于解释，临床上最为常用。

2. Wiener 命名法 又称为 Rh-Hr 命名法，由 Wiener 提出。他认为 Rh 抗原受控于 1 个遗传位点，每个 Rh 抗原由几个抗原因子组合而成，每个因子能被相应的抗体所识别。虽然该方法不够正确，但是可以用简单的名称表示或描述由一个单倍型产生的抗原。

3. 数字命名法 根据 Rh 抗原抗血清反应格局引进数字命名。该命名法注重基因、抗原、蛋白的区别。采用大写斜体字描述基因，字母描述抗原，蛋白质根据其携带抗原进行命名。

（二）*RH* 基因

RH 基因位于 1 号染色体，由 2 个紧密连锁的双结构基因构成，即 *RHD* 及 *RHCE* 基因，*RHD* 基因编码 D 抗原，*RHCE* 基因编码 C 和/或 c 及 E 和/或 e 抗原。

（三）Rh 血型抗原

1. Rh 抗原概况 Rh 血型抗原在人出生时已发育成熟，ISBT 已确认抗原多达 56 个，其中 D、C、c、E、e 是最常见且与临床最密切的抗原。免疫原性最强的是 D 抗原，其后按 E、C、c、e 的次序递减。

2. D 抗原分类 D 抗原为多肽类抗原，只存在于人类的红细胞膜上，体液和分泌液中无游离的 D 抗原。D 抗原的表达包括量和质的变化，抗原数量越多，抗原性越强。D 抗原质的变化主要指 D 抗原的表位数目减少。根据 D 抗原的量和质的不同，将 D 抗原分为以下几种。

（1）D：正常 D 抗原，红细胞表面 D 抗原数量一般为 1 万～3 万，抗原表位数目正常。

（2）弱 D（weak D）：抗原表位正常，D 抗原数量减少，称为弱 D。一般情况下，弱 D 红细胞可能不被 IgM 类抗 D 所凝集，但与 I$_2$G 类抗 D 反应，通过抗球蛋白试验可以出现凝集，故称为弱 D。弱 D 个体红细胞上 D 抗原为 200～10 000。弱 D 献血者的红细胞应视为 Rh 阳性而输给 Rh 阳性受血者，弱 D 作为受血者时，常规技术无法鉴定是弱 D 还是部分 D，应视为 Rh 阴性，应输入 Rh 阴性红细胞。

（3）部分 D（partial D）：D 抗原数目基本正常或增多，但是缺失正常 D 抗原上部分抗原表位，称为部分 D。部分 D 个体在接受正常 Rh 阳性血液，可能产生针对所缺失抗原表位的抗体，成为含有抗 D 的 Rh 阳性者。

（4）放散 D（Del）：D 抗原在红细胞上表达极弱，即 Del 表型，用常规的血清学方法容易鉴定成为 Rh 阴性。但通过吸收放散试验可证明在红细胞上实际存在有极少量的 D 抗原。亚洲 D 阴性人群有 10%～30% 为 Del，中国 Del 型居多，某些个体可以产生抗 D 抗体。

（5）D 抗原阴性：红细胞表面有 D 抗原，临床上称为 Rh 阳性，表面不含 D 抗原，临床上称为 Rh 阴性。中国人约 99.6% 为 Rh 阳性，某些少数民族 Rh 阴性率稍高，可达 15.78%。

（四）Rh 血型抗体

1. 抗体性质 Rh 抗体一般没有天然抗体，主要是后天通过输血、妊娠等免疫而产生。绝大多数抗体是 IgG 类，IgM 类极少见。

2. 抗体种类 Rh 血型比较常见的抗体是抗 D、抗 E、抗 C、抗 c 和抗 e 等。复合抗原的存在可刺激机体产生相应的抗体。大多数的抗 c 和抗 e 血清中，也含有抗 f（ce）。抗 C 常常和抗 Ce 一起产生。抗 CE 有时与抗 D 同时形成。

（五）Rh 血型系统临床意义

1. 溶血性输血反应 Rh 阴性个体在接触 Rh 阳性红细胞后，约 2/3 的人可产生 IgG 抗 D。如果这部分人再次输入 Rh 阳性红细胞，则会发生溶血性输血反应。

2. 新生儿溶血病 Rh 血型抗体大多数是 IgG$_1$ 亚类，能够通过胎盘导致新生儿溶血病。抗 D 是导致新生儿溶血病最常见的抗体，常发生于第二次妊娠或多次妊娠的孕妇，并随着妊娠次数的增加，发生新生儿溶血病的概率增加。

三、红细胞其他血型系统

（一）H 血型系统

H 血型系统 ISBT 命名字母符号是 H，数字序号是 018。该系统只有 1 个 H 抗原（H1 或 018001）。不同的 ABO 血型，红细胞膜上 H 抗原表达强度依次为：O>A$_2$>B>A$_2$B>A$_1$>A$_1$B。H 抗原的抗原性很弱，血清中一般无抗 H。人体几乎所有组织的细胞膜都含有 H 抗原。分泌型个体血浆、体液和分泌液中也含有 H 物质。

H 抗原合成受 *H* 基因和 *Se* 两个紧密连锁的基因控制，两个结构基因位于 19 号染色体。

H 抗原缺失表型有孟买型和类孟买型等。1952 年 Bhend 等在印度孟买发现 3 个人的红细胞为 O 型，无 A、B 及 H 抗原，唾液和分泌液中无 A、B 及 H 物质，但血清中有抗 H 抗体，称该类血型为孟买型。孟买型人输血，只能输注孟买型的血液。

孟买型携带的 *ABO* 基因可以遗传给子代，但因其自身缺乏 *H* 基因（*hh*）和分泌基因（*sese*），血清和细胞均缺乏岩藻糖基转移酶，不能形成 H 物质，为隐性遗传。

类孟买型个体缺乏 *H* 基因，其基因亦为 *hh*，但至少有一个 *Se* 基因。虽然不能检测出红细胞表面 H 抗原，但有少量的 A 和 / 或 B 抗原，记为 Ah、Bh、ABh。

类孟买型血清学特征是：被检红细胞与抗 H 无凝集，与抗 A、抗 B 凝集反应很弱，甚至用吸收放散试验才能检出 A 和 / 或 B 抗原。因为类孟买型分泌液及血浆中含有 I 型链 A 和 / 或 B 物质，红细胞从血浆中吸附 A 和 / 或 B 抗原，从而表达微弱的 A 和 / 或 B 抗原。唾液中含有少量的 ABH 物质。

（二）MNS 血型系统

MNS 是继 ABO 血型之后，第二个被发现的血型系统。ISBT 命名为 MNS，数字序号 002，目前已确认的抗原有 50 个。常见的有 M、MN、N、S、Ss、s 等，常见的抗体有抗 M、抗 N、抗 S、抗 s 等。

人体血液中常见的是抗 M 抗体，多为自然产生，也有因输血或细菌感染而产生，以 IgM 类为主，少部分是 IgG 类。与抗 M 相比，抗 N 比较罕见，多数抗 N 是 IgM 类，表现为典型的冷凝集特性，在 25℃ 以上很快失去活性。多数抗 M 及抗 N 抗体在 37℃ 不发生反应，所以没有临床意义。

部分抗 S 抗体是自然产生，多数是免疫性抗体。抗 s 均是免疫性抗体。抗 S 和抗 s 抗体通常是非补体结合性 IgG 类抗体，能够引起新生儿溶血病和溶血性输血反应。

红细胞其他血型系统主要有 Lewis、P1PK、Kell 等约 45 个血型系统，这些血型系统在临床输血中有一定意义。

第二节　血型鉴定和交叉配血

一、ABO 血型鉴定

ABO 血型鉴定主要是利用抗原抗体之间的特异性反应完成，包括正定型（direct typing）与反定型（indirect typing）。用已知的特异性抗体检查红细胞膜表面的未知抗原是正定型，用已知血型的红细胞检查血清中未知抗体是反定型。ABO 血型鉴定根据介质不同，分为盐水介质法、凝胶介质法等方法。盐水介质根据反应载体不同，又分为试管法、玻片法和微孔板法等方法。

（一）盐水介质法

检测原理：ABO 血型抗体以 IgM 为主，它能在生理盐水中与相应抗原特异性结合，出现肉眼可见的凝集现象。

1. 试管法

（1）操作步骤

1）正定型：①分离血浆：取标本，1 000×g 离心 3～5 分钟，取上层血浆于试管中。②制备红细胞悬液：用生理盐水洗涤红细胞 2～3 次，制备 2%～5% 红细胞悬液。③标记：取 2 支小试管编号，标记抗 A、抗 B。④加抗体：每管分别加 1 滴相应抗 A、抗 B 抗体试剂。⑤加待检红细胞悬液：在各管中分别加 1 滴待检 2%～5% 红细胞悬液，混匀。⑥离心：1 000×g 离心 15 秒。⑦观察结果：先观察上清液有无溶血，再观察有无凝集现象及凝集程度。⑧判断结果：见表 1-4-3。

表 1-4-3　ABO 血型正反定型结果判定表

抗体＋待检者红细胞（正定型）		待检者血型	待检者血浆＋标准红细胞（反定型）		
抗 A	抗 B		Ac	Bc	Oc
＋	－	A	－	＋	－
－	＋	B	＋	－	－
－	－	O	＋	＋	－
＋	＋	AB	－	－	－

注："＋"为凝集或溶血，"－"为不凝集。

2）反定型：①标记：取 3 支小试管编号，分别标记 Ac、Bc 及 Oc。②加血浆：在每管中各加 1 滴待检血浆。③加红细胞悬液：每管分别加 1 滴与标记相对应血型的红细胞悬液，轻轻混匀。④同正定型操作⑥～⑧。

（2）质量控制

1）器材：试管、滴管口径大小一致、必须清洁干燥、一次性使用。

2）抗体试剂：①从冰箱取出后平衡至室温使用，结束立即放回冰箱保存。②防止污染，有效期内使用，如出现浑浊不能用。③抗体质量：目前用于 ABO 血型鉴定的标准血清来源有人血清 ABO 血型抗体和人 ABO 血型单克隆抗体，其质量必须符合要求。

3）红细胞试剂：用 3 个健康者同型新鲜红细胞混合，生理盐水洗涤 2～3 次，除去血浆中的抗体、补体及可溶性抗原。红细胞悬液浓度一般 2%～5%，不能过高或过低。

4）标本：①标本新鲜，防止污染，不能稀释和／或溶血。②血浆和血清均可用于血型鉴定和交叉配血，血浆注意纤维蛋白原的干扰，血清排除补体干扰。③如受血者在过去 3 个月内输过血，供者红细胞未完全消失，可导致血型鉴定有混合凝集。④出生 6 个月内的婴儿可存在母亲血型抗体，自身血型抗体效价又低，不宜做反定型。⑤标本置 2～8℃保存 7 天，以备复查。

5）加标本和试剂：比例要适当；一般先加血浆，后加红细胞悬液。

6）反应温度：IgM 类抗 A 和抗 B 与相应红细胞反应的最适温度为 4℃，但为了防止冷凝集的干扰，一般在室温（20～25℃）进行，37℃可使反应减弱。

7）离心：离心可促进抗原抗体接触和结合，提高敏感性，但离心时间和速度应严格遵从操作规程，防止出现假阳性或假阴性。

8）结果观察：①离心后不要摇动试管，白色背景观察，先观察上层液有无溶血、凝集，再边观察边轻弹试管，观察有无凝块。②如为弱凝集则用显微镜检查，凝集程度判断有助于发现 A、B 亚型，类 B 抗原。

2. 玻片法

（1）操作步骤

1）标记：取 1 张玻片，用蜡笔划成 2 个方格，标记抗 A、抗 B。

2）加抗体：在玻片上分别各加抗 A、抗 B 试剂 1 滴。

3）加红细胞悬液：各加 1 滴 10% 待检红细胞悬液，连续混匀 1～5 分钟。

4）观察、判断结果：肉眼观察有无凝集反应，判断血型（见表 1-4-3）。

（2）质量控制

1）混匀充分，摇动时动作轻，时间足够，室温太高时注意防止干涸。

2）玻片法的敏感性比试管法低，凝集结果不明显时可用显微镜检查或用试管法鉴定。

3. 微孔板法

（1）U 形板法：一般 PVC 板，常为 96 孔，适用于工作量大的中心血站献血员 ABO 血型鉴定。

（2）V 形梯度微孔板法：未凝集红细胞沉降后，顺梯度微孔板孔中的梯度滚落到孔底部，凝集红细胞可挂在 V 形梯度微孔板孔中的梯度上，通过摄影技术自动判断结果，适用于中心血站大量标本血型鉴定。

（二）微柱凝胶检测卡法

红细胞抗原与抗体在微柱检测管内的凝胶介质中发生肉眼可见的凝集反应，即微柱凝胶试验（microcolumn gel assay）。将特定配比的葡聚糖凝胶颗粒分散装于特制的凝胶微柱中，制备成微柱凝胶卡。凝胶柱的上层为"反应池"（抗原抗体反应区），柱的下层为"分离池"。

1. 检测原理 在微柱凝胶介质中有血型抗体，红细胞如遇相应抗体可与之结合，经低速离心,利用凝胶颗粒之间间隙形成的分子筛作用,与抗体结合凝集的红细胞因体积大不能通过凝胶间隙,留于凝胶介质的上层或中间,即阳性反应。红细胞如未遇相应抗体,游离红细胞体积小,可通过凝胶间隙沉积于微柱凝胶反应管底部,形成细胞扣,即阴性反应。根据试验目的不同,检测卡分为三类:中性凝胶、特异性凝胶和抗球蛋白凝胶(表1-4-4)。反应管中一般含促凝剂和防腐剂;可用玻璃珠代替凝胶颗粒。

表 1-4-4 微柱凝胶检测卡分类

凝胶卡种类	成分	临床应用
中性凝胶检测卡	不含特异性抗体及抗球蛋白试剂	检测 IgM 抗体与红细胞反应,如 ABO 血型正反定型、RhD 抗原测定、交叉配血
特异性凝胶检测卡	含有特异抗体	红细胞抗原检测,用于 ABO 血型正定型、RhD 抗原测定和其他血型鉴定
抗球蛋白凝胶检测卡	含有抗球蛋白试剂	检测 IgM 及 IgG 不完全抗体和相应抗原反应,如交叉配血、意外抗体筛查、鉴定

2. 操作步骤 按说明书要求操作。

3. 质量控制

(1)器材:离心机要准确校准离心参数,离心参数要严格按照要求。

(2)检测卡:2~25℃竖立保存。实验前检查封口是否完整,从冰箱取出后应平衡至室温后使用。

(3)加样:中性凝胶检测卡先加红细胞,后将血浆或抗体加在红细胞液面上,动作要轻,不要破坏凝胶面。

(4)结果:假阳性主要见于血中有镰形红细胞或巨幼红细胞、白细胞过多,纤维蛋白未完全除去的血清、被污染的标本。陈旧、破碎红细胞可沉于胶中或表面,造成弱阳性。质控管红细胞在胶上或胶中,应重新试验。假阴性主要见于:抗体过少、抗原抗体比例不合适、离心力过大、漏加抗体等。

(5)溶血反应:主要见于低渗透压反应液、温度过低或过高、标本被细菌污染及各种理化、免疫因素破坏红细胞等。

4. 方法评价 ABO 血型鉴定方法评价,列于表1-4-5。

表 1-4-5 ABO 血型鉴定方法评价

方法	优点	缺点
试管法	血型鉴定的"金标准",时间短,适用于急诊血型鉴定,离心可增强凝集,方法敏感,结果可靠,有助于发现亚型或弱凝集	与玻片法相比较,操作相对复杂
玻片法	操作简单,不需离心,可用于大规模普查和 POCT 检查	鉴定时间较长,灵敏度低,较弱凝集易忽略而导致定型错误,不适于临床常规使用
微孔板法	可自动化、标准化,适于大量标本血型鉴定,目前中心血站应用较多	自动鉴定需要特殊设备
微柱凝胶检测卡法	①项目全、应用广泛,可用于血型正反定型、稀有血型鉴定、交叉配血等;②操作简单,可自动化;③操作标准化,重复性好;④灵敏度高,结果可靠,能检测到弱凝集反应;⑤结果易于判定;目前临床应用较多	需要检测卡和仪器

二、Rh血型鉴定

目前Rh血型系统已经发现56个抗原,但临床一般只进行D抗原鉴定,有特殊需要(如家系调查、亲子鉴定、配血不合等)可采用抗C、抗c、抗E、抗e等标准血清做全面的表型鉴定。

RhD抗原鉴定采用的试剂主要有单克隆IgM抗D和IgG抗D血清试剂。用IgM抗D试剂可采用盐水介质法、微柱凝胶检测卡等方法鉴定。用IgG抗D血清可采用酶介质法、抗球蛋白试验法及微柱凝胶抗球蛋白检测卡等方法鉴定。

(一)盐水介质法

1. 检测原理 单克隆IgM抗D试剂与红细胞上RhD抗原结合,在盐水介质中出现肉眼可见的凝集反应。

2. 操作步骤 ①标记:取小试管3支,分别标记待测、阳性、阴性对照。②加抗体:各管加入1滴IgM抗D试剂。③加红细胞悬液:在标记各管中分别对应加入1滴待检红细胞悬液、5% RhD阳性和阴性红细胞悬液,混匀。④离心:1 000×g离心15秒(或按说明书)。⑤观察、判断结果:阳性管凝集,阴性管不凝集,待测管凝集为阳性,不凝集为阴性。

3. 质量控制

(1)方法:①Rh血型系统的抗体多由后天免疫刺激(输血或妊娠)产生,不能通过反定型验证Rh血型。②可以采用玻片法鉴定,红细胞浓度一般为30%~50%,反应2分钟后观察结果。

(2)对照:鉴定必须有严格的对照试验,包括阴性、阳性对照和试剂对照试验。

(3)阴性结果处理:待检红细胞与抗D试剂在盐水介质中不凝集,应进行Rh阴性确认试验,一般使用3种或3种以上IgG抗D试剂进行间接抗球蛋白试验。如3种IgG抗D试剂抗球蛋白试验的结果均为阴性,即可判定为Rh阴性;如果抗球蛋白试验有1种或1种以上IgG抗D试剂的结果为阳性,即可判定为Rh阳性(弱D表型)。

(4)其他:同ABO血型鉴定。

(二)酶介质法

1. 检测原理 IgG抗体分子的跨度小于正常情况下红细胞间的距离,与红细胞结合后,不足以使红细胞黏附一起形成凝集。某些酶(木瓜酶、菠萝蛋白酶、胰蛋白酶等)可破坏红细胞表面的唾液酸,减少负电荷数量,降低排斥力,缩短红细胞间距离,有利于IgG血型抗体与红细胞上RhD抗原反应,形成肉眼可见的凝集。

2. 操作步骤 ①标记:取3支试管,标记为待测、阳性、阴性对照。②加红细胞悬液:上述各管分别对应滴加2%~5%待测红细胞、RhD阳性及阴性红细胞1滴。③加酶:均加1%木瓜酶溶液1滴混匀。④加IgG抗D:各管均加IgG抗D 2滴,混匀。⑤水浴:置37℃水浴15~30分钟。⑥离心:1 000×g离心15秒。⑦观察、判断结果:同盐水介质法。

3. 质量控制

(1)酶试剂应分装冻存,每次使用取1份。

(2)严格控制水浴温度为37℃,温度太高易致酶失活和红细胞溶血。

(3)酶法对Rh、Kidd血型鉴定效果最好,但对M、N、S、s、Fy^a、Fy^b等抗原破坏较为显著,不能进行这些抗原鉴定。

(4)其他同盐水介质法。

4. 方法评价 RhD血型鉴定方法评价,见表1-4-6。

表 1-4-6 RhD 血型鉴定方法评价

方法	评价
盐水介质法	简单,快速,不需特殊仪器,适合 IgM 型抗体试剂
酶介质法	简单,经济,但较费时
抗球蛋白试验	检查不完全抗体最可靠的方法,但操作复杂、费时,不适用于急诊检查和血库的大批检查。多用于新生儿溶血病的诊断、因血型不合输血产生的血型抗体检查
微柱凝胶检测卡法	简单、快速、准确,灵敏度高、重复性好,易于标准化、自动化。目前临床主要应用

三、交叉配血试验

为保证安全输血,临床输血前必须保证供、受血者的血液在免疫血液学方面"相容"。输血前血型相容性试验包括红细胞 ABO 血型和 RhD 血型鉴定、意外抗体检测及交叉配血试验。

交叉配血试验(cross match test)是在血型鉴定的基础上,进一步检查受血者和供血者血液中是否含有不相容的抗原和抗体成分的试验,分为主侧和次侧交叉配血试验。主侧指用受血者血浆与供血者红细胞进行反应,检查受血者血浆中是否存在针对供者红细胞的抗体。次侧指用受血者红细胞与供血者血浆进行反应,检查供血者血浆中是否存在针对受血者红细胞的抗体。

通过交叉配血可发现血型鉴定错误、亚型和意外抗体。交叉配血试验根据使用介质不同,分为盐水介质试管法、抗球蛋白介质试管法、低离子聚凝胺介质试管法和微柱凝胶抗球蛋白等。

(一)盐水介质试管交叉配血试验

1. 检测原理 天然 IgM 类血型抗体与对应红细胞抗原在室温下盐水介质中出现凝集反应。通过离心,观察受血者血浆与供血者红细胞(主侧)以及受血者红细胞与供血者血浆(次侧)之间有无凝集现象,判断受血者与供血者之间有无 ABO 血型不合。

2. 操作步骤 ①标记:取小试管 2 支,标记主侧和次侧。②加标本:在主侧管内加受血者血浆和供血者 2%～5% 红细胞悬液各 1 滴,次侧管加供血者血浆和受血者 2%～5% 红细胞悬液各 1 滴,混匀。③离心:1 000×g 离心 15 秒。④观察、判断结果:主、次侧管内红细胞均不溶血或凝集,表明受血者和供血者血液盐水介质交叉配血相容。如果主、次侧管或单独一侧试管内出现红细胞溶血或凝集,则表明受血者、供血者血液交叉配血试验不相容。

3. 质量控制

(1)方法:本试验只能检出不相配合的 IgM 完全抗体,检测不出 IgG 不完全抗体。临床推荐每个受血者输血前要用盐水介质法和抗球蛋白介质法(试管或微柱)两种方法同时进行交叉配血试验,基层医院实验室一般用盐水介质法加低离子聚凝胺介质法进行交叉配血试验,以防止漏检不完全抗体,确保输血安全。

(2)标本:①受血者标本必须 3 天内采集。②如受血者需再次输注红细胞,与最后一次输注红细胞已间隔 24 小时,应重新采集标本进行交叉配血试验,避免回忆反应产生抗体漏检。

(3)结果观察:若存在弱凝集,需借助显微镜观察。如疑冷凝集素导致红细胞凝集,需在 37℃ 水浴箱放置 2～5 分钟后再肉眼观察结果。

(4)结果分析:盐水介质交叉配血试验时,如出现交叉配血不相容,首先应重新鉴定供血者和受血者的 ABO 血型,以排除因 ABO 血型鉴定错误导致的交叉配血不相容。再用其他方法进行交叉配血。

（5）多个供血者：患者在 48 小时内输入 2 000ml 以上血液时需多个供血者,此时供血者之间也应进行交叉配血试验,以防止供血者之间血型不合及不完全抗体存在,保证输血安全。

（6）其他：同血型鉴定。

（二）抗球蛋白介质交叉配血试验

抗球蛋白试验是 1945 年由 R.R.A. Coombs 等建立,又称为 Coombs 试验,主要用于检查 IgG 等不完全抗体参与的抗原抗体反应,也可检查补体组分 C3、C4 片段参与的免疫反应。

1. 检测原理 一定条件下,IgG 血型抗体能与红细胞膜上相应抗原结合而使红细胞致敏,但多数 IgG 抗体分子量小,不能在盐水介质中使致敏红细胞出现肉眼可见凝集。加入抗球蛋白试剂,该抗体（二抗）的 Fab 片段可与包被在红细胞膜上的 IgG 血型抗体（一抗）的 Fc 片段结合发生抗原抗体反应,通过抗球蛋白抗体的桥联作用,促使原来已致敏的红细胞发生肉眼可见的凝集反应。

根据试验目的的不同,抗球蛋白试验分为：①直接抗球蛋白试验（direct antiglobulin test,DAT）,即抗球蛋白试剂直接与红细胞反应出现肉眼可见的凝集,可以检测红细胞是否被不完全抗体和 / 或补体致敏；②间接抗球蛋白试验（indirect antiglobulin test,IAT）：即红细胞在体外与不完全抗体结合后,再加入抗球蛋白试剂进行检测的试验,可用于血清中不完全抗体筛查和鉴定、交叉配血试验、检测红细胞上的血型抗原（如 Rh、Duffy、Kell、Kidd 等血型系统）等。

2. 操作步骤 按说明书要求操作。

3. 质量控制

（1）试剂：抗球蛋白血清应按试剂盒说明书稀释,否则会产生前带或后带现象,出现假阴性。

（2）洗涤致敏红细胞：应及时,一旦洗涤就不应中途停止。洗涤时使用足够盐水并用力冲入管底,使沉积于管底的红细胞松散。延迟或中途终止试验可使结合在红细胞上的抗体从细胞上释放或解离。

（3）离心：离心时间和相对离心力非常关键,应按试剂盒说明书操作,建议用血型血清学专用离心机。

（4）结果分析：阴性对照凝集或阳性对照不凝集,提示反应系统有问题,试验结果不可靠。供血者或受血者对照凝集,主侧或次侧凝集,表明供血者或受血者可能存在自身抗体,提示本次试验结果不可靠。应分析并消除原因,重新试验。

（三）低离子聚凝胺介质交叉配血试验

聚凝胺（polybrene,Poly）是一种由 4 个胺聚合而成的高价阳离子聚合体,在溶液中可产生多个阳离子基团,可中和红细胞表面唾液酸所带的负电荷,缩短红细胞间的距离。1980年,Palezari 和 Jiang 首先将聚凝胺技术应用在交叉配血试验。

1. 检测原理 首先利用低离子强度溶液（low ionic-strength solution,LISS）降低溶液的离子强度,减少红细胞周围的电子云,促使血型抗体与红细胞膜上相应抗原结合。再加入聚凝胺溶液,带正电荷的聚凝胺大分子聚合物能够中和红细胞表面的负电荷,减弱红细胞间的静电斥力,在离心力作用下,可使正常红细胞形成可逆性的非特异性聚集。然后加入枸橼酸钠重悬液（解聚液）,枸橼酸根的负电荷能中和聚凝胺的正电荷,由聚凝胺引起的非特异性聚集会因电荷中和而消失,为阴性反应,而由 IgM 或 IgG 类血型抗体与红细胞产生特异性凝集则不会散开,出现肉眼可见的凝集现象,为阳性反应。

2. 操作步骤 按说明书要求操作。

3. 质量控制

（1）方法：①在临床应先进行盐水介质交叉配血试验,待排除 IgM 红细胞抗体存在后,再进行本试验。②该试验对 Kell 血型系统的抗体检测效果差,虽然汉族人群中 K 基因出现频率几乎为零,但我国少数民族或外籍人员本试验为阴性时,应继续做抗球蛋白试验。

(2)标本:不能用含枸橼酸钠和肝素的抗凝样本,因其对聚凝胺有拮抗作用而易引起假阴性。可选择 EDTA-K_2 抗凝。用血清标本效果更好。

(3)试剂:聚凝胺只能使正常红细胞发生凝集,对缺乏唾液酸的细胞(如 T 及 Tn 细胞)无作用。聚凝胺溶液放置在玻璃瓶中过久可能引起红细胞凝集过弱,该溶液应保存在深色或黑色塑料瓶中。

(4)加聚凝胺溶液:①枸橼酸钠、肝素能够中和聚凝胺,使红细胞之间非特异性凝集反应减弱,如标本中含枸橼酸钠、肝素,可多加聚凝胺溶液,或在试验中逐步加入聚凝胺溶液到红细胞出现凝集为止。②血液透析患者建议用抗球蛋白交叉配血试验,以保证试验的准确可靠性。

(5)结果观察:①加聚凝胺溶液及重悬液后,摇动试管要轻,否则可使凝集红细胞散开,观察结果应在 3 分钟内,以免反应减弱或消失。②凝集结果不明显时,用显微镜观察。

(6)其他:同盐水介质法。

(四)微柱凝胶抗球蛋白介质交叉配血试验

1. 检测原理 将供血者、受血者红细胞及血浆分别加到含抗球蛋白试剂的微柱凝胶柱主侧和次侧管中,如血浆中存在针对红细胞抗原的血型抗体(IgM 或 IgG),生成抗原抗体复合物,凝胶中的抗球蛋白与抗原抗体复合物抗体结合,形成红细胞凝集团块,离心后红细胞留在微柱的表面,为阳性反应。如果血浆中不含有针对红细胞膜上血型抗原的抗体,红细胞下沉到微柱管的底部,为阴性反应。

2. 操作步骤 按说明书要求操作。

3. 质量控制

(1)方法:本试验通过分子筛作用可提高交叉配血试验的特异性和敏感性,可同时检出 IgG 和 IgM 红细胞血型抗体。

(2)其他:同 ABO 血型鉴定微柱凝胶检测卡法。

4. 方法评价 交叉配血试验方法评价,列于表 1-4-7。

表 1-4-7　交叉配血试验方法评价

方法	优点	缺点
盐水介质法	简单、快速,不需特殊条件。ABO 血型交叉血最常用方法,适用于无输血史或妊娠史患者	仅用于检查 IgM 血型抗体是否相配,不能检出不相配的 IgG 血型抗体
抗球蛋白介质法	灵敏、特异、准确可靠,检查不完全抗体最可靠的方法	操作复杂、费时、不能自动化
低离子聚凝胺介质法	除 Kell 血型外对大多数血型系统敏感性高,简单、快速	影响因素多,易漏检低效价抗体,阳性还需抗球蛋白试验确证,对 Kell 血型系统抗体不能检出
微柱凝胶抗球蛋白介质法	操作简单,结果准确,敏感度高,特异性强,重复性好,结果直观,可较长时期保存,适合手工、半自动和全自动。可同时检出 IgG 和 IgM 型血型抗体,临床常用,发展趋势	孵育和离心时间稍长,不适用于急诊,不适合 DAT 阳性受血者
酶介质法	简便、经济、灵敏。可作配血筛查试验,主要检测 Rh 系统不相合的免疫性抗体,适用于有输血史或妊娠史的患者	较费时,准确性、稳定性相对较差

四、意外抗体筛查

根据《全国临床检验操作规程》有关规定,凡遇到交叉配血不合、对有输血史或妊娠史或短期需要接收多次输血者,必须做意外抗体筛查。

输血前对受血者血清/血浆进行抗体筛查,以发现具有临床意义的意外抗体。有临床意义的意外抗体一般指能够引起溶血性输血反应、新生儿溶血病或使输入的红细胞存活时间缩短且在 37℃ 有反应的同种异型抗体。它可以是 IgM 类或 IgG 类,其检测方法必须包括盐水介质法、低离子强度介质法、酶法、抗球蛋白试验、聚凝胺试验和微柱凝胶试验等。临床上意外抗体筛查在盐水介质法的基础上,按抗体血清学特性和实验条件再选择一种。

(一)意外抗体筛查方法

1. 盐水介质法 主要用于 IgM 类抗体筛查,该方法操作简单、成本低廉,但其灵敏度低,不易检测到弱凝集。

2. 聚凝胺法 为非特异性促凝,阳性时应设抗球蛋白试验对照。多特异性抗球蛋白抗原阳性会引起聚凝胺试验假阳性。

3. 抗球蛋白试验 是鉴定意外抗体最可靠的方法。

4. 酶介质法 对 Rh、Kidd 血型检出效果最好。但对 M、N、S、Fy^a、Fy^b 等抗原有破坏作用,影响这些抗体检出。此法临床已不常用。

5. 微柱凝胶法 敏感性高、特异性强、结果准确、易于观察和影响因素少,临床广泛应用。

6. 注意事项

(1)抗体筛查结果全部阳性时,应进行"自身对照",排除自身抗体干扰。

(2)抗体筛查可在交叉配血试验之前或同时进行,以便尽早发现有临床意义的意外抗体,避免输血反应的发生。

(3)用于意外抗体筛查的试剂红细胞称为抗筛细胞。一般由 2~3 组 O 型红细胞组成,最好含有中国人常见的 Mur、Dia 等,且最好抗原互补。抗筛细胞大多不包括低频率抗原,只能初步判断血清中是否含有意外抗体,不能检出低频率抗体。

(二)意外抗体鉴定

意外抗体筛查试验结果阳性,应做抗体鉴定试验,以确定其特异性。根据待测血清与谱红细胞在 3 种介质(盐水、酶、抗球蛋白)中的反应结果加以判定。抗体鉴定试验包括以下内容:

1. 与自身细胞反应 观察受血者血清与受血者自身细胞的反应情况,确定血清内是否有自身抗体或自身抗体和同种抗体同时存在。

2. 与谱红细胞反应 谱红细胞由已知血型表现型的 8~12 人份 O 型红细胞组成。根据情况选择不同的谱红细胞,根据反应格局,明确鉴定最常见的有临床意义的意外抗体的特异性。

(三)抗体筛查和鉴定的影响因素

1. 抗体筛查/鉴定细胞的质量 由于人种差异,临床很难找到完全覆盖所有抗原的抗筛/鉴定细胞,因此,抗筛细胞的选择应符合本地区意外抗体分布特点。

2. 实验方法 凝集试验的反应条件、检测凝集的方法、增强剂的使用等可影响凝集反应强度。IgM 抗体在 4℃ 凝集强度明显大于室温,37℃ 凝集会减弱。

3. 抗体的特异性

(1)抗体筛查试验为阴性,不代表被检血清中一定无意外抗体,要结合临床,防止低亲和力和低效价抗体漏检。

（2）筛查细胞漏检 ABO 亚型抗体（如抗 -A$_1$），若被检血清中存在抗 -A$_1$，可以通过正反定型不符提示。

（3）有些抗体（如抗 -Le^a、抗 -Jk^b）在盐水介质中可溶解抗原不配合的红细胞，出现溶血现象。

（4）筛查试验应在标本采集 48 小时内完成。补体依赖性抗体检测不宜采用血浆标本。

第三节 白细胞血型系统

一、白细胞血型分类

人类白细胞表面表达的抗原主要包括三类：红细胞血型抗原、与其他组织细胞共有的血型抗原（即人类白细胞抗原，human leukocyte antigen，HLA）和白细胞所特有的血型抗原。这里重点介绍 HLA。

1. 白细胞表达的红细胞血型抗原 包括 ABO、P1PK、Lewis、Diego、Ii、MNS、Kidd、Kell 血型系统中的抗原，但表达量比较少，临床意义也不大。

2. 人类白细胞抗原 1958 年由法国医生 Dausset 首次发现，肾移植患者与供者组织细胞表面的同种异型抗原存在着差异，患者出现排斥反应；反复输血患者的血清中存在着与供者白细胞发生反应的循环抗体，这些抗体针对人体所有有核细胞表面的靶分子。HLA 在器官移植中起重要作用，供者和受者细胞表面的组织相容性抗原是决定移植物赖以存活的基础。根据其抗原性的强弱和诱发移植排斥反应的快慢，可分为主要组织相容性抗原（major histocompatibility antigen，MHA）和次要组织相容性抗原（minor histocompatibility antigen）。其中能引起快而强排斥反应的抗原系统为主要组织相容性系统（major histocompatibility system），由一组紧密连锁的基因编码，其编码的基因群称为主要组织相容性复合体（major histocompatibility complex，MHC）。MHA 首先在人白细胞表面被发现，故又称为人类白细胞抗原或 HLA 分子，其编码基因被称为 HLA 复合体或 *HLA* 基因。

3. 白细胞本身所特有的血型抗原 主要有粒细胞及其前体细胞的特异性抗原（HNA-1a、HNA-2a、HNA-3a 等）和淋巴细胞上的 Gr 系统抗原等。

二、白细胞抗原系统

白细胞抗原系统包括一系列复杂的基因及其编码的蛋白。*HLA* 基因编码的 HLA 分子是人类白细胞上最强的同种抗原。

（一）*HLA* 基因

HLA 基因位于 6 号染色体短臂 21.3 区域，全长 3 600kb，约为人类基因组碱基数的 0.1%，共有 224 个基因位点，其中 128 个为功能基因，96 个为假基因。*HLA* 基因具有多基因性、多态性和连锁不平衡等遗传特点，从而构成复杂的基因多样性。

HLA 复合体按其编码分子的结构、表达方式、组织分布和功能等特性不同，可分为三类，即 HLA- Ⅰ类、HLA-Ⅱ类和 HLA-Ⅲ类，各类基因都含有多个位点（图 1-4-1）。

（二）HLA 分子

1. HLA 分子的分类 依据 *HLA* 基因分类情况，其编码的产物依次被称为 HLA- Ⅰ类分子、HLA-Ⅱ类分子和 HLA-Ⅲ类分子，即经典 HLA- Ⅰ类分子（HLA-A、HLA-B、HLA-C）和非经典 HLA- Ⅰ类分子（HLA-E、HLA-F、HLA-G、HLA-H、HLA-J），经典 HLA-Ⅱ类分子（HLA-DP、HLA-DQ、HLA-DR）和非经典 HLA-Ⅱ类分子（HLA-LMP、HLA-TAP、HLA-DM 等）以及

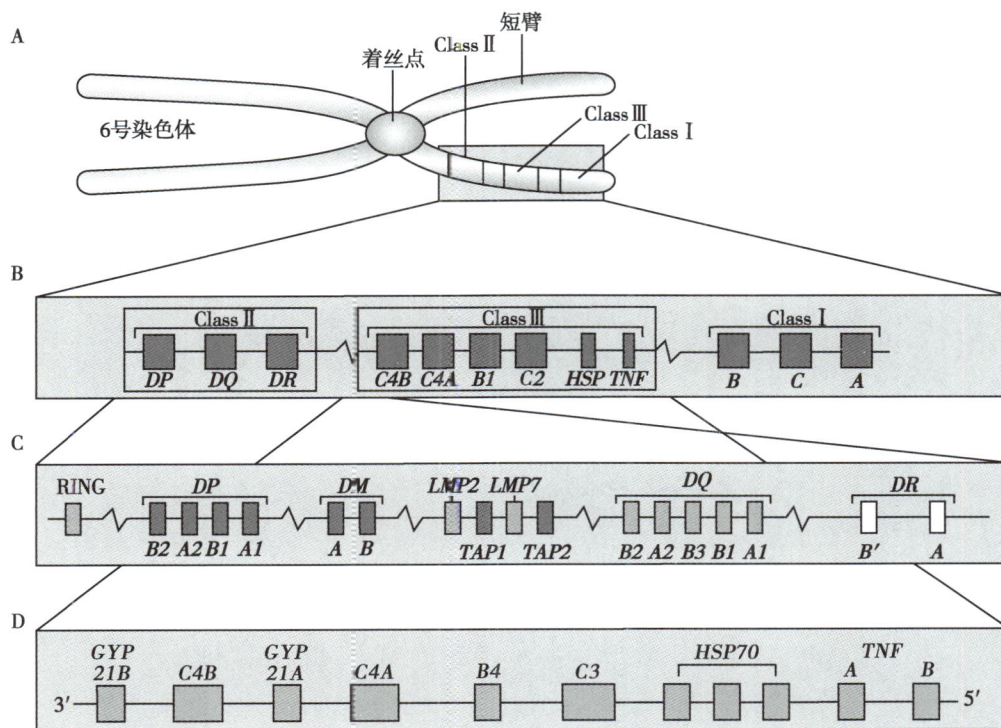

图 1-4-1 HLA 复合体结构

A. HLA 复合体在 6 号染色体上的定位；B. HLA 复合体结构示意图；C. HLA-Ⅱ类基因结构示意图；
D. HLA-Ⅲ类基因结构示意图。
CLASS Ⅰ，HLA-Ⅰ类基因；CLASS Ⅱ，HLA-Ⅱ类基因；CLASS Ⅲ，HLA-Ⅲ类基因。

HLA-Ⅲ类分子（C4、C2、B 因子、TNF-α、TNF-β、HSP-70）。不同个体 *HLA* 基因编码的分子在化学结构及功能上均十分相近。

2. HLA 分子的结构

（1）HLA-Ⅰ类分子结构：HLA-Ⅰ类分子由两条多肽链组成。一条是由 *HLA* 基因编码的 α 链（重链），胞外区有 3 个结构域即 α_1、α_2 及 α_3。α_1 和 α_2 构成肽结合槽，是与内源性多肽结合和递呈的位点。α_3 是 HLA-Ⅰ类分子与 T 细胞表面 CD8 分子的结合部位（图 1-4-2）。另一条由 15 号染色体上非 *HLA* 基因编码的 β 链，对分子天然构象稳定有重要作用。

（2）HLA-Ⅱ类分子结构：HLA-Ⅱ类分子的空间结构与 HLA-Ⅰ类分子类似，由 α 链和 β 链通过非共价键连接组成。胞外区由 α 链和 β 链的胞外部分的结构域组成，分别为 α_1、α_2 和 β_1、β_2。α_1 和 β_1 组成肽结合槽，是外源性抗原肽的结合位点。α_2 和 β_2 折叠成类似于免疫球蛋白结构域，是 T 细胞表面 CD4 分子的结合部位（图 1-4-3）。

3. HLA 分子的组织分布

（1）HLA-Ⅰ类分子：广泛分布于体内所有有核细胞表面，其中，淋巴细胞的表达水平最高；其次为巨噬细胞、树突状细胞及中性粒细胞；而心、肝、肺、成纤维细胞、肌细胞、神经细胞及角膜细胞的表达水平较低。某些特殊类型的红细胞（如网织红细胞）也能检出 HLA-Ⅰ类分子。

（2）HLA-Ⅱ类分子：表达范围极其狭窄，主要表达在某些免疫细胞表面，如单核巨噬细胞、树突状细胞及 B 淋巴细胞等。此外，精子细胞和活化 T 淋巴细胞表面也表达，其表达水平与细胞分化及抗原刺激有关；内皮细胞和某些组织上皮细胞表达的 HLA-Ⅱ类分子与某些自身免疫性疾病的发生有关。

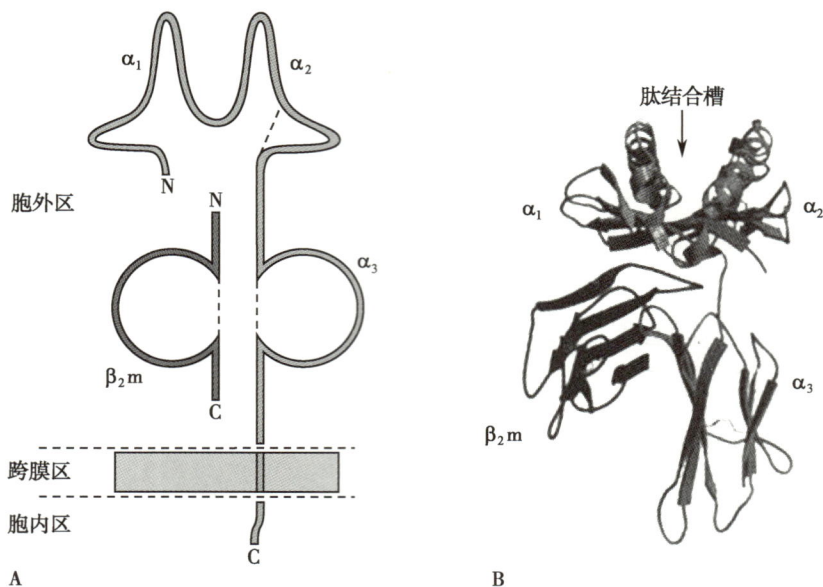

图 1-4-2　HLA-Ⅰ类分子结构

A. HLA-Ⅰ类分子结构示意图；B. HLA-Ⅰ类分子三维空间结构图。

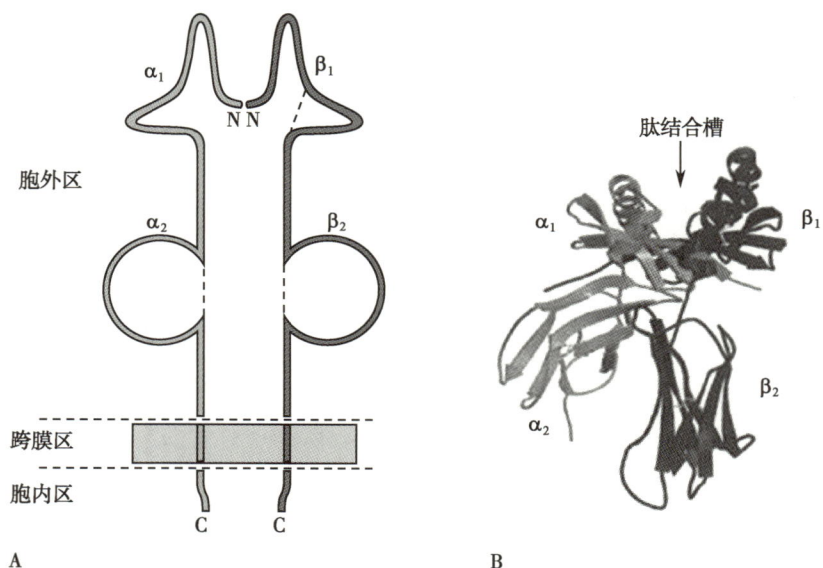

图 1-4-3　HLA-Ⅱ类分子结构

A. HLA-Ⅱ类分子结构示意图；B. HLA-Ⅱ类分子三维空间结构图。

此外，血清、尿液、唾液、精液及乳汁等也可以检测到游离的可溶性的 HLA-Ⅰ、HLA-Ⅱ类分子。

（三）HLA 抗体

人类通过输血、妊娠及移植等免疫刺激形成同种免疫，可产生 HLA 抗体。目前，临床应用的红细胞悬液、血浆制品和单采血小板虽然经过去白细胞处理，仍存在一定量的白细胞，并且血小板本身就含有 HLA 抗原，所以反复输注血液制品的患者可能因为 HLA 抗原的刺激而诱发机体免疫反应，产生 HLA 抗体，导致输血不良反应。

（四）HLA 检测

人类白细胞抗原检测技术已广泛应用于器官移植前组织配型，HLA 分型技术分为血清学方法、细胞学方法和基因分型方法。血清学方法和细胞学方法检测抗原，而基因分型方法是检测其基因碱基核苷酸多态性的不同。

血清学方法常见的试验有微量淋巴细胞毒试验，该法需要活的 T 或 B 淋巴细胞和特异性抗体，易受抗血清、淋巴细胞、反应温度和时间、补体和判定等方面的影响。

细胞学分型方法主要包括混合淋巴细胞培养法、纯合分型细胞试验和预致敏淋巴细胞试验。该试验所需要的特定分型细胞来源困难、操作烦琐，而且指定 HLA 抗原偏差较大，目前采用细胞学分型方法指定 HLA 抗原应用不多。

HLA 基因分型方法包括 PCR- 序列特异性引物（PCR-SSP）、PCR- 序列特异性寡核苷酸探针（PCR-SSOP）、Luminex 检测技术、PCR- 核苷酸序列测定（PCR-SBT）、基因芯片和二代测序（NGS）技术等。*HLA* 基因分型方法的准确率远高于血清学方法和细胞学分型方法，标本可长期保存和远程运输。

HLA 抗体检测的方法有多种，包括 Luminex 检测技术、淋巴细胞毒试验、流式细胞术和酶联免疫吸附试验（ELISA）等，其中 Luminex 检测技术为临床常用方法。

（五）HLA 系统在医学中的应用

某些疾病状态可出现 HLA 表达异常，引起非溶血性发热反应、输血相关性急性肺损伤（TRALI）、血小板无效输注（PTR）、白细胞减少、荨麻疹、嵌合体及输血相关移植物抗宿主病（T-GVHD）等多种输血反应。HLA 系统在移植医学、输血医学和法医学等学科中均具有重要作用。

三、粒细胞抗原系统

20 世纪初，人们发现某些患者的血清可以与其他人的白细胞发生凝集，特别是在多次输血、妊娠的妇女等患者血清中可以检测到粒细胞抗体。直到 1960 年 Lalezari 研究新生儿同种免疫性粒细胞减少症（NAN），首次提出粒细胞特异性抗原和抗体。随着分子生物学技术的发展，对粒细胞的研究也取得了迅速进展。

（一）粒细胞抗原

粒细胞表面抗原一般分为两大类：一类为粒细胞特异性抗原，另一类为与其他组织或细胞共有的抗原。

1. 粒细胞特异性抗原 是指仅分布于粒细胞表面的抗原，这些抗原除分布在中性粒细胞表面外，也可分布在嗜酸性粒细胞和嗜碱性粒细胞表面，只是至今难以检测，故统称为粒细胞特异性抗原。

1998 年，ISBT 粒细胞抗原工作组在西班牙建立了粒细胞同种特异性抗原新的命名原则：①命名为人类粒细胞抗原（human neutrophil alloantigen，HNA）。②抗原的糖蛋白位点以 HNA 后数字编码表示。同一位点上的不同抗原用小写英文字母表示，如 HNA-1a、HNA-1b 和 HNA-1c 等。③新发现的粒细胞抗原暂时用字母缩写命名，直至粒细胞工作委员会提出正式命名。④粒细胞抗原的等位基因编码依照国际人类基因图谱研究组的规定命名。目前，已经发现的 HNA 有 12 种，归属于 5 个粒细胞抗原系统（表 1-4-8）。

2. 与其他细胞共有的抗原 与红细胞血型系统共有的抗原，如 Lewis、P1PK、Kx、Ge、Ii 系统抗原，但没有 A、B 和 H 抗原；与血小板和淋巴细胞共有的抗原，如 5 位点的 5a、5b，经典 HLA- Ⅰ、HLA-Ⅱ抗原。

（二）粒细胞抗体

粒细胞抗原免疫刺激产生粒细胞抗体，如 HNA-1a、HNA-2a、HNA-3a 抗体等多数为 IgG，但也存在 IgM 抗体，以及 IgM 与 IgA 的混合抗体。

表 1-4-8　人类粒细胞特异性抗原

抗原系统	发现时间	基因	定位	抗原	曾用名
HNA-1	1960	FcGR3B*01	FcγRⅢb	HNA-1a	NA1
		FcGR3B*02		HNA-1b	NA2
		FcGR3B*03		HNA-1c	SH
		FcGR3B*02		HNA-1d	
HNA-2	1971	CD117*01	GP56-64	HNA-2a	NB1
		CD117*02		HNA-2b	
HNA-3	1964	SLC44A2*01	GP70-95	HNA-3a	5b
		SLC44A2*02		HNA-3b	5a
HNA-4	1986	ITGAM*01	CD11b	HNA-4a	MART
		ITGAM*02		HNA-4b	
HNA-5	1979	ITGAL*01	CD11a	HNA-5a	OND
		ITGAL*02		HNA-5b	

（三）粒细胞抗原抗体检测

粒细胞血型抗原系统的检测有助于及时诊断和治疗粒细胞血型抗原系统引起的疾病。粒细胞抗原或抗体血清学鉴定方法主要有粒细胞凝集试验、粒细胞免疫荧光试验、单克隆抗体特异性粒细胞抗原捕获试验、流式细胞术和 ELISA 等。HNA 系统抗原的差异主要是单核苷酸多态性（SNP）引起的，HNA 基因分型方法主要有 PCR 限制性片段长度多态性（PCR-RFLP）、PCR-SSP、PCR-SBT、多重 SNPshot 技术，其中 PCR-SSP 最常用。

（四）粒细胞抗原系统的临床意义

粒细胞抗原诱导产生粒细胞抗体，二者发生免疫反应，破坏粒细胞，引起新生儿同种免疫性粒细胞减少症（NAN）、自身免疫性粒细胞减少症（AIN）、药物诱导的免疫性粒细胞减少症（DIN）、骨髓移植后同种免疫性粒细胞减少症（ANBT）、输血相关性同种免疫性粒细胞减少症（TRAIN）、输血相关性急性肺损伤（TRALI）、发热反应等。

第四节　血小板血型系统

血小板血型系统经输血或妊娠等免疫刺激可以产生同种抗体，引起血小板无效输注、输血后紫癜等情况。血小板血型系统对于临床输血和疾病诊断具有重要意义。

一、血小板抗原

血小板表面含有多种抗原成分，主要包括血小板相关抗原（platelet associated antigen，PAA）和血小板特异性抗原。PAA 是指与其他细胞或组织共有的抗原，又称血小板非特异性抗原，如 HLA 和某些红细胞抗原等。血小板特异性抗原又称为人类血小板同种抗原（human platelet alloantigen，HPA），通常是指血小板膜糖蛋白（glycoprotein，GP）结构上的成分，由特有的抗原决定簇组成。

（一）血小板相关抗原

1. 红细胞抗原　ABO、Ii、Lewis、P1PK 等血型抗原除存在于红细胞和体液中，也存在于血小板表面，数量明显少于红细胞。ABO 血型抗原在血小板糖蛋白 GPⅡb、GPⅢa、GPⅣ、GPⅤ、GPⅠa/Ⅱa 和 CD109 等分子上表达，其中 GPⅠa/Ⅱa 上的表达量最多。血小板表面表达的 ABO 抗原存在着个体差异,其表达量与血清中糖基转移酶的活性相关,这或许是临床要求 ABO 同型血小板输注以降低血小板无效输注(platelet transfusion refractoriness,PTR)的原因。

2. HLA 抗原 血小板内膜上存在有 HLA-A、HLA-B 和 HLA-C 抗原,多为内源生成的血小板膜蛋白,小部分是从血浆中吸附的。血小板表面未发现 HLA-DR、HLA-DP 和 HLA-DQ 抗原。

3. 其他抗原 血小板表面表达 CD36、CD109 等分子,其中 CD36 是一种多功能的细胞膜糖蛋白,存在于血小板 GPⅣ分子上,也可视为血小板特异性抗原。

(二)血小板特异性抗原

HPA 是构成血小板膜糖蛋白结构的一部分,具有单核苷酸遗传多态性和独特的型特异性(图 1-4-4)。大部分 HPA 定位于细胞膜糖蛋白Ⅱb/Ⅲa、Ⅰb/Ⅸ、Ⅰa/Ⅱa 和 CD109 上。事实上,HPA 并非只表达在血小板表面,也分布于其他细胞上,如 HPA-1 和 HPA-4 存在于内皮细胞、成纤维细胞和平滑肌细胞表面;HPA-5 存在于活化的 T 淋巴细胞和内皮细胞。

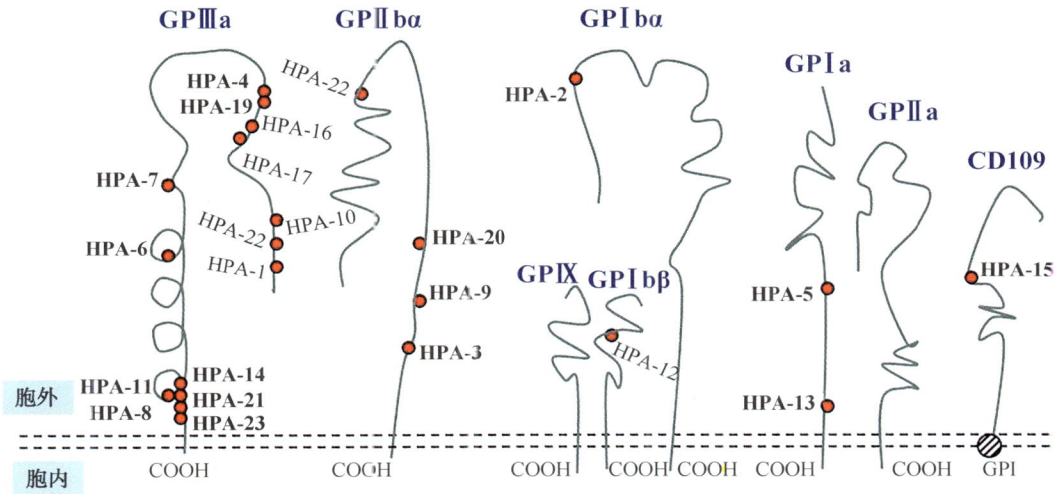

图 1-4-4 血小板膜糖蛋白上特异性抗原的结构示意图

1. HPA 命名 国际输血协会(International Society of Blood Transfusion,ISBT)和国际血小板免疫学命名委员会(International Platelet Immunology Nomenclature Committee)的命名方式:①用英文缩写 HPA 表示人类血小板抗原。②不同的血小板抗原系统按发现时间的先后顺序进行数字编号。③共显性双等位基因遗传系统中,"a"表示高频抗原,"b"表示低频抗原。

2. HPA 分类 依据人类血小板抗原免疫多态性数据库(Immunol Polymorphism Database of human platelet antigen,IPD-HPA),通过血清学试验已经确定了 41 个血小板特异性抗原(HPA-1~-35b),其中 12 个对偶抗原纳入了 6 个系统,即 HPA-1~-5 和 HPA-15 系统。

二、血小板抗体

1. HLA 抗体 血小板表面的 HLA 数量较多,约占外周血 HLA-Ⅰ类抗原总量的 70%,患者多次输注血小板,可免疫产生 HLA 抗体,引起 PTR。

2. 血小板特异性抗体 患者因反复输血或多次妊娠等免疫刺激,机体可产生血小板特异性抗体,如 HPA-1a、HPA-2b、HPA-3a、HPA-4a 等抗体,引起 PTR、输血后紫癜(post-transfusion purpura,PTP)或新生儿同种免疫性血小板减少症(neonatal alloimmune thrombocytopenia，NAIT）等疾病。由于不同地域、人种间血小板抗原的不同，出现血小板特异性抗体的频率也不相同。中国 HPA-1a 阳性率＞99%，HPA-1a 抗体产生的概率很小，欧美等国家产生 HPA-1a 抗体相对较多。

3. 血小板自身抗体 免疫性血小板减少症（immune thrombocytopenia，ITP）患者由于免疫系统紊乱，机体可以产生血小板抗体，可以引起免疫性血小板减少。

三、血小板血型检测方法

依靠血清学技术，通过已知抗原或抗体可以检测血小板抗体或抗原。近年来，分子生物学技术亦开始应用于血小板血型基因分型。二者各有优缺点，不能相互取代。

血小板血清学检测方法包括简易致敏红细胞血小板血清学试验（simplified sensitized erythrocyte platelet serology assay，SEPSA）、血小板免疫荧光试验（platelet immunofluorescence test，PIFT）、单克隆抗体特异性捕获血小板抗原试验（monoclonal antibody-specific immobilization of platelet antigen test，MAIPA）、流式细胞术（flow cytometry，FCM）等技术，常用于血小板抗原鉴定、抗体筛查与鉴定、交叉配血试验。

1. 简易致敏红细胞血小板血清学试验 SEPSA 是一种固相红细胞吸附技术，检测原理：将血小板抗体固定在 U 形板孔壁上，与供者血小板和患者血清共孵育，洗涤去除未参与反应的物质，再加入指示细胞（IgG 致敏的红细胞）和兔抗人 IgG（第二抗体），观察反应结果。若患者血清中有 IgG 类血小板抗体，供受者就形成血小板抗原抗体复合物，兔抗人 IgG 就会在指示细胞致敏 IgG 和复合物 IgG 的 Fc 间起桥梁连接作用，阻止指示细胞向孔底移动，为阳性结果。若患者血清中无血小板抗体，则不能形成免疫复合物，指示细胞上致敏 IgG 不能发生结合，不能附着于孔壁，离心时可移入孔底中央形成红细胞扣，为阴性结果（图 1-4-5）。

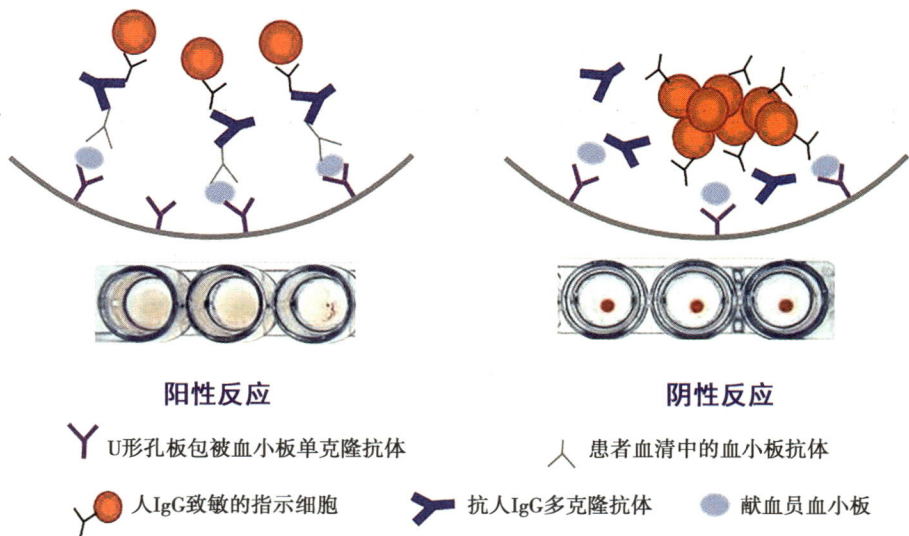

阳性反应		**阴性反应**
Y U形孔板包被血小板单克隆抗体		人 患者血清中的血小板抗体
Y 人IgG致敏的指示细胞	Y 抗人IgG多克隆抗体	● 献血员血小板

图 1-4-5 SEPSA 反应原理图

SEPSA 可用于血小板抗原鉴定，也可用于血小板 HLA 抗体、HPA 抗体、自身抗体的检测和同种抗体筛查，以及血小板交叉配血试验，适宜于 ITP 的诊断研究和开展配合型血小板输血。由于氯喹或酸可以破坏血小板表面的 HLA 抗原，所以使用氯喹或酸预处理的血小板可用来区分 HPA 和 HLA 抗体。

2. 微柱凝集试验 技术要点同 ABO 血型鉴定，主要用于检测 HPA 抗原。

3. 血小板免疫荧光试验 经多聚甲醛或氯喹预处理的血小板与特异性血小板抗体共

孵育,然后再与异硫氰酸荧光素(FITC)标记的抗人球蛋白试剂进行反应,通过荧光显微镜观察结果,以判断血小板抗原的特异性。

4. 单克隆抗体特异性捕获血小板抗原试验 血小板与血清抗体结合后,再与不同的鼠抗人血小板膜糖蛋白单克隆抗体(如抗 -GPⅠb、Ⅱb、Ⅲa、Ⅸ等)结合,洗涤去除未结合的游离物质,裂解血小板后将裂解产物转移到包被有羊抗鼠IgG的微孔板内,洗涤去除未结合的物质,再加入辣根过氧化物酶(horseradish peroxidase,HRP)标记的羊抗人IgG,作用底物显色(图1-4-6)。MAIPA常用于鉴定血小板特异性抗体。

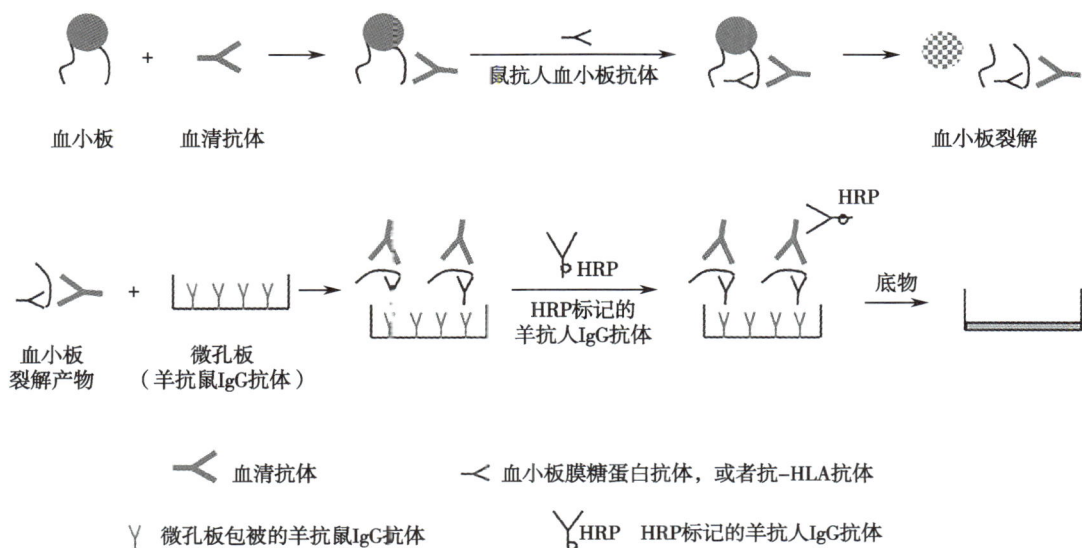

图 1-4-6 MAIPA 的检测原理

5. 流式细胞术 血小板抗原与血小板抗体特异性反应,加入荧光素标记的抗人IgG,孵育后通过流式细胞仪检测。该技术可用于鉴定血小板抗原、检测血小板抗体,也可用于血小板交叉配血试验。

四、血小板血型检测的临床意义

HPA和HLA均具有多态性,患者可以免疫产生血小板抗体,出现PTR、PTP、NAIT等疾病。

1. 血小板无效输注 指患者多次输入ABO血型相合且保存时间不超过72小时的血小板,并且治疗剂量充足,但血小板增加值低于预期值,甚至血小板数量反而下降,临床出血症状未见明显改善。①免疫因素,如机体免疫产生的HLA抗体、HPA抗体、CD36抗体、血小板自身抗体和药物相关的血小板抗体等,可以引起PTR;②非免疫因素,如血小板本身质量、数量问题,不合理的处理方式,以及患者自身因素导致的血小板破坏或消耗增加,也可以引起PTR。

2. 输血后紫癜 由于患者体内已产生了血小板抗体,可以破坏输入的和/或自身血小板,引起急性、暂时性血小板减少的临床综合征。PTP主要发生于有输血史和/或孕产史的患者。

3. 胎儿新生儿同种免疫性血小板减少症 由母胎或母婴血小板血型不同的同种免疫引起,妊娠前、中期胎盘表达的HPA-1a也可以刺激母体产生血小板抗体,并通过胎盘进入胎儿体内,结合胎儿血小板并导致其破坏和减少。由于HPA存在着种族差异性,白种人HPA-1a抗体引起的NAIT较多,并且第一胎就可以致病。

4. 免疫性血小板减少症 是血小板自身抗体导致的自身免疫性疾病,以血小板减少和皮肤黏膜出血为主要临床特征。ITP 患者机体产生的自身抗体与血小板抗原结合后,通过抗体 Fc 段结合单核巨噬细胞,血小板被单核巨噬细胞清除,导致血小板持续减少。

为了有效预防 PTR 和 PTP 的发生,临床应积极提倡血小板配合性输注,选用 ABO 同型的血小板,输注前去除白细胞,并且 RhD 阴性的育龄妇女最好采用 RhD 阴性的血小板。对于已发生 PTP 或 PTR 的患者,临床应积极采用血浆置换疗法,同时输注单采血小板,结合静脉注射大剂量免疫球蛋白及皮质激素进行治疗,以改善患者的临床症状。

(杨 欢 张亚丽 张晨光)

本章小结

血细胞血型主要包括红细胞血型系统、白细胞血型系统和血小板血型系统。其中 ABO 和 Rh 血型系统与临床输血密切相关。ABO 血型系统有 A、B、AB 及 O 四种血型,ABO 血型抗体一般为天然抗体,以 IgM 为主。目前 Rh 血型系统多达 56 种抗原,D 抗原与临床输血最为密切相关。白细胞表面表达的抗原包括红细胞血型抗原、白细胞本身所特有的抗原及 HLA。其中 HLA 和粒细胞抗原在输血医学中具有重要意义。血小板表面既有与其他组织或细胞共有的抗原,也有其特有的抗原。在输血前要进行 ABO 血型和 D 抗原鉴定,不完全抗体筛查、鉴定和交叉配血试验。ABO 血型鉴定必须同时进行正、反定型检测,两者结果相符时才能确定、报告血型。交叉配血试验分为主侧和次侧交叉配血试验。血型鉴定和交叉配血试验是确保输血安全的重要试验。

第二篇

尿液检验

第五章 尿液标本采集和处理

通过本章学习，你将能够回答下列问题：

1. 尿液检验的临床意义。
2. 尿液标本的类型、采集方法、采集要求和应用范围。
3. 尿液标本的保存方法及防腐剂的选择分别是什么？
4. 如何做好尿液标本采集和处理的质量控制？

尿液（urine）是机体体液的重要组成部分，其成分和含量的变化可以反映泌尿、血液、内分泌、循环等系统的生理或病理改变，能为疾病的诊断、治疗监测及预后判断提供重要信息。尿液检验是临床上最重要的基础检测项目之一，合格尿液标本的采集和处理是保证尿液分析质量的前提。

第一节 尿液标本采集

尿液是具有重要意义的排泄物，其检测结果的准确性直接关系到疾病的诊断与治疗。为保证尿液检验结果的可靠性，必须坚持全面质量管理（total quality management，TQM）。正确、合理与规范化地采集和处理标本，是尿液检测前质量控制的主要内容，建立并完善尿液标本采集与处理的标准操作程序，对提高尿液检验质量具有重要意义。

一、尿液标本类型

尿液标本的类型和采集方式的选择取决于尿液检验的目的（通常包括化学检查、有形成分显微镜检查和细菌学检查等）、患者状况和检验要求。临床常用的尿液标本，依据时间或检验项目可分为晨尿、计时尿、随机尿和特殊尿标本。尿液标本的类型和应用范围见表 2-5-1。

表 2-5-1 尿液标本的类型和应用范围

标本类型	应用范围
晨尿	常规筛检、直立性蛋白尿检查、细胞学检查
随机尿	常规筛检、细胞学检查等
计时尿	物质定量检测、细胞学检查、清除率试验等
中段尿	常规筛检、细胞学检查、微生物培养
导管尿（经尿道）	常规筛检、微生物培养
导管尿（经输尿管）	鉴别肾脏与膀胱感染

（一）晨尿标本

1. 晨尿（first morning urine） 是指清晨起床后、未进早餐和做运动之前第一次排出的尿液。晨尿一般在膀胱中的存留时间达 6～8 小时，其各种成分浓缩，已达到检验或培养所需浓度。可用于肾脏浓缩功能的评价、人绒毛膜促性腺激素(hCG)的测定以及血细胞、上皮细胞、管型、结晶及肿瘤细胞等有形成分检查。

住院患者最适宜采集晨尿标本,在标本采集前1天,给患者提供尿液采集容器和书面说明,如外阴、生殖器清洁方法,采集中段清洁尿的注意事项等。晨尿采集后在2小时内送检并检查完毕,否则应采取适当的防腐措施。需注意,晨尿中高浓度的盐类冷却至室温后可形成结晶,干扰尿液有形成分的检查。

2. 第2次晨尿 采集晨尿后2~4小时内的尿液,要求患者从前一天晚上起到采集此次尿液标本时只饮水200ml,以提高细菌培养和有形成分计数的灵敏度。

(二)随机尿标本

随机尿(random urine)是指患者无须任何准备、不受时间限制、随时排出的尿液标本。但随机尿易受饮食、运动、药物的影响,可能导致低浓度或病理性临界值浓度的物质和有形成分的漏检。随机尿不能准确反映患者的状况,但随机尿标本新鲜、易得,最适合于门诊、急诊患者的尿液筛检。

(三)计时尿标本

计时尿(timed collection urine)是指采集规定时段内的尿液标本,如采集治疗后、进餐后、白天或卧床休息后3小时、12小时或24小时内的全部尿液。准确的计时和规范的操作(包括防腐方法、食物或药物禁忌等)是确保计时尿检验结果可靠的重要前提。计时尿常用于化学成分的定量测定、内生肌酐清除率试验和细胞学检查。

1. 餐后尿 餐后尿是指午餐后2~4小时内的尿液。餐后尿有利于病理性尿胆原(为最大分泌时间)、尿糖和尿蛋白的检出。

2. 3小时尿 上午6~9时的尿液称为3小时尿,多用于检查尿液有形成分,如1小时尿排泄率检测等。

3. 12小时尿 即从晚上8时开始到次晨8时终止的12小时内全部尿液。女性采集标本前要清洗外阴,需要先加40%甲醛1ml防腐。检验当天,除正常饮食外不再饮水,以利于尿液浓缩(因低渗会使部分红细胞和管型溶解)。12小时尿用于尿液有形成分计数(如Addis计数)、微量白蛋白和球蛋白排泄率测定。

4. 24小时尿 规范采集24小时尿液标本最为困难,最常见的问题是未能采集到全部24小时内的尿量。因此,采集24小时尿必须要求患者密切配合。

(1)采集方法:必须明确告知患者尿液标本采集的具体步骤,并提供书面说明(表2-5-2)。

表2-5-2 24小时尿液标本的采集步骤与要求

步骤	要求
容器	容量最好大于4L,洁净、琥珀色、无化学污染,并预先加入合适的防腐剂(但浓盐酸作为防腐剂时一定要在采集第1次尿液后再加入)
方法	①采集的当天(如早晨8时),患者非空膀胱并弃去尿液,从此时开始计时并采集尿液,将24小时尿液全部采集于容器内 ②采集结束的次日(如早晨8时),患者排空膀胱中的尿液,且将尿液采集于同一容器内
测定尿量	准确测量并记录尿液总量
混匀标本	将全部尿液送检,检测前必须充分混匀尿液,再从中取出40ml用于检验,其余尿液可弃去
避免污染	儿童24小时尿液标本采集过程中,应特别注意防止粪便污染

(2)主要用途:尿液中的很多成分呈现昼夜规律性变化,如尿液儿茶酚胺、17-羟类固醇(17-羟)和电解质在清晨时浓度最低,而在下午或稍后的时间内浓度最高。因此,需要采集

24 小时尿标本进行检查。24 小时尿主要用于内生肌酐清除率、儿茶酚胺、17- 羟皮质类固醇、17- 酮类固醇（17- 酮）、总蛋白质（total protein，TP）、尿素、香草扁桃酸（VMA）、电解质等化学物质定量或结核菌检查等。

（四）特殊尿标本

1. 尿三杯试验　患者一次连续排尿，分别采集前段、中段、末段的尿液，分装于 3 个尿杯中。第 1、3 杯各采集 10ml，第 2 杯（尿杯容量宜大）采集其余大部分尿液。尿三杯试验多用于泌尿系统出血部位的定位和尿道炎的诊断。

2. 尿液红细胞形态检查　患者保持正常饮食，不要大量饮水。清晨 5～6 时清洁外阴后，排去第 1 次尿液，采集第 2 次晨尿的中段尿 10ml，1 500r/min 水平离心 10 分钟，弃上清液后留取 0.25ml 尿沉渣备用。主要用于泌尿系统出血部位的诊断。

3. 浓缩稀释试验　患者普通饮食，不再另外饮水。晨 8 时排尿弃去，自 10 时起至 20 时止，每隔 2 小时采集尿液 1 次，此后至次晨 8 时合并采集 1 次，共 7 次尿液，测量并记录每次的尿量与比重。主要用于评价远端肾小管的浓缩稀释功能。

4. 中段尿（midstream urine）　采集标本前先清洗外阴，女性清洗尿道旁的阴道口，男性清洗龟头；再用 0.1% 清洁液（如苯扎溴铵等）消毒尿道口，但不可用抗生素和肥皂等清洗尿道口，以免影响细菌的生存力。在排尿过程中，弃去前、后时段排出的尿液，以无菌容器采集中间时段的尿液，其目的是避免生殖道和尿道远端细菌的污染。中段尿一般用于细菌培养。

5. 导管尿（catheterized urine）　以无菌术采集导管尿，主要用于尿潴留或排尿困难时的尿液标本采集（2 岁以下小儿慎用）。

6. 直立性蛋白尿　对于有些无症状的尿蛋白阳性者，采取卧位 8 小时后采集尿液标本，用于检测尿蛋白，以证实是否有直立性蛋白尿。

二、尿液标本采集

（一）标本采集一般要求

1. 患者告知　尿液标本采集前，首先应告知患者关于尿液标本采集的目的，并以书面的形式具体指导患者采集尿液标本。尿液标本采集的一般要求见表 2-5-3。

表 2-5-3　尿液标本采集的一般要求

项目	一般要求
患者要求	患者处于安静状态，按常规生活、饮食
生理状态	运动、性生活、月经、过度空腹或饮食、饮酒、吸烟及姿势和体位等可影响某些检查结果
避免污染	①患者先洗手并清洁外生殖器、尿道口及周围皮肤；②女性患者特别要避免阴道分泌物或月经血污染尿液，男性患者要避免精液混入；③要避免化学物质（如表面活性剂、消毒剂）、粪便等其他污染物混入
采集时机	用于细菌培养的尿液标本，必须在使用抗生素治疗前使用无菌容器采集，以便于细菌生长

2. 明确标记　在尿液采集检验申请单上，准确标记患者姓名、门诊号或病历号、性别、年龄、检验项目、采集尿液标本的日期和时间、标本量和类型等信息，或以条形码作为唯一标识。

（二）标本采集器材要求

1. 容器要求　尿液标本采集容器的指标与要求见表 2-5-4。

2. 离心管　用于尿液有形成分显微镜检查的离心管应洁净、透明、有足够的强度，并有刻度，刻度上至少标明 10ml、1ml、0.2ml；容积应＞12ml，试管底部呈锥形或缩窄形，试管口径可能具有密封装置。最好使用不易破碎的一次性塑料试管。

3. 信息标记 尿液标本容器、离心管（试管）、载玻片必须便于标记和识别，且保持洁净。信息标记必须粘贴于容器外壁上（不能粘贴于容器盖上），且牢固、防潮，即使在冰箱内仍能保持信息清晰与完整。

表 2-5-4 尿液标本采集容器的指标与要求

指标	要求
材料	①透明、不渗漏、不与尿液发生反应的惰性环保材料 ②儿科患者使用专用的洁净、柔软的聚乙烯塑料袋
规格	①容积 50～100ml，圆形开口且直径至少 4～5cm ②底座宽而能直立、安全且易于启闭的密闭装置 ③采集计时尿时，容器的容积应大于计时期内尿液总量的体积，且能避光
清洁度	容器洁净、干燥、无污染（菌落计数＜10^4CFU/L）
标识	容器要标有患者姓名、病历号或门诊号、检验联号（条形码）
其他	①用于细菌培养的尿液标本容器采用特制的无菌容器 ②对于必须保存 2 小时以上的尿液标本，建议使用无菌容器

（三）标本采集的影响因素

为了保证尿液检验结果的准确性，一定要充分考虑并排除标本采集时的影响因素。例如患者状态、饮食、用药情况，尿液放置和保存的温度、时间，采用相应的标准化操作规范尿液标本的采集和处理，以达到质量控制的目的。

1. 患者因素

（1）生理性状态：在检测前质量管理过程中，患者的准备及生物学变异可直接影响检验结果的准确性。需要医师、护士、患者共同配合，才能使标本完全反映患者的实际状态（表 2-5-5）。

表 2-5-5 生理状态对尿液检测的影响

因素	影响
情绪	精神紧张和情绪激动可以影响神经内分泌系统，使儿茶酚胺水平增高，严重时可出现生理性蛋白尿
年龄	不同年龄新陈代谢状态不同，其尿液成分存在明显的差异。因此，应调查和设定不同年龄段参考区间，以消除年龄因素对结果的影响。如 50 岁以上的人群，内生肌酐清除率会随肌肉量的减少而减低
性别	男女尿液有形成分参考区间不一，如女性尿液白细胞参考区间往往比男性大
月经	月经周期影响尿液红细胞检查
妊娠	妊娠期间 hCG 含量不断变化，7 天内难以检出，之后逐渐增高。在妊娠后期，由于产道内微生物代谢物的污染，使尿液白细胞定性检查出现假阳性

（2）生活习惯：生活习惯可影响尿液检验结果（表 2-5-6）。

（3）告知：为了使检验结果有效地服务于临床，医务人员应了解标本采集前患者的状态和影响结果的非疾病性因素，并将相关的要求和注意事项以书面、影视等方式告知患者，保证标本能客观、真实地反映当前的疾病状态。

（4）控制：控制饮食、用药、活动、情绪等影响。

表 2-5-6 生活习惯对尿液检验的影响

因素	影响
饮食	高蛋白膳食可使尿素、尿酸增高以及尿液 pH 降低。高核酸食物（如内脏）可导致尿酸明显增高；进食大量香蕉、菠萝、番茄可增加尿液 5-羟吲哚乙酸,使餐后尿糖和尿液 pH 增高
饥饿	长期饥饿可以使尿酸、酮体增高
运动	运动使人体各种生理功能处于一种与静止时完全不同的状态,可导致尿液成分发生改变,如长途跋涉后尿肌红蛋白可增高
饮酒	长期饮啤酒者尿液中尿酸增高

2. 器材因素 标本采集器材如尿杯、试管应严格按标准采购,离心管、离心机符合要求并定期严格校准。

3. 项目选择和申请

（1）检验项目的选择:尿液检验与其他标本检验一样,根据病情的需要,以循证医学的观点,有的放矢地选择检验项目。

（2）检验申请单的填写:检验申请单要有患者的基本信息,包含姓名、性别、年龄、科别、病房、门急诊（住院）号、床号、标本类型、检验目的、临床诊断或疑似诊断、送检日期、申请医师签字等。

（3）标识及条形码管理系统:尿液标本需要采用唯一标识,这个标识除编号之外,还包括患者姓名等最基本的信息。应用条形码系统不仅能够防止标本差错,而且条形码快速扫描能有效解决标本传送过程中的监控和签收责任的落实。

4. 标本的验收 加强制度建设,严格执行标本验收制度,对标本标识内容与检验单内容不一致、申请单的项目不全、标本类型错误、尿量不足、有粪便或杂物污染、防腐剂使用不当、容器破损、标本流失等不合格的标本可以拒收。发现不合格标本要及时与患者或医生、护士沟通;当再次采集确有困难时,则可与临床协商后"继续"检验,但必须在检验报告单上注明标本不合格的原因及"检验结果仅作参考"的说明。

第二节 尿液标本运送、保存与处理

一、尿液标本运送和保存

（一）标本的运送

1. 缩短转运时间 尽量减少运送环节和缩短储存时间,标本运送要做到专人、专业且有制度保障,以避免标本传送过程中主观因素对检验结果的影响。

2. 防止气泡的产生 轨道传送或气压管道运送时务必防止尿液产生过多泡沫,以避免因此而引起的细胞溶解。

3. 注意生物安全 运送过程中要注意生物安全,尿液是有潜在生物危害的标本,应采取全面的预防措施防止标本漏出或侧翻,污染环境、器材和衣物等。

4. 标本保存时间和温度对检验结果的影响 随着保存时间的延长,尿液有形成分将会有不同程度的破坏,细胞、管型逐渐减少,而结晶、细菌逐渐增多。

（二）标本的保存

尿液标本应在采集后 2 小时内检查完毕,对不能及时检查的尿液标本,必须进行适当处理或保存,以降低因标本送检延时而引起的理化性状改变（表 2-5-7）。

表 2-5-7 尿液标本无防腐措施下的潜在变化

理化性质	变化及机制
颜色变化	因物质氧化或还原、尿色素原或其他成分分解或改变所致。如胆红素转化为胆绿素、血红蛋白转化为高铁血红蛋白、尿胆原转化为尿胆素
透明度	假性减低：因细菌繁殖、溶质析出所致，如结晶和无定形物质
气味	假性增加：因细菌繁殖或尿素分解形成氨所致
pH	假性升高：因细菌分解尿素形成氨所致、CO_2 挥发所致 假性降低：因细菌或酵母菌分解葡萄糖为代谢性酸类物质所致
葡萄糖	假性减低：因细胞或细菌分解糖所致
酮体	假性增高：因细菌将乙酰乙酸盐代谢成丙酮所致 假性减低：因丙酮挥发所致
胆红素	假性减低：因光氧化作用转变为胆绿素、水解为游离胆红素所致
尿胆原	假性减低：因氧化为尿胆素所致
亚硝酸盐	假性增加：因尿液标本采集后细菌繁殖所致 假性减低：因转变为氨所致
红/白细胞管型	假性减低：因细胞和有形成分分解，特别是稀释的碱性尿液
细菌	假性增加：因尿液标本采集后细菌繁殖所致

1. 冷藏 冷藏是保存尿液标本最简便的方法，一般可保存 6 小时，但要避光加盖。冷藏保存 24 小时内可抑制细菌生长，有尿酸盐和磷酸盐沉淀会影响显微镜检查结果。因此，在 2 小时内可完成检测的尿液标本不推荐进行冷藏保存。

2. 防腐 尿液常规筛查尽量不要使用防腐剂（preservative），然而对计时尿标本和在标本采集后 2 小时内无法进行尿液检查或被检查的成分不稳定时，可加入特定的化学防腐剂，同时尿液仍需冷藏保存。

（1）甲醛（formaldehyde）：100ml 尿液中加入 40% 甲醛 0.5ml，对尿液中细胞、管型等有形成分有固定作用。因甲醛有还原作用，不适用于尿液中的葡萄糖检查。

（2）甲苯（toluene）：100ml 尿液中加入甲苯 0.5ml。常用于尿糖、尿蛋白等定性或定量检查。

（3）麝香草酚（thymol）：100ml 尿液中加入麝香草酚 <0.1g，可用于尿液显微镜检查，尤其结核分枝杆菌检查，以及化学成分检测的标本保存。过量的麝香草酚可使尿蛋白定量试验（加热乙酸法）呈假阳性。

（4）浓盐酸（hydrochloric acid）：1L 尿液中加入 10ml 浓盐酸。常用于定量测定 17- 羟皮质类固醇、17- 酮类固醇、儿茶酚胺、草酸盐、钙、磷等的尿液防腐；因可破坏有形成分，沉淀溶质及杀菌，不能用于常规筛查。

（5）硼酸（boric acid）：100ml 尿液中加入 1g 硼酸，在 24 小时内可抑制细菌生长，可有尿酸盐沉淀。用于蛋白质、尿酸、5- 羟吲哚乙酸、羟脯氨酸、皮质醇、雌激素、类固醇等检查；不适于 pH 检查。

（6）碳酸钠（sodium carbonate）：24 小时尿液加入约 4g 碳酸钠。用于卟啉、尿胆原检查；不能用于常规筛查。

二、标本检测后的处理

1. 检测后尿液 检测后的尿液标本一律视为感染性生物污染源，必须经过 10g/L 过氧乙酸或漂白粉消毒处理后，才能排入下水道内。

2. 标本容器　如果所用的容器及试管不是一次性的，必须在 30～50g/L 漂白粉或 10g/L 次氯酸钠溶液中浸泡 2 小时，也可用 5g/L 过氧乙酸浸泡 30～60 分钟，再用清水冲洗干净。

3. 一次性尿杯　使用后的一次性尿杯，先消毒、毁形，再按照医疗废弃物进行无害化处理。

（高春艳）

本章小结

　　尿液检验可为疾病的诊疗及预后提供重要信息。临床常用的尿液标本包括晨尿、随机尿和计时尿等。检测不同类型的尿液标本对临床诊疗指导的意义不同。规范化地采集和处理尿液标本是尿液检验前质量控制的主要内容。尿液采集的质量控制主要取决于 3 个方面：一是患者状态和标本放置时间；二是药物影响；三是尿液采集过程的影响，包括标本采集操作规程、标本采集器材要求、运送接收制度、标本标识唯一性和标本验收制度等。采集后的尿液标本应在 2 小时内完成检验，对于不能在 2 小时内完成检验的标本需冷藏或者使用防腐剂以便保存。

第六章 尿液一般检验

通过本章学习,你将能够回答下列问题:

1. 尿量变化的临床意义。
2. 蛋白尿定性方法,病理性蛋白尿的分类及临床意义。
3. 维生素C对干化学试带法和班氏法尿糖定性试验有何影响?
4. 为什么要用新鲜尿液检测尿胆红素并选择避光容器?
5. 简述尿液有形成分显微镜检查的质量控制。
6. 尿液管型形成的基本条件有哪些?尿液管型的分类及临床意义。

尿液(urine)是血液经过肾小球滤过、肾小管和集合管重吸收与排泌所产生的终末代谢产物。尿液的组成和性状可反映机体的代谢状况,并受机体各系统功能状态的影响。因此,尿液检验(urine examination)不仅对泌尿系统疾病的诊断、疗效观察有意义,而且对其他系统疾病的诊断、预后判断、安全用药监测也有重要的参考价值。

第一节 尿液理学检验

一、尿量

尿量(urine volume)是指24小时内排出体外的尿液总量。尿量的多少主要取决于肾脏的功能,同时也受内分泌功能、精神因素、年龄、环境(湿度和温度等)、活动量、饮食、药物等多种因素的影响。即使是健康人,24小时尿量的变化也较大。

(一)检测原理

使用量筒等刻度容器直接测定尿量。①直接法:将每次排出的全部尿液采集于一个容器内,然后测定尿液总量。②累计法:分别测定每次排出的尿液体积,最后计算尿液总量。③计时法:测定每小时排出的尿量或特定时间段内一次排出的尿量,换算成每小时尿量。

(二)方法评价

直接法准确性较好,但需要加防腐剂。累计法需多次测定,误差较大,易漏测,可影响结果准确性。计时法常用于观察危重患者的排尿量。

(三)质量控制

测定容器应有清晰的容积刻度(精确到毫升);必须采集全部尿液;24小时尿量读数误差不能 >20ml。

(四)参考区间

成人:1 000~2 000ml/24h,即 1ml/(h•kg);儿童按体重计算尿量,为成人的3~4倍。

(五)临床意义

1. 多尿(polyuria) 是指成人24小时尿量超过 2 500ml,儿童24小时尿量超过 3 000ml。

(1)生理性多尿:当肾脏功能正常时,由于外源性或生理性因素所致的多尿,可见于饮水过多、食用含水量多的食物、静脉输液、精神紧张、癔症等，也可见于服用利尿药、咖啡因、脱水剂等药物。

（2）病理性多尿：常因肾小管重吸收功能和浓缩功能减退所致，病理性多尿的原因与发生机制，见表2-6-1。

表 2-6-1　病理性多尿的原因与发生机制

分类	原因	机制
肾脏疾病	慢性肾炎、慢性肾盂肾炎、肾小管酸中毒Ⅰ型、失钾性肾病、急性肾衰竭多尿期、慢性肾衰竭早期等	肾小管受损致使肾浓缩功能减退，肾性多尿患者夜尿量增多，昼夜尿量之比 <2:1
内分泌疾病	尿崩症、原发性醛固酮增多症、甲状腺功能亢进等	抗利尿激素（ADH）分泌绝对或相对不足，大量失钾或者高血钙影响肾小管浓缩功能
代谢性疾病	糖尿病	尿糖增多引起溶质性利尿，尿比重和尿渗透压均增高

2. 少尿或无尿　少尿（oliguria）是指每小时尿量持续 <17ml（儿童 <0.8ml/kg）或 24 小时尿量 <400ml；12 小时无尿或 24 小时尿量 <100ml 为无尿（anuria）。无尿发展至排不出尿液称为尿闭。生理性少尿多见于出汗过多或缺水，病理性少尿常见的原因与发生机制见表2-6-2。

表 2-6-2　病理性少尿常见的原因与发生机制

分类	原因	机制
肾前性	休克、过敏、失血过多、心力衰竭、肾动脉栓塞、肿瘤压迫、重症肝病、全身性水肿、严重腹泻、呕吐、大面积烧伤、高热、严重创伤、感染（如败血症）等	肾缺血、血容量减低、血液浓缩、肾脏血流量减少、ADH 分泌增多
肾性	急性肾小球肾炎、急性肾盂肾炎、急性间质性肾炎、慢性肾炎急性发作等；慢性疾病，如高血压性和糖尿病性肾血管硬化、慢性肾小球肾炎、多囊肾等导致的肾衰竭；肌肉损伤（肌红蛋白尿）、溶血（血红蛋白尿）和肾移植（急性排斥反应）等	肾实质病变致肾小球滤过率减低
肾后性	肾或输尿管结石、损伤、肿瘤、药物结晶（如磺胺类药物）、尿路先天性畸形、单侧性或双侧性上尿路梗阻；前列腺肥大症、膀胱功能障碍、前列腺癌等疾病	尿路梗阻

二、颜色与透明度

（一）检测原理

通过肉眼或尿液分析仪判断尿液颜色和透明度。透明度一般以浑浊度（turbidity）表示，可分为清晰透明、轻微浑浊（雾状）、浑浊（云雾状）、明显浑浊 4 个等级。

（二）方法评价

尿液颜色和透明度受尿液分析仪设计标准或检验人员的主观因素影响。故尿液颜色和透明度的判断很难统一，临床应用中仅作参考。

（三）质量控制

1. 标本新鲜　新鲜尿液标本有助于准确判断尿液颜色和透明度。尿液放置时间过长，盐类结晶析出、尿素分解产氨、细菌繁殖、尿胆原和尿胆红素的转化等多种因素，均可影响检验结果的准确判断。

2. 防止污染 采用无色、洁净且无化学物质污染的容器采集尿液标本，最好使用一次性尿杯。采集标本前3天禁服溴化物、碘化物等药物，以防止出现假阳性。

3. 标准统一 统一尿液分析仪和检验人员判断尿液颜色和透明度的标准。

（四）参考区间

淡黄色、清晰透明。

（五）临床意义

1. 生理变化 健康人尿液因含有尿色素（urochrome）、尿胆原（urobilinogen，UBG，URO）、尿胆素（urobilin，URB）及尿卟啉（uroporphyrin）等物质而多呈淡黄色。生理情况下尿液颜色受多种因素影响：大量饮水、寒冷时尿量多颜色淡；饮水少、运动、出汗时尿量少，颜色深；食用大量胡萝卜、木瓜等可使尿液至深黄色，食用芦荟、红心火龙果使尿液呈红色；女性月经血的污染使尿液呈红色；药物对尿液颜色也有一定的影响（表2-6-3）。

健康人新鲜尿液清晰透明，但由于含有少量上皮细胞、核蛋白和黏蛋白等物质，放置后可出现微量絮状沉淀。尿液浑浊度与某些盐类结晶、尿液酸碱度、温度改变有关。

表2-6-3 药物对尿液颜色的影响

药物	尿液颜色
乙醇	苍白色
大黄蒽醌	暗红色（碱性）、黄褐色（酸性）
苯酚红	粉红色（碱性）
氯唑沙宗、去铁胺、酚酞	红色、紫色
核黄素、呋喃唑酮、牛黄、小檗碱、吖啶黄	黄色、深黄色
靛青红、亚甲蓝	蓝色
山梨醇铁、苯酚、利福平	棕色
左旋多巴、激肽、甲硝唑、氯喹	暗褐色、黑色
番泻叶、山道年、苯茚二酮	橙色、橙黄色
酚磺酞、番泻叶、芦荟、磺胺药	红色、红褐色
氨基甲酸酯	绿棕色

2. 病理变化 尿液常见的颜色变化有红色、深黄色、白色等。

（1）红色：是最常见的尿液颜色变化，不同原因所致的红色尿液的鉴别见表2-6-4。

表2-6-4 红色尿液的鉴别

项目	血尿	血红蛋白尿	肌红蛋白尿	假性血尿
原因	泌尿生殖系统出血	血管内溶血	肌肉组织损伤	卟啉、药物、食物
颜色	淡红色云雾状、先肉水样或混有血凝块	暗红色、棕红色、酱油色	粉红色或暗红色	红葡萄酒色、红色
显微镜检查	大量红细胞	无红细胞	无红细胞	无红细胞
离心上清液颜色	清或微红色	红色	红色	红色
上清液隐血试验	弱阳性或阴性	阳性	阳性	阴性
尿蛋白定性试验	弱阳性或阴性	阳性	阳性	阴性

1）血尿（hematuria）：尿液内含有一定量的红细胞称为血尿。1 000ml尿液内含有血液达到或超过1ml，且尿液外观呈红色，称为肉眼血尿（gross hematuria）。由于含血量不同，尿

液可呈淡红色云雾状、洗肉水样或混有血凝块。在排除女性月经血污染之外,常见于:泌尿生殖系统疾病如炎症、损伤、结石、出血或肿瘤等;出血性疾病如血小板减少性紫癜、血友病等;其他如感染性疾病、结缔组织疾病、心血管疾病、内分泌代谢疾病、某些健康人剧烈运动后的一过性血尿等。

2)血红蛋白尿(hemoglobinuria):正常血浆中的游离血红蛋白低于50mg/L,并与结合珠蛋白结合形成复合物,不能从肾脏排泄。血管内溶血时血浆游离血红蛋白增多,超过结合珠蛋白的结合能力(约1.3g/L),因其相对分子质量较小,可通过肾小球滤出而形成血红蛋白尿。尿液呈暗红色、棕红色甚至酱油色。常见于蚕豆病、阵发性睡眠性血红蛋白尿症(paroxysmal nocturnal hemoglobinuria,PNH)及血型不合的输血反应、阵发性冷性血红蛋白尿症(paroxysmal cold hemoglobinuria,PCH)、行军性血红蛋白尿、免疫性溶血性贫血等。

3)肌红蛋白尿(myoglobinuria):尿液呈粉红色或暗红色,常见于肌肉组织广泛损伤、变性,如挤压综合征、急性心肌梗死、大面积烧伤、创伤等。健康人剧烈运动后,也可偶见肌红蛋白尿。

4)卟啉尿(porphyrinuria):尿液呈红葡萄酒色,常见于先天性卟啉代谢异常等。

(2)深黄色:最常见于胆红素尿(bilirubinuria),外观呈深黄色,振荡后泡沫亦呈黄色。见于阻塞性黄疸和肝细胞性黄疸。服用一些药物如呋喃唑酮、核黄素等尿液可呈黄色或棕黄色外观,但深黄色尿液振荡后泡沫呈乳白色。

(3)白色

1)乳糜尿(chyluria)和脂肪尿(lipiduria):乳糜尿是由于泌尿系统淋巴管破裂或深部淋巴管阻塞致使乳糜液或淋巴液进入尿液,尿液呈乳白色浑浊,称乳糜尿。乳糜尿中有时含有多少不等的血液,称血性乳糜尿或乳糜血尿(hematochyluria)。乳糜尿主要见于丝虫病,也可见于结核、肿瘤、腹部创伤或某些原因引起肾周围淋巴循环受阻。妊娠或分娩可诱发间歇性乳糜尿。糖尿病脂血症、类脂性肾病综合征、长骨骨折骨髓脂肪栓塞也可引起乳糜尿。脂肪尿是指尿中出现脂肪小滴,见于脂肪挤压损伤、骨折和肾病综合征等。

2)脓尿(pyuria):尿液中含有大量的白细胞、外观可呈不同程度的白色或黄白色浑浊,放置后可有白色云絮状沉淀。常见于泌尿系统化脓性感染,如肾盂肾炎、膀胱炎、前列腺炎、精囊炎、尿道炎等。

3)结晶尿(crystalluria):外观呈黄白色、灰白色或淡粉红色。主要是由尿液含有高浓度的盐类结晶所致,以磷酸盐和碳酸盐最常见,其在碱性或中性尿液中呈灰白色浑浊,加酸后磷酸盐溶解无气泡,碳酸盐溶解有气泡;此外,还可见尿酸盐、草酸盐结晶。盐类结晶尿的蛋白定性与隐血定性试验通常为阴性。

(4)黑褐色:见于重症血尿、变性血红蛋白尿,也可见于酪氨酸病、酚中毒、尿黑酸尿症或黑色素瘤等。

(5)蓝色:主要见于蓝尿布综合征(blue diaper syndrome),由尿液内含有过多的尿蓝母衍生物靛蓝所致,也可见于尿蓝母、靛青生成过多的某些胃肠疾病。

(6)淡绿色:见于铜绿假单胞菌感染。

三、比重

尿比重(specific gravity,SG)是指在4℃条件下尿液与同体积纯水的重量之比。尿比重受尿中可溶性物质的量及尿量影响;在病理情况下还受尿蛋白、尿糖及细胞成分等影响。测定尿比重可粗略反映肾小管的浓缩稀释功能。

(一)检测原理

1. 干化学试带法 干化学试带法(reagent strip method)又称干化学法,试带模块中含有多聚电解质、酸碱指示剂（溴麝香草酚蓝）及缓冲物。尿液离子浓度与经过处理的多聚电解质的电离常数（pK_a）改变相关，根据颜色变化换算成尿液电解质浓度，将电解质浓度再换算成比重。

2. 折射计法 折射计（refractometer）法利用溶液的比重与光线折射率有良好的相关性进行测定。

3. 尿比重计法 采用特制的尿比重计（urinometer）测定 4℃时尿液与同体积纯水的重量之比。

4. 超声波法 利用超声波在不同特性物质中传播速度与密度相关的特点，通过测定声波的偏移来计算比重。

5. 称重法 在相同温度条件下，分别称取同体积尿液和纯水的重量，计算比值得出尿比重。

（二）操作步骤

1. 干化学试带法 使用干化学尿液分析仪，按照仪器说明书操作。

2. 折射计法 包括手提式折射计和坐式折射计，按照仪器说明书操作。

3. 尿比重计法

（1）充分混匀尿液后，沿管壁缓慢倒入小量筒或小量杯中，如有气泡，可用滴管或吸水纸吸去。

（2）比重计放入杯中，使悬浮于中央，勿触及杯壁或杯底。

（3）等比重计停稳后，读取与尿液凹面相切的刻度，即为被测尿液的比重。

4. 超声波法 使用超声波仪，按照仪器操作说明书操作。

5. 称重法 分别称取同体积尿液和纯水的重量，计算比值。

（三）方法评价

1. 干化学试带法 操作简单、快速，不受高浓度的葡萄糖、尿素或放射造影剂的影响，但受强酸、强碱及尿液蛋白质影响较大；灵敏度低、精密度差、检测范围窄；只能作为尿比重的筛选试验，不能作为评价肾脏浓缩稀释功能的指标。

2. 折射计法 CLSI 和中国临床实验室标准化委员会（China Committee of Clinical Laboratory Standards，CCCLS）推荐的参考方法；易于标准化、标本用量少（1～2 滴尿液），可重复测定，尤其适合少尿患者和儿科患者。

3. 尿比重计法 操作简单；标本用量大，易受温度及尿糖、尿蛋白、尿素或放射造影剂影响；准确性低，测定结果通常比折射计法高 0.002。CLSI 建议不使用此法。

4. 超声波法 易于自动化、标准化，但需特殊仪器。适用于浑浊的尿液标本，且与折射计法有良好的相关性。

5. 称重法 准确性高，曾作为参考方法，但操作烦琐，易受温度变化的影响，不适用于日常检验。

（四）质量控制

1. 干化学试带法

（1）检测前：使用与仪器匹配、合格、有效期内的试带；每天用标准色带进行校准。

（2）检测中：试带法对过高或过低的尿比重不灵敏，应以折射计法为参考；如尿液 pH＞7.0，测定值应增高 0.005 作为补偿。

2. 折射计法 检测前要根据室温进行温度补偿。可用 10g/L、40g/L 和 100g/L 蔗糖溶液校正折射计，其折射率分别为 1.334 4、1.338 8 和 1.347 9。

3. 尿比重计法

（1）检测前：新购比重计应用纯水在规定的温度下观察其准确性。在 15.5℃时，蒸馏水的比重为 1.000，8.5g/L 氯化钠溶液为 1.006，50g/L 氯化钠溶液为 1.035。

（2）检测中：①尿量要充足，以保证比重计悬浮于液面中央而不贴壁；②检测时液面无泡沫；③读数应准确；④校正测定温度以及蛋白尿、糖尿。

（五）参考区间

成人：随机尿 1.003～1.030；晨尿 >1.020。新生儿：1.002～1.004。

（六）临床意义

尿比重可粗略反映肾脏的浓缩与稀释功能。由于影响尿比重的因素较多，因此用于评估肾功能时，24 小时连续多次测定尿比重较一次测定更有价值。

1. 高比重尿 尿液比重 >1.025 时，称为高比重尿或高渗尿（hypersthenuria）。①尿量少、比重高：见于急性肾炎、心力衰竭、休克、高热、脱水或大量排汗、肝脏疾病等；②尿量多、比重高：见于糖尿病、使用放射造影剂等。

2. 低比重尿 尿液比重 <1.015 时，称为低比重尿或低渗尿（hyposthenuria）。见于慢性肾小球肾炎、肾盂肾炎等由于肾小管浓缩功能减退而比重降低。因肾实质破坏而丧失浓缩功能时，尿液比重常固定在 1.010±0.003（与肾小球滤过液比重接近），称为等渗尿（isosthenuria），可见于急性肾衰竭多尿期、慢性肾衰竭、肾小管间质疾病、急性肾小管坏死等。尿崩症患者常出现严重的低比重尿（<1.003，可低至 1.001）。

3. 药物影响 右旋糖酐、造影剂、蔗糖等可引起尿比重增高；氨基糖苷类、锂、甲氧氟烷可使尿比重减低。

四、尿渗量

尿渗量（urine osmolality，Uosm）是指尿液中具有渗透活性的全部溶质微粒（包括分子和离子）的总数量，与颗粒种类、大小及所带电荷无关，反映了溶质和水的相对排出速度，蛋白质和葡萄糖等不能离子化的大分子物质对其影响较小，故测定尿渗量能确切地反映肾脏浓缩稀释功能，是评价肾脏浓缩功能较好的指标。尿渗量以质量毫摩尔浓度 $[mmol/(kg \cdot H_2O)$ 或 $mOsm/(kg \cdot H_2O)]$ 表示，目前检验尿液及血浆渗量一般采用冰点渗透压计的方法进行。

（一）检测原理

任何物质溶于溶剂后与原来的纯溶剂相比，均有冰点下降、沸点上升、蒸气压降低以及渗透压增高等改变，其改变的大小取决于溶质微粒的数量。由于冰点下降法具有操作简便、样本用量少、测量精度高等特点，因此，目前测定溶液中溶质颗粒浓度的仪器大多采用冰点下降原理而设计。根据拉乌尔冰点下降原理，任何溶液，如果其单位体积中所溶解的颗粒（分子和离子）的总数目相同，引起溶液冰点下降的数值也相同。1 渗量的溶质可使 1kg 水的冰点下降 1.858℃，冰点下降的程度与溶质渗量成比例。

$$mmol/(kg \cdot H_2O) = 观察取得冰点下降度数 / 1.858$$

（二）操作步骤

1. 用较高速度离心，除去全部不溶性颗粒。在测定尿渗量的同时，常需测定血浆的渗量，必须用肝素抗凝，不能用草酸盐抗凝。

2. 使用时应先接通标本冷却室的循环水，继而注入不冻液，调试并保持不冻液温度为 −7～−8℃后再开始测定标本。在测试过程中，要保持搅动探针的适当振幅（1.0～1.5cm）。

3. 用氯化钠（GR 级）12.687g/$(kg \cdot H_2O)$ 校正 400mOsm/$(kg \cdot H_2O)$ 读数。

4. 测定尿及血浆的渗量，记录读数。

（三）方法评价

冰点渗透压计法测定的准确性高，样本用量少，测量精度高。但尿渗量检测步骤烦琐，不如尿比重简单、快速和经济，目前临床应用不如尿比重广泛。

（四）质量控制

质量控制包括仪器的校准、分析前标本的正确处理、分析中的质量控制。标本的正确处理包括①标本采集：标本应采集于洁净、干燥、无防腐剂的有盖容器内，立即送检。②标本离心：去除标本中的不溶性颗粒，但不能丢失盐类结晶。③标本保存：若不能立即测定，应将标本保存于冰箱内，测定前置于温水浴中，使盐类结晶溶解。

（五）参考区间

禁饮后：①血浆渗量 275～305mOsm/（kg·H_2O），平均 300mOsm/（kg·H_2O）。②尿渗量 600～1 000mOsm/（kg·H_2O）（相当于 SG 1.015～1.025），平均 800mOsm/（kg·H_2O）。③尿渗量/血浆渗量比值为（3.0～4.7）：1.0。

（六）临床意义

尿渗量主要与溶质颗粒数量有关，在评价肾脏浓缩和稀释功能方面，较尿比重更为理想。

1. 评价肾脏浓缩稀释功能 健康人禁饮 12 小时后，尿渗量与血浆渗量之比>3，尿渗量>800mOsm/（kg·H_2O）则为正常。若低于此值，说明肾脏浓缩功能不全。等渗尿或低渗尿可见于慢性肾小球肾炎、多囊肾、阻塞性肾病等慢性间质性病变等。

2. 鉴别肾性和肾前性少尿 肾小管坏死导致肾性少尿时，尿渗量降低[<350mOsm/（kg·H_2O）]。肾前性少尿时肾小管浓缩功能无明显降低，故尿渗量较高[>450mOsm/（kg·H_2O）]。

五、气味

健康人新鲜尿液的气味来自尿液中挥发性酸及酯类。

（一）参考区间

微弱芳香气味。

（二）临床意义

如果尿液标本久置，因尿素分解可出现氨臭味。尿液气味也可受到食物和某些药物的影响，如过多饮酒、进食葱蒜、服用某些药物等，可使尿液中出现相应的特殊气味。一些疾病可使新鲜尿液出现异常气味（表2-6-5）。

表2-6-5　新鲜尿液出现异常气味的原因

气味	原因
氨臭味	慢性膀胱炎和慢性尿潴留
腐臭味	泌尿系统感染或晚期膀胱癌
烂苹果味	糖尿病酮症酸中毒
大蒜味	有机磷中毒
鼠尿味	苯丙酮尿症

第二节　尿液化学检验

一、尿液酸碱度

尿液酸碱度是反映肾脏调节机体体液酸碱平衡能力的重要指标，通常用氢离子（H^+）浓度的负对数（pH）表示。尿液 pH 高低三要与尿中 NaH_2PO_4 和 Na_2HPO_4 的相对含量有关。

（一）检测原理

1. 试带法 采用酸碱双指示剂法。模块中含溴麝香草酚蓝和甲基红指示剂，变色范围为 pH 5.0～9.0，色泽变化为黄 - 绿 - 蓝，通常由仪器直接判读，也可经与标准色板肉眼目测判断。

2. pH 试纸法 pH 广泛试纸是浸渍多种指示剂混合液（一般含有甲基红、溴甲酚绿、百里酚蓝指示剂）的试纸条，颜色范围为棕红色至深黑色，与标准色板比较，肉眼可判断尿液 pH。

3. 指示剂法 酸碱指示剂原理。一般需要把指示剂加入尿液中，通过尿液显示颜色判断尿液酸碱性。

4. 其他方法 滴定法采用酸碱中和反应原理。通常用 0.1mol/L 标准 NaOH 溶液将定量尿液滴定至 pH 7.4 时，由 NaOH 消耗量求得尿液酸碱度。pH 计法，又称电极法，当指示电极浸入尿液后，H^+ 通过玻璃膜，指示电极和参比电极产生电位差，经电压计测得后转为 pH 读数。

（二）操作步骤

1. 试带法和 pH 试纸法 操作基本相同，即将多联试带或试纸完全浸于尿液约 0.5 秒取出，在规定时间内反应，然后在光线充足处与标准色板比色读取 pH。试带法在尿干化学分析仪中应用广泛。

2. 指示剂法 将指示剂（一般为 0.4g/L 溴麝香草酚蓝溶液）滴于尿液中，显示黄色为酸性，蓝色为碱性，绿色为中性。

（三）方法评价

1. 试带法 配套应用于尿液分析仪，是目前尿 pH 检查最广泛应用的筛检方法。测定数值较宽泛，不适用于测定精细数值，一般最小梯度为 0.5。

2. pH 试纸法 操作简便，广泛的 pH 试纸检测范围广而精密的 pH 试纸范围窄，试纸易受潮而失效，应防潮、防风、避光、干燥保存。

3. 指示剂法 受指示剂变色范围限制，当尿液 pH 偏离范围时，检测结果不准确；结果易受黄疸尿、血尿等特殊尿液影响，检测时需注意，否则结果误差较大。

4. 滴定法 操作复杂，误差较大，一般用于测定尿液酸碱总量，不适用于临床快速检测。

5. pH 计法 结果精确可靠，可用于肾小管性酸中毒的定位诊断、分型、鉴别诊断，一般以 0.1 为一个梯度，需特殊仪器，操作烦琐，不适用于常规筛查。

（四）质量控制

1. 检测前 应确保尿液标本合格，包括标本新鲜、容器无污染、足够尿量、合格尿液容器等。陈旧标本可因尿 CO_2 挥发或细菌生长使 pH 增高；细菌和酵母菌可使尿葡萄糖降解为酸和乙醇，则 pH 减低。变形杆菌感染尿路时，尿素分解成氨而使尿液呈碱性。

2. 检测中

（1）试纸法或试带法：应充分考虑试带检测范围能否最大限度地满足临床对病理性尿液 pH 变化范围的需要；应定期用弱酸和弱碱检查试带灵敏度；应确保试纸或试带未被酸碱污染，未吸潮变质，并在有效期内使用。手工操作使用多项试带检测时，试带不能浸入过量尿液标本，防止试带之间干扰而影响尿液 pH 结果。试带浸入时间也不宜过久，每个试带条块蘸取到尿液即可取出，否则会引起尿液 pH 假性降低。受试带检测范围限制，尿崩症患者及新生儿不适用此法。

（2）指示剂法：因一般指示剂不易溶于水，指示剂解离质点状态与未解离质点状态呈现的颜色不尽相同，故在配制指示剂溶液时应先用少许碱液（如 NaOH 稀溶液）助溶，再加蒸馏水稀释到适当浓度，以满足指示剂颜色变化范围的要求。

（3）pH 计法：本法对测定温度要求较高，温度升高时其 pH 下降，在使用时应首先调整所需温度，并应经常校准 pH 计，确保其处于最佳状态。

（4）滴定法：0.1mol/L NaOH 溶液应新鲜配制并标定。如果放置时间较长，可因吸收空气中的 CO_2 而影响滴定准确性。

3. 检测后 尿液 pH 容易受饮食、药物等多种因素影响。在生理状态下，少见尿 pH＜4.5 或＞8.0。尿液 pH＞8.0 可见于：①标本防腐或保存不当，大量繁殖的细菌分解尿素产生氨。②患者服用大量碱性制剂。

（五）参考区间

常规饮食条件下：①晨尿，多偏弱酸性，pH 5.5～6.5。②随机尿，pH 4.5～8.0。

（六）临床意义

尿液酸碱度检测主要通过检测尿液 pH 了解机体酸碱和电解质平衡情况，是临床上诊断呼吸性或代谢性酸/碱中毒的核心依据，也是指导临床用药和预防肾结石形成的重要实验依据。

1. 生理性变化 尿液 pH 受食物摄取、机体进餐后碱潮状态、生理活动和药物的影响。进餐后，因胃黏膜分泌盐酸以助消化、通过神经体液调节使肾小管的泌 H^+ 作用减低和 Cl^- 重吸收作用增高，尿液 pH 呈一过性增高，即为碱潮（alkaline tide）。①大量食用高蛋白、肉类食物时尿液呈酸性，食用蔬菜、水果等食物时尿液呈碱性。②饥饿、剧烈运动、应激状态、出汗、睡眠时，尿液呈酸性。③$CaCl_2$、NH_4Cl、KCl、稀 HCl 等药物使尿液呈酸性，$NaHCO_3$、K_2CO_3、枸橼酸钠、$MgCO_3$、利尿药等药物使尿液呈碱性。

2. 病理性增高 ①碱中毒，如呼吸性碱中毒。②肾小管性酸中毒。③尿路感染，如膀胱炎、肾盂肾炎、尿潴留等。④其他，如磷酸盐的尿路结石、严重呕吐等。

3. 病理性减低 ①酸中毒、发热、慢性肾小球肾炎等。②代谢性疾病如糖尿病、痛风等。

4. 协助治疗和预防疾病 ①尿液中存在酸性或碱性结石或有此倾向时，可以药物调节尿液 pH，使结石溶解。②酸性尿液可以抑制细菌的生长繁殖，碱性尿液可以促进某些微生物的生长繁殖。③经 $NaHCO_3$ 碱化的尿液可促进酸性药物从尿中排泄，利于氨基糖苷类、大环内酯类、头孢类抗生素对泌尿系统感染的治疗。④通过服用药物使尿液酸化，可促进碱性药物排泄，避免形成结石，减少药物对人体的损伤，如四环素类、呋喃妥因治疗泌尿系感染时。

二、尿蛋白

蛋白质检查是尿液化学成分最重要的检验项目之一。正常情况下，相对分子量＜4 万的蛋白可通过肾小球滤过膜，出现在原尿中，但由于肾小球毛细血管滤过膜的孔径屏障和电荷屏障作用，95% 以上的蛋白质在肾小管被重吸收，使得健康人终尿蛋白质含量很少，仅为 30～130mg/24h。一次随机尿中蛋白贡为 0～80mg/L，尿蛋白定性试验阴性。当尿蛋白超过 150mg/24h 或超过 100mg/L 时，蛋白定性试验呈阳性，称为蛋白尿（proteinuria）。

（一）检测原理

1. 试带法 利用 pH 指示剂蛋白质误差原理。在 pH 3.2 的条件下，酸碱指示剂（溴酚蓝）产生的阴离子与带阳离子的蛋白质生成复合物，引起指示剂电离，当超越缓冲范围时，指示剂发生颜色改变。颜色的深浅与蛋白质含量成正比。酸碱指示剂同时也是灵敏的蛋白显色剂，试带法可用于尿蛋白定性或半定量。

2. 磺基水杨酸（sulfosalicylic acid，SSA）法 又称磺柳酸法。磺基水杨酸是一种生物碱，在略低于蛋白质等电点的酸性环境下，磺基水杨酸根离子与蛋白质氨基酸阳离子结合，形成不溶性蛋白盐沉淀。其生成量或溶液反应后的浑浊程度，可反映蛋白质的量，为尿蛋白定性或半定量方法。

3. 加热乙酸法（heat and acetic acid method，HAAM） 为传统的经典方法。蛋白质遇热变性凝固，加稀乙酸使尿液 pH 降低至接近蛋白质等电点（pH 4.7），使变性凝固的蛋白质在含有无机盐时进一步沉淀，同时加热也消除了因某些磷酸盐和碳酸盐析出造成的干扰。

（二）操作步骤

1. 试带法 是尿干化学分析仪检测项目之一，手工法：将试带全部浸于尿液后立刻取出，在规定时间内，于光线充足处与原厂标准比色板进行目视比色，读取结果。

2. 磺基水杨酸法 操作步骤：①调节 pH；②加尿液；③加试剂；④判断结果。

3. 加热乙酸法 操作步骤：①加尿液；②加热；③加酸；④再加热；⑤判断结果。

（三）方法评价

1. 试带法 主要用于尿干化学分析仪，必要时也可肉眼观察。操作简便、快速、易于标准化，适于健康普查或临床筛检，目前已广泛应用于临床。

（1）灵敏度和特异性：①不同类型试带的灵敏度有一定差异，一般为 70～100mg/L，可能与使用的酸碱指示剂有关。②试带法对清蛋白敏感，对球蛋白灵敏度低，仅为清蛋白的 1/100～1/50，可能漏检本周蛋白，故试带法不适用于肾脏疾病疗效观察及预后判断。

（2）干扰因素

1）假阳性见于：尿液 pH≥9.0，如服用奎宁、奎尼丁、嘧啶等或尿中含聚乙烯、吡咯酮、氯己定、磷酸盐、季铵盐消毒剂等，致尿液呈强碱性；试带浸入时间过久，取出后导致模块颜色互相污染；混入生殖系统的分泌物，或含有较多细胞；尿液存放时间过久导致细菌大量繁殖。

2）假阴性见于：大剂量滴注青霉素或用庆大霉素、磺胺、含碘造影剂等；试带浸入尿液时间过短，尿液与试带反应不完全；pH＜3；尿液含有高浓度的本周蛋白或球蛋白。

2. 磺基水杨酸法 ①操作简便、反应灵敏、结果显示快、干扰因素少，与清蛋白、球蛋白、糖蛋白和本周蛋白均能发生反应。②检测灵敏度高，可达 50mg/L，可出现假阳性。尿液中含有高浓度尿酸盐、草酸盐或黏蛋白、生殖系统分泌物、大量青霉素，尿液 pH≥9.0 均可产生假阳性。③CLSI 将其作为干化学法检查尿蛋白的参考方法，并推荐为检查尿蛋白的确证试验。

3. 加热乙酸法 ①方法经典，准确，但操作烦琐复杂。②检测尿蛋白特异性强、干扰因素少，与清蛋白和球蛋白均能反应，灵敏度较低。此法可使含造影剂的尿液变澄清，可用于鉴别试验。尿液中混入生殖系统分泌物或盐类析出，可产生假阳性。

应根据具体情况选择尿蛋白定性试验方法。初次就诊患者、现场快速检测、健康体检、疾病筛检等，可采用化学试带法或磺基水杨酸法；当疾病已确诊、进行疗效观察或预后判断时，就不宜只采用试带法或磺基水杨酸法，而需配合加热乙酸法，必要时还需尿蛋白定量和特定蛋白质分析。

（四）质量控制

1. 检测前 嘱患者正常饮食，留取足量的新鲜中段尿液，使用清洁、干燥、符合要求的容器。

2. 检测中 ①采用阳性和阴性 2 种浓度进行质量控制。②如采用试带法手工操作，应保证浸渍时间，时间过短或过长均可造成结果偏差。试带应妥善保存于阴凉、干燥处，注意有效期，避免多次反复取用。③加热乙酸法和磺基水杨酸法，在操作时需注意调节最适尿液酸碱度。④尿蛋白成分不同，试验的敏感性也不同。⑤当尿蛋白阳性的患者使用青霉素治疗时不宜采用试带法，防止假阴性的产生。

3. 检测后 建立完善的报告审核制度，加强检验与临床的沟通。

（五）参考区间

阴性。

（六）临床意义

1. 生理性变化 生理性蛋白尿的产生源于机体内、外环境因素的变化，多数为暂时性、一过性。①功能性：见于剧烈运动后，发热、寒冷刺激、过度兴奋等。蛋白定性一般不超过"+"，定量一般小于 0.5g/24h。②体位性：也称直立性蛋白尿，主要原因为青春发育期少年站立时间过长或长时间远距离行走后诱发。③偶然性：主要见于尿中混入了阴道分泌物、月经血、精液、前列腺液、黏液等。④摄入性：常见于输注成分血浆、清蛋白及其他蛋白制剂，摄入过多蛋白食品后。⑤妊娠性：常见于妊娠期妇女，与机体处于妊娠状态有关，分娩后可消失。

2. 病理性增高

（1）肾前性蛋白尿：①浆细胞病，如骨髓瘤、华氏巨球蛋白血症等。②血管内溶血性疾病，如阵发性睡眠性血红蛋白尿症。③急性肌肉损伤，如心肌梗死、挤压综合征等。④酶类增高性疾病，如急性单核细胞白血病、胰腺炎等。

（2）肾性蛋白尿：①肾小球性蛋白尿，如肾病综合征、原发性肾小球肾炎（急性肾炎、慢性肾炎、膜性肾炎等）、继发性肾小球疾病（糖尿病肾病、狼疮性肾炎）。②肾小管性蛋白尿，如肾小管间质病变（间质性肾炎、肾盂肾炎、肾小管酸中毒等）、重金属中毒（汞、铋、砷）、药物中毒、苯等有机溶剂中毒、器官移植。③混合性蛋白尿，如肾小管和肾小球同时受累的肾病。

（3）肾后性蛋白尿：①泌尿、生殖系统炎症反应，如膀胱炎、尿道炎、前列腺炎、精囊炎等。②泌尿系统结石、结核、肿瘤等。③泌尿系统邻近器官疾病，如急性阑尾炎、慢性盆腔炎、宫颈炎、盆腔肿瘤等，泌尿系统邻近器官炎症或肿瘤刺激。

三、尿糖

健康人尿液中几乎不含或可有微量葡萄糖（<2.8mmol/24h），普通方法检测为阴性。当血糖浓度超过 8.88mmol/L（1.6g/L）时，尿中开始出现葡萄糖。尿糖定性试验呈阳性的尿液称为糖尿（glucosuria）。尿糖主要指葡萄糖，也有微量乳糖、半乳糖、果糖、蔗糖等。尿液中是否出现葡萄糖与血糖浓度、肾糖阈、肾脏血流量等因素有关。

（一）检测原理

1. 试带法 采用葡萄糖氧化酶 - 过氧化物酶法（glucose oxidase-peroxidase method）。试带模块中含有葡萄糖氧化酶（glucose oxidase，GOD）、过氧化物酶、色素原等。葡萄糖氧化酶使尿中葡萄糖与 O_2 作用生成葡萄糖酸内酯及 H_2O_2，过氧化物酶催化 H_2O_2 氧化色素原而呈现色泽变化，色泽深浅与葡萄糖含量成正比。不同色素原反应后的色泽不同。

2. 班氏法（Benedict method） 在高热和强碱溶液中，葡萄糖或其他还原性糖将蓝色的硫酸铜还原为黄色的氢氧化亚铜沉淀，进而变成红色氧化亚铜沉淀。根据沉淀有无和色泽变化判断含量。

（二）操作步骤

班氏法 操作步骤分为①鉴定试剂是否合格；②加尿液；③加热煮沸；④判断结果。

（三）方法评价

1. 试带法

（1）灵敏度和特异性：常见色素原有邻联甲苯胺、碘化钾、4- 氯 -1- 萘酚、4- 氨基安替比林等，不同的色素原反应后色泽不同，有蓝色、红褐色、红色等。试带法特异性强，灵敏度高，简便快速，适用于自动化常规分析和健康筛查。

（2）干扰因素：假阳性可见于①尿标本容器残留漂白粉、次亚氯酸等强氧化性物质或尿液比重过低；②氟化钠污染。假阴性可见于①标本久置尿糖被细菌分解。②尿酮体浓度过高（>0.4g/L）。③尿中葡萄糖浓度达 2.78mmol/L 时，维生素 C>200mg/L 与试带中试剂发生竞争性抑制反应。④高比密尿液。

2. 班氏法 为非特异性测定葡萄糖的试验，测定尿中所有还原性物质，包括：①还原性糖类，如半乳糖、果糖、乳糖。②非糖还原性药物，如水合氯醛、阿司匹林、青霉素、链霉素、维生素 C、异烟肼等。班氏法的灵敏度低于试带法，当血液葡萄糖浓度达 8.33mmol/L 时才呈现弱阳性。本法稳定，试验要求和成本低，可用于检测还原性物质，检测便捷，有助于筛查遗传性疾病（如半乳糖血症）。

（四）质量控制

1. 检测前 ①容器为一次性洁净、干燥、带盖的容器。②尿标本必须新鲜并及时检测，如标本久置，细菌繁殖消耗尿中葡萄糖，可造成假阴性。③消除维生素 C 干扰：大剂量滴注维生素 C 后慎做尿糖定性检查。

2. 检测中 采用阳性、阴性 2 种浓度的质控品进行室内质控。试带法原理为酶促反应，其测定的结果与尿液和试剂模块的反应时间、反应温度有关。班氏法强调严格操作和判读结果时间；试带应保存于阴凉、干燥处，注意有效期。

3. 检测后 建立完善的报告审核制度，加强检验与临床沟通。对于极高极低值应与临床或患者取得联系，排除影响因素后可报告。

（五）参考区间

阴性。

（六）临床意义

1. 尿糖增高 见于①代谢性糖尿，如糖尿病。②内分泌性糖尿，如甲状腺功能亢进、肢端肥大症、垂体功能亢进、嗜铬细胞瘤等。餐后血糖增高，餐后尿糖阳性。③血糖正常性糖尿，因肾小管重吸收葡萄糖能力减低，见于慢性肾小球肾炎、妊娠性糖尿、肾病综合征等。先天性肾糖阈减低所致如家族性糖尿、新生儿糖尿、持续尿糖阳性。

2. 尿糖暂时性增高 见于①摄入性：如进食大量含糖食品、碳水化合物、饮料或静脉输注大量高渗葡萄糖溶液后。②应激性：情绪激动、颅脑外伤、脑出血、急性心肌梗死时，延髓血糖中枢受刺激或肾上腺素、胰高血糖素分泌过多，呈现暂时性高血糖和一过性糖尿。

四、尿酮体

尿酮体（urine ketone bodies）是尿中乙酰乙酸（acetoacetic acid，占 20%）、β- 羟丁酸（β-hydroxybutyrate，占 78%）及丙酮（acetone，占 2%）的总称。机体首先形成的是乙酰乙酸，然后外周组织代谢乙酰乙酸成为 β- 羟丁酸和丙酮。酮体是机体脂肪氧化代谢产生的中间产物，当糖代谢发生障碍、脂肪分解增多、酮体产生速度超过机体组织利用速度时，可出现酮血症（ketonemia），酮体血浓度一旦超越肾阈值，就可产生酮尿（ketonuria）。

（一）检测原理

1. 亚硝基铁氰化钠法（改良 Rothera 法） 又称酮体粉法，将亚硝基铁氰化钠、硫酸铵、无水碳酸钠混合研磨成粉。在碱性条件下，丙酮或乙酰乙酸与亚硝基铁氰化钠和硫酸铵作用，生成紫色化合物。本法不与酮体中的 β- 羟丁酸成分发生反应。

2. 干化学法 同亚硝基铁氰化钠法原理。

（二）操作步骤

改良 Rothera 法 ①加酮体粉；②滴加尿液；③观察结果。

（三）方法评价

干化学法是最常用的筛查方法，简便快速，敏感性较高，品牌间敏感性不同。①假阳性：尿中含较多肌酐、肌酸、酞、苯丙酮、左旋多巴代谢物、甲基多巴、安替比林、磺柳酸盐等物质。②假阴性：标本收集不当和放置过久，乙酰乙酸被细菌分解；亚硝基铁氰化钠对湿度、温度或光线很灵敏，保存方式不当会导致试带受潮失效。

（四）质量控制

1. 检测前 丙酮在室温条件下可快速挥发，乙酰乙酸在菌尿中被细菌降解，应使用新鲜尿标本尽快检测。如未完成检测，可密闭冷藏或冷冻保存，检测前需恢复至室温。

2. 检测中 进行阴性和阳性质控，仪器、试带满足要求。为防止肌酐、肌酸过多引起假阳性，可加入少许冰乙酸。试带应置阴凉干燥避光处，勿使用过期试带。使用改良 Rothera 法检测时，应注意控制温度和反应的碱性环境。

3. 检测后 不同试带敏感度不同，会导致结果差异。酮体成分的多样性、不同检测方法的灵敏度、不同病程酮体成分的变化性，要求检验者及时与临床沟通后报告。

（五）参考区间

1. 定性 阴性。

2. 定量 酮体（以丙酮计）170～420mg/L；乙酰乙酸≤20mg/L。

（六）临床意义

酮体阳性见于：

1. 不能有效利用碳水化合物 如糖尿病酮症酸中毒。尿酮体检查有助于此病早期诊断，并能与低血糖、心脑疾病、乳酸酸中毒或高血糖高渗透性糖尿病昏迷相鉴别。应注意的是，此病早期的酮体是β-羟丁酸，而乙酰乙酸很少，测得结果可导致对总酮体量估计不足。而当其症状缓解之后，β-羟丁酸转变为乙酰乙酸，使乙酰乙酸含量比急性期早期增高，易造成对病情估计过重。

2. 非糖尿病性酮尿 如饥饿、饮食疗法、剧烈运动、寒冷、特殊原因禁食禁水期间、无糖饮食期间等。

3. 碳水化合物丢失 如频繁呕吐（怀孕、疾病）、腹泻、肾脏重吸收功能障碍、消化系统疾病等。

4. 其他因素 中毒时，如三氯甲烷中毒、农药中毒、麻醉等。在服用降糖药物期间，也可出现血糖正常而尿酮体阳性。

五、尿胆红素

胆红素（bilirubin）有未结合胆红素（unconjugated bilirubin，UCB）、结合胆红素（conjugated bilirubin，CB）和 δ-胆红素 3 种，是血红蛋白分解代谢的中间产物，血浆中以前两者为主。体内的胆红素主要来自衰老的红细胞内血红蛋白代谢和骨髓内未成熟红细胞分解及其他非血红蛋白的分解。

健康人血液中结合胆红素含量很低，尿中不能检出；当血中结合胆红素增高，超过肾阈值时，结合胆红素即从尿液中排出。

（一）检测原理

1. 偶氮法（偶联反应） 试带法多采用比原理。在强酸介质中，结合胆红素与重氮盐发生偶联反应呈红色。颜色深浅与胆红素含量成正比。

2. 氧化法（Harrison 法） 胆红素被硫酸钡吸附而浓缩，与 $FeCl_3$ 反应，被氧化为胆青素、胆绿素和胆黄素复合物，呈蓝绿色、绿色或黄绿色。呈色快慢和深浅程度与胆红素含量成正比。

（二）操作步骤

Harrison 法 ①加尿液；②吸附胆红素；③加试剂；④判断结果。

（三）方法评价

1. 偶氮法 操作简便快速，适用于筛检试验。假阳性见于大剂量氯丙嗪或盐酸苯偶氮吡啶代谢产物时。假阴性见于①尿维生素 C 浓度达 1.42mmol/L、存在亚硝酸盐时，可抑制偶氮反应。②尿标本保存不当，尿胆红素遇光氧化。

2. 氧化法 Harrison 法准确度和灵敏度均较高（胆红素 0.9μmol/L 或 0.5mg/L），但操作复杂，可作为确证实验。假阳性见于尿中存在水杨酸盐、阿司匹林、牛黄等，使尿液呈现紫红色，干扰结果。标本未避光保存可出现假阴性，尿液强碱性时可降低氧化法测定胆红素的灵敏度。

（四）质量控制

1. 检测前 由于胆红素对强光和热不稳定，易变为胆绿素，标本尽量远离光源、热源，室温（18～25℃）放置，尽快检测。如不能及时检测，应使用避光棕色容器或于 2～8℃保存。冰箱保存的标本应充分恢复至室温后方可检测。

2. 检测中 采用阳性、阴性 2 种浓度进行室内质控。试带阴凉、干燥、密封、避光保存，在有效期内使用。使用时保持少量多次取用原则，未用完的试带及时放回试带桶。

Harrison 法检测尿胆红素，当加入 $FeCl_3$ 后未见足够的 $BaCl_2$ 沉淀时，可加适量硫酸铵，促使沉淀产生。

3. 检测后 血尿标本应排除血尿影响，离心后检测。尿液胆红素受标本放置时间、药物及尿液高色素等因素影响，必要时应重新留尿检测。

（五）参考区间

阴性。

（六）临床意义

尿胆红素主要用于黄疸诊断和鉴别诊断。阳性见于胆汁淤积性黄疸、肝细胞性黄疸，而溶血性黄疸为阴性。

可用于先天性非溶血性黄疸的鉴别（表 2-6-6）。此病为先天性缺陷，多见于婴幼儿和青年。

表 2-6-6 先天性非溶血性黄疸的机制和尿胆红素鉴别

类型	尿胆红素	机制
Crigler-Najjar 综合征	阴性	缺少葡萄糖醛酸转移酶，不能合成结合胆红素
Gilbert 综合征	阴性	肝细胞摄取胆红素异常障碍、缺少葡萄糖醛酸转移酶
Dubin-Johnson 综合征	阳性	肝细胞排泄胆红素异常，摄取胆红素正常
Roter 综合征	阳性	肝细胞摄取和排泄胆红素异常

六、尿本周蛋白

骨髓瘤细胞所合成的异常免疫球蛋白，其轻链与重链合成不平衡，因轻链产生过多，使游离 Ig 轻链（light chain，LC）过剩。LC 能自由通过肾小球滤过膜，当浓度超过近曲小管重吸收极限时，可自尿中排出，即本周蛋白尿（Bence Jones proteinuria）或轻链尿。此轻链即本周蛋白（Bence-Jones protein，BJP），有 κ 和 λ 两种。BJP 在 pH 4.5～5.5 的条件下，加热至40～60℃时可发生沉淀，温度升至 90～100℃时沉淀溶解，而温度减低至 56℃左右又重新凝固，故称凝溶蛋白。

（一）检测原理

1. 热沉淀 - 溶解法 基于本周蛋白在 56℃凝固，100℃溶解的特性。

2. 对甲苯磺酸法 基于对甲苯磺酸能沉淀 BJP，而不与清蛋白和球蛋白起反应的原理而测定。

3. 乙酸纤维素薄膜电泳和 SDS-PAGE 电泳 基于蛋白电泳分离的检测原理。

4. 免疫方法 免疫电泳（IEP）和免疫固定电泳（IFE），均基于区带电泳原理和特异性抗原抗体反应原理。

（二）操作步骤

热沉淀 - 溶解法 根据本周蛋白的凝溶特性而操作。

（三）方法评价

检测尿游离轻链的最佳方法是电泳法和免疫固定电泳法，可判断出轻链是 κ 还是 λ 型或两者均存在。

热沉淀 - 溶解法灵敏度低，假阴性率高，还需使用加热仪器，实验室已较少使用；对甲苯磺酸法操作简便，灵敏度较高，球蛋白较高时易产生假阳性；蛋白电泳操作简便，阳性率高；免疫电泳特异性和分辨率均较高；免疫固定电泳比免疫电泳方法更灵敏。

（四）质量控制

1. 检测前 使用新鲜晨尿标本，尿液浑浊时需离心取上清液。使用热沉淀 - 溶解法时，若遇蛋白尿，须先用加热乙酸法沉淀普通蛋白质，趁热过滤，取上清液检查。使用电泳法，需预先浓缩尿液 10～50 倍。

2. 检测中 热沉淀 - 溶解法应严格控制 pH 在 4.5～5.5，最适 pH 为 4.9±0.1。电泳法操作时，需同时检测患者、健康人，以正确判断区带位置。

3. 检测后 肌红蛋白、溶菌酶、游离重链、脂蛋白等可出现类似于 M 蛋白的区带，因此当乙酸纤维素膜上出现波峰或怀疑有相关疾病时，应进行免疫电泳。

（五）参考区间

阴性。

（六）临床意义

尿 BJP 检测主要用于多发性骨髓瘤（MM）、原发性淀粉样变性、巨球蛋白血症及其他恶性淋巴增殖性疾病的诊断和鉴别诊断。①多发性骨髓瘤：99% 患者在诊断时有血清 M 蛋白或尿 M 蛋白，早期尿 BJP 可呈间歇性排出，50% 患者大于 4g/24h。②巨球蛋白血症：80% 患者可检出单克隆轻链。③原发性淀粉样变性：80%～90% 的患者血清或浓缩尿中发现单克隆免疫球蛋白轻链。④其他：2/3 的 μ 重链病患者尿中有 BJP。

第三节 尿液有形成分显微镜检查

尿液有形成分检查是利用显微镜或尿液有形成分分析仪对尿液中的细胞、管型（cast）、结晶（crystal）、病原体等有形成分进行识别及计数。结合尿液理学或化学检查的结果，对泌尿系统疾病的诊断、疗效观察及预后判断等有重要意义。尿液有形成分显微镜检查可辅助泌尿系统疾病的定位诊断及病理定性，因此尿液有形成分检查也被称为"肾的体外活检"。

一、检查方法

尿液有形成分显微镜检查分为非染色镜检法、染色镜检法及定量计数等方法。

（一）未离心尿液直接涂片镜检法

1. 检测原理　将未离心的尿液直接涂片后，分别在低倍镜、高倍镜下观察并计数规定数量的视野中各类有形成分的数量并进行报告。

2. 操作步骤　①尿液标本涂片：取混匀新鲜尿液 1 滴（15～20μl），直接置于载玻片上。②加盖 18mm×18mm 盖玻片。③低倍镜观察：观察至少 20 个视野（可用高倍镜鉴定）内的管型。④高倍镜观察：观察至少 10 个视野的细胞。⑤其他成分观察：如结晶、细菌、真菌、病毒包涵体、寄生虫和肿瘤细胞等。⑥报告方式，细胞：最低数～最高数 /HPF；管型：最低数～最高数 /LPF；结晶、细菌、真菌、寄生虫：按高倍镜视野中分布范围估计报告，常用"+"表示（表 2-6-7）。

（二）离心尿液直接涂片镜检法

1. 检测原理　尿液经离心沉淀后，其有形成分浓缩 50 倍。将离心后的尿液有形成分涂片，分别在低倍镜、高倍镜下观察并计数规定数量的视野中各类有形成分的数量并进行报告。

2. 操作步骤　①取混匀尿液 10ml 于刻度离心管中。②离心：采用直角离心机，以 RCF 400×g（1 500r/min）离心 5 分钟。③弃上清液，留沉淀物 0.2ml。④制作涂片：混匀沉淀物，取 1 滴（约 20μl）于载玻片上，加 18mm×18mm 盖玻片覆盖。⑤低倍镜观察：观察有形成分的全貌，计数管型数量。⑥高倍镜观察：鉴定计数细胞和管型。⑦计数视野数量及结果报告方式同未离心尿液直接涂片镜检法。

表 2-6-7　尿液结晶、细菌、真菌、寄生虫及虫卵的报告方法

成分	±	+	++	+++	++++
结晶		占视野 1/4	占视野 1/2	占视野 3/4	满视野
细菌及真菌	少量散在于数个视野	各视野均可见	数量多或呈团块状集聚	难以计数	满视野
寄生虫及虫卵		1～4/HPF	5～9/HPF	10/HPF	满视野

注：离心沉淀法报告时须注明"离心取沉渣"。

（三）定量检查法

尿液有形成分定量检查方法有：离心定量计数法、未离心定量计数法、12 小时尿液有形成分计数定量法（Addis 计数）、1 小时尿液有形成分定量计数法。无论是否离心，计数前尿液有形成分都可进行染色。所有定量检测均需借助准确划线、容量一定的有形成分计数板。

1. 改良牛鲍计数板定量检测法

（1）检测原理：将未离心尿液直接滴入改良牛鲍计数池，计数一定范围内的有形成分，计算单位体积尿液中有形成分的数量。

（2）操作步骤

1）充池：直接混匀尿液，取 1 滴充入改良牛鲍计数池。

2）计数：低倍镜下计数 10 个大方格的管型总数；高倍镜下计数 10 个大方格的各类细胞总数。

3）计算：得出每微升尿液中各类有形成分数量。

2. 标准化定量计数板法

（1）检测原理：本法使用 FAST-READ10 标准化尿液有形成分定量计数板（图 2-6-1）进行尿液有形成分定量计数，计数板大小与显微镜用标准载玻片相同。每块计数板分为 10 个彼此独立的计数室，可供检测 10 份样本。每个计数室用激光刻有 10 个大方格，每一大方格内又划分为 9 个小方格。每个大方格的面积 1mm²，深度 0.1mm，容积为 0.1μl。因此每个计

数室的容积为 1μl，充满尿液后所计得有形成分数量即为细胞或管型数 /μl。

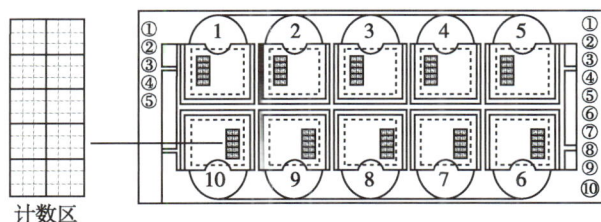

计数区

图 2-6-1 FAST-READ10 标准化尿液有形成分定量计数板

（2）检测步骤

1）离心沉淀尿液标本：将标本离心浓缩 50 倍，方法同离心尿液有形成分直接涂片镜检法。

2）充入计数室：取混匀的沉淀物 1 滴（15～20μl），充入标准化尿液有形成分定量计数室。

3）镜检、计数：低倍镜下计数 10 个大方格的管型总数；高倍镜下计数 10 个大方格的细胞总数。

4）报告方式：细胞或管型数 /μl；尿液结晶、细菌、真菌、寄生虫等，以相同方式报告。

5）若标本中有形成分含量较多，也可采用未离心标本直接计数。

3. 1 小时尿细胞（管型）排泄率测定

（1）检测原理：采用改良牛鲍计数板法，计数 3 小时内尿液中细胞及管型排出的数量，再换算出 1 小时尿液中细胞及管型排出的数量。

（2）操作步骤

1）标本采集：嘱受检者先排空膀胱，再收集此后 3 小时的全部尿液，于清洁干燥容器内送检。

2）测定尿量：准确测定全部尿液量。

3）将尿液标本离心浓缩 10 倍：吸取 10ml 混匀尿液于刻度离心管，以 RCF 400×g（1 500r/min）离心 5 分钟，弃去 9ml 上清液，将留下的 1ml 沉淀液充分混匀。

4）充入计数池：取 1 滴充入改良牛鲍计数池。

5）计数：高倍镜计数 10 个大方格中的各种细胞数，低倍镜计数 20 个大方格的管型数。

6）结果计算：按下列公式计算 1 小时细胞（管型）排泄率。

$$1\text{ 小时细胞数} = 10\text{ 大方格细胞总数} \times \frac{1\,000}{10} \times \frac{3\text{ 小时尿总量毫升数}}{3}$$

$$1\text{ 小时管型数} = \frac{20\text{ 大方格管型总数}}{2} \times \frac{1\,000}{10} \times \frac{3\text{ 小时尿总量毫升数}}{3}$$

式中："1 000"为将 ml 换算成 μl；"10"为尿液浓缩倍数。

改良牛鲍计数板定量检查法还可用于 Addis 计数。

4. 定量计数仪法

（1）检测原理：尿液有形成分定量计数仪由自动进样系统、流动计数池、显微镜和计算机控制系统组成。流动计数池由一块光学玻璃与一块氧化铝金属板构成，其大小与标准的载玻片相同，用激光刻有 4 个大方格，总容积 1μl，每个大方格又分为 25 个小方格，每个小方格容积为 0.01μl。检测时由自动进样系统将定量尿液标本吸入，并重新悬浮在流动计数池内。有 5μl 尿液分布于流动计数池的中央视野，其中的有形成分可被显微镜观察并进行定量计数。

（2）操作步骤：①启动仪器；②标本处理；③进样；④显微镜观察；⑤报告检查结果。按仪器操作说明。

（四）染色检查法

当有形成分辨认困难时，为防止某些病理成分镜检时误认，确定某些特殊成分如肿瘤细胞和判断异形细胞，以及制备长期保存标本等，可预先将尿液标本染色。尿液有形成分染色分为单染法、复合染色法、活体染色法、固定染色等方法。

1. 结晶紫-沙黄（Sternheimer-Malbin，S-M）染色法

（1）检测原理：S-M染液的主要染料有结晶紫和沙黄，二者均为碱性染料。尿液细胞、管型等有形成分的内容物化学性质不同，对染料的着色能力也不同，经S-M对比染色后呈现特定的颜色，且形态清晰、易于识别。

（2）操作步骤

1）尿液离心浓缩：依照离心尿液有形成分直接涂片镜检法，将新鲜尿液标本离心、沉淀，浓缩50倍。

2）染色：取染液50μl，加入0.2ml混匀的沉淀液中，染色3分钟。

3）涂片、镜检：混匀染色后的沉淀物，取1滴涂片、镜检。

4）也可将染色的沉淀物充入尿液有形成分定量计数板，进行定量计数。

5）若标本中有形成分含量较多，也可采用未离心尿液标本直接染色。

（3）染色后的有形成分形态

1）红细胞：呈淡紫色，细胞轮廓清晰，便于识别各种形态。

2）多形核白细胞：多形核白细胞的核染成橙红色，胞质内可见颗粒。在渗透压不同的尿液中，多形核白细胞大小、形态及染色情况有所差异。根据着色深浅及细胞内颗粒情况，可初步判断细胞是否具有生物活性。①浓染细胞：老化死亡的细胞受色较深，显橙红色，无运动性；②淡染细胞：具有一定生物活性的细胞染淡蓝紫色，部分可有运动性；③闪光细胞（glitter cell）：是炎症时发生脂肪变性的多形核白细胞，染淡蓝色或几乎无色，有时可见胞质内的颗粒呈布朗运动。但染液有时会破坏细胞。

3）上皮细胞：核染紫红色，细胞质淡染。

4）管型：透明管型染淡红色或淡紫色；颗粒管型染淡紫色或紫蓝色；细胞管型为深紫色。有助于各种管型的区分。

5）其他：滴虫染蓝色或紫色。

2. Sternheimer活体染色法（S染色）

（1）检测原理：阿利新蓝可将细胞核和管型基质染成蓝色，派洛宁能将胞质及核糖核酸染成红色。染色后的红细胞、白细胞和上皮细胞结构清晰，管型结构容易辨认和鉴别，有助于管型分类和细胞（如白细胞和肾小管上皮细胞）鉴别。

（2）操作步骤：①在0.2ml沉渣中加入1～2滴染色液；②染色5～10分钟后镜检。

（3）染色后的有形成分形态

1）红细胞：粉红色或红色，有时不着色。

2）多形核白细胞：核呈蓝色，胞质呈红色。也能分辨出浓染细胞、淡染细胞和闪光细胞。

3）管型：管型的基质染蓝色。透明管型中只有少许红色颗粒；颗粒管型有粗大的紫红色颗粒；细胞管型中细胞核染成淡蓝色或深蓝色，细胞质染红色；蜡样管型呈红色或紫色；脂肪管型为无色或黄色。

4）其他：鳞状上皮细胞染成淡粉红色或紫红色，移行上皮细胞、肾小管上皮细胞染成紫红色。

3. 固定染色法 将沉渣制成薄膜后，先固定再染色检查，常用的方法有瑞特 - 吉姆萨染色法、H-E 染色法、巴氏染色法、苏丹Ⅲ染色法等。

（五）尿液颗粒计数参考方法

尿液中颗粒分析（particle analysis）已实现自动化。为了解决自动化仪器测量结果的准确性问题，为仪器提供校准品靶值，2003 年国际实验室血液学学会（ISLH）提出了尿液中颗粒计数的参考方法，用于尿液中红细胞、白细胞、透明管型和鳞状上皮细胞参考计数。

1. 检测原理 该法采用 Sternheimer 染色法对尿液有形成分进行活体染色，用 Fuchs-Rosenthal 血细胞计数板进行显微镜计数。Fuchs-Rosenthal 血细胞计数板分为两个计数室，每侧计数室划线格面积 16mm²，深度为 0.2mm，总容量为 3.2mm³。平均分为 16 个中方格，每个中方格面积为 1mm²，容积为 0.2mm³。每个中方格又划分为 16 个小方格，每个小方格容积为边长为 0.25mm，面积为 0.062 5mm²（图 2-6-2）。

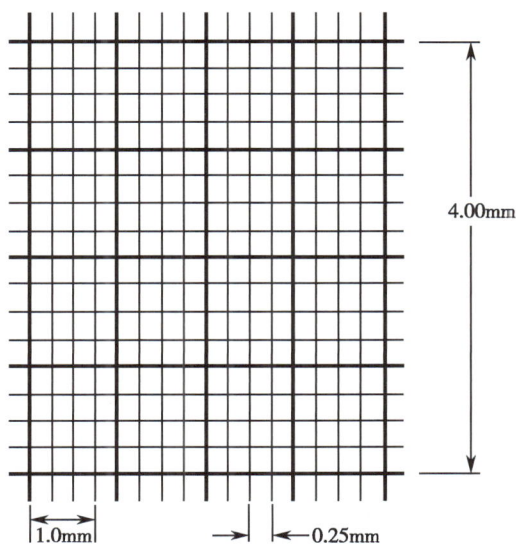

图 2-6-2 Fuchs-Rosenthal 血细胞计数板

2. 检测步骤 ①染色：将新鲜尿液与 Sternheimer 染液以 9：1 的体积比混合，染色 5 分钟。②充入计数室：将染色后的尿液混匀后充入计数室。③显微镜计数：低倍镜下观察并计数 10 个中方格的大型颗粒，如管型和鳞状上皮细胞；高倍镜下计数 10 个中方格内细胞、结晶、病原体等有形成分的数量。④计算：每项有形成分计数结果除以 2，即为尿液中颗粒数量 /μl。

为提高颗粒计数的准确性，推荐将标本进行 Sternheimer 活体染色后，使用相差显微镜计数。为达到颗粒计数的统计学精度，管型和鳞状上皮细胞至少计数 50 个；白细胞、红细胞至少计数 200 个。用于验证、评价自动化检测结果的准确度，并提供仪器校准靶值。

（六）方法评价

1. 未染色非定量尿液显微镜检查的方法评价（表 2-6-8）

表 2-6-8 未染色非定量尿液有形成分显微镜检查的方法评价

方法	优点	缺点
未离心尿液有形成分直接涂片镜检法（报告时须注明"未离心尿液标本"）	简便、快捷、标本用量少、成本低，能最大限度保持各类有形成分的原始状态；适用于尿液外观明显浑浊、尿液有形成分明显增多的标本如肉眼血尿、脓尿等，尤其适用于急诊患者检查	重复性差，易漏诊，阳性率低；不适用于外观清晰、有形成分较少的尿液标本检测；难以标准化和准确定量；不推荐作为常规检查方法
离心尿液有形成分直接涂片镜检法	离心使有形成分得以浓缩，提高了阳性率，适用于外观清晰、看形成分较少的尿液标本检测；常规推荐方法；是尿液有形成分检查标准化的基础，若按操作规程进行，可获得较满意的结果	操作烦琐费时；离心过程易造成有形成分的破坏或丢失；难以标准化和准确定量，逐渐被标准化定量分析板法取代

2. 未染色尿液和染色尿液显微镜检查的方法评价

（1）未染色法：简便、经济，但红细胞、透明管型等成分不易观察，常导致漏检或误检。

（2）染色尿液显微镜检查法：有形成分形态清晰，易于识别，尤其是透明管型及各种形态的红细胞、上皮细胞。能区别存活及死亡的中性粒细胞和检出闪光细胞，有助于其他有形成分的观察及标本保存。但操作烦琐、费时；染液污染的器材不容易清洗，析出的染液沉渣易导致背景不清晰。

3. 不同染色方法的评价

（1）S-M 染色法：为常用方法。有利于对管型（尤其是透明管型）及细胞的辨别。但结晶紫及沙黄均为脂溶性染料，易在水溶液中析出，从而使背景不清晰，干扰有形成分观察。

（2）Sternheimer 染色法：Sternheimer 为水溶性染料，溶解度高，可弥补 S-M 染色法的缺陷。

（3）固定染色法：既可有效保持有形成分的初始形态，又便于区分各类有形成分。常规实验室应用较少。

4. 尿液有形成分定量分析方法评价（表 2-6-9）

表 2-6-9　尿液有形成分定量显微镜检查方法评价

方法	优点	缺点
标准化定量分析板法	避免主观因素影响，重复性好，便于临床动态观察；可定量计数，标准化的器材符合 CLSI 和 CCCLS 要求，为推荐方法；也可根据情况采用未离心尿液进行检测，是尿液有形成分检查的"金标准"	成本高，耗时；计数板为聚乙烯材料，焚毁时易污染环境
1 小时尿细胞排泄率试验	采用改良牛鲍计数板定量检查，器材对有形成分影响小，不需严格限制饮食，适用于门诊及住院患者的连续检查。反映单位时间内尿液中所排出的细胞、管型数量。在规定时间内留取尿液，属真正意义上的定量计数，更准确地反映泌尿系统状况	检查期间不能大量饮水，计数板清洗、消毒不方便，盖玻片上的杂物可干扰计数
尿液有形成分定量计数仪法	自动进样，重复性好，准确定量、视野清晰、简便快捷，节省成本，有助于尿液有形成分检查的规范化、标准化	许多步骤仍为人工操作，存在人为误差；显微镜检查仍必不可少
尿液中颗粒计数	测定不离心尿液，对有形成分影响小；适合细胞和管型数量较少的标本检测；也常用于脑脊液及其他体液的细胞计数；精密度、准确度显著提高；计数板符合体外诊断产品（IVD）98/79 指令要求，拥有欧盟 CE 标志；2003 年，被 ISLH 推荐为尿液中红细胞、白细胞、透明管型和鳞状上皮细胞计数的参考方法	临床尚未普及
未离心标本倒置显微镜定量计数法	操作简单、快捷，减少有形物的损失，阳性率和精确度与定量尿液有形成分分析板法相关性较好	尿沉渣易受尿比重影响；仪器器材要求较高：①倒置显微镜与酶标板必须配套；②酶标板的光洁度、深度、底面积等均有严格规定；③需严格执行操作规程。不便于临床实验室推广

（七）参考区间

尿液有形成分的参考区间见表 2-6-10。

表 2-6-10 尿液有形成分的参考区间

方法	红细胞	白细胞	透明管型	上皮细胞	结晶	细菌和真菌
未离心尿液有形成分直接涂片镜检法	0~偶见/HPF	0~3/HPF	0~偶见/LPF	少见	少见	—
离心尿液有形成分直接涂片镜检法	0~3/HPF	0~5/HPF	0~偶见/LPF	少见	少见	
标准化尿液有形成分定量分析板计数法	男 0~5/μl 女 0~24/μl	男 0~12/μl 女 0~26/μl	0~1/μl (不分性别)	少见	少见	极少见
尿液有形成分定量计数仪法	男 0~4/μl 女 0~5/μl	男 0~5/μl 女 0~10/μl	0~1/μl (不分性别)	难以检出	难以检出	难以检出
1 小时尿有形成分排泄率(成人)	男性<3万/h; 女性<4万/h	男性<7万/h; 女性<14万/h	<3 400/h (不分性别)	难以检出	难以检出	难以检出

(八)临床意义

1. 结合尿液理学或化学检查结果,用于泌尿系统疾病的定位诊断、鉴别诊断及预后判断。

2. 作为尿液自动分析结果的复检手段。当患者尿液自动分析结果异常,或与临床实际不符且难以用临床知识解释时,需进行尿液有形成分的显微镜检查复查。CLSI 规定,凡有下述情况者应进行显微镜检查:①医生提出镜检要求。②由于患者的病种、病情或其他检查结果而要求(如泌尿外科、肾病科患者,糖尿病患者、应用免疫抑制剂患者及妊娠妇女)。③任何一项理学、化学检验结果异常。国内大多数学者认同的复检要求是:白细胞、尿隐血(或红细胞)、蛋白质和亚硝酸盐,任意一项异常均需显微镜复检。

二、尿液细胞形态检测

尿液有形成分中的细胞包括血细胞、吞噬细胞和上皮细胞等。血细胞有红细胞和白细胞;上皮细胞有肾小管上皮细胞、移行上皮细胞、鳞状上皮细胞等。

(一)红细胞

1. **正常红细胞**　尿液正常红细胞呈双凹圆盘状,浅黄色,直径约 8μm,厚约 3μm,中度折光性,侧面观呈沙漏状(图 2-6-3A)。

2. **异常红细胞**　尿液中异常红细胞有小红细胞、出芽形红细胞、面包圈样红细胞、影细胞(ghost cell)、棘形红细胞、颗粒形红细胞等(图 2-6-3B)。

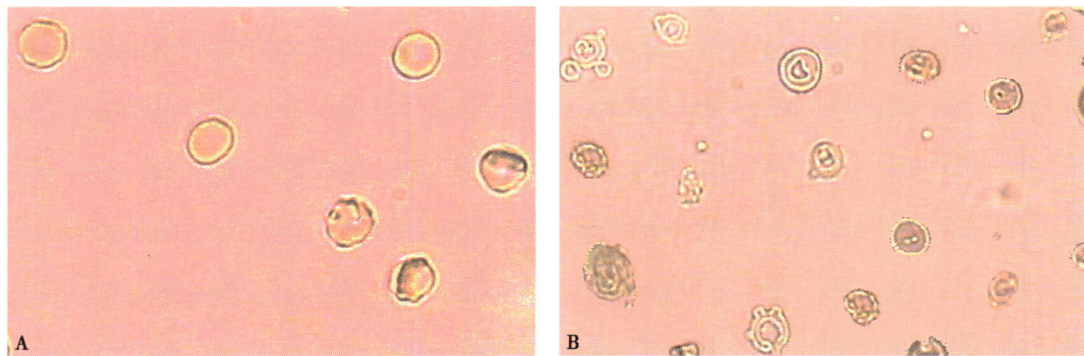

图 2-6-3 尿液中红细胞形态
A. 正常红细胞;B. 异常红细胞。

3. 不同类型血尿的临床意义　当每升尿液中的血液在 1ml 以上时，能见到不同程度的红色，称为肉眼血尿；而在 1ml 以下时，只能用隐血试验或沉渣镜检发现，称隐血或镜下血尿（microscopic hematuria）。由于受红细胞来源、尿渗透压及 pH 等因素影响，尿液红细胞与血液红细胞会出现不一致的情况。根据尿液红细胞体积和形状，可以辅助判断血尿来源。目前对血尿来源的区分仍无统一标准，但多数认为：

（1）肾小球性血尿：尿液中异常红细胞 >70%，有 2 种以上异形改变，一般来源于肾小球的滤过，这种以异常红细胞为主的血尿称为肾小球性血尿（glomerular hematuria），又称为非均一性红细胞血尿。红细胞多来自肾小球，常伴有尿蛋白及管型，见于肾小球肾炎、肾病综合征、肾盂肾炎、红斑狼疮性肾炎等。

（2）非肾小球性血尿：尿液中红细胞形态和大小正常、一致，细胞膜完整，细胞内血红蛋白含量正常，即使偶见影细胞或棘形红细胞，异常红细胞 <30%，但异常形态种类不超过2 种，这种以正常红细胞为主的血尿称为非肾小球性血尿（non-glomerular hematuria），又称为均一性红细胞血尿。非肾小球性血尿一般尿蛋白增多不明显，管型少见。见于①一过性镜下血尿：健康人特别是青少年在剧烈运动、急行军、冷水浴或重体力劳动后可出现暂时性血尿，应动态观察加以区别。②泌尿道疾病：泌尿道炎症、肿瘤、结核、结石、创伤，肾移植排斥反应及先天畸形等。③其他：出血性疾病、泌尿系统邻近器官的疾病（前列腺炎、盆腔炎等）。

（3）混合性血尿：尿液中异常红细胞为 30%~70%，称为混合性血尿（mixed hematuria）。常见出血不是起源于一个部位，或起源一个部位但出血时间点不同，在尿液停留时间影响红细胞形态，后一种情况可以排空膀胱尿液，适当饮水，采集 2 小时内的新鲜尿标本，进行血尿类别进一步鉴别。

（二）白细胞

1. 中性粒细胞　主要为分叶核中性粒细胞，圆形或椭圆形，直径 10~14μm，呈灰白色、绿黄色，未染色标本的细胞核较模糊（图 2-6-4A），加入稀酸后可变得清晰；胞质内的颗粒清晰可见，单个或成堆出现（图 2-6-4C）。炎症时，中性粒细胞变性坏死，形态多不规则，结构模糊，胞质呈明胶样，充满粗大颗粒，核不清楚，常成团分布，界限不清，称为脓细胞（图 2-6-4B）。在低渗尿液中，中性粒细胞发生肿胀，胞质内颗粒呈布朗运动，由于光的折射出现"闪光"现象，故称为"闪光细胞"（图 2-6-4D）。脓细胞与白细胞在镜下不易区分，而且增多时意义相同，通常一并报告其总数。常见于泌尿系统炎症如肾盂肾炎，膀胱炎、前列腺炎、精囊炎、尿道炎、肾结核、肾肿瘤等。"闪光细胞"常见于肾盂肾炎、膀胱炎。

2. 嗜酸性粒细胞　未染色时不能与中性粒细胞区别，涂片用瑞特染色可鉴别。增多见于间质性肾炎，变态反应性泌尿系统炎症。

3. 淋巴细胞　未染色时不易识别，用瑞特染色易于识别。直径 6~9μm，核呈圆形或类圆形，多偏位，胞质少。增多见于病毒感染、肾移植后排斥反应患者。

4. 单核细胞　直径 20~40μm，呈圆形或卵圆形，核单个，较大，胞质多，含嗜苯胺蓝颗粒，有大的空泡，含碎片或微生物。增多见于肾移植后排斥反应的患者。

（三）吞噬细胞

直径均值为 30~40μm。大吞噬细胞来源于单核细胞，约 100μm，核呈肾形或不规则形，胞质丰富，常有空泡，未染色时很难识别（图 2-6-5）；小吞噬细胞来源于中性粒细胞，约10μm。吞噬细胞增多见于泌尿、生殖系统炎症，常伴白细胞增多，并伴有上皮细胞和细菌。尿液吞噬细胞数量常与炎症程度密切相关。

（四）上皮细胞

上皮细胞来源于肾小管及尿路各部位的上皮组织。女性尿液可混有阴道上皮细胞。

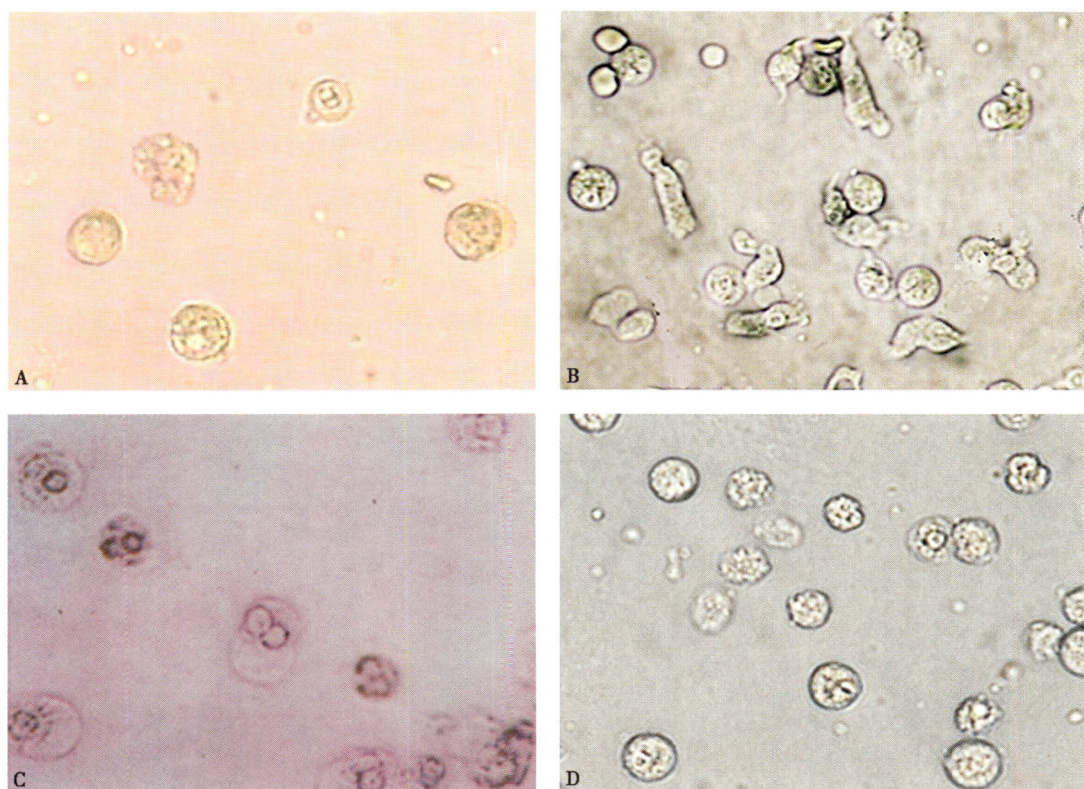

图 2-6-4　尿液中白细胞形态

A. 形态完整的白细胞；B. 变性的白细胞（脓细胞）；C. 加酸处理后的白细胞；D. 闪光细胞。

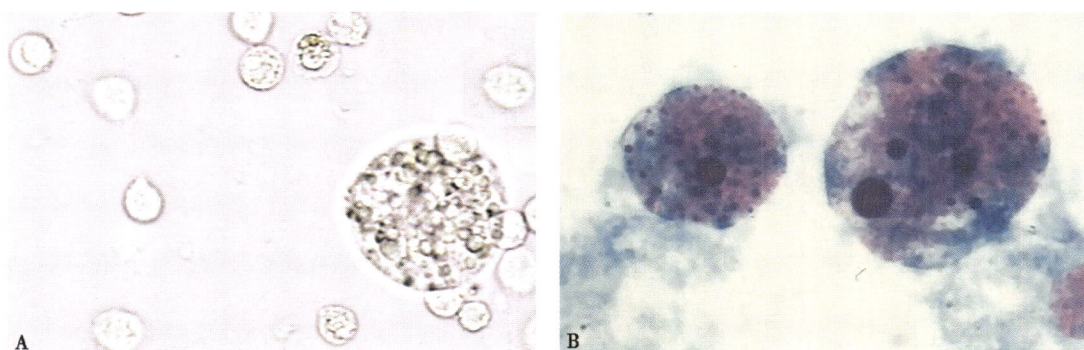

图 2-6-5　尿液中大吞噬细胞

A. 未染色；B. Sternheimer 染色。

1. 肾小管上皮细胞　肾小管上皮细胞（renal tubular epithelium）来自肾小管立方上皮，大小不一、形态多样。①体积略大于白细胞。②细胞呈圆形或多边形，胞质内常见粗大颗粒及小空泡。③细胞核大，呈圆形，核膜较厚，在所有上皮细胞中，肾小管上皮细胞的核质比最大。其中近曲小管上皮细胞胞体较大，直径 20～60μm，胞质有颗粒，呈长的椭圆形或雪茄形，核致密，偏位，可见多核。远曲小管上皮细胞直径 14～25μm，呈圆形或卵圆形，核小且致密，偏位，胞质颗粒状。集合管细胞直径 12～20μm，呈立方形，多边样或柱状，罕见圆形或卵圆形，核大，中度致密，占细胞体积 2/3 左右。

由于肾小管局部病变的性质不同，脱落的上皮细胞可有以下几种表现：

（1）直接脱落的肾小管上皮细胞（图 2-6-6A）：正常情况下肾小管上皮细胞很少见，增多提示肾小管病变。在急性肾小管损伤、间质性肾炎和肾盂肾炎时可成堆出现。肾移植1周内可出现较多的肾小管上皮细胞,随后逐渐减少而消失,当发生排斥反应时,可再度成片出现。

(2) 复粒细胞:肾小管上皮细胞吞噬脂肪或发生脂肪变性而形成。细胞内充满脂肪颗粒,在显微镜下,脂肪颗粒具有很强的折光性、淡黄色,称为复粒细胞(compound granular cell)(图2-6-6B)。苏丹Ⅲ或油红O染色后更易识别。有时甚至呈现为一团脂肪小滴而细胞膜结构消失,称为卵圆脂肪小体。常见于肾病综合征和慢性肾炎肾病。

(3) 含铁血黄素细胞:在肾慢性出血、梗死或反复发作的血红蛋白尿患者,肾小管上皮细胞可因摄取了大量血红蛋白或含铁血黄素颗粒,胞质可有棕色的含铁血黄素颗粒沉着(图2-6-6C)。

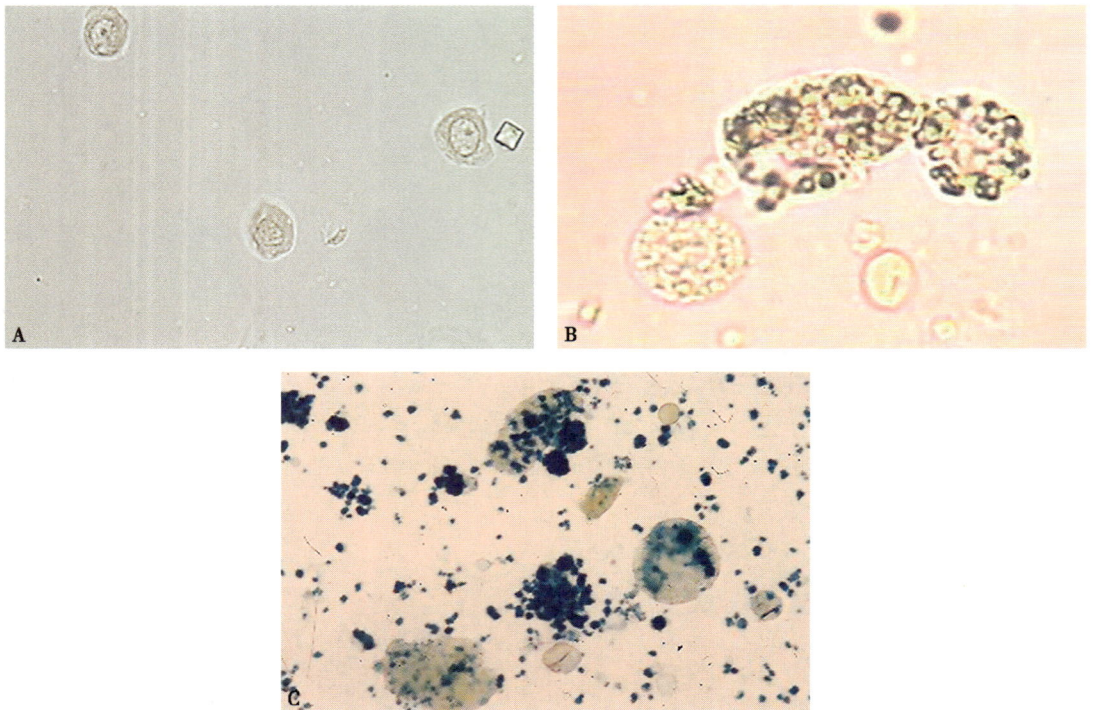

图 2-6-6　肾小管上皮细胞
A. 直接脱落的肾小管上皮细胞(未染色);B. 肾小管上皮细胞及复粒细胞(未染色);C. 含铁血黄素细胞(染色)。

2. 移行上皮细胞　移行上皮细胞(transitional epithelium)来自肾盂、输尿管、膀胱三角区及尿道近膀胱段等处的移行上皮,形态多变。呈圆形、纺锤形、尾形和圆柱形,细胞体积略小于扁平上皮细胞,而核质比介于扁平上皮细胞和肾小管上皮细胞之间。

(1) 表层移行上皮细胞:胞体较大,直径30～40μm,呈圆形或梨形,膀胱体部发生表浅炎症时多见,俗称大圆上皮细胞(图2-6-7A)。

(2) 中层移行上皮细胞:胞体较小,直径20～30μm,呈柱状或尾形,后者称为尾形上皮细胞(tailed epithelium)(图2-6-7B、图2-6-7C)。细胞核呈圆形或卵圆形,胞质丰富。该类细胞在正常尿液中不易见到,尿路炎症时可成片脱落。肾盂、输尿管、膀胱三角区急性炎症时,多见尾形上皮细胞。

(3) 底层移行上皮细胞:细胞体积与肾小管上皮细胞接近但核质比略小,边缘呈圆形或不规则(图2-6-7D)。见于泌尿道深层炎症,尤其是慢性膀胱炎。

3. 鳞状上皮细胞　鳞状上皮细胞(squamous epithelium)实质为复层扁平上皮细胞(pavement epithelium),来自尿道前段和阴道表层,直径40～60μm,形态扁平而大,似鱼鳞状或薄

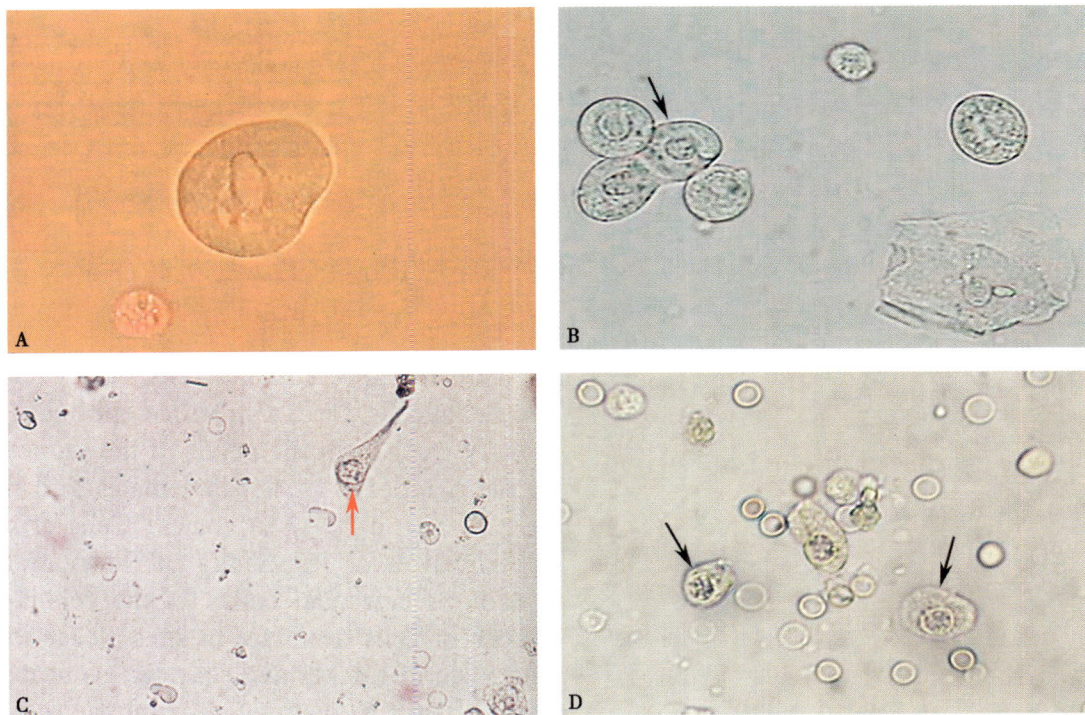

图 2-6-7　移行上皮细胞

A. 表层移行上皮细胞；B. 中层移行上皮细胞和鳞状上皮细胞；C. 尾形上皮细胞；D. 底层移行上皮细胞（未染色）。

的石板状，不规则；胞质丰富，有细小颗粒；核小、呈圆形或卵圆形，致密，居中，有时无核；细胞边缘常卷折（图 2-6-8）。鳞状上皮细胞在正常尿液中数量较少，尿道感染时一般可增多。女性常因阴道分泌物混入尿液而出现较多，临床意义不大。女性尿液中出现大量鳞状上皮细胞通常提示其雌激素水平高，若同时伴大量白细胞出现则提示有妇科炎症。为避免污染，尿液检查一般采集中段尿标本。

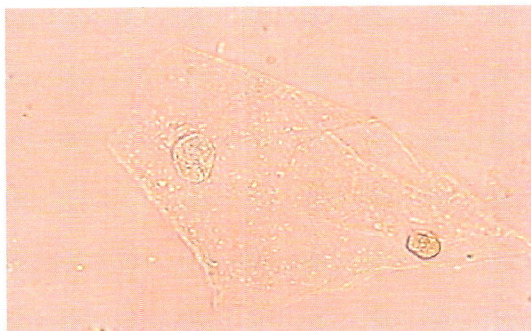

图 2-6-8　尿液中表层及中层鳞状上皮细胞（未染色）

三、尿液管型形态检测

管型（cast）是尿蛋白在肾小管、集合管内凝聚形成的圆柱体。其形成依赖以下因素的综合作用：①蛋白（尤其是含有肾小管分泌的 T-H 糖蛋白）尿的存在，是形成管型的首要条件；②肾小管对尿液的浓缩与酸化功能：浓缩使尿蛋白含量及盐类浓度提高，酸化能促进蛋白的沉淀凝聚；③有可供交替使用的肾单位：肾小管内的蛋白在肾单位内有足够的时间浓缩、沉积形成管型,并被排出。

在形成管型的过程中若有细胞渗出,则包被于管型基质成为细胞管型;若管型内的细胞退化变性,裂解成细胞碎屑而形成颗粒管型;细胞内脂蛋白进一步变性可形成蜡样管型;若上皮细胞管型内的细胞出现脂肪变性,则形成脂肪管型。当管型大量出现,特别是病理管型(如细胞管型、颗粒管型等)出现时,提示有肾实质性损害。

(一)透明管型

透明管型(hyaline cast)最常见,是各类管型的基本结构,形态为无色透明的圆柱体,质地均匀,偶见少许颗粒或细胞(图2-6-9A)。大小、长短不一,折光性差,易漏检,应在弱光下观察。透明管型在正常成人的晨尿中偶见;剧烈运动后、高热、麻醉、心功能不全时少量出现;急性肾实质病变时可出现大量透明管型。

(二)细胞管型

管型基质内的细胞占其体积的1/3以上时,称为细胞管型(cellular cast)。按细胞类别分为4种管型。

1. 红细胞管型 管型呈黄色或红褐色,易折断,碎裂成片状,红细胞残缺不全(图2-6-9B)。当红细胞管型退变成为色素状、颗粒状管型时,称之为血红蛋白管型,此时管型内含有红色或金褐色颗粒,无清晰可见的红细胞。尿液中出现此类管型,提示肾单位出血,见于急性肾小球肾炎、慢性肾小球肾炎急性发作、急性肾小管坏死、肾出血、肾移植后急性排斥反应等。

2. 白细胞管型 管型内布满白细胞或脓细胞,细胞多退化变性,未染色的标本中较难与上皮细胞区别(图2-6-9C),过氧化物酶染色(POX)阳性。常见于急性肾盂肾炎、间质性肾炎、狼疮性肾炎等疾病。

3. 上皮细胞管型 管型内含较多的肾小管上皮细胞,呈瓦片状排列,胞体比白细胞大(图2-6-9D),可滴加稀乙酸予以鉴别。上皮细胞经酯酶染色呈阳性反应,过氧化物酶染色阴性,予以鉴别。常见于肾小管病变,如急性肾小管坏死、肾淀粉样变性、重金属和化学物质中毒、肾移植急性排斥反应等。

4. 混合细胞管型 混合细胞管型通常指2种以上细胞出现于管型中(图2-6-9E),若能明确,则应报告为某细胞管型。

(三)颗粒管型

管型基质内的颗粒占其体积(或面积)1/3以上时,称为颗粒管型(granular cast),分为粗颗粒和细颗粒两种(图2-6-9F,图2-6-9G)。开始时多为粗颗粒,而在肾单位淤滞时间较长,则逐渐碎化为细颗粒。也有人认为,粗颗粒由白细胞变性而来,因其过氧化物酶染色一般为阳性;细颗粒则由上皮细胞演化而来,因其酯酶染色阳性。颗粒管型多见于急慢性肾小球肾炎、肾病、肾动脉硬化等。

(四)脂肪管型

管型内有大量的脂肪滴,当含量超过管型面积的1/3时,称为脂肪管型(fatty cast)(图2-6-9H)。由肾小管上皮细胞脂肪变性所致。脂肪滴大小不等,圆形,折光。较大的脂肪滴在偏光镜下可发现"马耳他十字交叉"样改变(图2-6-9I)。见于慢性肾炎肾病型及类脂性肾病。

(五)蜡样管型

蜡样管型(waxy cast)是由细颗粒管型继续变性碎解而来。为蜡烛样浅灰色或淡黄色,质地厚,有切迹,折光性强,有时呈扭曲状(图2-6-9J)。出现蜡样管型提示肾脏长期而严重的病变,预后差,见于慢性肾小球肾炎晚期及肾淀粉样变性。

(六)色素管型

管型内含有血红蛋白、肌红蛋白或胆红素等,呈黄色或棕色,出现胆红素颗粒则呈金褐色。

（七）宽幅管型

宽幅管型（broad cast）又称为肾衰竭管型（renal failure cast），源自明显扩大的集合管，为体积宽大、不规则的颗粒管型或蜡样管型（图 2-6-9K）。急性肾衰竭的多尿期可大量出现，而在慢性肾炎晚期出现，提示预后不佳。

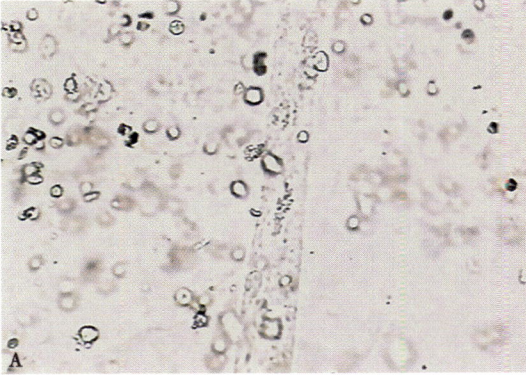

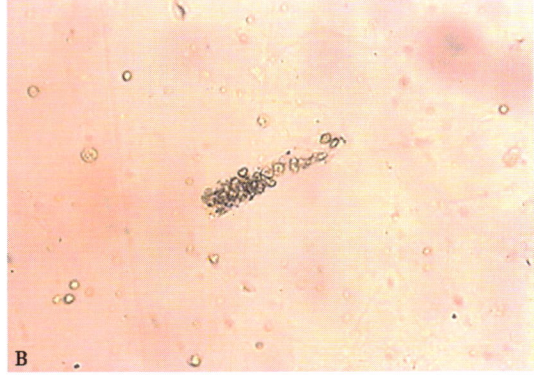

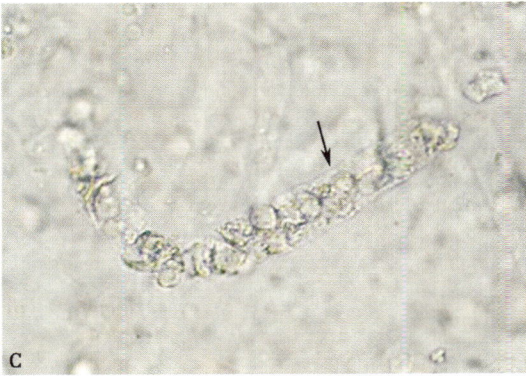

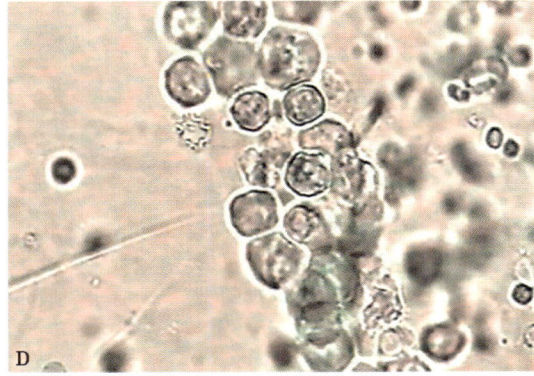

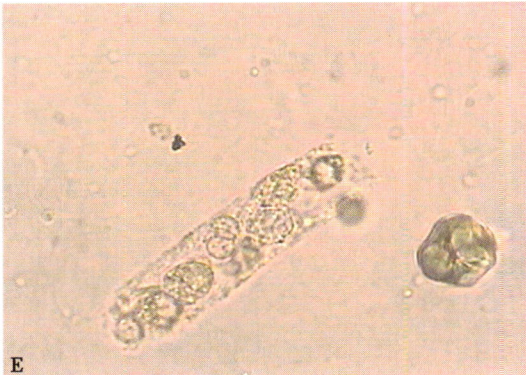

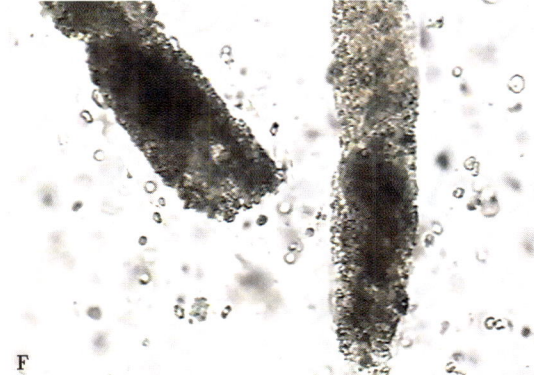

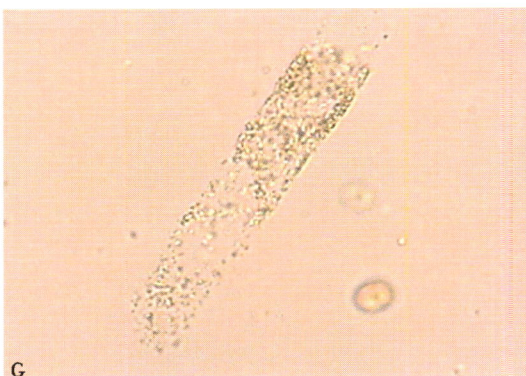

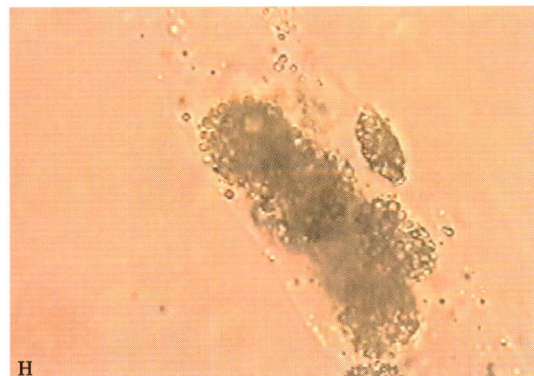

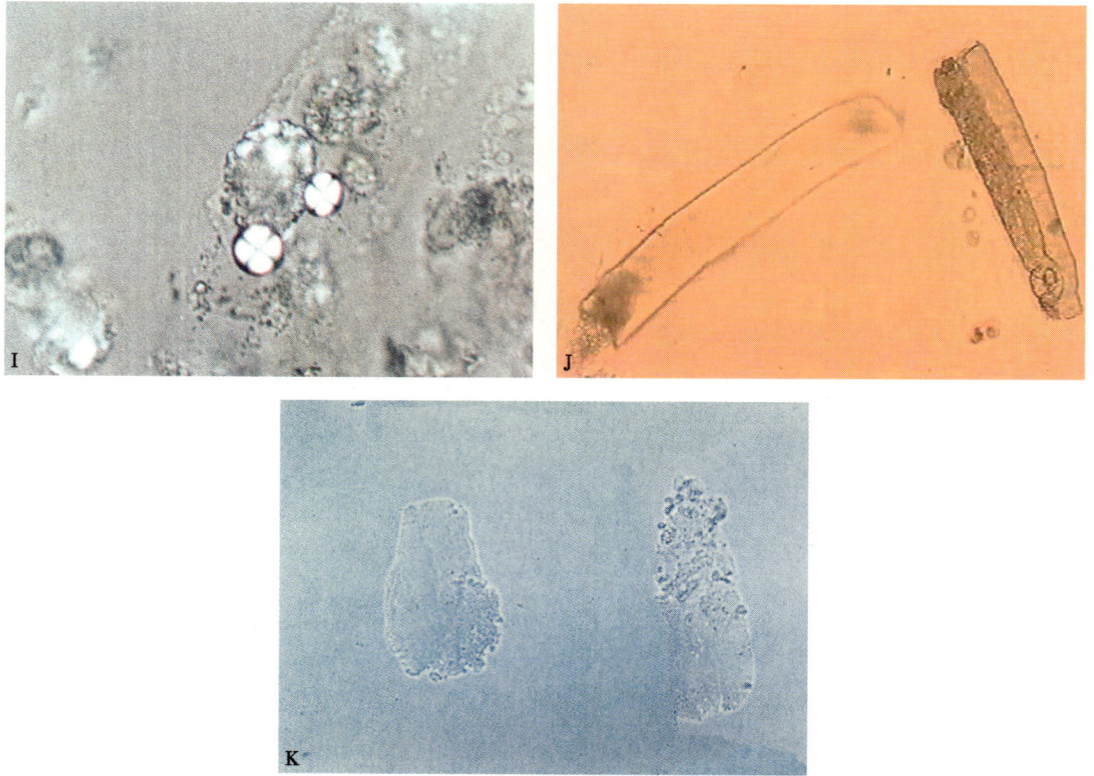

图2-6-9 管型

A. 透明管型；B. 红细胞管型；C. 白细胞管型及透明管型；D. 上皮细胞管型；E. 混合细胞管型（白细胞及上皮细胞组成）；F. 粗颗粒管型；G. 细颗粒管型；H. 脂肪管型；I. 脂肪管型（偏光镜马耳他十字现象）；J. 蜡样管型；K. 宽幅管型。

（八）细菌管型

细菌管型在显微镜下很难识别，呈颗粒状，或出现在白细胞管型内，需借助干涉显微镜判别。

（九）结晶管型

结晶管型由盐类结晶附着于 T-H 蛋白而形成。因结晶多为不定型样，通常难以判断结晶的种类。视野中常伴大量散在的结晶，有时伴红、白细胞增加。见于大量盐类结晶沉积所致的肾损害。

（十）类似管型的物体

1. 类圆柱体 形态与透明管型相似，但尾部尖细呈螺旋状，常与透明管型同时存在。见于肾血液循环障碍或肾受到刺激时。

2. 黏液丝 黏液丝（mucous strands）为长线条形，边缘不清，末端尖细卷曲。可见于正常尿液，尤其是妇女的尿液中可多量出现。若大量存在表示尿道受刺激或有炎症反应。

3. 假管型 假管型通常为尿液中的一些黏液性纤维状物，黏附了非晶形尿酸盐或磷酸盐后所形成的一种圆柱形物，类似颗粒管型，要仔细观察。

四、尿液结晶形态检测

尿液中结晶（crystal）的析出，与形成该结晶物质的浓度、溶解度及尿液的 pH、温度、胶体物质浓度等因素有关。可分为生理性结晶、病理性结晶及药物结晶。

（一）生理性结晶

生理性结晶多来源于食物或盐类代谢的产物，一般无临床意义。如酸性尿液中的尿酸盐结晶、草酸盐结晶等；碱性尿液中的磷酸盐结晶、碳酸盐结晶等。但该类结晶大量沉积也会造成肾损害。

（二）病理性结晶

病理性结晶指某些病理状况下出现的结晶。如亮氨酸结晶、酪氨酸结晶，见于组织大量坏死性疾病；胱氨酸结晶起因于蛋白质代谢障碍，尿酸结晶见于痛风。大量出现是尿路结石的征兆。

（三）药物结晶

药物结晶通常指患者大量服用某些药物后，有可能形成的结晶。最常见的药物结晶是磺胺类结晶。此类结晶易在酸性尿液中析出，形态各异，可用化学方法证实。

（四）尿液中结晶的形态特征

1. 草酸钙结晶 草酸钙结晶（calcium oxalate crystal）为无色、大小各异、形态多样的晶体，多数呈八面体形或信封状，单水草酸钙结晶体积较小，呈卵圆形或哑铃形（图 2-6-10A）。草酸钙结晶多出现于酸性尿液中。

2. 碳酸钙结晶 碳酸钙结晶为无色、细小的颗粒状晶体，常成对出现，似哑铃形，也可聚集成堆，与非晶形磷酸盐结晶无法区分。该类结晶常出现于碱性尿液中。

3. 三价磷酸盐结晶 三价磷酸盐结晶为无色、形态大小各异的晶体，呈方柱状，屋顶状或羽毛状，折光性强（图 2-6-10B）。该类结晶常出现于碱性尿液中。

4. 磷酸钙结晶 无色，楔形或玫瑰花样，具有针状末端（图 2-6-10C）。单水磷酸钙结晶呈不规则形，针束状或平板状，出现于碱性尿液中。

5. 非晶形尿酸盐结晶 似沙砾样黄褐色颗粒。

6. 尿酸铵结晶 黄褐色，球形，树根状或刺苹果状（图 2-6-10D）。

7. 尿酸钠结晶 无色至淡黄色的针状，单个或小堆状出现。

8. 尿酸结晶 尿酸结晶（uric acid crystal）呈钻石形，立方形或堆积成玫瑰花形，薄的结晶常无色，厚的结晶呈黄色至红褐色。偏光镜下，显示橙色或紫色折射光（图 2-6-10E，图 2-6-10F）。出现于酸性尿液中。

9. 胱氨酸结晶 无色、六边形，边缘不整，折光性强，薄片状结晶（图 2-6-10G）。见于遗传性胱氨酸尿症患者。

10. 亮氨酸与酪氨酸结晶 亮氨酸结晶呈黄色、褐色，球形，表面有密集辐射状条纹，折光性强，似脂肪滴（图 2-6-10H）。酪氨酸结晶呈无色、黄色，细针状，成堆或羽毛状（图 2-6-10I）。该两类结晶可见于急性肝坏死患者尿液中。

11. 胆固醇结晶 缺角的长方形或方形，无色透明薄片状（图 2-6-10J）。健康人尿液中少见，增多见于膀胱炎和肾盂肾炎。

12. 胆红素结晶 胆红素结晶呈橘红色或黄褐色，成束针状或小块状（图 2-6-10K）。有时可形成胆红素管型，见于黄疸、急性肝坏死、肝癌、肝硬化、急性磷中毒等。

13. 药物结晶和放射造影剂 ①氨苄西林结晶：呈无色，长的，薄的，菱形或针状结晶。②磺胺结晶：形态多变，折光性强，其中磺胺嘧啶结晶呈黄色至褐色，针束状结晶，磺胺甲基异噁唑结晶呈棕色，玫瑰花样或球形，有不规则辐射状条纹（图 2-6-10L）。③放射造影剂结晶：呈无色，长的，针状，单个或成堆出现，或呈平板状，缺角的结晶（图 2-6-10M）。

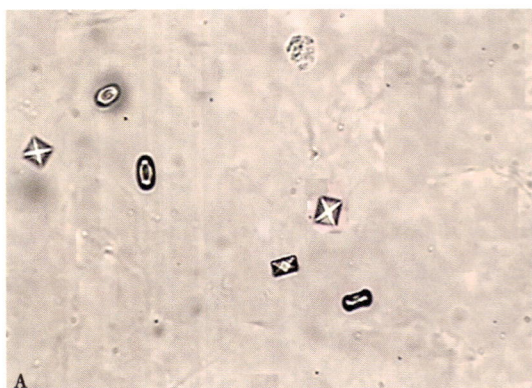

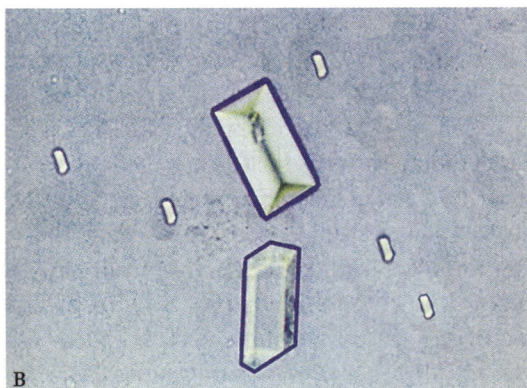

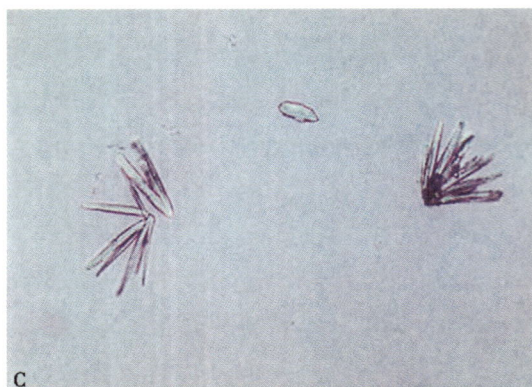

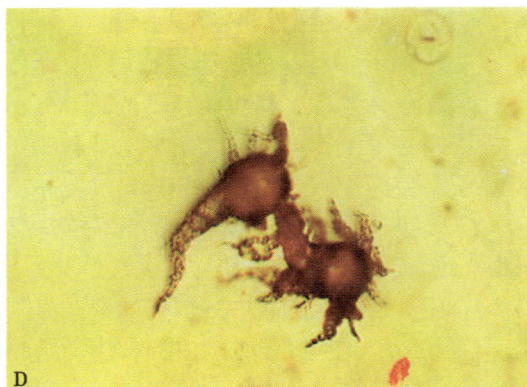

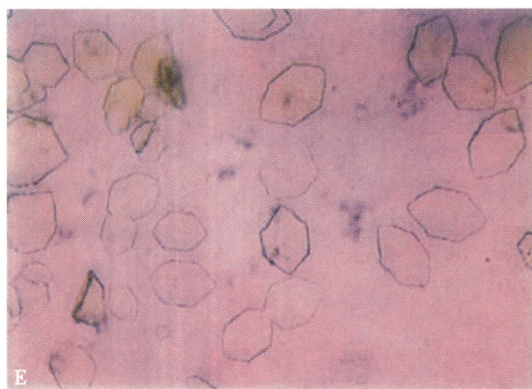

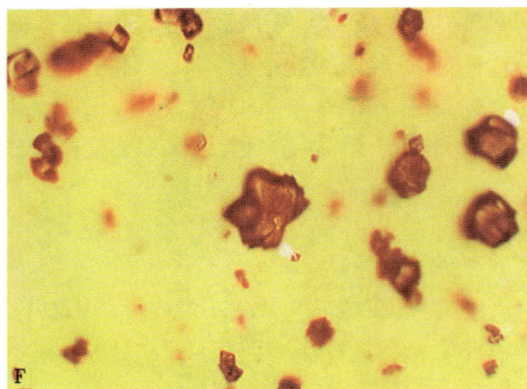

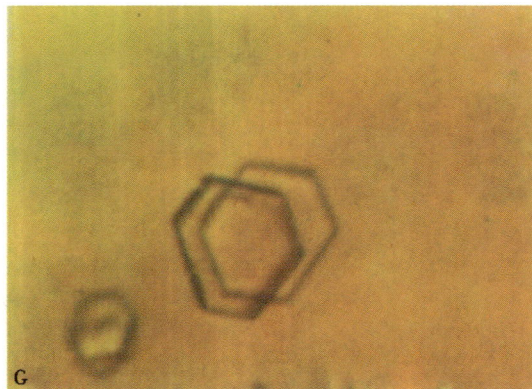

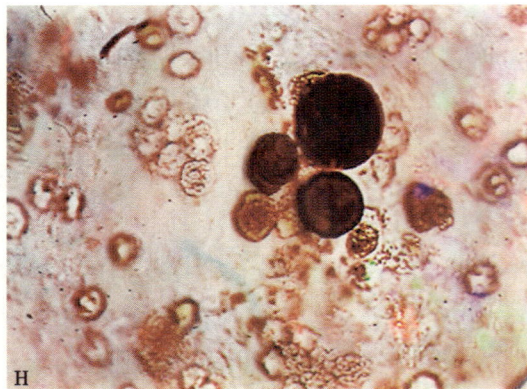

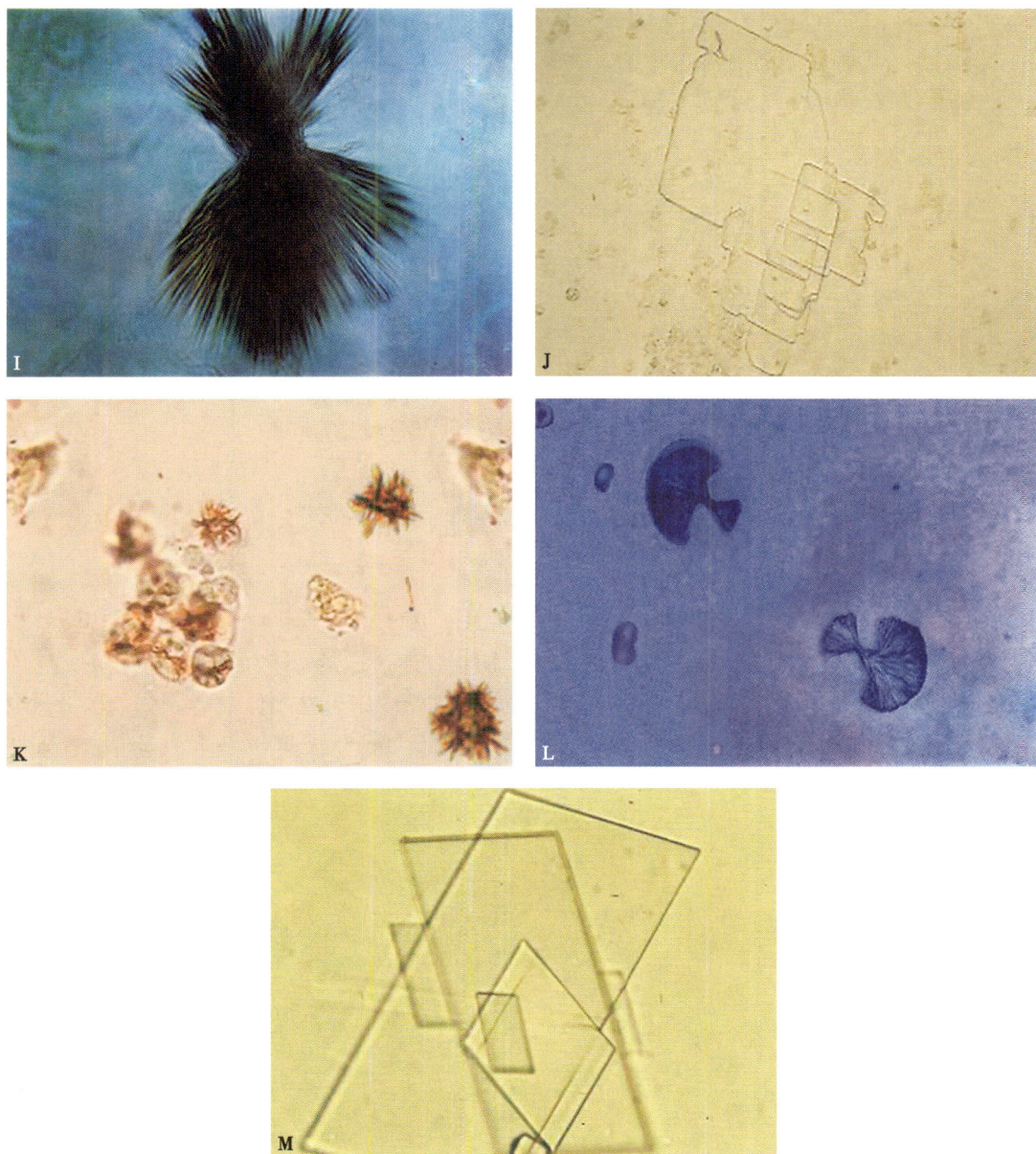

图 2-6-10 结晶

A. 草酸钙结晶；B. 三价磷酸盐结晶；C. 磷酸钙结晶；D. 尿酸铵结晶；E. 六边形尿酸结晶；F. 玫瑰花形尿酸结晶；G. 胱氨酸结晶；H. 亮氨酸结晶；I. 酪氨酸结晶；J. 胆固醇结晶；K. 胆红素结晶；L. 磺胺药物结晶；M. 造影剂（泛影酸）结晶。

五、尿液其他有形成分检测

1. 细菌 呈薄杆状或短圆杆状，单个或呈链状分布。可结合革兰氏染色或抗酸染色等检查方法加以确认。健康人采用自然排尿法，尿液细菌的菌落计数 $<10^4/ml$ 时，多数是因为污染，无临床意义。若按无菌要求采集尿液，检出菌落数 $\geq10^5/ml$ 的革兰氏阴性杆菌，或菌落计数 $\geq10^4/ml$ 的革兰氏阳性球菌，则有诊断价值，常见的细菌有大肠埃希菌、葡萄球菌、链球菌、变形杆菌等，常伴有白细胞、上皮细胞增加。膀胱炎、肾盂肾炎以革兰氏阴性杆菌为主要病原菌；性传播疾病患者尿液中可查到淋病奈瑟菌；泌尿系统结核患者尿液中，可查到结核分枝杆菌。

2. 真菌 ①白念珠菌：无色，2.5～5μm，椭圆或短圆柱形，有时因芽生孢子而集群（图2-6-11A），多来自阴道分泌物污染。②酵母菌：无色，卵圆形，似红细胞，折光性较强，可见芽孢和假菌丝。多见于糖尿病患者、女性尿液及碱性尿液中（图2-6-11B）。

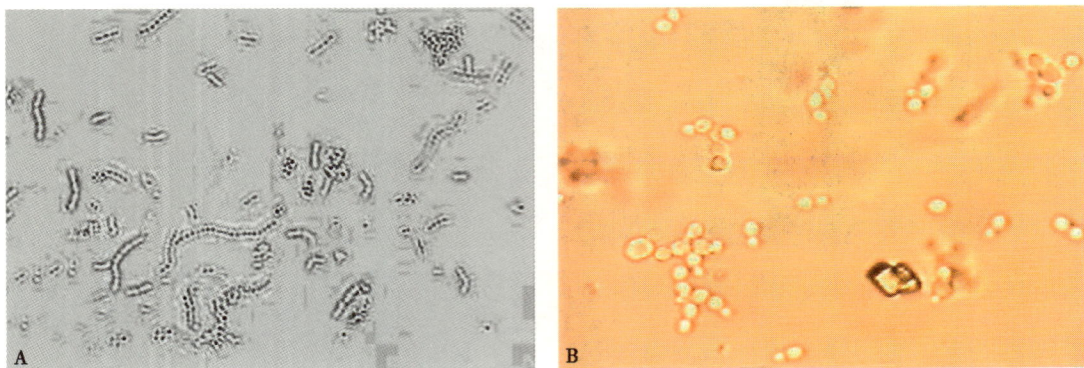

图2-6-11 真菌

A. 念珠菌；B. 酵母菌。

3. 寄生虫 ①阴道毛滴虫：无色，10～30μm，较白细胞大2～3倍，呈纺锤形，有鞭毛及轴柱。在新鲜标本中（保温），可见其呈波浪状或螺旋状活泼运动（图2-6-12）。主要出现于女性尿液中，也可见于男性尿液，可引起尿路感染。②乳糜尿中可检出微丝蚴。③如尿液被粪便污染，有时可检出肠道寄生虫卵。如溶组织阿米巴、蛔虫卵、蓝氏贾第鞭毛虫等。④血吸虫卵可直接由膀胱壁黏膜进入尿液中。

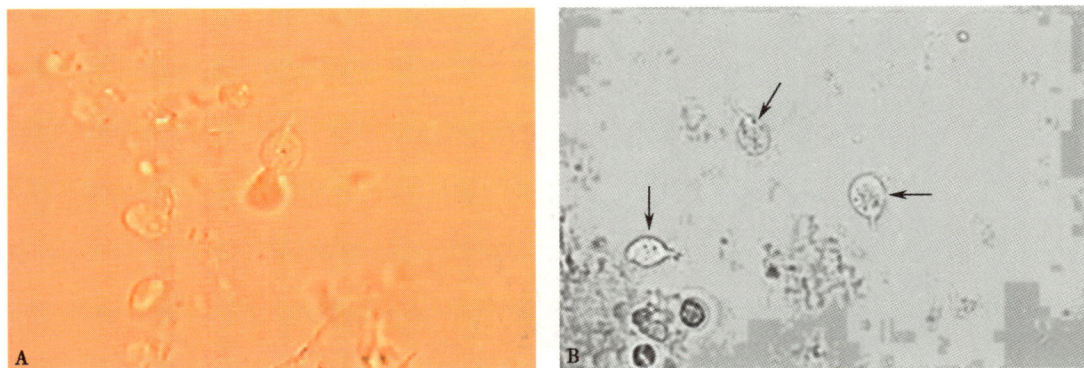

图2-6-12 尿液中阴道毛滴虫

4. 类脂体 是由胆固醇酯构成的小体，外形近似脂肪球，折光性强，大小不等，无色至黄绿色，或棕色。在偏光显微镜下可区分。

5. 含铁血黄素 黄褐色，粗颗粒状，与非晶形结晶很难区分，普鲁士蓝反应阳性。

6. 纤维 如头发、棉花和织物等都是各种类型的纤维。体积大，中度或高度折光性，边缘暗而厚实。

7. 粪便污染物 出现部分消化的蔬菜细胞，肌肉纤维。

8. 精子 多见于男性遗精后尿液中及性交后两性尿液中。标本混入前列腺液，还可见卵磷脂小体或前列腺颗粒细胞及淀粉小体等（见第十一章 前列腺液检验）。

六、尿液显微镜检测质量保证

由于各临床实验室尿液有形成分检查方法不同，检验者的熟练程度和水平存在差异，被检者的生理状态以及质控物也不统一，检查结果很难控制，可比性低。为保证结果的可靠性，应严格做好尿液有形成分检查前、检查中和检查后的质量控制。

（一）检查前质量控制

1. 正确留取标本 最好采集第2次晨尿的中段尿标本。女性患者应清洁外阴部后留取，并避免月经血、阴道分泌物的混入，男性注意前列腺液的污染，必要时可导尿采集标本。

2. 尿液新鲜、及时送检 标本采集后要在2小时内完成检查。

3. 器材标准化

（1）容器、离心管：规格必须符合要求，洁净、光滑，防止尿液有形成分附着，且易于标记与识别。

（2）标准化的尿液有形成分定量计数板：建议使用标准化的尿液有形成分（专用）定量计数板。若使用 Fuchs-Rosenthal 计数板进行尿液颗粒计数，应在使用前依次采用流水及乙醇对计数盘和盖玻片进行冲洗，使之洁净、干燥。使用专用盖玻片（25mm×22mm，允许误差±1mm，边角钝圆、光滑），适用于相差显微镜观察。

（3）离心机：采用水平式离心机。离心时管口应加盖，以保证安全。离心机内温度应尽可能保持<25℃。

（4）自动化设备：有条件的实验室可使用各类全自动、半自动的尿液有形成分分析仪，但此类仪器必须经权威机构认可。

（5）计算机数据处理系统：有条件的实验室可使用带计算机成像系统的显微镜、标准化沉渣检测系统和相关辅助软件处理结果，但检查方法和尿液有形成分结果报告方式须标准化。

4. 制定标准化的操作程序 实验室应统一尿液检查操作程序和方法。

（二）检查中质量控制

1. 标准化操作 严格按照操作规程进行检查，CLSI、日本临床实验室标准委员会（JCCLS）和 CCCLS 对尿液有形成分显微镜检查有严格要求，各实验室根据实际情况参照相关标准。

（1）离心：取尿液10ml（不足10ml者，应在报告中注明），以 RCF 400×g（1 500r/min），离心5分钟。进行尿液颗粒计数，则使用不离心标本。

（2）制备涂片或充入标准化沉渣定量计数板：手持离心管45°～90°弃除上层尿液，保留0.2ml（或按浓缩倍数规定的体积）尿液有形成分，最好采用滴管吸去上清液，以防止直接倾倒造成有形成分的丢失。

（3）观察视野数及报告方式：先于低倍视野（10×10）下观察尿液有形成分的分布情况及管型数量，再转高倍视野（10×40）仔细观察细胞并鉴定管型种类。

（4）定量计数板有形成分计数：充池后及时完成计数，防止标本干涸及有形成分破坏。按规定计数足够的方格数，对压线细胞及管型的计数参照血细胞计数原则。以"××/μl"的方式报告。

2. 红细胞与视野中其他有形成分的鉴别 注意红细胞与草酸钙结晶、酵母菌、脂肪球等的鉴别，必要时可作瑞特染色或隐血试验协助鉴定。

3. 参与室内、室间质控活动 ①室内质控活动：应选用可靠的质控物，尿液有形成分质控物应有一定量保存完好的红细胞、白细胞和管型，用于室内质控。也可用血液的红细胞、白细胞和肾炎患者的管型，制备醛化的有形成分质控物。②积极参加室间质评活动，动态掌握本实验室检验水平。

4. 尿液有形成分染色法检查

（1）标本要求：同尿液有形成分未染色镜检法。

（2）pH 对染液染色效果的影响

1）S-M 染色：尿液 pH<6 时染色效果最佳，pH 6～8 亦可使用。但尿液 pH>8 时需用盐酸溶液（6mol/L）调节 pH 至 5.5 左右，再行染色。

2）Sternheimer 染色：尿液 pH>8 时可呈过度蓝染效果，此时可将沉渣标本用生理盐水洗涤 2～3 次后，再行染色。

（3）染液用量及观察时间：尿液有形成分和 S-M 染液比例以 4:1 或 5:1 为佳，染色后 10 分钟内观察效果较好。

（4）其他：固定、染色及特殊染色的质量控制，与血液和骨髓化学染色相同。

（三）检查后质量控制

1. 综合分析检查结果 常规尿液分析的理化检验结果与沉渣镜检的结果相互参照、相互印证。如尿隐血试验与镜检红细胞；尿蛋白与镜检管型；亚硝酸盐、酯酶与镜检细胞、细菌等。若有可疑结果，应及时复查与分析（表 2-6-11）。

表 2-6-11　干化学尿液分析仪与镜检结果不一致的原因分析

项目	干化学法	显微镜法	原因
隐血	阴性	阳性	少见，维生素 C（>100mg/L），或试带失效
	阳性	阴性	红细胞破坏（如肾病、标本久置），尿液中含对热不稳定的酶、肌红蛋白尿等
白细胞	阴性	阳性	肾移植排斥反应，淋巴细胞增加
	阳性	阴性	粒细胞破坏，特异性酯酶释放入尿液

2. 认真核对申请单（报告单） 包括患者临床资料、检验编号及检验结果是否相符。

3. 检查结果及时反馈。

4. 定期进行资料分析 做好检验结果的备份、记录，定期进行回顾性阶段性资料分析。

（姜忠信　杨洪乐　胡嘉波）

本章小结

尿液一般检验操作简单、方便，无创伤性，既可以协助泌尿系统疾病的诊断、疗效观察和预后判断，也可以协助其他系统疾病的诊断以及健康人群的普查。尿液一般检验包括理学、化学和有形成分显微镜检查，尿液理学检验包括尿量、颜色与透明度、比重、尿渗量和气味的检验。尿液化学检验包括酸碱度、尿蛋白、尿糖、尿酮体、尿胆原与胆红素等检验，尿液化学检验受多种因素的干扰，可以出现假阳性和假阴性，临床应用中要注意鉴别。尿液有形成分显微镜检查包括对尿中细胞、管型、结晶及病原体的检查。将尿液标本的理学检验、化学检验和尿沉渣镜检有机结合，可以对结果进行相互比较，相互印证，减少漏诊和误诊。

第七章 尿液分析仪检验

通过本章学习,你将能够回答下列问题:

1. 干化学尿液分析仪的检测原理。
2. 干化学尿液分析仪的局限性有哪些?
3. 流式细胞术尿液有形成分分析仪的检测原理。
4. 基于数字影像拍摄技术的尿液有形成分分析仪的检测原理。
5. 流式细胞术尿液有形成分分析仪如何分析尿红细胞?有何临床意义?
6. 尿液有形成分分析仪的局限性有哪些?
7. 尿液分析仪检验性能验证的内容及具体方法有哪些?
8. 尿液分析仪检验显微镜复检的原则有哪些?需要注意哪些事项?

第一节 干化学尿液分析仪检验

1956 年,美国科学家 Commer 和 Free 用单试纸条检测尿蛋白和葡萄糖,发明了尿液分析史上第 1 条试带,开创了"浸入即读"干化学法新纪元。1988 年,干化学尿液分析仪的出现使临床实验室尿液分析走上了自动化、标准化检测的道路。

一、检测原理

(一)干化学尿液分析仪

干化学尿液分析仪通常由机械系统、光学系统、电路系统三部分组成。

1. 机械系统 主要功能是将待检的试带传送到光学系统和检测器的正下方,并将检测后的试带传送到废料盒内。循环往复,最终实现样本的批量检测。

2. 光学系统 光学系统一般包括光源、单色处理、光电转换三部分,是整个尿液分析仪的核心。其工作原理是光源照射到已产生生化反应的试剂块上,其反射光被检测器接收。由于各试剂块显色的深浅不同,表现为试剂块上的反射光强度不同,反射光的强度与各试剂块的颜色深浅成反比例关系。根据光电比色原理,不同强度的反射光在经过接收装置转换为电信号并进行放大处理(图 2-7-1),最终计算出尿液中各化学物质的含量。尿液分析仪的光学系统主要有 4 种:卤钨

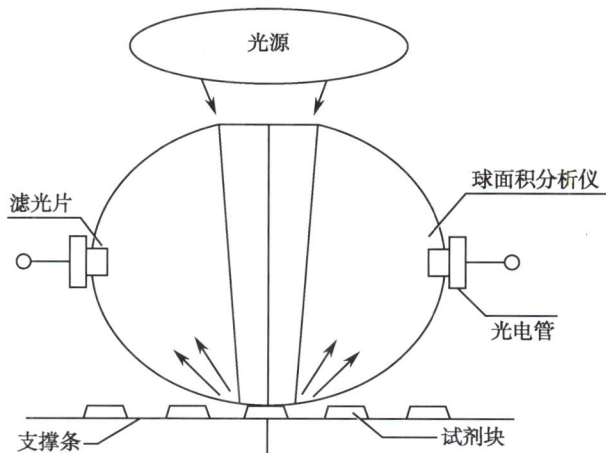

图 2-7-1 光电系统检测原理示意图

灯滤光片分光检测系统、发光二极管检测系统、电荷耦合器件检测系统及冷光源检测系统。

3. 电路系统 是将光信号转换成电信号放大，经模/数转换后送 CPU 处理，计算出最终检测结果，然后将结果输出到屏幕显示或实验室信息系统（LIS）存储（图 2-7-2）。

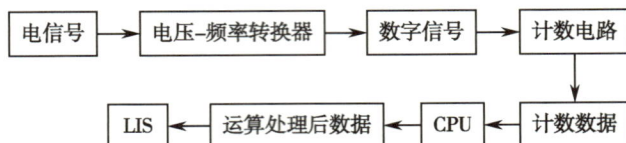

图 2-7-2 电路系统工作简图

（二）干化学尿液分析试带

1. 单项试带 是干化学试带发展初期的一种最基本的结构形式。它以滤纸为载体，将各种试剂成分浸渍、干燥后作为试剂层，再在表面覆盖一层纤维膜作为反射层。尿液进入试带后与试剂发生反应，产生颜色变化。

2. 多联试带 是目前尿液分析试带的主流形式。其将多种检测项目的试剂模块按一定间隔、顺序固定在同一试带上，可同时检测多个项目。多联试带由多层膜结构（表 2-7-1、图 2-7-3）组成。不同型号的干化学尿液分析仪使用与其配套的专用试带，且试剂模块的排列顺序也不同。通常情况下，试带上的试剂模块比检测项目多一个空白块，有些仪器还多一个位置参照模块。

表 2-7-1 干化学尿液分析试带多层膜结构及主要作用

膜结构	主要作用
尼龙膜层	起保护作用，防止大分子物质对反应的污染
绒制层	包括试剂层和碘酸盐层。试剂层含有试剂成分，主要与尿液中的化学物质发生反应，产生颜色变化。碘酸盐层可防止维生素 C 等物质的干扰
吸水层	可使尿液均匀、快速地渗入，并能抑制尿液渗透到相邻反应区
支持层	由起支持作用的塑料片组成

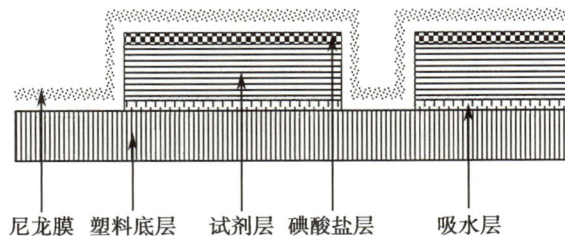

图 2-7-3 干化学尿液分析仪试带结构图

试带中各试剂模块与尿液中相应成分进行独立反应，显示不同的颜色，颜色的深浅与尿液中某种成分成比例关系。各试剂模块反应后的颜色越深，吸收光量值越大，反射光量值越小，则反射率越小；反之，颜色越浅，吸收光量值越小，反射光量值越大，则反射率越大。简言之，模块颜色的深浅与尿液样本中各种成分的浓度成正比（图 2-7-4）。

为了消除背景光和其他杂散光的影响，一般采用双波长（检测波长和参考波长）来测定试剂模块的颜色变化。检测波长是被测试剂模块的灵敏特征波长，不同项目试剂模块有其

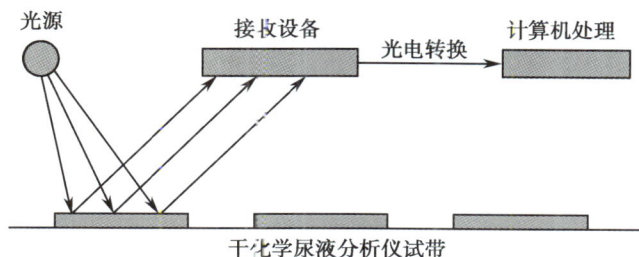

光源　　接收设备　光电转换　计算机处理

干化学尿液分析仪试带

图 2-7-4　干化学尿液分析仪检测原理示意图

相应的检测波长，如蛋白质、葡萄糖、pH、维生素 C、隐血的测定波长为 620nm，胆红素、尿胆原、亚硝酸盐、酮体的检测波长为 550nm。各试剂模块的参考波长为 720nm。试带中还有一个空白模块，作为对尿液颜色及仪器变化产生的误差进行补偿。

将测定的每种试剂区反射光的光量值与空白块的反射光量值进行比较，通过计算求出反射率，仪器根据反射率确定尿液中生化成分的含量，反射率计算公式如下：

$$RY\%Y = \frac{T_m \times C_s}{T_s \times C_m}$$

式中，R 为反射率，T_m 为试剂模块对检测波长的反射强度，T_s 为试剂模块对参考波长的反射强度，C_m 为标准模块对检测波长的反射强度，C_s 为标准模块对参考波长的反射强度。

二、检测参数和结果

随着试带的发展，干化学尿液分析仪检测参数（parameter）逐渐增多。目前，常用的检测参数主要包括 pH、比重、蛋白质、葡萄糖、胆红素、尿胆原、酮体、亚硝酸盐、隐血（血红蛋白或红细胞）、白细胞酯酶、维生素 C 等。根据检测参数的数量，可分为 8 项、9 项、10 项、11 项、12 项、13 项和 14 项干化学尿液分析仪，不同干化学尿液分析仪及商品化试带的灵敏度有差异。干化学尿液分析仪检测的主要参数、原理及参考区间如表 2-7-2 所示。干化学尿液分析仪试带结果判断如图 2-7-5 所示。

表 2-7-2　干化学尿液分析仪检测参数及原理

参数	英文缩写	反应原理	参考区间
pH	pH	酸碱指示剂法	随机尿：pH 5.0～8.0
比重	SG	多聚电解质离子解聚法	1.015～1.025
蛋白质	PRO	pH 指示剂蛋白质误差法	阴性
葡萄糖	GLU	葡萄糖氧化酶-过氧化物酶法	阴性
胆红素	BIL	偶氮反应法	阴性
尿胆原	URO	醛反应、重氮反应法	阴性或弱阳性
酮体	KET	亚硝基铁氰化钾法	阴性
亚硝酸盐	NIT	亚硝酸盐还原法	阴性
隐血或红细胞	BLD	血红蛋白亚铁血红素类过氧化物酶法	阴性
白细胞酯酶	LEU	酯酶法	阴性
维生素 C	VC	吲哚酚法	阴性

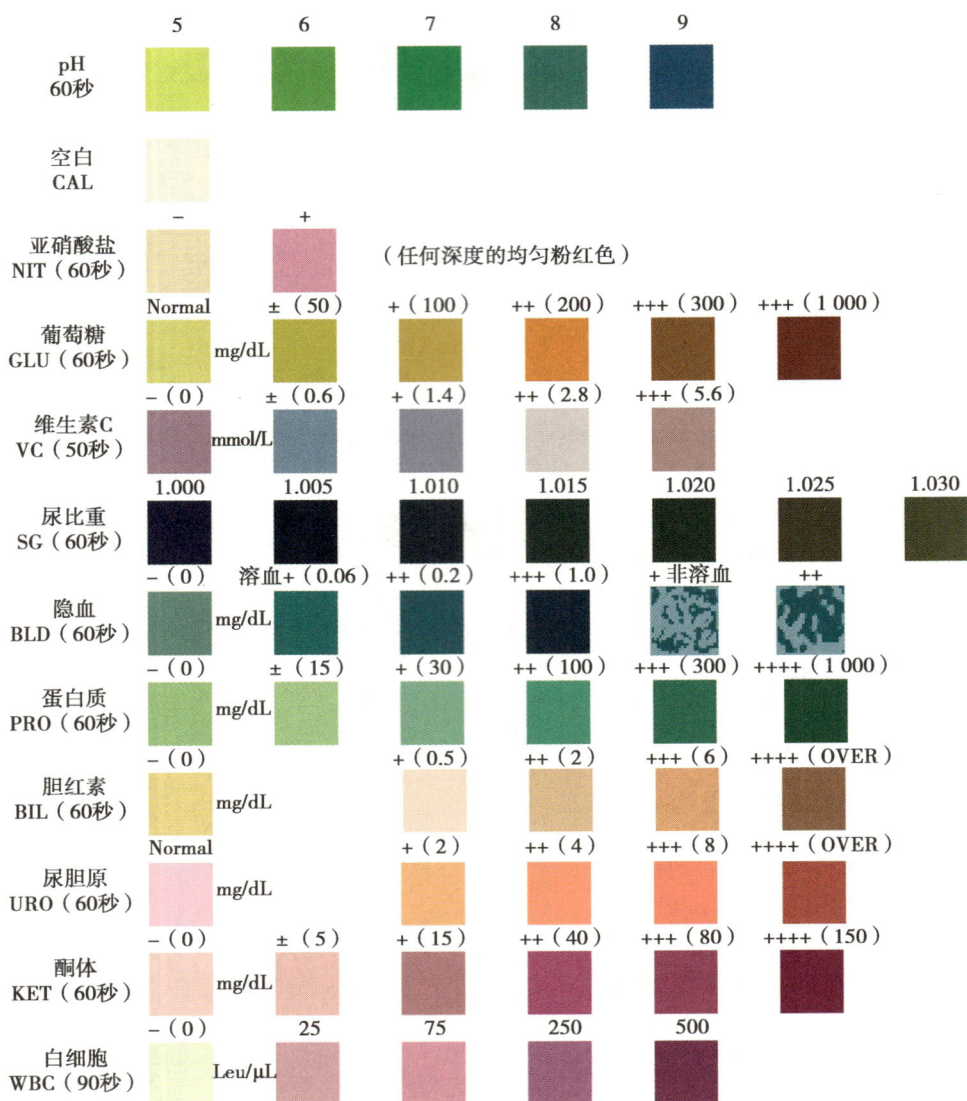

图 2-7-5　干化学尿液分析仪试带及结果判断

三、方法评价

干化学尿液分析法的主要优点：标本用量较少，速度快，项目多，重复性好，准确性较高，适用于大批量标本的筛检。主要不足：①不能替代病理性尿液标本的显微镜检查，对白细胞、红细胞的检测属于间接检测。②检测的尿蛋白以白蛋白为主，对球蛋白不灵敏，不适用于肾病患者的诊断和疗效监测。③易受药物、外源性物质或人为因素等的干扰，可出现假阳性或假阴性等。由于以上不足之处的存在，干化学尿液分析法仅作为一种初筛试验应用于临床尿液常规检验中。其分析结果出现假阳性或假阴性的常见原因如表 2-7-3 所示。

表 2-7-3　干化学尿液分析仪检测假阳性、假阴性常见的原因

参数	假阳性	假阴性
比重	尿蛋白	尿素 >10g/L、尿液 pH<6.5
蛋白质	奎宁、嘧啶、聚乙烯、吡咯酮、氯己定、磷酸盐、季铵类消毒剂、尿液 pH≥9.0	大量青霉素尿、尿液 pH<3.0

参数	假阳性	假阴性
葡萄糖	强氧化性清洁剂污染、H_2O_2	左旋多巴、大量水杨酸盐、维生素 C（>500mg/L）、氟化钠、高比重尿、尿酮体（>0.4g/L）
胆红素	吩噻嗪类或吩嗪类药物	维生素 C（>500mg/L）、亚硝酸盐、光照
尿胆原	吲哚、吩噻嗪类、维生素 K、磺胺药	亚硝酸盐、光照、重氮药物、对氨基水杨酸
酮体	酞、苯丙酮、左旋多巴代谢物	试带受潮、陈旧尿液
亚硝酸盐	陈旧尿液、亚硝酸盐或偶氮试剂污染、含硝酸盐丰富的食物	尿胆原、尿液 pH<6.0、维生素 C、尿量过多、食物含硝酸盐过低、尿液在膀胱中贮存<4 小时
隐血或红细胞	肌红蛋白、菌尿、氧化剂、易热性触酶	蛋白质、维生素 C（>100mg/L）
白细胞酯酶	甲醛、毛滴虫、氧化剂、高浓度胆红素、呋喃妥因	蛋白质、维生素 C、葡萄糖、头孢氨苄

第二节 尿液有形成分分析仪检验

尿液有形成分复杂多样，形态各异，一直以来都是以显微镜检查为主。随着现代科学技术的进步，各类尿液有形成分分析仪相继问世，极大地提高了尿液有形成分的分析效能和准确性。

一、检测原理及参数

目前尿液有形成分分析仪根据检测原理基本可分为以下两大类：第一类是基于流式细胞技术的尿液有形成分分析仪；第二类是基于数字影像拍摄技术的尿液有形成分分析仪。其中，数字影像拍摄技术又可分为两类：流动式数字影像拍摄技术和静止式数字影像拍摄技术。此外，目前还有基于两种分析仪优点设计的尿液有形成分分析仪。

（一）流式细胞技术尿液有形成分分析仪

1. 检测原理 目前该类仪器已发展到结合半导体激光技术、鞘流技术、核酸荧光染色技术及电阻抗原理为一体的尿液有形成分分析系统（图 2-7-6）。定量吸入的尿液中各种颗粒成分经荧光色素染色后，在鞘液的包围下通过喷嘴以单柱形式喷出，使每个有形成分沿中心竖轴线依次快速通过鞘液流动池，并暴露在高度密集的氩离子激光束照射之下。仪器通过检测单个颗粒的电阻抗变化，捕捉它们不同角度的荧光和散射光强度，综合这些信号来分析相应颗粒的大小、长度、体积和染色质强度等，得到尿液有形成分的直方图和散点图，并给出红细胞、白细胞、上皮细胞、管型和细菌等的散点图报告和定量报告。目前还有仪器采用了沉渣和细菌双通道检测，并配合特殊试剂分别检测细胞和细菌成分，提高了对尿中细菌检测的准确性。

核酸荧光染色技术使用菲啶和羰花青作为染料，它们的共性是：反应速度快（染料与细胞结合快）、背景荧光低、细胞发出的荧光强度与细胞和染料的结合程度成正比。菲啶主要使核酸成分染色，染料插入并结合于碱基对之间，导致构象改变，并抑制核酸合成，被 480nm 波长的激发光照射后，产生 610nm 波长的橙黄色发射光。染料染色性与碱基对组成无关，而与细胞中核酸含量有关，以此区分细胞核的有无和多少，如白细胞与红细胞，病理管型与透明管型。羰花青穿透能力强，与细胞膜、核膜和线粒体的脂层成分结合，被 460nm 波长的激发光照射后,产生505nm波长的绿色发射光。主要用于区分细胞大小,如上皮细胞与白细胞等。

仪器通过各系统捕捉到以下光信号并转变为电信号。①电阻抗信号:反映细胞体积大小。②前向散射光信号(FSC):反映颗粒大小信息。③侧向散射光信号(SSC):反映颗粒内部复杂性信息。④荧光信号(FL):反映颗粒RNA/DNA的染色信息。此外,计算机还会算出两个附加信号信息:①前向散射光脉冲宽度(FSCW):反映颗粒长度信息。②荧光脉冲宽度(FLW):反映颗粒内容物荧光染色区域的信号宽度。

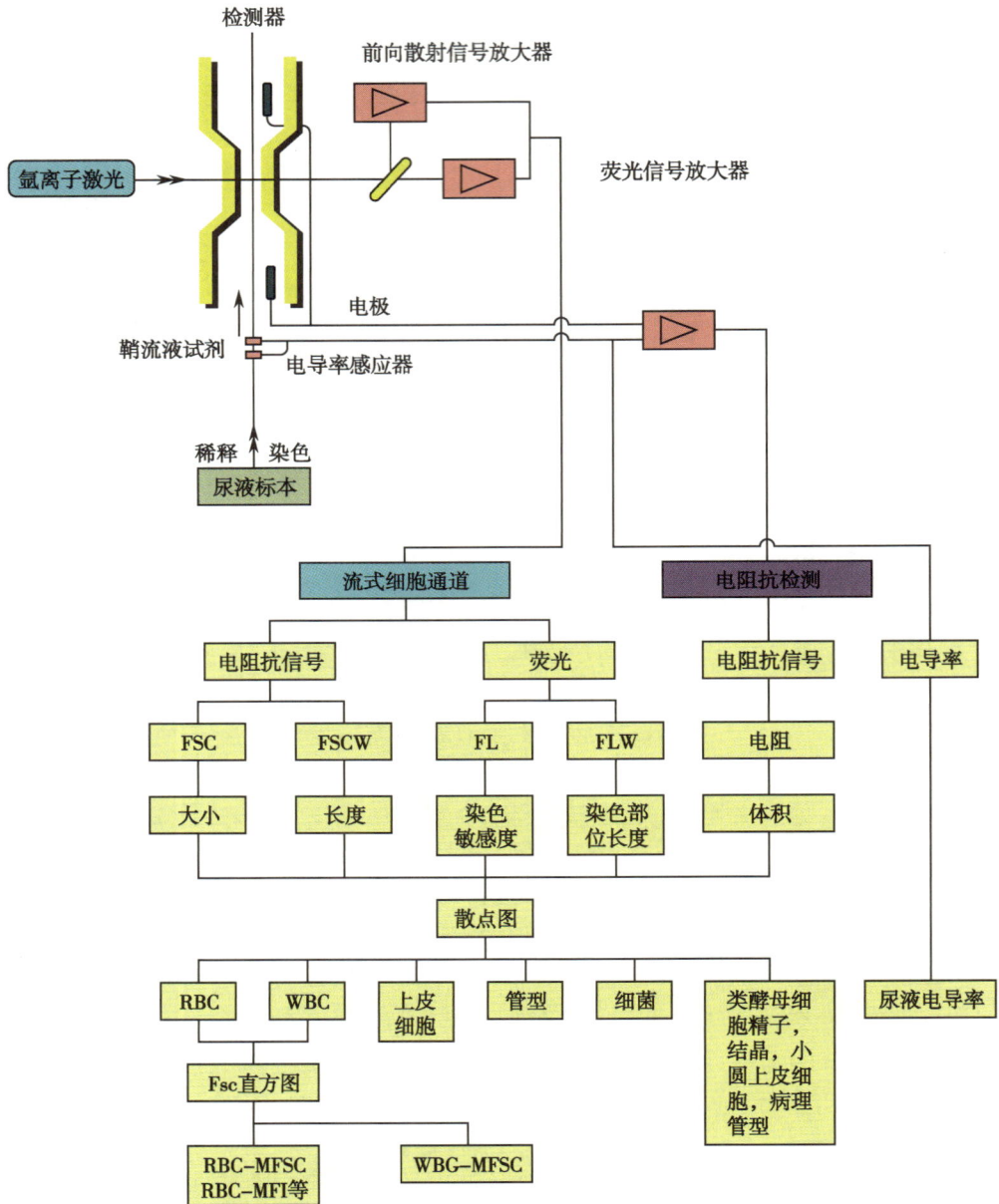

图 2-7-6 流式细胞技术尿液有形成分分析仪检测原理图

FSC,前向散射光信号;FSCW,前向散射光脉冲宽度;FL,荧光信号;FLW,荧光脉冲宽度;RBC,红细胞;WBC,白细胞;RBC-MFSC,红细胞平均散射光强度;RBC-MFI,红细胞平均荧光强度;WBC-MFSC,白细胞平均散射光强度。

2. 检测参数 流式细胞技术尿液有形成分分析仪可提供多个检测参数，可分为分析参数、标记参数和其他参数（表2-7-4）。同时仪器会给出测定结果的散点图和直方图信息。各检测参数在散点图中的分布如图2-7-7所示。

表2-7-4 流式细胞技术尿液有形成分分析仪的检测参数

分类	参数
分析参数	红细胞、白细胞、上皮细胞、管型、细菌
标记参数	病理性管型、小圆上皮细胞、类酵母细胞、结晶、精子
其他参数	红细胞信息和红细胞分析参数、白细胞分析参数、电导率、散点图、直方图等

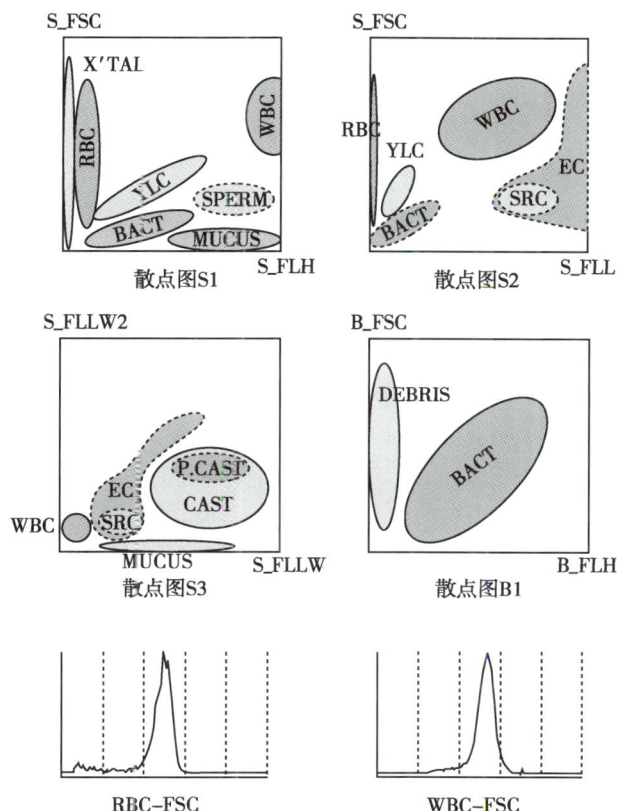

图2-7-7 流式细胞技术尿液有形成分分析仪散点图和直方图

S_FSC，小前向散射光；S_FLH，小荧光高强度信号；B_FSC，大前向散射光；B_FLH，大荧光高强度信号；X'TAL，结晶；YLC，酵母样细胞；BACT，细菌；MUCUS，黏液丝；SPERM，精子；EC，上皮细胞；SRC，小圆细胞；S_FLLW，小荧光低宽度信号；CAST，管型；P.CAST，病理管型；DEBRIS，碎片；RBC-FSC，红细胞前向散射光；WBC-FSC，白细胞前向散射光。

（1）红细胞：尿液中的红细胞直径大约为8μm，无细胞核和线粒体。受机械损伤、渗透压、pH及疾病等因素影响，部分红细胞溶解为小碎片，呈现明显的大小不等，故分布会有很大差异。由于只有细胞膜被试剂染色，因此红细胞荧光较弱，分布在散点图中荧光强度较低的区域。

红细胞信息主要提示其均一性，对鉴别血尿来源有一定过筛作用。70%红细胞前向散射光强度（RBC-P70FSC）≤70ch，且红细胞前向散射光强度分布宽度（RBC-FSC-DW）>50ch，

155

提示为肾小球性血尿；RBC-P70FSC≥100ch，且 RBC-FSC-DW≤50ch，提示为非肾小球性血尿；70ch≤RBC-P70FSC≤100ch，且 RBC-FSC-DW≥50ch，为混合性红细胞。由此可得到均一性红细胞（isomorphic RBC）百分率、非均一性红细胞（dysmorphic RBC）百分率、非溶血性红细胞数量（non-Lysed RBC）和百分率（non-Lysed RBC%）、红细胞平均荧光强度（RBC-MFI）、红细胞平均散射光强度（RBC-MFSC）和红细胞荧光强度分布宽度标准差（RBC-FL-KWSD）。

（2）白细胞：尿液中的白细胞直径大约为 10μm，有细胞核且居中。白细胞和红细胞一样形态各异，前向散射光强度和侧向荧光强度分布于散点图上较广的区域。白细胞细胞核的一部分和细胞膜被染液染色，分布于散点图中荧光强度较高的区域。

根据白细胞散点图信息以及仪器给出的白细胞定量指标，可初步判断是急性或慢性泌尿系感染。①WBC≥10 个 /μl，且白细胞呈现前向散射光强和前向荧光弱，提示多为急性泌尿系感染。②WBC≥10 个 /μl，白细胞呈现前向散射光弱和前向荧光强，多为慢性泌尿系感染。泌尿系统感染时，尿中除了白细胞计数增高，还同时存在细菌。

（3）上皮细胞：上皮细胞体积大，细胞核多居中，分布在散点图中标有上皮细胞（epithelial cell, EC）部分，具有较强的荧光强度。尿液有形成分分析仪可报告上皮细胞的定量结果，并标出小圆上皮细胞。由于小圆上皮细胞、肾小管上皮细胞、移行上皮细胞胞体大小与白细胞接近，且形态均较圆，各种光信号以及电阻抗信号变化范围大，仪器并不能准确区分，而是将其归为小圆上皮细胞。因此，当仪器提示这类细胞到达一定数量时，必须进行人工镜检并准确分类。

（4）细菌：细菌体积比红细胞和白细胞小，其前向散射光强度比红细胞、白细胞弱；但因其含有少量 DNA 和 RNA，其荧光强度介于红细胞和白细胞之间。死亡细菌的染色灵敏度较活细菌强，所以死亡细菌所产生的荧光强度较强。仪器可定量报告细菌数，但不能鉴别菌种，需做细菌培养及鉴定才能明确。

（5）管型：透明管型体积大且不含内容物，表现为极高的前向散射光脉冲宽度和微弱的荧光脉冲宽度；病理管型含有白细胞、红细胞、上皮细胞或其他内容物，表现为极高的前向散射光脉冲宽度和荧光脉冲宽度。它们出现在同一散点图中的不同高度区域。仪器可定量报告管型数量，但仅能凭荧光强度的强弱区分透明管型和病理管型，并不能对病理管型作分类。尿液中存在病理管型时，提示肾实质损害，需按尿液复检的标准化操作规程，在显微镜下对管型进行准确识别和分类。

（6）结晶：结晶不被染色，分布于低于红细胞荧光强度的区域，结晶大小各异，其散射光强度的分布区域较广。由于具有复合多面内部结构的结晶分布在侧向散射光强度较高的区域范围，可将其与红细胞区分开来。

（7）类酵母细胞和精子：类酵母细胞和精子都含有核酸，具有很高的荧光强度，而它们的散射光强度与红细胞或白细胞相差不大，故在散点图中分布区域位于红细胞、白细胞之间。精子比类酵母细胞染色更灵敏，其荧光强度分布较类酵母细胞位置高，以此区分二者，但二者低浓度时区分较难。此外，高浓度的类酵母细胞由于其 FSC 与红细胞类似，会对红细胞计数产生干扰。

（8）电导率：电导率反映的是尿液中溶质质点电荷，即代表总粒子中带电荷的部分，与尿渗量密切相关。尿渗量代表溶液中溶质的质点数量，因此两者既相关又有差异。电导率在鉴别诊断糖尿病和尿崩症时有重要价值，另外，电导率长期增高者，需警惕结石发生的可能。

（9）其他：仪器还提供了白细胞平均散射光强度以及散点图和直方图信息。

（二）流动式数字影像拍摄技术尿液有形成分分析仪

1. 检测原理 与人工显微镜检查的原理基本相似，都是直观地观察有形成分的形态，从而进行分类。仪器自动化程度高，自动混匀，不需离心。仪器采用了先进的平面流式细胞原理，从而更有利于显微镜数码成像。当尿液颗粒被特殊鞘液包裹高速通过流动池时，能相对独立地分布于一个很薄的平面内。鞘液的特性可避免颗粒重叠，同时应用鞘流技术将标本送入流动计数池，尿液颗粒最大程度地舒展开并处于显微镜镜头的焦距范围内，以便拍摄到清晰的有形成分图像（图 2-7-8）。数码相机将拍到的图片输送至计算机，自动粒子识别（auto particle recognize，APR）软件对每张照片中的颗粒图片进行分隔，形成含有单独颗粒的图像。APR 软件根据颗粒的大小、形状、质地、对比度等特征对其进行分析，得到一系列描述该颗粒特征的相应数值，再将这个数值与数据库中保存的颗粒特征数据进行比对，从而实现对颗粒进行自动识别和分类。目前，仪器可以将颗粒自动划分为 10 个以上类别，并可进一步扩展分为 20 个以上亚分类。这种分类方法能较准确地区分出细胞的形态，且重复性好、灵敏度较高、线性误差小。对于样本中含有明显异常或病理表现的粒子，可通过屏幕上所显示粒子的形态学特征信息进行判别，从而对粒子进行确认或再识别。应注意，此类仪器所拍摄的有形成分图片是经过 APR 系统处理、分割成单一成分的数字照片，这和我们在显微镜下所观察的整个视野图像是不同的。

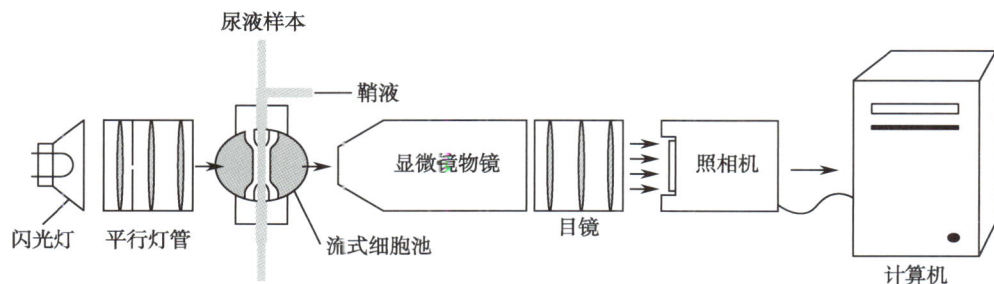

图 2-7-8 流动式数字影像拍摄技术尿液有形成分分析仪工作原理图

2. 检测参数 仪器可以报告 10 项以上自动分类参数，并可进一步扩展为 20 项以上进一步分类参数。

（1）自动分类参数：包括红细胞、白细胞、白细胞团、鳞状上皮细胞、非鳞状上皮细胞、透明管型、病理管型、细菌、精子、黏液、结晶及酵母菌等。

（2）进一步分类参数

1）结晶体：草酸钙结晶、三价磷酸盐（磷酸铵镁）结晶、磷酸钙结晶、亮氨酸结晶、尿酸结晶、碳酸钙结晶、胱氨酸结晶、酪氨酸结晶、无定形盐类结晶。

2）病理管型：红细胞管型、白细胞管型、细胞管型、颗粒管型、脂肪管型、蜡样管型、上皮细胞管型、宽幅管型。

3）非鳞状上皮细胞：肾小管上皮细胞、移行上皮细胞。

4）酵母：假菌丝、芽殖酵母。

5）其他：毛滴虫、脂肪滴、椭圆形脂肪小体、红细胞凝块、异形红细胞。

（三）静止式数字影像拍摄技术尿液有形成分分析仪

1. 检测原理 与流动式数字影像拍摄技术尿液有形成分分析仪原理类似，亦主要靠机器视觉系统直观地观察尿液有形成分的形态。其不同之处在于，该仪器无鞘流技术和图像分割技术，而是采用 10×、20×、40× 不等的放大倍率，以全视野画面格式呈现图像，并可设置多通道的计数板以提高镜检效率。

当尿液被自动混匀充入计数池后，全自动显微镜可通过计数池的前后左右移动、调焦距、高低倍物镜自动转换、调聚光镜等功能对样本进行快速扫描和拍照。样品初步沉淀时，在低倍镜下用数字摄像机对其快速扫描,若在设置的体积内没有发现目标则作为阴性处理,不需进一步沉淀镜检;若发现有形成分,则需等其完全沉淀到一个层面后进行低倍扫描采图,对较大目标,仪器采集其形态学特征参数供识别,而对较小目标,则定位并转高倍镜跟踪放大后采集其特征参数。可设置多通道计数池进行分时并行处理,提高仪器的分析速度。计算机对采集到的特征参数进行处理、分析、统计,与计算机系统中已建立的各种有形成分的特征参数进行运算拟合,通过模糊聚类方式对目标进行分类识别和计数。当标本中出现一定数目的红细胞时,仪器还可描绘单个参数的形态特征曲线和多个参数的散点分布图,这些特征曲线和散点图若与正常红细胞的曲线和散点图差异较大,仪器则将其认定为标本中的红细胞异常。同时,仪器采集的图像中若出现识别可疑、错误的目标,则可通过细化分类补充特征参数建立数学模型并重新训练,仪器就能学习并记忆该特征进行识别,并能不断提高识别和分类的准确性。

2. 检测参数

(1)红细胞:正常红细胞、芽孢红细胞、小红细胞。对其中的红细胞还可提供其大小、形状和色度等特征分布曲线图和色度对大小分布散点图。可提示参数包括可自定义在内的人类尿液中所有可见参数。

(2)白细胞:正常白细胞、白细胞团、脓细胞。

(3)上皮细胞:鳞状上皮细胞、小圆上皮细胞、其他上皮细胞。

(4)管型:透明管型、颗粒管型、细胞管型、蜡样管型、可疑管型。

(5)结晶:草酸钙结晶、三价磷酸盐结晶、其他结晶。

(6)其他类:黏液丝、真菌、细菌。

(7)电导率。

二、方法评价

尿液有形成分分析仪具有快速、准确性高、重复性好、生物污染少等优点,但由于尿液标本有形成分的复杂性、不稳定性,尿液有形成分分析仪检测原理的局限性,使得检测结果容易受到一些因素的干扰,造成结果的假阴性或假阳性,不能完全取代传统的化学检测和尿液有形成分显微镜检查,只能起尿液检查的过筛作用。

流式细胞技术尿液有形成分分析仪不能显示形态学图像,不能对病理管型及结晶进行分类,也不能鉴别异常细胞和脂肪滴。草酸钙结晶、精子、酵母菌容易造成红细胞假阳性,上皮细胞、酵母菌和滴虫可引起白细胞的假阳性,大量细菌、酵母菌可干扰红细胞计数,黏液丝对管型计数影响明显。

数字影像拍摄技术尿液有形成分分析仪与流式细胞技术尿液有形成分分析仪相比,可直观地在计算机上看到有形成分的图像,但并非所有成分都以全视野实景图像形态学显示,计数存在客观误差,且分析内容有限,对细菌数等无法检测,当尿液中存在大量结晶、黏液丝、细菌时,也会导致一些检测参数出现假阳性或假阴性。

第三节 尿液分析仪检验的质量控制

目前自动化干化学尿液分析仪和尿液有形成分分析仪已广泛应用于尿液常规检测,提高了检验工作的速度与实验精度。然而,自动化尿液分析仪检验存在的局限性和影响因素较多,容易产生假阳性或假阴性结果。因此,质量控制应贯穿于分析前、分析中、分析后全部环节和过程,尽可能减少和消除可能引起的结果偏差。

一、检测前质量控制

正确的尿液标本采集是尿液检验前质量控制的重要内容，除了正确的收集方法、有效的标本标记与识别、适宜的防腐或冷藏保存、规定时限内完成检测外，还必须注意①患者告知：可能影响尿液化学成分及有形成分检查的饮食、用药等。②非正确采集方法对检验结果的影响：尿液标本混入了生殖系统分泌物，可出现蛋白质假阳性；混入脓性分泌物，则可时引起蛋白质和白细胞结果假阳性。③尿液样本必须新鲜：采集标本后尽快送检，2小时为完成检验，否则需将标本进行冷藏保存。尿液标本放置时间过长对干化学检测项目的影响如表2-7-5所示。尿液在非冷藏条件放置时间大于2小时，则不能用于尿液有形成分检验。

表2-7-5 尿液标本放置过久对干化学尿液分析仪检验结果的影响

项目	结果	原因
pH	升高	细菌繁殖产氨
葡萄糖	降低	细菌繁殖分解利用糖
酮体	假阴性	酮体挥发
胆红素、尿胆原	假阴性	胆红素阳光照射变为胆绿素；尿胆原氧化成尿胆素
亚硝酸盐	假阳性	体外细菌繁殖
蛋白质	假阳性或假阴性	尿液pH改变时尿液过碱或过酸
隐血	假阴性 尿试带阳性而镜检阴性	过氧化物酶活性减弱 红细胞破坏
白细胞	假阴性 尿试带阳性而镜检阴性	白细胞酯酶失活 粒细胞破坏，特异性酯酶释放入尿液

二、检测中质量控制

（一）性能验证

干化学尿液分析仪性能验证的内容至少应包括阴性和阳性符合率；尿液有形成分分析仪性能验证的内容至少应包括精密度、携带污染率和可报告范围。

性能验证的具体方法如下。①符合率：对照方法应该是参考方法，如以显微镜法的形态学鉴定为标准方法。测定同一组样本后以显微镜法为准，对结果的符合率进行评价，特别是对细胞、管型类的常见病理成分进行评价，判断该设备在这些可检出的病理性成分上的识别率和计数上的可靠性，分析其假阴性和假阳性率。②精密度：可进行批内、批间精密度评价，最好能够选择高、中、低浓度的标本。如果仪器生产厂家能够提供尿液有形成分标准物质，可以使用该物质。如果没有，可以用人血或尿中的细胞进行处理后替代。③线性：应对仪器可报告范围内的线性进行评价。可选择定量的高浓度标本，用等渗稀释液稀释成不同的浓度，然后测定，得到线性范围。④携带污染率：用于评价高浓度标本是否对低浓度标本测定产生影响的评价指标。首先选择1例含有较多细胞的尿液或质控品测定3次，再选择1例阴性尿液标本或质控品测定3次。用公式计算得到携带污染率指标，一般情况下应<2%或小于厂家给出的标准。⑤相关性：与其他方法的比对实验，例如与其他类型的仪器比对，或与标准的显微镜和计数板的定量计数法做比对实验，获得每项测定参数的相关系数、斜率和截距、回归公式等。⑥生物参考区间验证：应至少使用20份健康人尿样品对尿液有形成分分析仪检验项目的生物参考区间进行验证（如果参考区间有性别差异，应单独验证）。

（二）结果验证和显微镜复检

显微镜检查能真实呈现细胞等有形成分的形态，直观可靠，可以弥补干化学法在有形成分检测中的缺陷。原则上凡有下述情况者应进行显微镜检查：

1. 医师提出显微镜检查要求 当临床医师认为检查结果与患者临床症状不符、影响先前的疾病诊断时，会质疑检查结果并要求复查。检验科人员需镜检以确定发出结果的准确性，引导正确的疾病判断。

2. 泌尿系统疾病患者、糖尿病患者、应用免疫抑制剂患者及妊娠妇女等 很多疾病的不同状态都能影响尿液成分，尤其是泌尿系统疾病患者，准确的尿液分析结果能对肾脏的损伤程度、感染的急慢性、红细胞来源等给出一定提示。

3. 尿液有形成分分析仪结果异常或仪器报警等情况 这是要求实验室根据实际情况对镜检规则具体细化的部分。①干化学分析仪与有形成分分析仪结果不相符：如 RBC、WBC、NIT、细菌等两仪器的阴、阳性不符，或者 RBC、WBC 的结果相差量级 2 级以上时，需离心镜检。②干化学蛋白阳性，有形成分分析仪管型阳性，有形成分分析仪 RBC、酵母菌、结晶等均增高，或者有形成分分析仪给出的结果有报警信息时，均应离心镜检。③应分析结果之间的关联性，注意临床诊断和检测结果的符合性，如有明显矛盾或与最近一次检测结果有重大差异，应及时镜检复核，以保证本次结果的准确性，必要时可联系临床医师共同探讨造成差异的可能原因。

干化学尿液分析仪法和显微镜镜检是两种原理不同的检验技术，其检验结果可能互不相符。常见的不符合情况和原因见表 2-7-6。

表 2-7-6　干化学尿液分析仪法和显微镜镜检不符合情况与原因

参数	干化学法	显微镜镜检法	原因
白细胞	+		尿液在膀胱中贮存时间过长，致白细胞破坏、粒细胞酯酶释放
		+	尿液以淋巴细胞或单核细胞为主，见于肾移植患者
红细胞	+		尿液红细胞被破坏，释放血红蛋白，尿液中含易热性触酶，肌红蛋白尿（将尿液煮沸冷却后再检测可以排除酶的影响）
		+	少见，见于维生素 C>100mg/L 或试带失效时

总之，在充分发挥尿液自动化分析优势的同时，设置合理的复检规则并结合软件支持，从而实现智能化筛选出需人工镜检复查的标本，缩短尿常规检测的时间，并提高检验质量，使尿液常规检验逐步规范化、标准化。

（三）室内质量控制

严格、规范和正确的操作，合理地应用尿液质控物，判断干化学尿液分析仪是否处于最佳或正常的工作状态。每天用"高值""低值"或"正常""异常"两种质控物进行质量控制，商品化或人工配制的质控品均可。每工作日至少检测 1 次，任意一个试剂块的检测结果与质控品期望"靶值"偏差不超过 1 个等级，且阴性不可为阳性，阳性不可为阴性。超过靶值或结果在"正常"与"异常"之间波动均视为失控。出现异常结果时，应按质量控制程序及时查找和排除引起异常的原因。干化学尿液分析仪室内质控程序见图 2-7-9。

尿液有形成分分析仪的室内质控可参照中国合格评定国家认可委员会（CNAS）制定的 CNAS-CL41：《临床实验室定量测定室内质量控制指南》2014 年第一次修订版进行。应至少使用 2 个浓度水平（正常和异常水平）的质控物，每检测日至少检测 1 次，应至少使用 1-3s、2-2s 失控规则。流式细胞技术尿液有形成分分析仪可通过原厂配套的校准物、质控物对仪器进行有效的质量管理。流动式数字影像拍摄技术尿液有形成分分析仪可以使用包括阳性

用质控物进行质控

→ 在质控允许的范围 → 开始标本测定

→ 超出质控范围 → 检查质控物是否失效

→ 无明确说明 → 重新试验

→ 如果有问题，使用新质控物，重新试验

重新试验：
→ 在允许的范围之内急需测定标本
→ 超出质控允许范围，配制新质控物

→ 在允许范围之外 → 用新质控物启用同一批号的新试带
→ 在允许范围之内 → 废弃旧质控物 / 继续标本测定

用新质控物启用同一批号的新试带：
→ 在质控范围之内 → 废弃失效的试带 → 以新试带进行标本测定
→ 在质控范围之外 → 更换另一批号的试带，重新试验

→ 在质控范围之内 → 废弃全部旧的试带，继续试验
→ 超出质控范围 → 对仪器进行检测或校正

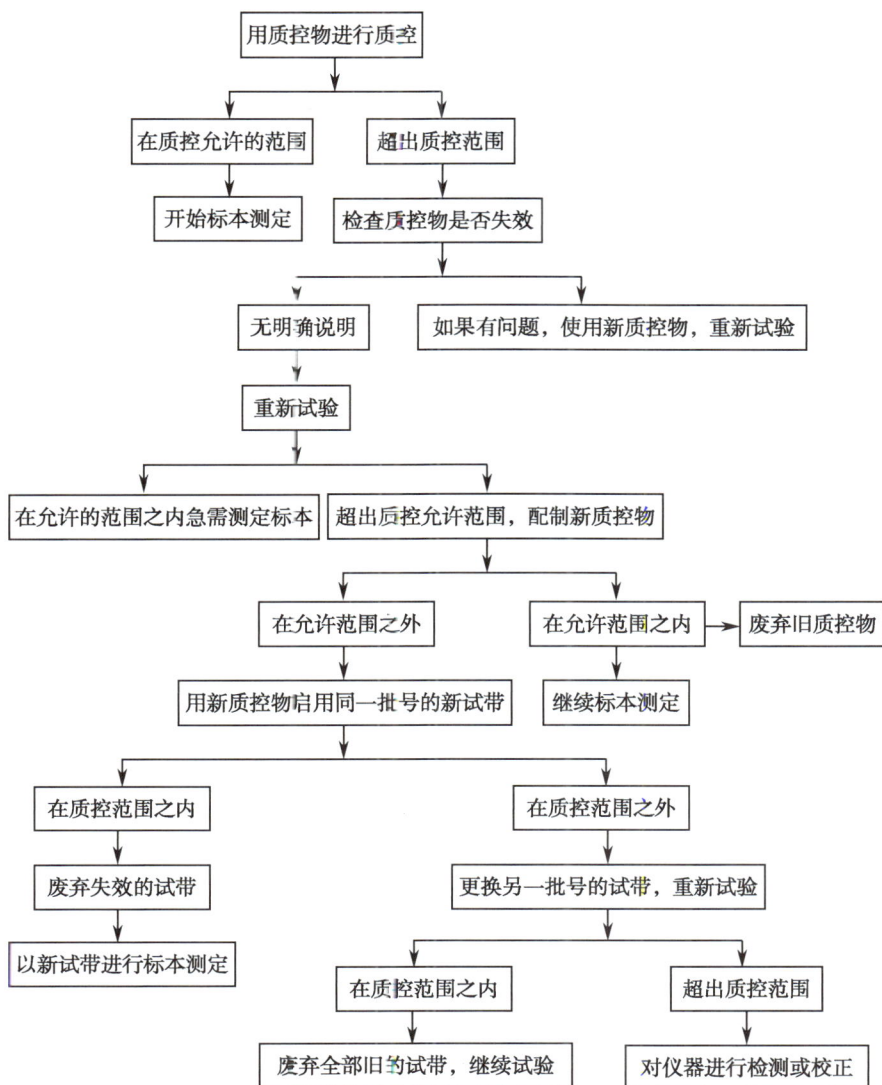

图 2-7-9　干化学尿液分析仪室内质控程序

或者阴性有形成分的厂家配套质控品和焦点校准品，进行焦点校准和日常质控。静止式数字影像拍摄技术尿液有形成分分析仪，一般通过调整镜头对焦方式来达到系统校正的目的，仪器同样具有质量控制程序，可以选择厂家推荐的至少包括阴、阳两个水平的第三方质控品进行室内质控管理。各实验室可根据厂家提供的质控靶值和范围设定失控判断标准，也可自己经过测定累积数据后，获得自己实验室的靶值和浮动范围。各仪器均有设定的质控模式，也可将质控结果传输到 LIS 中绘制质控图和保存质控数据。

（四）室间质量评价

应按照 CNAS-RL02《能力验证规则》的要求参加相应的能力验证 / 室间质评，并保留参加能力验证 / 室间质评活动的结果和证书，不合格项目应提出改进措施，并且验证改进措施的有效性。

已有部分省级临床检验中心开展仪器分析方法，对尿液有形成分定量计数的室间质量评价。若未开展，可以通过与其他实验室比对的方式确定检验结果的可接受性，应满足如下要求：①规定比对实验室的选择原则。②样品数量：至少 5 份，包括正常和异常水平。③频率：至少每年 2 次。④判定标准：应有≥80% 的结果符合要求。

三、检测后质量控制

分析后阶段包括系统性的评审、规范格式和解释、授权发布、结果的报告与传递、标本的储存等。

实验室应做好人员培训工作，在掌握各项尿液有形成分形态学变化、参考值区间和临床意义的同时，按照实验室制定的镜检规则规范复查、审核和签发报告。正确分析检测结果之间的关联性，即干化学尿液分析仪检测、尿液有形成分分析仪检测、显微镜检查三者之间是否相符，避免漏项及矛盾结果，发现问题及时查找并重复测定。检验报告中的形态学检验项目，应只报告筛查后的最终唯一结果，必要时可另附相关说明。尿液有形成分显微镜检查宜以每高／低倍视野中的形态数量报告结果。另外判定检验结果是否受到药物的干扰和病理物质的影响，报告单的回报时间，检测结果是否符合患者实际情况等方面。注意临床诊断和检验结果的符合性，如有明显矛盾或与最近一次检测结果有重大差异，应及时联系临床医师共同探讨造成差异的可能原因。

（郭晓兰）

本章小结

干化学尿液分析仪是检测尿液化学成分的自动化仪器，其主要优点是标本用量较少；速度快、项目多；重复性好，准确性较高；适用于大批量标本的筛检。它的不足主要表现在不能对尿液有形成分进行直观分析，且检测结果受多种因素的影响。尿液有形成分分析仪主要应用两类技术，第一类是流式细胞技术，第二类是数字影像拍摄技术。尿液有形成分分析仪具有快速、准确性高、重复性好、生物污染少的优点，但因检测原理的局限性，会出现假阳性或假阴性，只能起到尿液的过筛作用。目前，干化学尿液分析仪和尿液有形成分分析仪已广泛应用于尿液常规检测，显著提高了检验工作的效率，但其自身存在局限性并易受多种因素影响，容易产生假阳性或假阴性结果。因此，质量控制应贯穿于检测前、检测中、检测后的全部环节和过程。检测过程中的质量控制包括性能验证、显微镜复检、室内质控和室间质评等环节。各实验室应根据自身具体情况设置合理的复检规则并做好检测过程各阶段的质量控制，以提高检验质量，使尿液分析仪检验逐步标准化、规范化。

第三篇

其他排泄物与分泌物检验

第八章　粪便检验

1. 简述粪便检验标本的采集要求。
2. 粪便检验标本采集与转运质量控制包括哪些方面？
3. 简述化学法粪便隐血试验的原理。
4. 简述胶体金免疫法粪便隐血试验的原理。
5. 化学法与胶体金免疫法粪便隐血试验的优缺点有哪些？
6. 粪便隐血试验的临床意义有哪些？
7. 粪便出现红细胞、白细胞、吞噬细胞有何临床意义？

粪便（feces）是食物消化吸收营养成分后剩余的产物。主要成分有：①未被消化的食物残渣，如淀粉颗粒、肉类纤维、植物细胞、纤维等。②已消化未吸收的食糜。③消化道分泌物，如酶、胆色素、黏液和无机盐等。④食物分解产物，如靛基质、粪臭素等。⑤肠道脱落的上皮细胞。⑥细菌等。粪便检验包括理学、化学和显微镜检查，其对下消化道炎症、出血鉴别、寄生虫感染、肿瘤筛查，间接判断胃肠道消化与吸收功能、黄疸的鉴别、胰腺的功能都有重要价值。

第一节　粪便标本采集与处理

粪便采集直接影响检验结果的准确性，采集时应根据检验项目分别采取不同的采集方法。

一、标本采集

1. 采集容器　使用符合标准的容器，首选一次性、有盖、无吸水性、无渗漏、洁净、干燥、不易破损和开口大小适宜的容器。分析仪使用配套容器根据厂家说明书采集。需要进行细菌培养的标本，应采用无菌容器采集。此外，容器上应有明显的标识，包括标本类型、采集日期、患者信息等关键信息。

2. 常规标本　常规检查包括外观和显微镜检查，应采集新鲜标本，选择黏液或脓血异常成分的粪便；外观无异常的粪便必须从粪便的表面、深处及两端多处取材，确保样本代表性。采集蚕豆大小（3～5g）粪便送检。

3. 寄生虫检查标本　送检时间不超过 24 小时，如检查肠道原虫滋养体，应立即检查。寄生虫检查采集粪便标本的要求见表 3-8-1。

4. 化学法隐血试验　试验前 3 天禁食肉类、动物血、某些蔬菜、铁剂及维生素 C 等干扰物。

5. 脂肪定量试验　每天 50～150g 脂肪膳食，连续 6 天，第 3 天起开始收集 72 小时内的粪便，混合后称量取出 60g 左右送检。如用简易法，可正常膳食后收集 24 小时标本，混合后称量取出 60g 粪便送检。

6. 粪胆原定量试验 应连续收集 3 天粪便,每天混匀称重,取约 20g 送检。

7. 无粪便而需检验时,可直肠指诊或肛拭采样。

表 3-8-1 寄生虫检查粪便标本采集要求

项目	评价
阿米巴滋养体	从粪便脓血和稀软部分取材,立即送检;保温运送检查,保持滋养体活力以利检出
血吸虫孵化毛蚴	标本至少 30g,必要时全份送检;寄生虫虫体及做虫卵计数应采集 24 小时粪便
蛲虫卵	清晨排便前用生理盐水棉签或透明胶带纸在肛门皱襞处擦拭或粘贴后送检
连续送检	原虫和某些蠕虫排卵呈周期性,未查到寄生虫和虫卵时,应连续送检 3 天以防漏诊

二、标本检查后处理

粪便检验后视粪便及接触容器为生物危害物,按照《医疗废物分类目录》与《医疗卫生机构医疗废物管理办法》的规定进行处理。非一次性搪瓷容器、载玻片等物品,应浸泡消毒液(适当浓度含氯消毒剂)24 小时后弃去废液,再清洗晾干或烘干备用。

三、标本采集与转运质量控制

1. 患者准备 检测前告知患者停用影响检验结果的药物和食物。

2. 标本采集 标本采集应选择含脓血、黏液或色泽异常的粪便。寄生虫和虫卵检查,应保证足够的标本量,建议采集 5~10g(大拇指头大小),避免标本量不足而漏检。标本不能混有尿液、消毒剂及污水等,可能破坏粪便的有形成分;不宜使用纸尿布留取标本,可能吸收病理成分;灌肠或服油类泻剂的粪便因被稀释且混有油滴等,影响检验结果,不适宜做检验标本。

3. 送检时间 肠内原虫滋养体应立即检查,冬天保温送检;常规检查宜在 1 小时内送检,寄生虫和虫卵检查不超过 24 小时。

4. 标本接收 注意标本留取到送达是否超过规定时间,采样量是否足够,标本标识是否清晰。

第二节 粪便理学检验

一、量

健康人粪便量与食物种类、食量及消化功能有关。细粮及肉食者粪便细腻量少;粗粮或多食蔬菜者,因纤维含量高而粪便量多。健康成人排便次数可隔天 1 次至每天 2 次,多数为每天 1 次,每次排便量为 100~250g(干重 25~50g)。当胃肠、胰腺有炎症或功能紊乱时,粪便量和排便次数随之增加。

二、颜色

健康成人粪便因含粪胆素呈黄褐色,婴儿粪便因含胆绿素未转变成胆红素而呈黄绿色或金黄色糊状。粪便颜色变化的临床意义,见表 3-8-2。

表 3-8-2 粪便颜色变化的临床意义

颜色	生理性	病理性
黄绿色或金黄色	乳儿便,服用大黄、山道年等	胆红素未氧化及脂肪不消化
绿色	食用大量绿色蔬菜,甘汞	乳儿肠炎、胆绿素增多
白色、灰白色	服用大量脂肪、硫酸钡、金霉素	胆道阻塞、阻塞性黄疸、胰腺病
红色	食用番茄、西瓜、红辣椒、火龙果等,药物(如利福平)	下消化道出血,如直肠癌、肛裂、痔疮出血
果酱色	食用大量咖啡、巧克力	阿米巴痢疾、肠套叠等
黑色(柏油色)	食用动物血和肝脏等,服用铁剂、活性炭等	上消化道大量出血

三、性状

健康成人的粪便为成形条带状便,病理情况下其性状可能发生变化,性状变化的临床意义见表 3-8-3。

表 3-8-3 粪便性状变化临床意义

性状	临床意义
细条状、扁片状	结肠紧张亢进、直肠和肛门狭窄或有肿物
球状便	便秘、老年人排便无力
粗棒状	儿童出现此便可能为巨结肠症
黏液便	肠道炎症或受刺激、肿瘤或便秘、某些细菌性痢疾。小肠病变黏液混于粪便中,大肠病变黏液附着在粪便表面
脓血便	细菌性痢疾、阿米巴痢疾、急性血吸虫病、结肠癌、慢性溃疡性结肠炎、肠结核等
鲜血便	结肠癌、直肠息肉、肛裂及痔疮等
溏便	消化不良、慢性胃炎、胃窦潴留等
胨状便	过敏性肠炎及慢性菌痢
糊状稀汁样便	急性肠炎、假膜性肠炎,隐孢子虫感染
米泔样便	霍乱、副霍乱
乳凝块	脂肪或酪蛋白消化不全,婴儿消化不良、婴儿腹泻

四、寄生虫

粪便中如存在虫体较大的肠道寄生蠕虫如蛔虫、鞭虫、绦虫节片时,肉眼即可分辨;较小的虫体可在过筛冲洗粪便后被发现,如钩虫、蛲虫等。

第三节 粪便化学检验

粪便的化学检查有酸碱度反应、隐血试验、胆色素和脂肪测定等,其中隐血试验最具有重要的临床应用价值。

一、粪便隐血试验

上消化道少量出血时(出血量 <5ml/d),红细胞被消化液分解破坏,粪便外观颜色无明

显变化，显微镜检查难以发现红细胞，需借助化学法、免疫法等证实的出血称为隐血，检查粪便隐血的试验称为粪便隐血试验（fecal occult blood test，FOBT）。

（一）检测原理

1. 化学法（邻联甲苯胺法） 血红蛋白（Hb）中的亚铁血红素有类似过氧化物酶的活性，催化过氧化物分解释放出氧，氧化色原物质（邻联甲苯胺）而显色（邻联甲苯胺被氧化为显蓝色的邻甲偶氮苯）。

2. 免疫学方法 国内外多采用胶体金免疫层析法，原理为双抗体夹心法。试纸结合垫一端固定胶体金标记鼠抗人 Hb 单克隆抗体，检测线（T 线）包被另一鼠抗人 Hb 单克隆抗体，质控线（C 线）包被羊抗鼠 IgG 多克隆抗体。样品中人 Hb 可与胶体金标记抗 Hb 特异性结合成免疫复合物，上行至 T 线，与 T 线上的另一抗 Hb 单克隆抗体结合，形成抗 Hb-Hb-金标记抗 Hb 复合物，显示一条红色条带。而无论样品中是否含有人 Hb，金标记抗 Hb 能被质控线上的羊抗鼠 IgG 多克隆抗体捕获，形成免疫复合物，从而在质控线（C 线）上显示一条红色条带。因此，阳性样品在 T 线和 C 线各显现出一条红色条带；阴性样品在 C 线显现一条红色条带。只有当质控线出现才表示试验有效。

（二）操作步骤

1. 化学法 ①取少许粪便于白瓷板或玻片上。②加 2～3 滴显色剂。③再加 2～3 滴 1mmol/L 过氧化氢，混匀观察或按说明书操作。

2. 胶体金法 按照试剂说明书的要求，在规定时间内观察试带上检测线和质控线的色带情况。

（三）方法评价

粪便隐血试验主要有化学法和免疫学法，各有其优缺点，国内外尚无标准化方法。美国胃肠病学会（American Gastroenterology Association，AGA）推荐愈创木酯化学法或免疫法。

1. 化学法 色原性反应底物多样，检测原理相近。邻联甲苯胺法、愈创木酯法常用，试带法已替代传统湿化学试验，方法更便捷。但试剂不稳定和特异性较差。

（1）灵敏度和特异性：灵敏度与试剂类型、粪便血红蛋白和过氧化物酶浓度及显色物质有关。粪便隐血试验化学法的方法学评价见表 3-8-4。

表 3-8-4 **粪便隐血试验化学法的方法学评价**

方法	特点	评价
邻联甲苯胺法	高灵敏度、低特异性	Hb 0.2～1.0mg/L 即可检出，消化道 1～5ml 出血可检出。高灵敏度方法，粪便有微量血液即呈阳性，故试验阴性即确认隐血为阴性
匹拉米洞法	中灵敏度、中特异性	Hb 1～5mg/L 即可检出，消化道有 5～10ml 出血即为阳性
愈创木酯法	低灵敏度、高特异性	Hb 6～10mg/L 可检出（约 20ml 出血）；受食物、药物影响少，假阳性低，故试验阳性即确定隐血为阳性

为减少粪便隐血假阳性和假阴性，宜采用中灵敏度方法；有建议联合使用高灵敏度和低灵敏度方法。邻联甲苯胺法为 1983 年中华医学会推荐的方法。

（2）干扰因素：粪便隐血试验化学法的干扰因素与评价，见表 3-8-5。

2. 免疫学方法 免疫学方法众多，胶体金以其性质稳定和良好呈色效果为特点，与单克隆抗体结合稳定，适用于定性和半定量测定。其判断结果准确，因具备高灵敏度、良好特异性及检测便捷而广泛应用。

表 3-8-5　粪便隐血试验化学法干扰因素与评价

因素	评价
标本因素	①假阴性：标本陈旧或血液在肠道停留过久，Hb 被细菌降解，血红素消失。②假阳性：非消化道如牙龈出血、鼻出血、月经血等
食物因素	假阳性见于含 Hb 的动物血，鱼、肉、肝脏，含过氧化物酶和叶绿素的新鲜蔬菜
药物因素	①假阳性：使用铁剂、铋剂等。②假阴性：大量维生素 C 或其他还原性药物
器材和试剂	①假阳性：器材污染铜离子、铁离子、消毒剂、溴、硼酸、过氧化物酶。②假阴性：过氧化氢浓度低或失效
操作过程	假阴性见于试验反应时间不足、显色判断不准。试验前标本中加水降低灵敏度，也可由于水合状态增高假阳性

（1）灵敏度和特异性

1）灵敏度：灵敏度等于或优于愈创木酯法，检测不受食物因素影响，无须禁食。当 Hb 达到 0.2mg/L 或 0.03mg/g 粪便时即可呈阳性结果。

2）特异性：免疫学法不受动物 Hb 和辣根过氧化物酶等干扰。也不受新鲜蔬菜、铁剂、维生素 C 的干扰。

（2）干扰因素：粪便隐血试验免疫法的干扰因素与评价，见表 3-8-6。

表 3-8-6　粪便隐血试验免疫法的干扰因素与评价

因素	评价
生理因素	胃肠道排出血液 0.5～1.5ml/24h，个别可达 3ml/24h，长跑运动员平均可达 4ml/24h。服用阿司匹林 2.5g，即可引起消化道出血 2～5ml/24h，免疫学检查法粪便隐血试验可呈阳性
标本因素	假阴性见于消化道大量出血，粪便 Hb 浓度过高，即抗原过剩时，此为后带现象。假阴性还可见于上消化道出血，如 Hb 经过肠道消化酶降解变性或细菌分解，丧失原有免疫原性
食物因素	各种动物 Hb（500mg/L）、辣根过氧化物酶（200mg/L）对免疫法无干扰，故不必限制饮食
药物因素	胶体金免疫法具有特异性强、灵敏度高、检测简便等优点；但健康人或某些患者服用刺激胃肠道的药物后可造成假阳性
器材和试剂	试剂盒保存不当、失效等出现假阴性
操作过程	直接使用低温保存（15℃以下）的标本试验，可出现假阴性结果

3. 其他方法

（1）血红蛋白定量测定：①卟啉荧光血红蛋白定量试验（Hemo-Quant test，HQT）是基于亚铁血红素化学转化成荧光物质卟啉，可测定粪便中 Hb 和血红素衍化物卟啉。该法克服了化学法和免疫法受 Hb 降解的局限性，对上、下消化道出血具有同等的灵敏度，受外源性血红素、卟啉类物质干扰，如红肉可致假阳性。方法费时费力，临床使用较少，适用于参考实验室。②临床通常采用免疫乳胶凝集反应和免疫比浊法进行定量检测。

（2）放射性核素铬（^{51}Cr）法：用 ^{51}Cr 标记红细胞，可测定出血量，灵敏度高于化学法，特异性高，不受外源性动物 Hb 等影响。由于价格昂贵和放射因素，该方法尚未能推广。

（3）HemeSelect 免疫法：运用反向被动血凝法原理，可检测完整的 Hb 和球蛋白，主要用于检测结肠损害情况，缺点是检测费用高。

（4）转铁蛋白（transferrin，Tf）测定：灵敏度达 2mg/L。单独或联合检测可作为消化道出血的有效标志。当胃肠道出血时，粪便中可出现大量的 Tf。Tf 具有较强的抗菌能力和稳定性，其稳定性高于 Hb，是检测消化道出血的良好指标。特别是上消化道出血时，Tf 试验敏感性高于 Hb。联合检测 Tf 和 Hb，可降低假阴性，提高对消化道出血检查的灵敏度。

近年来，粪便 DNA 检测是一种灵敏度高于化学法而特异性并不减低的非隐血试验，其包括 *APC*、*p53*、*K-ras* 基因突变，*SCD2* 基因甲基化检测，用于结直肠癌筛查。

（四）质量控制

1. 检测前 化学法隐血试验要求患者试验前 3 天必须停止服用干扰的药物，如铁剂、维生素 C，同时禁食动物血、肉、鱼、肝脏和大量含过氧化物酶的蔬菜。因出血在粪便中分布不均匀，应在粪便不同部位采集标本，并在 1 小时内完成检查。不宜采集直肠指检标本和便池中污染标本做隐血试验。

2. 检测中 按试剂说明书规范操作，做好质量控制。如加热器材破坏过氧化物酶；每批次试验做阴性和阳性质控试验；避免试剂因失效造成假阴性；确保过氧化氢试剂的有效性；保证试验反应温度。对于胶体金免疫法，应避免后带现象引起的假阴性，对明显柏油样而检测结果阴性的标本，应适当稀释标本后再检测。如果胶体金免疫法试剂条过期应弃用，未出现质控线说明试带失效。

3. 检测后 及时与临床沟通，核实检验结果与疾病的符合性。如有不符，分析检验前和检验中可能存在的影响检验结果的因素。

（五）参考区间

阴性。

（六）临床意义

用于消化道出血和肿瘤筛检和鉴别，疾病严重程度和疗效评估。

1. 消化道出血诊断 隐血试验阳性见于药物致胃黏膜损伤（阿司匹林、吲哚美辛、糖皮质激素等）、肠结核、克罗恩病、胃病（胃溃疡、各种胃炎）、溃疡性结肠炎、结肠息肉、钩虫病及消化道恶性肿瘤等。

2. 消化性溃疡与肿瘤出血鉴别 消化道溃疡的隐血试验呈间断性阳性，阳性诊断率为 40%～70%；治疗后粪便外观正常，隐血试验阳性可持续 5～7 天，如出血完全停止可转阴。消化道恶性肿瘤阳性率从早期 20% 到晚期的 95%，且呈持续性阳性。

3. 消化道肿瘤的筛查 早期检查缺乏较好的手段，免疫化学法筛检结直肠癌，建议 50 岁以上人群每年进行一次免疫化学法隐血筛查。

4. 疾病严重程度和疗效评估 通过粪便隐血评估肠道慢性疾病（炎症性肠病、胃肠道溃疡、肿瘤等）的严重程度，动态监测治疗效果。

二、粪便脂肪检查

可作为了解消化功能和胃肠道吸收功能的参考指标。

（一）检测方法

有称量法、滴定法和核磁共振光谱法等，计算脂肪吸收率，估计消化吸收功能。测定前 2～3 天给予脂肪含量 100g 的标准膳食，测定日起继续标准膳食，连续 3 天收集 24 小时粪便测定总脂量，脂肪吸收率计算如下：

$$脂肪吸收率（\%）=\frac{膳食总脂量-粪便脂肪总量}{膳食总脂量}\times100\%$$

粪便脂肪定量是脂肪泻的决定性试验，但测量具局限性，临床较少开展。常采用显微镜观察粪便脂肪球、血清胡萝卜素和维生素 A 作筛查，可简便地间接评估脂肪吸收情况。

（二）质量控制

1. 显微镜法 简单易行，准确率低，只作消化吸收不良的筛检试验，而不作为诊断的依据。

2. 称量法和滴定法 准确量化，结果客观，但代表的是总脂肪酸含量，不包含中性脂肪中的甘油部分。

3. 核磁共振光谱法 快而准确，结果与称重参考方法可比。

（三）参考区间

成人粪便总脂量（以总脂肪酸计算）：2～5g/24h，或为干粪便的 7.3%～27.6%；成人进食脂肪 50～150g/24h，排出量＜7g，脂肪吸收率＞95%。

（四）临床意义

24 小时粪便总脂肪量超过 6g 称脂肪泻（steatorrhea）。粪脂肪增加见于：①胰腺疾病：慢性胰腺炎、胰腺癌等，脂肪酶分泌不足影响脂肪消化吸收。②肝胆疾病：胆汁淤积性黄疸、胆汁分泌不足、病毒性肝炎、肝硬化等，影响胆汁分泌排泄，干扰脂肪消化吸收。③小肠病变：乳糜泻、Whipple 病等，影响小肠对脂肪的消化吸收。④其他：胃、十二指肠瘘，消化性溃疡等，影响胃肠道功能，干扰脂肪消化吸收。

三、粪便其他检查

1. 钙卫蛋白（calprotectin，CPT） 主要存在于中性粒细胞，少部分来源于单核细胞和巨噬细胞，通过胃肠道细菌与钙、锌结合。理化性质稳定，分布均匀，用于炎症性肠病（inflammatory bowel disease，IBD）的筛查、诊断和监测，以及与肠易激综合征（irritable bowel syndrome，IBS）的鉴别诊断。常采用胶体金免疫法定性检测，免疫荧光层析法定量检测。

2. 幽门螺杆菌（*Helicobacter pylori*，Hp） 是寄生于人体胃黏膜组织中的革兰氏阴性菌，导致胃炎、胃溃疡和胃癌等疾病。除"金标准"^{13}C 或 ^{14}C 尿素呼气试验和血清抗 Hp 抗体外，可用胶体金免疫法检查粪便 Hp 抗原，或 PCR 扩增法检测粪便 Hp 基因。

3. 病毒

（1）轮状病毒（rotavirus，RV）：根据病毒基因结构和结构蛋白抗原性分 A～G 7 组。A 组最常见，致秋冬季婴幼儿腹泻，B 组致成人腹泻，而 C 组致散发性腹泻。常用胶体金免疫法检测粪便中的 RV 抗原。

（2）其他病毒：腺病毒（adenovirus，AV）、诺如病毒（norovirus）致婴幼儿腹泻，胶体金免疫法检测粪便中相应病毒抗原。肠道病毒 71 型（EV-71）、柯萨奇病毒 A16 型（COX-16）等可引起手足口病，常用 PCR 方法检测其核酸含量。

4. 乳铁蛋白（lactoferrin） 白细胞内表达的铁结合性糖蛋白，中性粒细胞的主要成分，作为肠道炎症的标志物，鉴别炎症性和非炎症性肠道疾病。常采用胶体金免疫法检测。

第四节 粪便显微镜检查

粪便显微镜检查旨在识别粪便中的病理成分，如各种细胞增多、寄生虫（虫卵）、异常细菌、真菌、原虫滋养体或包囊等。

（一）检测原理

粪便用生理盐水稀释或染色后，显微镜下人工识别有形物质。

（二）操作步骤

洁净玻片上加生理盐水 1～2 滴，取粪便异常部分或挑取不同部位的粪便做涂片检查，根据需要滴加碘液或苏丹Ⅲ染色，必要时行瑞特 - 吉姆萨染色，再进行显微镜检查。

（三）质量控制

1. 检测前

（1）工作人员：需经专业技能培训，正确掌握粪便病理成分的形态学特点和鉴别方法，加强质量意识，重视粪便检验工作。

（2）生理盐水：确保新鲜，避免细菌或真菌污染。

2. 检测中

（1）涂片均匀，厚薄适宜，以能透过悬液看清纸上字迹为宜，加盖玻片。

（2）显微镜观察时应按"城垛"式观察顺序，先用低倍镜观察全片，然后用高倍镜观察10个以上视野，以防漏检。

3. 检测后

（1）若镜下发现不易辨认细胞，或需确认肿瘤细胞、嗜酸性粒细胞，可涂片经瑞特 - 吉姆萨染色后再进行显微镜检查。

（2）粪便检查细菌数量、种类及比例，可行革兰氏染色后用油镜观察，结合细菌培养鉴定确定。

（3）怀疑寄生虫感染的患者，推荐在治疗前连续检查3次。必要时采用虫卵富集方法提高检出率。

（四）参考区间

无红细胞，不见或偶见白细胞，无寄生虫、虫卵，可见少量食物残渣。

（五）临床意义

1. 细胞 粪便检查时应挑取含黏液脓血部分或从成形便表面、深处及粪两端多处取材，用生理盐水混悬于载玻片上，显微镜下依据细胞形态发出报告。

（1）白细胞（脓细胞）：正常粪便无或偶见。病理情况下多见于黏液及脓血便，中性粒细胞为主。当炎症导致白细胞出现退化变性呈灰白色、胞体肿胀、坏死破碎、结构不完整、胞质内充满细小颗粒、核不清晰、常成堆出现，又称脓细胞。

肠道炎症时粪便中白细胞增多，数量与炎症程度及部位有关。通常肠炎时白细胞增多不明显，分散存在<15个/HPF。小肠肠炎时，白细胞均匀混合于粪便中，白细胞常被消化而形态难以辨认；而细菌性痢疾和溃疡性结肠炎可见大量白细胞或成堆脓细胞，以及吞噬细胞；此外，肠易激综合征和肠道寄生虫病（尤其是钩虫病及阿米巴痢疾）时，粪便涂片染色后可见较多嗜酸性粒细胞，可伴有夏科 - 莱登结晶。

（2）红细胞：呈草绿色、略有折光性的圆盘状，可因粪便pH影响呈皱缩状。正常粪便无红细胞。上消化道出血受胃液及肠液的消化作用，红细胞多被破坏，此时显微镜检查阴性，需隐血试验证实。当下消化道疾病如痢疾、溃疡性结肠炎、急性血吸虫病、肿瘤、息肉、痔及肛裂等可见数量不等红细胞。炎症时，白细胞、红细胞并存。细菌性痢疾以白细胞为主，红细胞分散存在且形态正常；阿米巴痢疾以红细胞为主，多粘连成堆并有残碎现象。

（3）吞噬细胞（巨噬细胞）：正常粪便无吞噬细胞。由单核细胞吞噬较大异物后形成，胞体大，直径20μm以上，中性粒细胞体积2倍或以上，呈圆形、卵圆形或不规则形，胞核1～2个，大小不等，偏于一侧，内外质界限不清；含吞噬颗粒、细胞碎屑或较大异物；可散在分布或成群出现，有不同程度退化变性现象；有时形态与溶组织阿米巴滋养体相似，应注意鉴别。吞噬细胞常见于细菌性痢疾，且数量较多，为诊断急性细菌性痢疾的依据之一，也可见于急性出血性肠炎，偶见于溃疡性结肠炎。

（4）上皮细胞：肠黏膜上皮细胞。除直肠段被覆复层鳞状上皮外，整个小肠、大肠黏膜上皮细胞均为柱状上皮；呈卵圆形或短柱状，两端钝圆，细胞较厚，结构模糊，夹杂于白细胞之间。生理情况下，少量脱落的柱状上皮细胞因被破坏而很少在粪便中见到。肠道炎症如霍乱、副霍乱、假膜性肠炎、坏死性肠炎等时柱状上皮细胞数量增多。

（5）肿瘤细胞：部分乙状结肠癌、直肠癌患者的粪便标本经涂片瑞特 - 吉姆萨染色，可以找到肿瘤细胞。

2. 食物残渣 正常粪便中，食物被充分消化为无定形细小颗粒，某些情况下会残留未经充分消化的食物残渣。

（1）脂肪：粪便中脂肪分中性脂肪、游离脂肪酸和结合脂肪酸，可通过苏丹Ⅲ染色区分。中性脂肪即脂肪小滴，为大小不一、圆形、折光性强的小球状，苏丹Ⅲ染色后呈朱红色或橘红色。游离脂肪酸呈片状、针束状结晶，加热后即熔化；片状者苏丹Ⅲ染成橘黄色，而针状者不着色。结合脂肪酸是脂肪酸与钙、镁等结合形成的不溶性物质，呈黄色、不规则块状或片状，加热不溶解，不被苏丹Ⅲ染色。

（2）淀粉颗粒（starch granule）：圆形、椭圆形或多角形颗粒，大小不等，盐水涂片呈同心圆形折光条纹，无色，具有折光性，碘液染黑蓝色，若部分水解为糊精者则呈棕红色。正常粪便偶见，增多见于腹泻及碳水化合物消化不良患者。

（3）肌纤维：腹泻、肠蠕动亢进、胰腺外分泌功能减退或蛋白质消化不良等患者及健康人大量食用肉类后，镜下可见淡黄色条状、片状、有纤细的横纹，被伊红染成红色。

（4）植物细胞及植物纤维：植物纤维呈螺旋小管或蜂窝状；植物细胞形态繁多，呈圆形、长圆形、多角形，见双层细胞壁，含叶绿素小体。正常情况下，食物经充分消化后粪便中极少见食物残渣，当消化道病变时，消化功能减退，缺乏脂肪酶或胃蛋白酶，消化不良和吸收障碍使脂肪水解不全，出现该类成分增多。常见于脂肪泻、腹泻、慢性胰腺炎、肠蠕动亢进等。

3. 结晶 粪便中可见少量磷酸盐、草酸钙、碳酸钙结晶及植物针晶体，一般无临床意义。具临床意义的结晶如下。

（1）夏科 - 莱登结晶：两端尖长的菱形无色或浅黄色透明结晶，大小不等，折光性强，是嗜酸性粒细胞裂解后嗜酸性颗粒相互融合形成。主要见于阿米巴痢疾、钩虫病及过敏性肠炎患者粪便中，常伴嗜酸性粒细胞。

（2）血红素结晶：斜方形棕黄色结晶，不溶于氢氧化钾溶液，遇硝酸呈蓝色，可见于胃肠道出血后的粪便。

（3）脂肪酸结晶：常见于梗阻性黄疸引起脂肪酸吸收不良患者的粪便。

4. 寄生虫虫卵、原虫滋养体和包囊 粪便检验是确诊肠道寄生虫感染最直接、可靠的方法。涂片中可见的蠕虫虫卵有①线虫虫卵：蛔虫卵、鞭虫卵、钩虫卵、蛲虫卵等。②吸虫虫卵：血吸虫卵、肺吸虫卵、肝吸虫卵、姜片虫卵等。③绦虫虫卵：猪带 / 牛带绦虫虫卵、膜壳绦虫虫卵等。准确鉴别需注意观察虫卵的大小、色泽、形状、卵壳厚薄及内部结构等特点。可见的原虫滋养体和包囊主要有①溶组织内阿米巴（*Entamoeba histolytica*）：检查滋养体应取新鲜粪便的脓血黏液部分，保温、快速送检。②蓝氏贾第鞭毛虫（*Giardia lamblia*）：腹泻便中查找滋养体，成形便中查找包囊。③隐孢子虫（*Cryptosporidium parvum*）：机会性致病原虫，检查粪便卵囊。④人芽囊原虫（*Blastocystis hominis*）：机会性致病原虫，形态多样，直径 6~40μm。可见空泡型、颗粒型、阿米巴型、复分裂型及包囊型，常见空泡型。破坏试验鉴别人芽囊原虫与白细胞和包囊，人芽囊原虫遇水被破坏而消失，白细胞与包囊则因不易破坏仍可看见。

5. 微生物 粪便通过显微镜常规检查细菌与真菌。

（1）细菌：健康人粪便中的正常菌群为大肠埃希菌、厌氧杆菌、肠球菌等（约 80%）；产气杆菌、变形杆菌、铜绿假单胞菌等为过路菌（<10%）。婴儿粪便中主要为双歧杆菌、拟杆菌、葡萄球菌和肠杆菌等。其菌量和菌谱稳定，与宿主间保持生态平衡。病理情况下，如长期应用抗生素、免疫抑制剂，菌量和菌谱改变致菌群失调，即革兰氏阳性球菌与革兰氏阴性杆菌比例大于 1:10，正常菌群减少甚至消失，球菌或真菌等明显增多，临床上称为肠道菌群失调症。显微镜直接镜检快速筛查特殊细菌，而革兰氏染色判断球菌与杆菌的比例，如需明确具体病原菌，应通过细菌培养分离并鉴定病原菌。霍乱弧菌可用悬滴法或直接涂片检查观察动力，以及制动试验进行筛查，最终以粪便细菌培养确诊。

（2）真菌：粪便中的真菌分孢子和菌丝。正常粪便中酵母菌属与念珠菌属真菌为肠道正常菌群，即使培养有真菌生长，需鉴别是否为真菌感染。真菌性肠炎主要是指真菌侵犯肠黏膜引起炎症，念珠菌是主要病原体，以白念珠菌肠炎最为多见。

第五节　自动粪便分析仪

自动粪便分析仪（automated feces analyzer）集前处理、理学检测、化学免疫检测和有形成分镜检于一体，一次进样即可自动或人工辅助完成分析，结果和图像可实时屏显，按需出图文检验报告。

（一）检测参数

1. 理学　主要包括颜色、性状等理学指标。

2. 化学和免疫学　主要包括隐血、转铁蛋白、乳铁蛋白、钙卫蛋白、轮状病毒、腺病毒等指标。

3. 有形成分　主要包括细胞、结晶、肠道常见寄生虫与虫卵，原虫滋养体、包囊及食物残渣、脂肪球和真菌等指标。

（二）检测原理

1. 理学　数码相机摄像技术捕获粪便颜色、性状的数字图像，并传输至理学分析模块，通过图像分析软件进行分析。

2. 化学及免疫学　按检测需求选择对应检测卡，数码相机摄像检测卡反应线颜色，图像分析法判断检测卡项目的结果。

3. 有形成分　仪器内置数码显微镜和成像系统，以"低倍定位、高倍跟踪"技术，低倍镜自动调焦捕获大目标如寄生虫幼虫或虫卵等，直接进行图像采集（数字摄像）；小目标如细胞、原虫、真菌等进行定位并存贮位置信息，后自动切换至高倍镜，快速移动小目标位置，自动聚焦并采集图像。数字图像信息传输至计算机系统，基于深度学习图像识别技术识别有形成分。

（三）性能验证

验证内容主要包括检出率、重复性、携带污染、与手工方法检查结果的可比性（符合率）等指标。验证方法根据行业标准与厂家说明书进行。

（四）操作步骤

1. 建立操作规程　根据仪器使用说明书，实验室建立仪器的使用与维护标准操作规程。

2. 使用人员培训　工作人员上岗前必须经过严格培训，掌握仪器的工作原理、操作、校准及保养要求。

3. 基本操作流程　按相应仪器标准操作规程进行。

4. 室内质控

（1）化学及免疫检测卡：每天应至少开展1次室内质控，且至少应包含阴性和阳性质控。

（2）有形成分检查：每天应至少开展1次室内质控，且至少应包含阴性和阳性质控，必要时应进行灵敏度质控。

（五）方法评价

1. 自动化操作减少检验人员与标本直接接触，减少职业暴露风险。

2. 对样本自动进行前处理与理学、化学及有形成分检测，操作简易快捷，有效减轻检验工作者的劳动强度。

3. 采用富集技术的粪便分析仪提高有形成分阳性检出率。

4. 理学、化学与免疫学检测结果可拍照存储，有形成分检测可提供镜下图片或视频，便于报告审核以及教学和科研。

5. 粪便分析仪目前仍是一种筛查工具，应制定复检规则，对检测结果的实景图像进行人工审核或复检，确认后方可发出报告。

（梁湘辉）

本章小结

粪便检验对消化道疾病诊断与鉴别诊断有重要价值，包括理学、化学和显微镜检查。规范采集与转运是确保检验结果的前提。隐血试验有化学法和免疫学方法，化学法具高灵敏度、低特异性，易受食物与药物影响；免疫法灵敏度和特异性均较好，成为粪便隐血的主流方法。显微镜检查对于粪便病理成分的检出具有重要作用。随着技术发展，自动粪便分析仪应运而生，自动完成粪便标本多项分析，提供图片或视频，但需要人工审核或复检后方能发出最终报告，仍是筛查工具。

第九章　阴道分泌物检验

通过本章学习,你将能够回答下列问题:

1. 什么是阴道分泌物?其检查有什么意义?
2. 阴道分泌物的理学检查常见有哪些异常的改变?
3. 阴道分泌物清洁度的判断标准是什么?
4. 细菌性阴道病的临床诊断标准是什么?

阴道分泌物(vaginal discharge)是女性生殖系统分泌的液体,由阴道黏膜、宫颈腺体、前庭大腺及子宫内膜分泌物混合而成,俗称白带(leucorrhea)。其检验可辅助诊断阴道炎症,评估内环境是否改变或感染。健康阴道具有自净作用,可防御外界病原微生物的侵袭。正常阴道分泌物呈弱酸性,含较多乳酸杆菌和鳞状上皮细胞,较少白细胞/脓细胞,较少球菌。当自然防御机制受损,病原菌可入侵引发阴道炎症。阴道分泌物检查常用于雌激素水平的判断和女性生殖系统炎症、肿瘤的诊断及性传播疾病的检查。

第一节　标本采集和处理

一、标本采集

阴道分泌物由妇产科医师采集。根据不同检查目的进行不同部位取材。通常以1~3根灭菌拭子于阴道侧壁上1/3处旋转采样,以清晰见分泌物附上为准。如分泌物量过少,可在阴道穹隆后部采集,无菌试管保存送检。标本留取后宜用条形码标签进行唯一标识,包括但不限于患者姓名、年龄、ID号、医嘱、标本类型、检验项目等信息。

二、标本运送及接收

标本采集后在室温下应尽快送检,途中注意生物安全,防管体破裂。阴道毛滴虫检测需注意保温、保湿并立即送检,送检时间不超过1小时。标本接收需核对标本信息和采样时间,并进行标本质量检查。

三、注意事项

1. 标本采集　标本采集前,患者应停用干扰药物;避开月经期;检查前24小时内禁止盆浴、性交、局部用药、阴道灌洗及使用阴道润滑剂等。采集时应避免采集宫颈黏液,避免引起pH的错误升高。采集容器和器材应清洁干燥,无任何化学药品或润滑剂。标本采集后要防止污染。

2. 不合格标本　包括但不限于无标识或标识错误、容器破裂、涂片未见上皮细胞、送检超时等。实验室应拒收不合格标本,及时向临床反馈不合格原因,记录备查。

第二节 阴道分泌物检验

一、理学检查

正常阴道分泌物为白色稀糊状、无气味、量多少不等，其性状与子宫、阴道黏膜充血情况及雌激素水平相关。①排卵期前，阴道分泌物清澈透明，稀薄似蛋清，量多。②排卵期2～3天后，阴道分泌物浑浊黏稠，量减少。③行经前，阴道分泌物量又增加。④妊娠期，阴道分泌物量较多。⑤绝经期后，阴道分泌物减少，因雌激素减少、生殖器官腺体减少所致。

（一）检测原理

通过理学方法对新鲜阴道分泌物进行检查，观察其颜色与性状，检测其pH。

（二）操作步骤

1. 肉眼仔细观察阴道分泌物颜色和性状，颜色以无色、红色、黄色或黄绿色等表示，并报告；性状以透明黏性、脓性、血性、水样、奶油状或豆腐渣样等表示，并报告。

2. pH试纸检测阴道分泌物的酸碱度，记录其pH，并报告。

（三）参考区间

无色稀稠状；pH 3.8～4.5。

（四）临床意义

1. 大量无色透明黏性白带 常见于雌激素药物应用或卵巢颗粒细胞瘤。

2. 脓性白带 ①黄色或黄绿色，味臭，多见于滴虫或化脓性感染。②泡沫状脓性白带，常见于滴虫性阴道炎。③还见于慢性宫颈炎、老年性阴道炎、幼儿阴道炎、阿米巴性阴道炎、子宫内膜炎、宫腔积脓及阴道异物引发的感染。

3. 豆腐渣样白带 真菌性阴道炎的特征，患者常伴外阴瘙痒。

4. 血性白带 白带带血、血量不等、有特殊臭味，可见于宫颈息肉、子宫黏膜下肌瘤、老年性阴道炎、慢性重度宫颈炎、阿米巴性阴道炎、恶性肿瘤及使用宫内节育器的副反应等。中老年女性患者，尤应警惕恶性肿瘤。

5. 黄色水样白带 系病变组织变性坏死所致。常见于子宫黏膜下肌瘤、宫颈癌、子宫内膜癌、输卵管癌等。

6. 灰白色奶油样白带 黏稠度很低，稀薄均匀，见于阴道加德纳菌感染。

二、显微镜检查

（一）检测原理

1. 湿片法 显微镜进行阴道分泌物湿片检查，观察其清洁度及是否存在线索细胞、阴道毛滴虫、真菌等病原微生物。

2. 染色法 进行革兰氏染色，显微镜下观察有无阴道加德纳菌、乳酸杆菌、淋病奈瑟菌等。

（二）操作步骤

1. 清洁度检查

（1）制备涂片：取阴道分泌物适量，滴加1滴生理盐水，制备厚薄适宜的涂片，以能透视纸上字迹为宜，加盖玻片待检。

（2）阴道清洁度（vaginal cleaning degree）检查：低倍镜（10×10）观察涂片有形成分分布，评估涂片质量。再用高倍镜（10×40）随机选择至少10个视野，根据上皮细胞、白细胞（或脓细胞）、杆菌、球菌的数量,按照阴道分泌物清洁度判断标准（表3-9-1）,判断并报告结果。

表 3-9-1　阴道分泌物清洁度判断标准

清洁度	杆菌	球菌	白细胞或脓细胞/(个/HPF)	上皮细胞
Ⅰ	多	—	0~5	满视野
Ⅱ	中	少	5~15	1/2视野
Ⅲ	少	多	15~30	少量
Ⅳ	—	大量	>30	—

2. 滴虫检查　低倍镜见比白细胞大2倍的活动小体,转高倍镜观察。滴虫为顶端宽尾尖细的倒置梨形,未染色时为透明白色小体,虫体顶端有4根前鞭毛,后端有1根后轴柱,体侧有波动膜。虫体前1/3有椭圆形泡状核,虫体借助前端4根鞭毛的摆动及波动膜的扑动作螺旋式运动（图3-9-1）。以"未找到滴虫"或"找到滴虫"报告结果。

3. 真菌检查　检查清洁度和滴虫后,阴道分泌物涂片上加2.5mol/L KOH一滴,混匀,加盖玻片。低倍镜观察菌丝样物,高倍镜确认菌丝和/或孢子（有时可不见孢子）。以"未找到真菌"或"找到真菌"报告结果。

4. 线索细胞（clue cell）检查　阴道鳞状上皮细胞黏附大量加德纳菌及其他短小杆菌而形成巨大的细胞团,上皮细胞表面毛糙,有斑点和大量细小颗粒,此为线索细胞（图3-9-2）。清洁度检查时,高倍镜下观察有无线索细胞,若查见应报告结果。

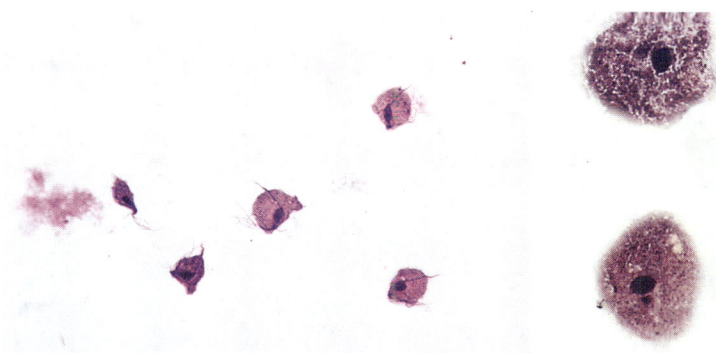

图 3-9-1　阴道毛滴虫　　　　　　　　图 3-9-2　线索细胞

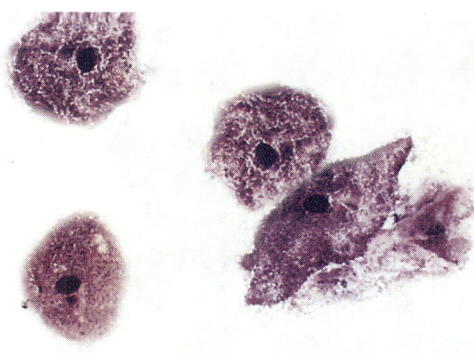

5. 其他病原微生物检查　阴道分泌物涂片行革兰氏染色,低倍镜观察整个涂片的染色情况,再转至油镜（10×100）检查。①乳酸杆菌:革兰氏染色阳性大杆菌,粗短或细长,呈单根、链状或栅状排列;②阴道加德纳菌:革兰氏染色阴性或阳性的球杆菌,呈单个或成双排列;③淋病奈瑟菌:革兰氏染色阴性双球菌,肾形或咖啡豆状,凹面相对。

（三）方法评价

临床常用湿片法,简便但阳性率较低,重复性较差,易漏检。湿片法未检出阴道毛滴虫和真菌,并不能排除病原微生物感染。革兰氏染色法鉴别有形成分清晰,易于观察细胞、细菌和病原微生物,亦可评价阴道微生态和菌群变化,包括菌群密集度、菌群多样性、优势菌等。革兰氏染色镜检是细菌性阴道病实验室诊断的参考方法。

（四）质量控制

1. 检测前　确保载玻片干净,生理盐水新鲜。标本新鲜,防止污染。

2. 检测中　及时检查,涂片均匀;先用低倍镜观察全片,选择薄厚适宜的区域,再用高倍镜检查；观察标准和报告方式应一致，避免漏检。冬季进行滴虫检查时应注意保温。

3. 检测后 复查可疑或与临床诊断不符的标本，湿片检查阴性时应作革兰氏或瑞特（Wright）染色，一次阴性不能排除诊断。

（五）参考区间

正常清洁度Ⅰ～Ⅱ度，无滴虫，不见或偶见真菌，乳酸杆菌为6～30个/HPF或>30个/HPF，无致病菌和特殊细胞。

（六）临床意义

育龄期妇女阴道清洁度与激素周期变化有关。排卵前期，雌激素逐渐增高，阴道上皮增生，糖原增多，乳酸杆菌随之繁殖，pH下降，杂菌消失，阴道趋于清洁。当卵巢功能不足（如经前及绝经期后）或病原体侵袭时，阴道易感染杂菌，导致阴道不清洁，故阴道清洁度的最佳判定时间应为排卵期。

Ⅲ级：提示炎症，如阴道炎、宫颈炎。Ⅳ级：多见于严重阴道炎，如滴虫性阴道炎、淋菌性阴道炎等。而细菌性阴道炎仅为乳酸杆菌减少、杂菌增多，白细胞不多，上皮细胞增多，故阴道清洁度不能作为判断感染的唯一标准，应综合疾病的诊断标准和检查结果进行分析。如果怀疑下列情况，可结合其他病原学检查以确诊。

1. 滴虫性阴道炎 常用生理盐水悬滴法直接涂片，高倍镜下观察阴道毛滴虫；为提高检出率，可采用瑞特或革兰氏染色，油镜观察虫体结构；也可采用培养法和免疫学方法，如乳胶凝集试验、单克隆抗体、酶联免疫吸附法和多克隆抗体乳胶凝集法等。

2. 加德纳菌阴道炎 计算乳酸杆菌和加德纳菌的数量变化，作为细菌性阴道炎诊断。正常时阴道内乳酸杆菌6～30个/HPF或>30个/HPF，不见或见少许阴道加德纳菌（*Gardnerella vaginalis*，GV）；细菌性阴道炎时，可见到大量加德纳菌以及其他细小的革兰氏阳性或阴性细菌，乳酸杆菌<5个/HPF或无乳酸杆菌。非细菌性阴道炎时，乳酸杆菌>5个/HPF，仅见少许加德纳菌。

细菌性阴道病（bacterial vaginosis，BV）主要由加德纳菌、厌氧菌及支原体混合感染引起。临床诊断标准为：①阴道分泌物稀薄均匀。②分泌物pH>4.5。③胺试验阳性。④线索细胞，见到线索细胞是诊断加德纳菌阴道炎的重要指标之一。凡有线索细胞再加上述其他2条，诊断即成立。

3. 淋球菌性阴道炎 淋病奈瑟菌的检查方法有①涂片革兰氏染色法：方法便捷，病情较轻者可因淋球菌较少，细胞外形态不典型而难以下结论。需与其他革兰氏阴性双球菌鉴别。②培养法：适用于涂片检查阴性的可疑患者。③淋球菌直接协同凝集反应：便捷而特异性高。④多聚酶链式反应（PCR）法：可检测到微量淋球菌的DNA，灵敏度较高，但要防污染。⑤直接荧光抗体染色法：便捷且死菌可呈阳性。⑥其他：淋球菌DNA探针、RNA探针和菌毛探针及非放射性标记的检测系统等方法，敏感性高、特异性强、简便快速，为淋球菌及其抗药性检查的重要方法。

4. 真菌性阴道炎 真菌性阴道炎时白带呈凝乳状或"豆腐渣"样，可通过性交传染，以找到真菌为诊断依据。可采用湿片直接作阴道分泌物涂片检查，或染色法、培养法检查。

三、功能学检查

功能学检查是阴道微生态系统检测的主要内容，通过测定阴道微生物的代谢产物及酶的活性来评估微生物功能，与显微镜检查互为补充，可综合评价阴道微生态状况。

（一）检测原理

用留取阴道分泌物的湿棉签，检测需氧菌、厌氧菌、真菌、滴虫等的代谢产物、酶活性及pH。

（二）检测指标

1. pH 精密 pH 试纸（检测范围 3.8～5.4）测试阴道分泌物的 pH。

2. 生物化学指标 阴道微生物可产生不同的代谢产物和不同的酶活性。因此，根据不同微生物的代谢产物及酶活性设立不同标志物。具体指标如下：

（1）乳酸杆菌功能标志物：包括乳酸菌素、H_2O_2、乳酸。H_2O_2 浓度与产 H_2O_2 的乳酸杆菌属数量呈正相关，根据 H_2O_2 浓度可判定乳酸杆菌功能。

（2）其他微生物代谢产物及酶活性：①厌氧菌：唾液酸苷酶多为阳性。②需氧菌：部分 β- 葡萄糖醛酸苷酶及凝固酶阳性。③白念珠菌：部分门冬酰胺蛋白酶及乙酰氨基葡萄糖苷酶阳性。④滴虫：部分半胱氨酸蛋白酶阳性。⑤非特异性指标：部分阴道加德纳菌、不动杆菌及白念珠菌，脯氨酸氨基肽酶阳性。

（3）机体炎症反应标志物：白细胞酯酶阳性提示阴道分泌物中有大量多核白细胞被破坏从而释放该酶，阴道黏膜受损，存在炎症反应。

（李海侠）

本章小结

阴道分泌物检查对雌激素水平、生殖系统炎症、肿瘤及性传播疾病的诊断具有重要价值。包括理学检查、显微镜检查及功能学检查，理学变化对临床疾病的诊断具有重要参考意义。显微镜检查阴道清洁度判定是一个重要指标，发现阴道毛滴虫和真菌可直接诊断；查见乳酸杆菌和阴道加德纳菌可作为细菌性阴道炎诊断的参考指标。显微镜检查与功能学检查可综合评价阴道微生态状况，若两者检验结果不一致时，以显微镜检查为主。

第十章　精液检验

通过本章学习，你将能够回答下列问题：

1. 精液标本采集的时机和注意事项有哪些？
2. 新鲜精液标本可以立即检查吗？为什么？
3. 为什么要评估精子存活率和精子活力？
4. 世界卫生组织判断精子运动分类的标准是什么？
5. 精子聚集和精子凝集的意义有何不同？
6. 精液显微镜检查的主要内容及其临床意义是什么？有哪些注意事项？
7. 精液化学与免疫学检验的内容和意义是什么？
8. 计算机辅助精子分析的原理是什么？与传统精液分析方法比较有哪些优势？

　　精液（semen，seminal fluid）主要由 5% 的精子（sperm，spermatozoon）和 95% 的精浆（seminal plasma）组成，含少量生殖管道脱落的上皮细胞、白细胞及未成熟生精细胞等。精子由睾丸精原细胞经过有丝分裂形成初级精母细胞，再经减数分裂为次级精母细胞发育而来（图 3-10-1）。精浆由精囊、前列腺、尿道球腺和尿道旁腺等附属性腺分泌，组成见表 3-10-1，是输送精子的必需介质，并提供必需的营养物质和能量。精液的化学成分很复杂，水分约为 90%，其他包括糖类、脂类、蛋白质、肽类激素、胺类、氨基酸、有机酸及有机碱、无机离子等，为精子生存与活动提供必要的物质基础。

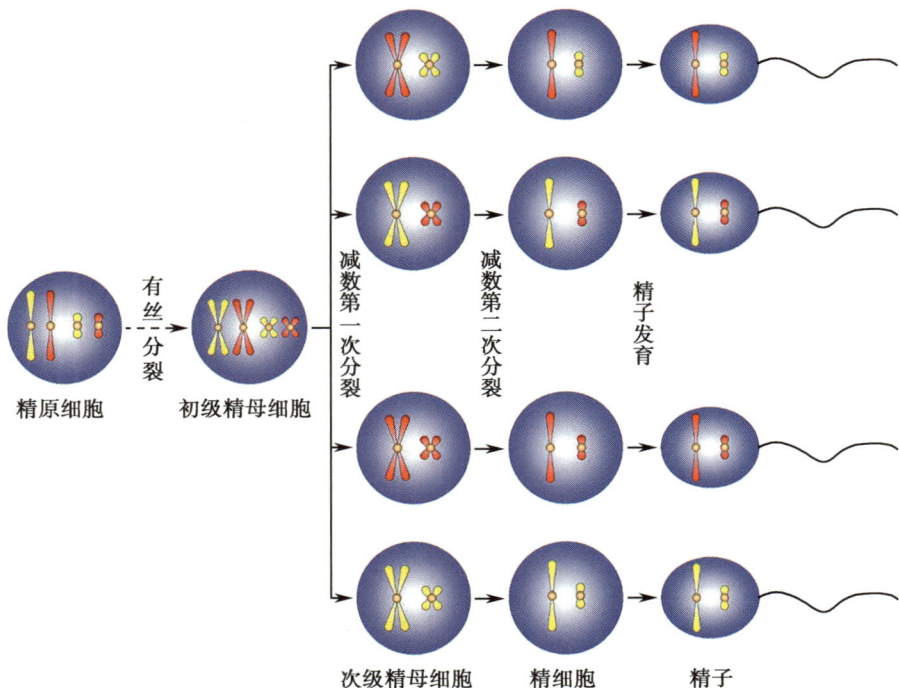

图 3-10-1　精子生成的发育过程

表 3-10-1 精浆的组成及作用

组成	含量 /%	性状与成分	作用
精囊液	50～80	碱性胶冻状；主要含蛋白质、果糖、凝固酶	果糖供给精子能量，蛋白质和凝固酶使精液呈胶冻状
前列腺液	15～30	酸性乳白色；主要含酸性磷酸酶、纤溶酶	酸性磷酸酶参与精子的成熟与代谢 纤溶酶能使精液液化
尿道球腺液	2～3	清亮液体	润滑和清洁尿道作用
尿道旁腺液	2～3	清亮液体	润滑和清洁尿道作用

精液检验主要应用于：①评价男性生育功能，提供不育症的诊断和疗效观察依据。②评价精液质量，为人类精子库和人工授精筛选优质精子。③随访输精管结扎术后的效果观察。④男性生殖系统疾病的辅助诊断及疗效判断。⑤为法医学鉴定提供依据。

第一节 精液标本采集与处理

一、标本采集

1. 采集方法 采集方法有手淫法、电按摩法、安全套法和性交中断法（表 3-10-2）。

2. 操作步骤（手淫法） 精液采集最常采用手淫法。肥皂洗净双手和外生殖器，以手淫方式将精液一次排出到清洁、干燥且带刻度的广口容器内，确保不丢失初射的精液。如需细菌培养注意无菌操作。

3. 方法评价 精液检验结果与精液标本采集方法密切相关，采集方法及评价见表 3-10-2。

表 3-10-2 精液标本采集方法及评价

方法	评价
手淫法	标准常规方法；受检者手淫排出全部精液，确保精液完整无污染；部分患者难以通过此法采集精液
电按摩法	手淫法失败时的采集方法；医生用特制电按摩装置插入受检者直肠，高频振荡按摩前列腺刺激精液排出；需特殊器材，操作麻烦，结果较准确
安全套法	不提倡的方法；需专用安全套且夫妇双方配合，方法易行；精液可黏附在安全套上使精液量损失；普通安全套内含有杀灭精子物质，不利于精子功能检验
性交中断法	手淫法或电按摩法失败时备选，较少使用；需夫妇双方配合；因容易丢失精子密度最高的初始精液、标本易污染、阴道酸性环境损害精子活力等

4. 质量控制

（1）检查前告知标本采集要求。采集前禁欲 2～7 天。根据年龄调整：<30 岁 2～3 天，30～40 岁 3～5 天，>40 岁 5～7 天，确保精液质量。为确定男性精液准确基线，连续进行 2～3 次检查，每 2 次间隔 1～2 周，但不超过 3 周。

（2）采集室应靠近实验室，室温在 20～35℃。

（3）推荐手淫法采集精液，确保收集排出的全部精液。

（4）容器应洁净、干燥，标明患者姓名和 / 或识别号（条形码）、采集日期时间和禁欲时间。不能用安全套作为容器，以免影响精子活力。

（5）采集的精液若需要进行微生物培养，必须无菌操作。

（6）采集后即刻送检，最佳是 30 分钟内送达。冬季保温 20～37℃送检。精液外观评估建议在标本采集后 30 分钟开始，不超过 60 分钟。

二、标本运送与接收

精液标本采集后立即加盖并记录日期和时间，1 小时内 20～37℃保温送检，以保持精子活力。接收标本需检查容器完整性、标签清晰度、患者信息完整性、标本的量和颜色等。接收后编号，登记采集时间、日期和禁欲天数，并确保标本放置于适宜温度环境，避免温度影响精子活力。

三、标本处理

精液样本可能含有害病原体（如乙肝病毒和 HIV），应作为生物污染物处理。精液样本和相关器材均应消毒或灭菌，采取以下步骤。

1. 标本检验后处理

（1）清洁工作台：用 0.1%（1g/L）次氯酸钠或类似消毒剂，至少消毒 1 小时（或过夜），然后用清水洗净。

（2）清洁器材：用 0.1%（1g/L）次氯酸钠或类似消毒剂浸洗计数板、盖玻片或载玻片过夜，次日用清水冲净。

2. 标本溢洒的处理

（1）容器外表面污染：用 0.1%（1g/L）次氯酸钠或类似消毒剂消毒，然后用清水洗净。

（2）溢洒情况：用 0.1%（1g/L）次氯酸钠或类似消毒剂迅速清洗工作台至少 4 小时，之后用水冲净。

3. 如有必要可通过下述方式处理精液中含有 HIV 的收集管

（1）干燥加热灭菌：170℃（340℉）灭活至少 2 小时。加热前需用铝箔纸包裹容器，冷却后取出。

（2）蒸汽灭菌：需在至少 101kPa（15psi 或 1 个大气压）下，以 121℃（250℉）高压灭菌灭活 20 分钟以上。

（3）持续煮沸 20～30 分钟。

第二节 精液理学检验

精液理学检验是通过物理方法对精液进行检查，主要包括精液外观、体积、凝固及液化时间、黏稠度、酸碱度等，有助于男性生殖系统疾病的诊断。

一、外观

1. 检测原理 通过肉眼观察精液自行液化前、后的颜色与透明度，并分别记录和报告。

2. 操作步骤 ①新鲜精液移入透明玻璃容器，肉眼观察其颜色与透明度，记录并报告结果。②待精液自行液化后，再次肉眼观察其颜色与透明度，记录并报告结果。

3. 质量控制 ①确保充足光线下进行观察。②颜色以灰白色、乳白色、淡黄色、黄色、棕色、鲜红色或暗红色等报告；透明度以透明、半透明或不透明报告。

4. 参考区间 灰白色或乳白色，不透明。

5. 临床意义 健康人新排精液呈不透明灰白或乳白色，自行液化后呈半透明稍有浑浊。

长时间禁欲的精液为浅黄色。黄色或棕色脓性精液，见于精囊炎或前列腺炎。鲜红或暗红色并伴有大量红细胞为血精，见于精囊腺和前列腺炎症、结核、结石或肿瘤。

二、体积

1. 检测原理 可采用称重法和直接测量法，临床推荐称重法进行测量。通过计算精液的净重量，依据精液的平均密度估算精液体积，以毫升（ml）报告。

2. 操作步骤

（1）直接测量法：将完全液化后的全部精液移入刻度试管或小量筒，直接测定其体积，以毫升（ml）报告。

（2）称重法：将标本留取到预先称重的容器中，测量装有样本的容器总重量，减去容器重量。根据精液密度（一般为1g/ml）计算体积。

3. 方法评价 临床常用刻度试管或小量筒测量精液，可因标本损失而低估精液量。用精液专用采样管可直接读取精液量，测定可靠，但使用不便。称重法无样本损失，测量结果较精准。但精液密度变化范围在1.043～1.102g/ml，故此法会有轻微误差。

4. 质量控制 ①应注意精液标本采集及处理的质量控制，考虑排精间隔时间对精液一次排出量的影响。②应待精液完全液化后，测量全部精液。③不推荐使用移液器或注射器转移样本，减少损失样本导致体积的低估，损失量为0.3～0.9ml。④称重法需对每一容器提前分别称重，并在容器上标记其重量（应在称重前即粘贴标签）。

5. 参考区间 一次排精量2～6ml。

6. 临床意义 精液是精子活动的介质，为精子提供养分和能量、中和阴道酸性分泌物，以保护精子活力，利于精子通过阴道进入子宫和输卵管。精液过少可造成精子生存环境缺陷，精液过多则精子可被稀释，均不利于生育。精液量异常包括精液减少（oligospermia）、无精液症（aspermia）和精液增多症（polyspermia），其临床意义见表3-10-3。

表3-10-3　精液量的变化与临床意义

变化	临床意义
精液减少	若5～7天未排精，精液量<1.5ml；排除人为因素，如采集时部分精液丢失或禁欲时间过短等，病理性减少见于雄激素分泌不足、附属性腺感染等
无精液症	禁欲3天后精液量<0.5ml或减少到数滴甚至排不出时，见于生殖系统的特异性感染如淋病、结核及非特异性炎症等；逆行射精时有射精动作但无精液排出（逆行射入膀胱）
精液增多症	精液量>6.0ml，常见于附属腺功能亢进，如垂体促性腺激素分泌亢进，雄激素水平过高所致；也可见于禁欲时间过长者

三、液化

健康人精液排出后，精囊液中的凝固酶促使精液凝固成胶冻状，后在前列腺液中蛋白水解酶、纤维蛋白酶以及纤维蛋白酶原激活物的作用下，精液由胶冻状转变为流动状液体即液化（liquefaction），所需时间即精液液化时间（semen liquefaction time）。

1. 检测原理 精液采集后立即观察凝固情况，然后置于37℃水浴中，每5分钟观察一次，记录精液从凝固至完全液化的时间。

2. 操作步骤

（1）滴管法：全部精液置于37℃水浴中，每5～10分钟用口径较细的滴管吸取精液，待精液易被吸取且未见未完全液化的精液条索，记录时间。

（2）肉眼观察法：将精液样本置于37℃水浴中，每5～10分钟倾斜容器观察，直至精液由胶冻状变为流动状液体，用细玻棒挑动精液，观察拉丝长度判断液化情况，拉丝超过2cm说明精液未完全液化，拉丝2cm内即断裂说明精液已经完全液化，记录时间。

（3）尼龙网袋法：精液1ml倒入孔径为37μm的尼龙网袋中，置于37℃保温容器，每5～10分钟将袋提起，当精液体积恢复为1ml时，记录时间。

3. 方法评价 滴管法和肉眼观察法操作简便，常被临床应用，但结果判断主观因素影响较大，难以保证准确性和重复性。尼龙网袋法的结果判断客观，准确性和重复性好，但操作复杂，临床应用较少。

4. 质量控制 ①精液采集后立即送检，收到标本后立即观察标本液化时间。②标本应全程置于20～40℃（最佳37℃）保温。正常液化精液可含有不液化的胶冻状颗粒。

5. 参考区间 精液排出后立即形成典型的半透明凝块，液化时间<60分钟。

6. 临床意义 ①精液凝固障碍：见于精囊腺炎，因锌结合蛋白质分泌减少引起精液凝固障碍。②液化不完全：见于前列腺炎，因前列腺分泌纤溶酶减少所致，可抑制精子活力，影响生育能力。精液液化超过1小时或数小时不液化称精液液化延迟（delayed liquefaction of semen）。

四、黏稠度

精液黏稠度（semen viscosity）是指精液完全液化后的黏度。

1. 检测原理 精液完全液化后，采用玻棒挑起或滴管滴落方法观察其黏丝长度。

2. 操作步骤

（1）玻棒法：将玻棒插入完全液化的精液中提拉，观察黏丝长度，精液黏稠度的分级与评价见表3-10-4。

（2）滴管法：用Pasteur滴管吸入完全液化的精液，观察精液依靠重力滴落情况及其拉丝长度。

表3-10-4　玻棒法精液黏稠度的分级与评价

分级	评价
Ⅰ级	30分钟精液基本液化，玻棒提拉精液呈丝状黏稠状态
Ⅱ级	60分钟精液不液化，玻棒提拉可见粗大黏稠丝，涂片有较明显黏稠感
Ⅲ级	24小时精液不液化，难以用玻棒提拉起精液，黏稠性很高，涂片困难

3. 方法评价 玻棒法和滴管法操作简便，适用于临床，但准确性和重复性受主观因素影响。

4. 质量控制 ①精液黏稠度检测应在精液完全液化后进行。②注意区别黏稠精液与不完全液化精液，前者呈均质黏性，且其黏稠度不随时间而变化。③高黏稠度会干扰精子活力、精子浓度以及精子表面的抗体和生化标志物的检测。

5. 参考区间

（1）玻棒法：黏丝长度<2cm。

（2）滴管法：精液呈水样，形成不连续小滴，拉丝长度<2cm。

6. 临床意义 正常精液黏稠度高似胶冻状，排出后在前列腺纤溶酶作用下自行液化，黏稠度降低。①黏稠度增高：见于附睾炎或前列腺炎，导致精液不液化或液化不良伴有凝块，影响精子运动和生殖能力。②黏稠度减低：新排精液呈米汤样，常因精子数量减少所致，见于先天性无精囊腺或精囊液流出管道阻塞、精子浓度太低或无精子症。

五、酸碱度

1. 检测原理 精密 pH 试纸或 pH 计测定液化精液酸碱度（semen pH）。

2. 操作步骤 精液液化后，用精密 pH 试纸或 pH 计测定其酸碱度，记录并报告结果。

3. 方法评价 pH 试纸法简便，pH 计法准确。

4. 质量控制 ①在精液液化 30～60 分钟进行检测，避免时间过长致 CO_2 丢失影响结果。②选用 pH 在 6.0～10.0 的试纸。③细菌污染可使精液 pH 升高。

5. 参考区间 pH 7.2～8.0（平均 7.8）。

6. 临床意义 精液 pH 为 7.2～8.0，呈弱碱性，有利于中和阴道酸性分泌物，保护精子活力。精液 pH 异常多提示泌尿生殖系统疾病。① pH＜7.0 伴精液量减少，多见于输精管道阻塞、射精管和精囊腺缺如或发育不良。② pH＞8.0，多见于急性前列腺炎、精囊炎或附睾炎，可能是精囊腺分泌过多或前列腺分泌过少所致。

第三节 精液显微镜检查

精液显微镜检查包括精子活力、精子存活率、精子凝集、精子计数、精子形态分析和其他有形成分检查等，可评价男性生殖功能。普通光学显微镜可观察未染色和染色后精液标本的有形成分，推荐使用相差显微镜观察新鲜、未染色的标本。首先进行显微镜初检，取液化混匀精液 1 滴或 10µl 置于载玻片上，加盖玻片静置片刻，100 倍观察制片中的精子分布、黏液丝和精子聚集情况。若未见精子，将标本于 3 000r/min 离心 15 分钟后重复检查，2 次涂片均未见精子，直接报告为无精子症。

一、精子凝集

精子凝集（agglutination of spermatozoa）是指活动精子以头对头、尾对尾、尾尖对尾尖、头尾纠结或混合型相互黏附在一起的现象（图 3-10-2）。这些精子常呈旺盛的摇动式运动，也可因黏附而使精子运动受到限制。WHO 将其分为 4 级。①1 级：零散凝集。每个凝集＜10 个精子，多数精子自由活动。②2 级：中等凝集。每个凝集 10～50 个精子，有自由活动精子。③3 级：大量凝集。每个凝集＞50 个的精子，仍有少量自由活动精子。④4 级：重度凝集。所有精子发生了凝集，并且数个凝集可彼此黏附一起。

1. 检测原理 通过显微镜观察精液湿片，评估精子凝集类型和分级。

2. 操作步骤 ①制片：充分混匀液化精液后立即取 10µl 置于载玻片，覆以 22mm×22mm 盖玻片使标本散开，静置形成厚度约为 20µm 的涂片。②镜检：显微镜下观察，记录主要的凝集类型和分级。

3. 方法评价 该法操作简便，适用于临床。

4. 质量控制 ①充分混匀标本后立即取样，防精子沉降。②涂片约为 20µm 厚，利于精子自由游动。避免形成气泡。③湿片下观察精子凝集。精液不再漂移时立即评估制片，若湿片制作后 1 分钟内精液仍未停止流动，则需重新制片。④重复取样时充分混匀精液。⑤不活动精子之间，活动精子与黏液丝、非精子细胞与细胞碎片之间黏附在一起，为非特异性聚集，而非凝集，需注意两者间的区别。

5. 参考区间 正常无凝集。

6. 临床意义 精子凝集提示可能为免疫因素引起的不育，需要做进一步检查以明确诊断。另外，严重的精子凝集会影响对精子活力和密度的评估。

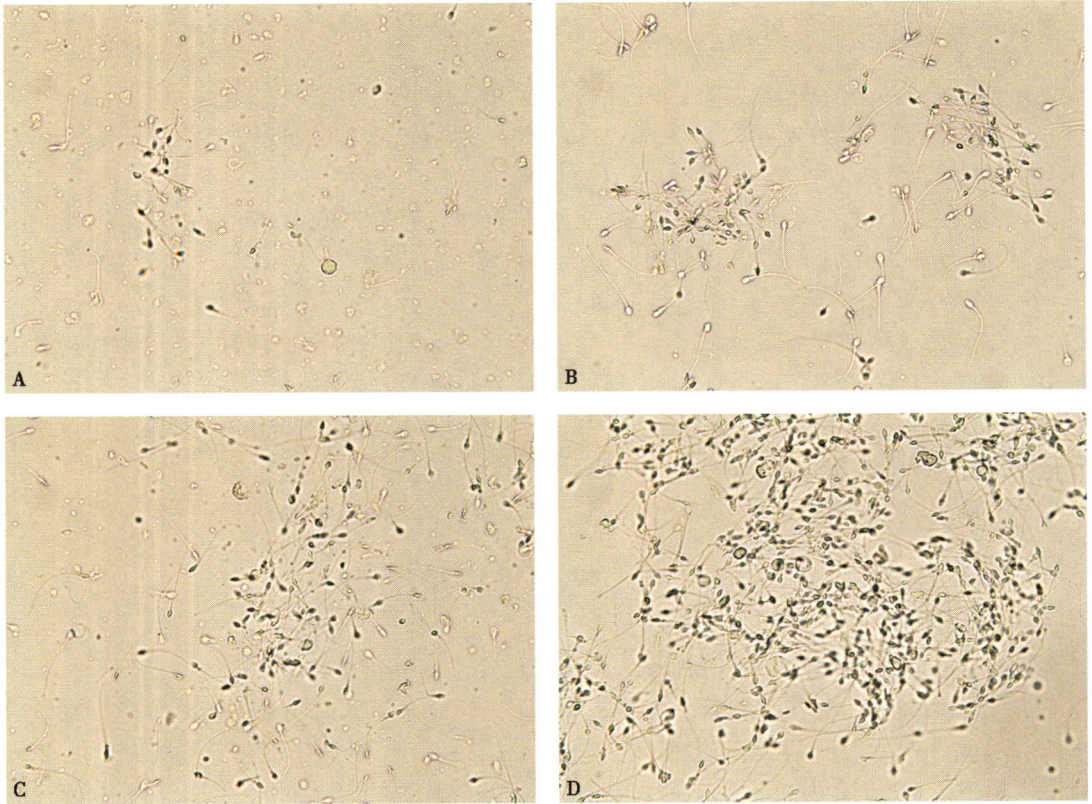

图 3-10-2　精子凝集程度

A. 1 级精子凝集；B. 2 级精子凝集；C. 3 级精子凝集；D. 4 级精子凝集。

二、精子活动率

精子活动率（sperm motility rate）是指显微镜下直接观察活动精子所占精子总数的百分率。

1. 检测原理　直接涂片法：将液化后精液滴于载玻片上，显微镜观察并计算活动精子占总精子数的百分率。

2. 操作步骤　①制片：取完全液化混匀的精液 1 滴或 10μl 于载玻片上，加盖玻片，静置 1 分钟。②镜检：高倍镜下观察计数至少 5 个视野 200 个精子中有尾部活动的精子数，计算精子活动率，报告结果。

3. 方法评价　此法本质上是检查精子的活动率，因不动精子中也有活精子，产生较大误差，只能作为初筛检查。

4. 质量控制

（1）检验前：①排精后 30 分钟内保温（37℃）送检，时间过长或温度过低，可使精子活动率降低。②检查应在排精后 1 小时内完成，标本完全液化后才能检查。③明确规定用于分析的精液量，推荐使用精确量具、标准化盖玻片（22mm×22mm）及精液分析计数的专用工具如 Makler 精子计数板。

（2）检验中：①涂片后尽快检查，防止精液干涸。宜在保温镜台上进行检查。②检查时可通过扩大观察视野和增加计数的精子数来提高结果准确性。

（3）检验后：若不活动精子过多（>75%），可能为死精症，但应采用体外精子活体染色技术法作进一步确证。

5. 参考区间　排精后 60 分钟内,精子活动率为 80%~90%(至少>60%)。

6. 临床意义　精子活动率减低是男性不育的重要因素。低于 70% 可使生育力下降,如低于 40% 则可致不育。引起精子活动率下降的因素有:①精索静脉曲张。②生殖系统感染,如淋病、梅毒、支原体等。③物理因素,如高温环境(热水浴)和放射线等。④化学因素,如抗代谢药、抗疟药、雌激素、乙醇等。⑤免疫因素,如存在抗精子抗体等。

三、精子活力

精子活力(sperm motility)是指精子前向运动的能力,主要包括精子运动的速度和方向,是一项直接反映精子质量的指标。世界卫生组织(WHO)第 6 版精子活力分级与评价推荐采用 4 级活力分类系统对精子活力分级,即快速前向运动(rapidly progressive)、慢速前向运动(slowly progressive)、非前向运动(non-progressive motility)和无运动(immotility,IM)(表 3-10-5)。

表 3-10-5　WHO 精子活力分级与评价(第 6 版)

分级	特点
快速前向运动(a 级)	速度≥25μm/s,精子运动活跃,呈直线或沿一大圆周运动,在 1s 内从始点至终点的轨迹至少为 25μm(或为尾部长度的一半)
慢速前向运动(b 级)	速度>5μm/s,但<25μm/s,精子运动活跃,呈直线或沿一大圆周运动,在 1s 内从始点至终点的轨迹为>5μm、但<25μm(或至少为一个头长、但小于尾部长度的一半)
非前向运动(c 级)	速度<5μm/s,缺乏前向性尾部运动的其他所有运动形式,如以小圆周泳动,尾部动力驱使头部从始点至终点的轨迹为<5μm(为一个头长)
无运动(d 级)	精子没有尾部运动

1. 检测原理

(1)直接涂片法:即显微镜法。液化后精液滴于预温 37℃载玻片上,显微镜观察精子运动状态,依据精子活力分级标准分析精子活动情况并进行分级。

(2)计算机辅助精子分析(computer-assisted sperm analysis,CASA)法:结合计算机分析技术和图像处理技术,利用微机控制下的图像采集系统,对精子的静、动态图像进行连续拍摄和分析,获得精子浓度、活动力、活率和运动轨迹等多项参数。

2. 操作步骤(显微镜法)　①制片:取 10μl 液化混匀精液滴于载玻片上,加盖玻片,放置 1 分钟。②镜检:高倍镜下至少连续观察 5 个视野,对 200 个精子进行分级、计数。③计算:计算各级活动力精子的百分率。报告精子总活力百分率和前向运动百分率。

3. 方法评价　①显微镜法:WHO 推荐,建议使用带有网格标线的目镜选择观察区域,先数积极运动型精子数量,再数非积极运动型精子数量,最后评估完全不动型精子数量。因操作简便且无需特殊器材而广泛应用,但受主观因素影响,重复性和准确性有限。②CASA 法:精确性高,可提供精子动力学参数的量化数据。适宜于精子动力学分析,但评估活动精子百分率可能不可靠,需注意细胞碎片和不活动精子的区分。

4. 质量控制　①精液液化后 30 分钟内完成检测,不超过 1 小时,避免脱水、pH 和环境温度的影响。②检测环境和器材温度维持 37℃左右,保障精子活力和运动速度。③制备好玻片立即分析,防止时间过长丧失精子活力。④显微镜观察随机选择视野,快速计数网格区域,避免评估游进计数区域的精子。⑤避免分析近盖玻片边缘(<5mm)的精子,减少干燥物质对精子活力评估的干扰。

5. 参考区间 精子前向运动(PR)率＝(a＋b)≥30%；精子总活力(PR＋NP)＝(a＋b＋c)≥42%(WHO第6版 精子活力分级与评价)。

6. 临床意义 精子活力是评估男性生育能力的关键指标。高精子活力更有可能成功受精。若精子活力持续＜42%,可能为男性不育原因之一。精子活力低下常见于①环境因素：高温环境或者经常接触化学毒物、放射线,以及长期吸烟、喝酒等。②精索静脉曲张：静脉血回流不畅,使睾丸组织缺氧。③内分泌因素：体内激素水平异常如垂体功能减退、甲状腺功能亢进等,导致睾丸生成激素水平降低。④感染因素：泌尿生殖系统感染,如淋球菌性尿道炎、非淋球菌性尿道炎等。⑤药物：使用如抗代谢药、抗疟药、雌激素等。

四、精子存活率

精子存活率(sperm viability)指精子离体一定时间后的精子存活比率,采用活精子所占比例表示,具体存活率与排精时间有一定关系。对于精子总活力＞40%的样本通常不需要进行精子存活率评估,而对于精子活力低的样本,存活率检测用于区分不活动死精子与不活动活精子的临床价值较为重要。

目前主要有染料拒染法或低渗膨胀试验两种方法。

(一)伊红-苯胺黑精子存活试验

1. 检测原理 通过染料拒染法检测精子膜的完整性来评价。染料拒染法采用非透过膜性染料对液化精液体外染色,基于死精子细胞膜破损失去屏障作用导致染料易于进入胞膜内着色,而活精子不着色,高倍镜下观察判断精子存活情况,计算活精子百分率。临床常用伊红-苯胺黑染色法。

2. 操作步骤

(1)湿片法

1)制片染色：取液化精液和伊红-苯胺黑染液各1滴或各10µl滴于载玻片上,混匀加盖玻片,放置30秒。

2)镜检计算：高倍镜下观察200个精子,计数不着色精子,计算其百分率。以精子存活率××%报告结果。

(2)干片法：取液化精液和伊红-苯胺黑染液各1滴或10µl滴于载玻片上,混匀1分钟后推成薄片,自然干燥后,同湿片法镜检计算。

(二)精子低渗膨胀试验

1. 检测原理 精子低渗膨胀试验(hypoosmotic swelling test for sperm)是观察精子在低渗溶液中的变化,以检测精子膜的完整性。具有完整膜的精子(活精子)在低渗溶液中,水分子通过精子细胞膜进入精子以达到内外渗透压平衡,由于精子尾部的膜相对薄而疏松,在尾部可出现不同程度的肿胀现象,通过相差显微镜或普通显微镜观察并计数出现各种肿胀精子的百分率。精子尾部肿胀现象是精子膜功能正常的表现,男性不育症者精子低渗肿胀率明显降低。

2. 操作步骤 ①加膨胀液：取1ml膨胀液于加盖微量离心管中,37℃温热5分钟。②加精液：吸取100µl混匀精液加入膨胀液,用移液器缓慢抽吸混匀,37℃孵育30分钟。③涂片：取10µl液体置于洁净的载玻片上,覆盖22mm×22mm盖玻片。重复制备一张涂片。④镜检：用200倍或400倍的相差显微镜检测涂片,计数尾部未膨胀(死亡)和膨胀(存活)的精子数目,每张涂片计数200个精子。⑤计算并报告2张涂片中活动精子的平均数和百分率。

3. 方法评价 伊红-苯胺黑精子存活试验操作简便,适用于临床,但湿片无法储存用于质量控制；需使用相差显微镜观察结果。精子低渗膨胀试验为染料拒染法的替代试验,可评估精子的存活率；尤其适用于卵胞质内单精子注射(ICSI)技术精子评估；细胞膜完整精子在低渗介质中5分钟内膨胀,形状在30分钟内保持稳定。

4. 质量控制 ①精液液化后尽快检测(最好在30分钟之内),最迟不超过1小时,防止时间过长因脱水及温度变化而影响结果。②精子低渗膨胀试验的膨胀液以1ml分装于-20℃,使用前溶解并混匀;室温低于10℃时,标本先在37℃温育5～10分钟后镜检;某些标本试验前就有尾部卷曲的精子,试验前应计算未处理标本中尾部卷曲精子的比例,实际精子低渗膨胀试验的百分率应减去未处理标本中尾部卷曲精子的比例。③如试验用于常规诊断,可孵育30分钟;如用于治疗目的则孵育时间为5分钟。④制备的2张涂片中活精子的百分率差异若可接受,则报告其存活率的平均值。否则重新制备标本再次进行评估。

5. 参考区间 存活率≥54%(WHO第6版)。

6. 临床意义 精子存活率低是导致不育的关键因素。死精子超50%可诊断死精子症,可能与附属性腺炎症和附睾炎有关。精子存活率正常,而存在高比例的不活动活精子,可能提示精子鞭毛结构缺陷。

五、精子计数

精子计数(sperm count)包括精子浓度(sperm concentration)和总数。精子浓度又称精子密度,指单位容积的精子数量。精子总数为1次完整射精中精子的总数量,即精子浓度乘以精液量。计数方法有Neubauer计数板法、Makler/Microcell精子计数板法和计算机辅助精子分析法等(表3-10-6)。

1. 检测原理 Neubauer计数板法:新鲜液化精液通过湿片确定最适稀释倍数,经精子稀释液稀释后充液到计数板,显微镜下计数一定范围内的精子数,再换算成每升精液中的精子数。

2. 操作步骤 ①稀释:0.38ml精液稀释液加入混匀液化精液20μl,混匀。②充液:取1滴混匀稀释精液充入Neubauer板计数室内,湿盒37℃保温静置2～3分钟。③计数:先评估计数板一侧计数池中央网格左上角中方格的精子数,以此确定计数多少个中方格的精子数。若左上角中方格内精子数分别为<10个、10～40个、>40个,对应分别计数25个、10个、5个中方格内的精子数(N)。④计算:精子浓度(精子数/ml)= $\dfrac{N}{计数中方格数} \times 25 \times 10 \times 20 \times 10^3$/ml;

精子总数=精子浓度×精液量(ml)。其中N代表显微镜计数的精子总数,$\dfrac{N}{计数中方格数}$为平均每个中方格的精子数,×25代表中央大方格的精子数,×10代表折算为单位体积的精子数(每个大方格体积为0.1μl),×20指计数结果乘以稀释倍数(精液稀释液0.38ml加液化精液20μl的稀释倍数为20倍),×10^3将μl换算为ml。

3. 方法评价 精子计数的方法及评价见表3-10-6。

4. 质量控制

(1)精液标本的采集、保温、送检等质量控制同精液标本采集。

(2)确保精液标本完全液化和充分混匀。吸取精液量必须准确。

(3)计数板使用遵循血细胞计数法注意事项。

(4)计数时以精子头部为基准,应计数结构完整的精子(有头和尾部),缺陷精子(无头或尾)不计数在内,若数量多时应分开计数并记录。

(5)同标本应重复2次稀释和计数,以减少计数误差。太少的精子用于计数,将会得出不可确信的结果,对诊断和治疗产生影响。

(6)精子数量变异较大,建议2～3个月内间隔2～3周分别取3份或以上的精液检查以确保结果准确性。

表3-10-6 精子计数方法及评价

方法	评价
Neubauer计数板法	WHO推荐常规方法,较熟悉、经济;只用于精子数量观察,标本需稀释,准确性和重复性较低,不能同时进行精子活动率和精子活力、运动轨迹和速度的检查等
Makler精子计数板法	适用于未稀释样品的快速精子计数,不影响精子的正常运动,可同时分析精子活动率、精子活力、精子运动轨迹和形态学评估等,精子分布不重叠,结果更准确;价格较贵;只适用于相差显微镜和暗视野显微镜,不适用于普通显微镜,精子浓度过高需制动处理以便计数活动精子
Microcell精子计数板法	适用于普通显微镜检测,精确性更高,但计数板不能重复使用,成本较高,难以推广;国产Microcell计数板价格低,便于国内普及
计算机辅助精子分析法	图像和计算机技术计数精子,全面分析精子动(静)态图像中精子特征,提供精子质量各项指标,自动化检测速度快,检测项目及获得参数多,结果准确、重复性好;但设备较贵,系统设置缺乏统一标准,准确性易受精液中细胞成分和非精子颗粒物质的影响

5. 参考区间 精子浓度≥15×10⁶/ml;精子总数≥39×10⁶/次排精。

6. 临床意义 连续3次精子浓度均<15×10⁶/ml,或精子总数<39×10⁶/次排精时,为少精子症。连续3次精液离心后未见精子时,为无精子症。精子计数评估男性生育能力,反映睾丸生精能力和输精管道畅通程度,若完全无精可能因生精功能严重低下或输精管道梗阻。精子计数减低常见于:①泌尿生殖系统感染,造成精子生长成熟的环境被破坏,引起精子密度低。②睾丸病变:如精索静脉曲张、睾丸畸形、肿瘤及隐睾等。③输精管疾病:如输精管阻塞、先天性缺如和免疫性不育(睾丸创伤和感染使睾丸屏障的完整性受到破坏,产生抗精子抗体所致)。④男性结扎术成功:结扎术后第6周开始检查,每周1~2次,连续3次检查不到精子则表明手术成功。⑤其他:逆行射精、有害金属或放射性损害、环境因素、老年人、应用抗肿瘤药物等。

六、精子形态

精子形态(sperm morphology):正常精子似蝌蚪状,由头、颈和尾部构成,长约60μm(图3-10-3)。精子头部椭圆形,长3.0~5.0μm,宽2.5~3.5μm,头顶部为顶体(区),占头部40%~70%,无大空泡,小空泡不超过2个,空泡面积不超过精子头部20%,顶体后区无任何空泡。精子颈部短,连接头部与尾部。尾部细长55μm,鞭毛状,向尾端逐渐变细,依次由中段(长5~7μm,宽<1μm,主轴与头部长轴成一直线)、主段(45μm长、0.5μm宽)和末段(结构简单且短)构成。胞质小滴位于头部后面或中间段周围,是精子的残存体,不超过正常头部面积1/3。巴氏染色后,顶体区呈淡蓝色,顶体后区呈深蓝色,中段呈淡红色,尾部呈蓝色或淡红色,胞质小滴呈绿色。

精子形态异常包括精子头部、颈部、中段和尾部的各种异常(表3-10-7,图3-10-4)。

1. 检测原理

(1)湿片法:精子计数后直接在高倍镜或相差显微镜(600×)下检查精子形态。

(2)染色法:液化精液涂成薄片,经干燥和固定后进行H-E、吉姆萨、改良巴氏法和Diff-Quik染色法等多种染色技术,其中改良巴氏法为推荐方法。油镜下观察计数200个精子,报告形态正常和异常的精子百分率。

现已有预先固定染料的商品化载玻片,可直接滴加5~10μl液化精液,加盖玻片,数分钟后清晰观察精子形态结构。

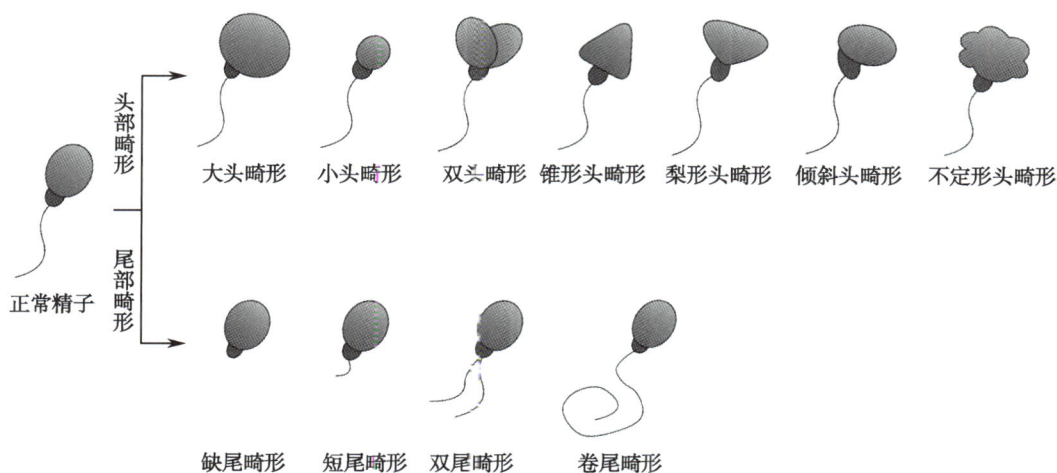

图 3-10-3　正常及异常形态精子模式图

表 3-10-7　精子形态异常

部位	异常
头部	大头、小头、圆头、双头、多头、无头、锥形头、梨形头、无定形头、有空泡头、顶体过小或过大、顶体后区有空泡、(大小超过头部1/3)或联合异常等
颈段和中段	颈部弯曲、中段不规则、增粗、变细、锐角弯曲或联合异常等
尾部	短尾、双尾、多尾、卷曲尾、断尾、发夹状尾、尾部消失、尾部伴有末端微滴或联合异常
过多的胞质残余体	>精子头部大小的1/3,通常伴有中段畸形

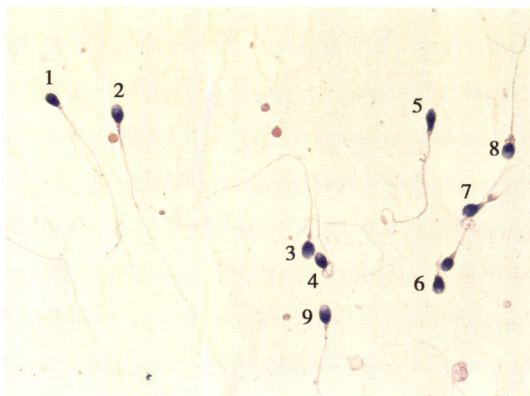

图 3-10-4　异常形态精子

1.异常精子(头部异常);2.异常精子(顶体后区空泡+中段增粗);3.正常精子;4.异常精子(空泡异常+主段卷曲);5.异常精子(锥形头部形状异常);6.异常精子(中段异常);7.异常精子(空泡异常+中段异常);8.异常精子(空泡异常+胞质残余体);9.异常精子(空泡异常)。

2. 操作步骤(染色法) ①涂片:液化精液 1 滴(约 10μl)于载玻片上,压拉涂片或推片法制片,待干。②固定染色:涂片置于乙醇和乙醚等量混合液中固定 5~15 分钟后行巴氏染色。③镜检计算:油镜下观察至少 200 个精子,计数形态正常和异常的精子数量,计算其百分率。

3. 方法评价 ①湿片法:操作便捷,但要求检验人员经验丰富,否则会因识别错误导致结果差异较大,故不推荐使用。②染色法:操作复杂,但染色后精子易于辨认,结果更为准确,重复性好,是 WHO 推荐的方法。

4. 质量控制

(1)精子数 $>2 \times 10^6/ml$,直接涂片检查;若精子数 $<2 \times 10^6/ml$,需 $600 \times g/min$ 离心 10 分钟后,取沉淀物涂片检查。

(2)涂片厚薄应适宜,以免影响染色效果。

(3)只有头、颈和尾部都正常的精子才正常,处于临界形态的精子为异常。

(4)多缺陷精子只需记录 1 种,优先记录头部异常,其次为颈和中段异常,最后是尾部异常。游离精子头计入形态异常精子,游离精子尾不计入,以免重复。

(5)精子卷尾与衰老有关,高卷尾率与低渗透压有关,衰老精子体部可膨大并有被膜,不宜列入形态异常精子。

(6)注意观察有无未成熟的生精细胞,若发现,应计数 200 个生精细胞(包括精子),计算其未成熟生精细胞百分率。

(7)在观察精子形态的同时应注意观察有无红细胞、白细胞、上皮细胞和肿瘤细胞等。

5. 参考区间 正常形态精子≥4%(WHO 第 6 版)。

6. 临床意义 精子形态学是反映男性生育力的关键指标,畸形率与精子活力呈负相关。畸形精子的病因包括泌尿生殖系统感染(细菌、病毒、支原体、寄生虫、结核菌、淋球菌等);内分泌功能紊乱(下丘脑 - 垂体 - 睾丸轴功能下降、甲减、甲亢、激素失调);精索静脉曲张导致精索静脉回流障碍;环境因素如暴露在重金属、化学物质、辐射、高温等;其他因素如吸烟、饮酒、遗传和药物等。

七、其他细胞

精液中的非精子细胞包括泌尿生殖道的上皮细胞(前列腺上皮细胞、精囊细胞、尿道移行上皮细胞和柱状或鳞状上皮细胞)、红细胞、白细胞和未成熟生精细胞,后两者统称为"圆细胞"。生精细胞(spermatogenic cell)即未成熟生殖细胞,指各阶段发育不全的生殖细胞如精原细胞、初级精母细胞、次级精母细胞及发育不全精子细胞。精液中生精细胞的检出常反映睾丸生精功能的改变,对诊断睾丸生精功能障碍非常重要。

1. 检测原理 巴氏染色使精子和其他细胞得到良好染色效果,适用于精子形态学检查、不成熟精子细胞和非精子细胞的检查,是评估精子形态的最佳技术。

2. 操作步骤 ①涂片:载玻片上加 1 滴 5～20μl 的未稀释精液,涂片、待干。②固定:玻片浸入 95%(体积比)的乙醇 15 分钟。③染色。④封片:玻片上滴 2～3 滴封片液,加盖玻片封片。⑤镜检。

3. 方法评价 ①可染色精子头部的顶体区域、顶体后区、过多的胞质残余体、中段和主段,利于精子及精子细胞形态的检查。②该法可以永久保存涂片,用于内部质量控制。③染色液避光条件下可保存数个月或者数年。

4. 质量控制 ①精液涂片染色后,细胞识别需注意与炎症细胞区分。②各阶段生精细胞的形态多变,如用未染色精液检查时,易与中性粒细胞相混淆。WHO 推荐过氧化物酶染色法(正甲苯胺法)作为诊断白细胞精液症的初筛方法,中性粒细胞呈阳性,生精细胞则呈阴性,对不含过氧化物酶的其他白细胞建议采用免疫细胞化学法检测。③盖玻片大小最好为 24mm×50mm 或者 24mm×60mm,轻压盖玻片排出气泡(如使用二甲苯封片,注意擦干二甲苯)。封片后需放置在通风橱中干燥 24 小时。

5. 参考区间 生精细胞 <1%。红细胞、白细胞和上皮细胞 <5 个 /HPF。

6. 临床意义 正常精液中偶见前列腺上皮细胞、精囊细胞、尿道移行上皮细胞、柱状或鳞状上皮细胞、少量红细胞和白细胞。

（1）生精细胞：精液中无精子及生精细胞通常指无精子症；生精细胞成熟停滞可导致少精子症或无精子症；未成熟生精细胞的出现可能提示睾丸损伤；当睾丸生精小管生精功能受到药物或其他因素的影响时，精液中可出现较多未成熟生殖细胞。

（2）精液中红细胞、白细胞增多：见于生殖道和/或附属性腺炎症、结核、恶性肿瘤等。正常精液白细胞 $<1\times10^6$/ml（正甲苯胺法过氧化物酶染色）。精液中白细胞超过 1×10^6/ml 称为白细胞精液症（leukocytospermia），可伴有精子浓度、精液量、精子活力等改变和/或精子功能丧失。精液中检查到癌细胞，对生殖系统恶性肿瘤的诊断将提供重要依据。

第四节　精液化学检验

精液的某些化学成分和酶对精子的功能起重要作用，通过精液化学成分检查，可以反映附属性腺的分泌功能，对男性不育症的诊断、治疗及病因分析有重要临床意义（表3-10-8）。

表 3-10-8　精液化学检测指标及其临床意义

指标	参考区间	临床意义
精浆锌	①比色法：（1.259±0.313）mmol/L 或 ≥2.4μmol/次射精；②原子吸收光谱法：（2.12±0.95）mmol/L 或（163.02±45.26）μg/ml；③中子活化法：（2.24±1.45）mmol/L	前列腺分泌功能指标。青春期缺锌影响男性生殖器官和第二性征发育。严重缺锌可降低精子活力致不育。作为评价男性生育功能和诊治不育症的指标
精浆枸橼酸	紫外比色法：50μmol/次排精；吲哚比色法：≥13μmol/次排精	前列腺分泌功能指标。显著减少见于前列腺炎。与睾酮水平相关，可以评价判断雄激素分泌状态
酸性磷酸酶	磷酸苯二钠比色法：48.8～208.6U/ml	前列腺分泌功能指标。减低见于前列腺炎，减弱精子活动，受精率下降。增高见于前列腺癌和前列腺肥大
精浆果糖	间苯二酚比色法：9.11～17.67mmol/L；吲哚比色法：≥13μmol/次排精	反映精囊腺分泌功能。减低见于精囊腺炎和雄激素分泌不足；缺如见于先天性精囊腺缺如、逆行射精等。单纯性输精管阻塞性无精症者可正常
中性 α-葡萄糖苷酶	比色法：≥20mU/次排精	附睾功能状态特异敏感指标。活性与精子密度、精子活力呈正相关。鉴别输精管阻塞（显著降低）和睾丸生精障碍所致的无精子症（无明显变化）
精子顶体精氨酸酰胺酶	比色法：48.2～217.7μU/10^6（36.72±21.43）U/L	活性与精子计数、精子活力、精子顶体完整率呈正相关。活性减低影响精子运动和受精过程，可致不育
乳酸脱氢酶-X（LDH-X）	速率法：精浆校正 LDH-X：<22.7mU/10^6精子 精子 LDH-X：10.96～32.36mU/10^6精子 精浆/精子总 LDH-X：0.21～0.56	LDH-X 分布在精子、生精细胞及精浆，精子含量最高，为精子获能关键酶，降低与少或无精液症、精子缺陷相关。单测精浆 LDH-X 较局限，联合精浆校正 LDH-X、精子 LDH-X 和精浆/精子总 LDH-X 能准确判断睾丸内因素还是睾丸外因素引起精子活力差，对治疗指导意义大

第五节 计算机辅助精子分析

计算机辅助精子分析（computer-assisted sperm analysis，CASA）系统是 20 世纪 80 年代发展的新技术。可减少传统手工法精液分析的主观性，有效解决精子运动能力判断的量化指标。

1. 检测原理 结合计算机分析技术和图像处理技术，通过摄像机或录像与显微镜连接，确定和跟踪单个精子活动，根据设定的精子运动的移位、精子大小和灰度及精子运动的有关参数，对采集到的图像进行动态处理分析并打印结果。可定量分析精子浓度、精子活力、精子活动率，又可分析精子运动速度和运动轨迹等特征。

CASA 系统检测参数有曲线速度（curvilinear velocity，VCL）、平均路径速度（average path velocity，VAP）、直线运动速度（straight-line velocity，VSL）、直线性（linearity，LIN）、精子头侧摆幅度（amplitude of lateral head displacement，ALH）、前向性（straightness，STR）、摆动性（wobble，WOB）、鞭打频率（beat-cross frequency，BCF）、平均移动角度（mean angle of deviation，MAD）等（表 3-10-9）。

表 3-10-9 计算机辅助精子分析检测参数及意义

参数	意义
VCL	轨迹速度，即精子头部沿其实际行走曲线的运动速度
VAP	精子头部沿其实际空间运动轨迹移动的平均速度，不同型号仪器的结果可不同
VSL	前向运动速度，即精子头部在开始检测的位置与最后所处位置之间的直线运动的平均速度
LIN	线性度，即精子运动曲线轨迹的直线性，即 VSL/VCL
ALH	精子头部沿其空间平均轨迹侧摆的幅度，可用最大值或平均值表示。不同型号仪器计算方法不同，结果不可直接比较
STR	精子运动空间平均路径的直线性，即 VSL/VAP
WOB	精子头部沿其实际运动轨迹的空间平均路径摆动的尺度，即 VAP/VCL
BCF	摆动频率（鞭打次数 /s），即精子头部曲线轨迹跨越其平均路径轨迹的时间平均速率
MAD	精子头部沿其运动轨迹瞬间转折角度的时间平均绝对值

2. 操作步骤 ①标本预处理：精液标本 16 000×g 离心 6 分钟去除精浆，用无精子的精浆稀释原精液样本至密度低于 50×10^6/ml。②预温计数板：Markler 精子计数板置于 37℃保温 2 分钟。③充液：精液 5μl 充满计数板 2 个计数池系统。④镜检：在 20× 物镜下分析，每个计数池检测 6 个视野（共 12 个视野），每个视野采集 20 帧图像，每个计数池至少需检测 200 个精子，计算机处理并打印出结果。

3. 方法评价

（1）优缺点：CASA 系统减少人为因素干扰，可测量更多数量的精子，具有高效客观、高精度和可重复性特点，但价格较昂贵。

（2）影响因素：CASA 系统准确性受样本制备、帧率、精子浓度、计数板的选用、计数池深度和操作规范性等影响；识别精子的准确性受精液中细胞和非细胞成分的影响。CASA 系统可能低估原地摆动的精子活动率，且主要分析单个精子的运动参数，缺乏对精子群体的了解。

（3）局限性：精子浓度在（20～50）×10^6/ml 的范围内检测结果较理想；精子浓度过高，标本应适当稀释，还应在培养基中加入胎牛血清清蛋白（0.3g/L）和葡萄糖（1g/L），以防止因标本稀释而造成精子运动改变；精子浓度过低需增加视野采样。不同 CASA 品牌的精子检测结果的可比性未知，因此 WHO 推荐显微镜直接检测精子浓度和精子活动率。

4. 质量控制 ①CASA 系统需将样本保持在 37℃以维持精子运动参数的稳定性。②精液要完全液化，取样前充分混匀。③计数板间隙要准确、底板和盖玻片间平行度要好，并定期检查。④分析精子运动参数时，每个标本至少追踪 200 个活动精子。检测精子活力，密度应控制在（20～50）×10^6/ml。⑤高密度（如>50×10^6/ml）精子标本可因增加碰撞使精子发生位移导致结果偏高，浓度越高误差越大；建议同源精浆稀释标本复检。⑥每个 CASA 设备的正确安装确保维持设备的良好性能及预期使用。虽然制造商提供了适宜参数，但是使用者必须检查每个设备的运行是否达到其所要求的重复性和可靠性。

（邓小燕）

本章小结

精液检验是评估男性生育能力和诊断男性不育症的重要手段。本章概述了精液检验流程和关键步骤，包括采集与处理、理学、化学、显微镜检查及计算机辅助精子分析。采集与处理环节确保检验结果的可靠性；理学检验初步评估精液的物理性质；深入探讨化学检验在精液分析中的应用；显微镜检查直观展示精子的形态与活力；而计算机辅助精子分析技术为精子运动的轨迹和速度分析提供了更为精确的手段。通过学习，学生全面了解精液检验的流程和技术，掌握其临床诊断和治疗中的应用，为未来的医学实践奠定坚实基础。

第十一章　前列腺液检验

通过本章学习,你将能够回答下列问题:

1. 前列腺液标本采集与处理的要求是什么?
2. 如何评价前列腺液理学检测?
3. 前列腺液理学检测和显微镜检查的质量控制有什么要求?
4. 简述前列腺液显微镜检查的主要项目和临床意义。

前列腺液(prostatic fluid)是由前列腺分泌的淡乳白色不透明液体,占精液的 30%,主要成分包括酶类、脂类、无机离子、免疫物质和一些有形成分等。前列腺液能维持精液 pH、参与精子能量代谢、抑制细菌生长、促使精液液化。前列腺液检验主要用于前列腺炎、前列腺结核和前列腺癌的辅助诊断、疗效观察及性传播性疾病的诊断。

第一节　前列腺液标本采集与处理

1. 标本采集　前列腺液标本由医师行前列腺按摩术采集。按摩前先行尿道口清洗并消毒。标本量少可直接涂片,量多弃首滴后采集于洁净干燥的试管或刻度量筒中。若需细菌培养或分子生物学检查,应使用无菌管采集并立即送检。

注意前列腺按摩禁忌证,如疑有前列腺结核、脓肿、肿瘤或急性炎症且有明显压痛者,应禁止或慎重采集标本。检查前患者要禁欲 3 天,以免造成白细胞增多。

2. 检测后标本处理　检测后的标本、试管、载玻片等用品根据《医疗废物分类目录》进行分类处理。

第二节　前列腺液检验

一、理学检验

(一)检测原理

刻度量筒法或移液管法检查前列腺液量;颜色和透明度采用肉眼观察法;pH 试纸或 pH 计检测酸碱度。

(二)操作步骤

1. 量　前列腺液直接收集到刻度量筒中,直接读取数值;也可采用刻度移液管吸取全部送检前列腺液,读取数值。

2. 颜色与透明度　直接用肉眼观察前列腺液的颜色与透明度。

3. 酸碱度　①用玻棒蘸取前列腺液滴在 pH 试纸上,30 秒后观察颜色变化,并与标准 pH 色谱比较。②按照操作说明,采用 pH 计检测前列腺液的酸碱度。

（三）方法评价

1. 量 刻度量筒法检测简单、方便。刻度移液管法前列腺液不能完全吸取造成结果略偏低。

2. 颜色与透明度 肉眼观察法误差较大。

3. 酸碱度 pH试纸法操作简便，而pH计法检测结果准确。

（四）质量控制

1. 检测前 标本采集过程中防止标本丢失，并将全部标本送检。

2. 检测中 无论是量、颜色与透明度，还是酸碱度检测都应检查全部标本，不能遗漏。量的检测要准确到0.1ml。采用pH试纸法检测酸碱度可反复检测几次，并达到一定时间后再与标准pH色谱进行比较。

（五）参考区间

前列腺液检验项目与参考区间见表3-11-1。

表3-11-1 前列腺液检验项目与参考区间

项目	参考区间
量	数滴至2.0ml
颜色与透明度	白色、稀薄、不透明而有光泽的液体
酸碱度	pH 6.3～6.5，75岁以后pH可略增高
白细胞	<10个/HPF
红细胞	偶见，<5个/HPF
磷脂酰胆碱小体	多量，均匀分布满视野
前列腺颗粒细胞	<1个/HPF
淀粉小体	随年龄增长而增加
滴虫	无
精子	可偶见

（六）临床意义

1. 量 ①减少：见于前列腺炎；若前列腺液减少至采集不到，提示性功能低下导致的前列腺分泌功能严重不足。②增多：见于前列腺慢性充血、过度兴奋时。

2. 颜色和透明度 ①红色：提示出血，见于精囊炎、前列腺炎、前列腺结核、结石及恶性肿瘤等，或按摩过重引起。②黄色浑浊、脓性黏稠：提示化脓性感染，见于化脓性前列腺炎或精囊炎。

3. 酸碱度 pH增高见于前列腺液混入较多精囊液或前列腺炎。

二、显微镜检查

（一）检测原理

采用非染色直接涂片法进行显微镜检查，也可用瑞特（Wright）、苏木素-伊红（H-E）或巴氏（Papanicolaou）染色法等进行细胞形态学检查，还可用革兰氏染色或抗酸染色，寻找病原微生物。

（二）操作步骤

1. 非染色直接涂片法 载玻片上滴入前列腺液1滴，盖上盖玻片，置于高倍镜下观察有形成分。

（1）磷脂酰胆碱小体：主要成分为磷脂酰胆碱（phosphatidylcholine，PC），呈圆形或卵圆形,折光性强,大小不均,形似血小板,但略大,注意与血小板区分。

（2）前列腺颗粒细胞（prostatic granular cell）：体积较大,可能是吞噬了磷脂酰胆碱小体的吞噬细胞。

（3）淀粉样小体（starchy body）：圆形或卵圆形,形态似淀粉样颗粒。小体中央常含有碳酸钙沉淀物,具有同心圆线纹的层状结构,呈褐色或微黄色。

2. 染色法 当非染色直接涂片法发现畸形、巨大细胞或疑肿瘤细胞、病原体感染等异常情况时,需进行染色镜检。常用瑞特染色法鉴别各种有形成分。根据需要可加革兰氏染色鉴别细菌;抗酸染色鉴别结核性前列腺炎;巴氏染色鉴别前列腺小体、上皮细胞等成分;H-E染色鉴别前列腺肿瘤细胞。不同染色方法各有优势,辅助有形成分的鉴别。

（三）方法评价

非染色直接涂片法操作简便快速,临床较常用,但细胞辨别能力有限,易漏检和误检。染色法提高细胞鉴别能力,适用于各种有形成分检查。直接染色寻找病原微生物简单快速,但检出率较低,必要时作细菌培养或分子生物学检测。

（四）质量控制

检验人员要掌握前列腺液正常和异常有形成分形态特点。①检查前:注意标本采集及送检。②检查中:注意前列腺液涂片、显微镜检查等。③检查后:审核报告,复查无误后才可发出报告。具体质量控制要求见表3-11-2。

表3-11-2　前列腺液检验的质量控制要求

项目	质量控制要求
及时检验	标本采集后立即送检,以免干涸
前列腺液涂片	厚薄要适宜
显微镜检查	①低倍镜观察全片,高倍镜检查至少观察10个以上高倍镜视野并记录观察结果 ②有形成分较少或标本量较少的标本,应扩大观察视野 ③检查结果存疑,及时请资深检验医师验证复核,实现有效监控 ④非染色直接涂片法发现形态异常的较大细胞时,应进行染色检查 ⑤涂片染色严格按试剂说明书操作
统一报告方式	①高倍镜下磷脂酰胆碱小体布满视野可报告为"++++" ②高倍镜下磷脂酰胆碱小体占视野的3/4为"+++" ③高倍镜下磷脂酰胆碱小体占视野的1/2为"++" ④高倍镜下磷脂酰胆碱小体数量显著减少,分布不均,占视野的1/4为"+" ⑤其他成分按尿液有形成分显微镜检查方法报告
注意复检	1次采集标本失败或检验结果阴性,而指征明确者,可隔3～5天再次取材送检

（五）参考区间

前列腺液显微镜检查的参考区间见表3-11-1。

（六）临床意义

前列腺液常见的有形成分及临床意义见表3-11-3。

表3-11-3　前列腺液常见的有形成分及临床意义

成分	临床意义
磷脂酰胆碱小体	前列腺炎时可见磷脂酰胆碱小体减少、成堆或分布不均;炎症较严重时磷脂酰胆碱小体被吞噬细胞吞噬而消失
前列腺颗粒细胞	增多见于老年人、前列腺炎（可增加10倍,伴大量脓细胞）

续表

成分	临床意义
淀粉样小体	一般无临床意义,可与胆固醇结合形成前列腺结石
红细胞	增多见于前列腺炎、前列腺结石、前列腺结核或恶性肿瘤、前列腺按摩后
白细胞	增多并成簇,是慢性前列腺炎的特征之一
滴虫	发现滴虫可诊断为滴虫性前列腺炎
病原微生物	相应感染

（张军能）

本章小结

前列腺液检验是前列腺炎、前列腺肿瘤的辅助诊断方法,传统的检验项目结合化学、免疫学、细菌培养、分子生物学等检验,为前列腺疾病诊断提供了良好的指标。加强显微镜检查的质量控制和统一报告方式,严格控制各种主观因素的影响,加强复检,确保检验结果的准确性。

第十二章 痰液检验

通过本章学习,你将能够回答下列问题:

1. 如何评价痰液标本的采集方法及标本类型?
2. 痰液标本采集与处理的注意事项有哪些?
3. 简述痰液理学检查和显微镜检查的主要内容及其临床意义。
4. 简述痰液涂片常用染色方法及其应用。

痰液(sputum)是气管、支气管或肺泡的分泌物。正常情况下,支气管黏膜的腺体和杯状细胞分泌少量黏液,对呼吸道黏膜起湿润和保护作用。病理情况下,当呼吸道黏膜受到理化因素、感染等刺激时,黏膜充血、水肿,浆液渗出,黏液分泌增多,细胞(红细胞、白细胞、吞噬细胞等)、纤维蛋白等渗出物与黏液、吸入的灰尘、病原生物和某些组织坏死产物等混合形成痰液,随咳嗽动作排出。痰液检验主要用于呼吸系统炎症、结核、肿瘤、寄生虫病的诊断,对支气管哮喘、支气管扩张、慢性支气管炎等疾病的诊断、疗效观察和预后判断也有一定价值。

第一节 痰液标本采集与处理

1. **标本采集与处理** 根据检验需求和患者情况选择,自然咳痰法是常用的方法。痰液标本采集的方法与评价见表 3-12-1。标本采集后应立即送检,以防细胞分解、病原菌自溶、污染微生物过度繁殖。连续送检 2~3 次可提高检查的阳性率。

表 3-12-1 痰液标本采集的方法与评价

	方法	评价
咳痰	自然咳痰法	用清水漱口数次后,用力咳出气管深部或肺部的痰液,采集于干燥洁净容器内,避免混杂唾液或鼻咽分泌物。因采集简便,为非侵入性,是常用和主要的方法
	高渗盐水雾化诱导法	雾化吸入高渗盐水以液化气道分泌物,刺激患者咳嗽,促进痰液排出。因操作简便、无痛苦和毒副作用,患者易于接受,适用于自然咳痰法采集标本不理想时
	气道廓清技术辅助排痰法	通过气道廓清技术松动和移动气道里黏稠的痰液,促进痰液排出。适用于自然咳痰法采集标本不理想时
吸痰	一次性吸痰管法	一次性无菌吸痰管插入呼吸道至遇到阻力后开始抽吸,适用于昏迷患者、婴幼儿
	气管穿刺吸取法	经气管穿刺吸引,采集到的下呼吸道标本可免受上呼吸道定植菌污染,但操作复杂、创伤性较大,较少使用
	经支气管镜抽取法	通过纤维支气管镜采集,包括经支气管镜吸引、支气管肺泡灌洗、套管保护毛刷采样等,受口咽部细菌污染的机会较咳痰少,但操作复杂、有一定的痛苦

采集标本时注意防止痰液污染容器的外壁；检验完毕后，标本及容器应按生物危害物处理。

2. 注意事项 痰液标本采集、处理的注意事项见表3-12-2。

表3-12-2 痰液标本采集与处理的注意事项

项目		注意事项
采集方法		①自然咳痰法用清水漱口后，用力咳出气管深处的痰液，注意勿混入唾液或鼻咽分泌物。②最好有医护人员在场，以指导患者正确咳痰。③痰液标本易受口咽部定植菌污染，痰涂片显微镜检查可分辨标本是否满意。如每低倍镜视野（100×）鳞状上皮细胞<10个，白细胞>25个，或鳞状上皮细胞：白细胞<1∶2.5，可作为污染相对较少的"合格"标本
采集时间	清晨痰	清晨第一口痰，痰量较多、含菌量亦大，适用于常规检验、一般细菌检验、结核分枝杆菌检查
	9～10点痰	上午9～10点痰液，适用于细胞学检查（清晨痰在呼吸道停留时间久，细胞可发生自溶破坏或变性而结构不清）
	24小时痰	清晨7时至次日7时收集的痰液，可加少量苯酚防腐，适于观察24小时痰量或痰液分层情况。12～24小时的痰液适用于漂浮或浓集抗酸杆菌检查
标本容器		采用螺帽宽口容器收集痰液，病原学分析需用无菌容器，常规细胞学分析宜选择硅化塑料或玻璃容器以减少细胞黏附
送检时间		及时送检，若不能及时送检可冷藏保存，但不超过24小时；细菌培养应在2小时内（室温）处理，以免非苛养的口咽部定植菌过度生长、病原菌死亡，影响病原菌检出率
病原生物学检查		①结核分枝杆菌检查宜连续3天采集3份晨痰送检。②细菌培养需无菌采集标本（先用无菌水漱口，以避免口腔内定植菌群的污染），苛养菌培养标本避免冷藏。③支气管穿刺和经支气管镜套管保护毛刷获取标本适用于厌氧菌培养，痰、支气管肺泡灌洗液、气管切口分泌物不适合做厌氧菌培养
安全防护及检查后的处理		注意实验室个人防护，已检验标本及容器应经高压蒸汽处理，蜡纸盒容器可烧毁，不能煮沸的容器可用5%苯酚消毒后再行处理

第二节 痰液检验

一、理学检查

（一）检查原理

痰液理学检查包括痰液的量、颜色、性状、气味等。

1. 量 将痰液直接收集到刻度量筒中，从刻度读取痰液体积；也可将痰液吸入移液管中测量体积。

2. 颜色与性状 直接用肉眼观察痰液的颜色与性状。

（二）方法评价

1. 量 移液管法可造成痰液标本丢失，使结果偏低。

2. 颜色与性状 肉眼观察误差较大。

（三）参考区间

无痰液或仅有少量白色、灰白色泡沫样或黏液样痰液，新鲜痰液无特殊气味。

（四）临床意义

1. 量　以 ml/24h 计。呼吸系统疾病患者一般有咳嗽、咳痰的症状，痰液量的多少因疾病、感染病原微生物和病情不同而异。痰液量增多常见于支气管扩张症、肺脓肿、慢性支气管炎、支气管胸膜瘘和肺泡细胞癌等。细菌感染较病毒感染者痰液量多。在疾病治疗过程中，如痰液量减少，一般提示病情好转；如有支气管阻塞使痰液不能排出时，即使痰液量减少，病情却可能在发展。

2. 颜色　病理情况下痰液颜色可发生改变，但缺乏特异性。痰液颜色改变的常见原因及临床意义见表 3-12-3。

表 3-12-3　痰液颜色改变的常见原因及临床意义

颜色	常见原因	临床意义
黄色、黄绿色	脓细胞增多	呼吸道化脓性感染、支气管扩张、肺脓肿、支气管胸膜瘘、肺炎、慢性支气管炎急性加重期
黄绿色、蓝绿色	可能为菌株分泌绿脓素、荧光素等	铜绿假单胞菌肺炎
红色、棕红色	出血，痰中含红细胞或血红蛋白	肺结核、肺癌、支气管扩张
铁锈色	红细胞被巨噬细胞吞噬破坏，血红蛋白被分解析出含铁血黄素，形成含铁血黄素巨噬细胞	大叶性肺炎（主要为肺炎球菌肺炎）、肺梗死
砖红色胶冻样	感染引起肺泡出血并混合脓性分泌物	肺炎克雷伯菌肺炎
粉红色泡沫样	肺淤血、肺水肿时，毛细血管扩张充血、通透性增加，水肿液及红细胞渗出	急性左心衰竭
烂桃样灰黄色	肺组织坏死	肺吸虫病
棕褐色、巧克力色、棕红色果酱样	红细胞破坏，坏死组织	阿米巴肺脓肿、肺吸虫病
灰色、灰黑色	吸入粉尘、烟雾	矿工、锅炉工、长期吸烟者
无色（大量）	支气管黏液溢出	肺泡细胞癌

3. 性状　痰液性状改变及临床意义见表 3-12-4。

表 3-12-4　痰液性状改变及临床意义

性状	特点及原因	临床意义
黏液性	无色透明或灰色黏稠痰液	急性支气管炎、支气管哮喘、早期肺炎；白色黏痰、牵拉成丝见于白念珠菌感染
浆液性	稀薄泡沫痰，肺水肿、肺淤血时，毛细血管内浆液渗出与气体混合所致	肺水肿、肺淤血；稀薄浆液性痰液内含粉皮样物见于棘球蚴病
脓性	脓性浑浊有臭味、黄绿色或绿色，含脓细胞、弹力纤维、细菌及坏死组织等	支气管扩张、肺脓肿、脓胸向肺内破溃、活动性肺结核等
黏液脓性	黏液与脓细胞混合、淡黄白色，表明气管、支气管黏膜大量分泌黏液并感染化脓性细菌	慢性气管炎发作期、支气管扩张、肺结核等
浆液脓性	痰液静置后分 4 层，上层为泡沫和黏液，中层为浆液，下层为脓细胞，底层为坏死组织	肺脓肿、肺组织坏死、支气管扩张
血性	痰液带血丝、红色泡沫样血痰、黑色血痰，由于呼吸道黏膜受损，肺毛细血管破损造成出（渗）血	肺结核、支气管扩张、肺水肿、肺癌、肺梗死、出血性疾病等

4. 气味 血腥味见于肺癌、肺结核等；粪臭味见于膈下脓肿与肺相通、肠梗阻、腹膜炎等；恶臭见于肺脓肿(厌氧菌感染)、晚期肺癌、化脓性支气管炎或支气管扩张等；大蒜味见于砷中毒、有机磷中毒。

二、显微镜检查

(一)检查原理

1. 直接涂片检查 取可疑(脓性或血性)痰液直接涂片或加少量生理盐水混匀后制成涂片，加盖玻片轻压后显微镜检查。

2. 涂片染色检查 常用的染色方法有巴氏染色、H-E 染色、革兰氏染色、抗酸染色、银染色、瑞特染色等，临床应用见表 3-12-5。

表 3-12-5　痰液涂片染色方法与临床应用

方法	临床应用
瑞特染色	适用于痰液中各种细胞的识别与分类计数
巴氏染色或 H-E 染色	对瑞特染色发现的疑似肿瘤细胞进行确认
银染色	适用肺孢子菌检查，也可用于真菌检查
铁染色	检查痰液中的含铁血黄素细胞
革兰氏染色	适用于细菌和假丝酵母菌检查
抗酸染色	适用于结核分枝杆菌检查
荧光染色或直接免疫荧光抗体染色	适用于结核分枝杆菌、嗜肺军团菌、真菌等检查

(二)方法评价

痰液显微镜检查的方法评价见表 3-12-6。

表 3-12-6　痰液显微镜检查的方法评价

方法	评价
直接涂片法	简便，可快速提供重要信息
涂片染色法	可清晰地显示有形成分的结构，有利于细胞的识别和细菌鉴定，应用价值较高

(三)质量控制

1. 标本涂片 取脓性、血性等异常部分涂片，涂片要均匀、厚薄适中。染色检查的涂片宜薄。

2. 显微镜检查 质量控制见表 3-12-7。

表 3-12-7　痰液显微镜检查的质量控制

项目	质量控制
严格检查	遵守操作规程，统一观察标准和报告方式，严格控制各种主观因素的影响
观察区域	先用低倍镜观察全片，再用高倍镜观察 10 个以上视野，客观记录观察结果
提高阳性率	①对标本或有形成分较少的涂片，应扩大检查视野，无遗漏。②直接涂片发现较大、形态异常的细胞应采用染色或液基细胞学(LBC)技术检查，以提高阳性率
双重复核	结果存疑时应请上级检验技师(医师)验证，双重复核确保结果准确性

（四）参考区间

无红细胞，可见少量中性粒细胞和少量上皮细胞。

（五）临床意义

病理性痰液可见较多红细胞、白细胞及其他有形成分，其临床意义见表3-12-8。

表3-12-8　痰液中常见有形成分及临床意义

有形成分	临床意义
细胞	①红细胞：支气管扩张、肺癌、肺结核。②白细胞：中性粒细胞（或脓细胞）增多见于化脓性感染；嗜酸性粒细胞增多见于支气管哮喘、过敏性支气管炎、肺吸虫病、嗜酸性粒细胞性肺炎；淋巴细胞增多见于肺结核等。③上皮细胞：包括鳞状上皮、柱状上皮、肺泡上皮细胞等，增多见于呼吸系统炎症。④肺泡巨噬细胞（alveolar macrophage）：吞噬尘埃微粒后称为尘细胞（dust cell），见于吸烟者；胞质中含含铁血黄素颗粒，称为含铁血黄素巨噬细胞或心衰细胞（heart failure cell），见于肺炎、慢性肺淤血、肺梗死、肺出血。⑤肿瘤细胞：肺癌
结晶	①夏科-莱登结晶（Charcot-Leyden crystal）：嗜酸性粒细胞崩解产物，见于支气管哮喘、肺吸虫病。②胆固醇结晶：见于慢性肺脓肿、脓胸、慢性肺结核、肺肿瘤。③胆红素结晶：见于肺脓肿
病原生物	①寄生虫和虫卵：肺吸虫虫卵见于肺吸虫病，溶组织内阿米巴滋养体见于阿米巴肺脓肿。②细菌：如肺炎链球菌、肺炎克雷伯菌、铜绿假单胞菌等，见于细菌性肺炎；抗酸杆菌阳性见于肺结核。③放线菌：肉眼可见黄色小颗粒，称硫黄样颗粒，镜下检查中心部位可见菌丝放射状排列，见于放线菌病。④菌丝或孢子：如白念珠菌、曲霉等，见于肺真菌病
Curschmann螺旋	细支气管内形成螺旋状、浓缩的黏液管型，见于慢性阻塞性肺疾病、哮喘和长期吸烟者
弹性纤维	见于肺脓肿、肺癌

（谢婷婷）

本章小结

痰液检验可提高下呼吸道感染病原学诊断的特异性和敏感性，但由于途经口咽部的咳痰常受到污染，影响结果判定，故需保证标本采集及痰液检查质量，痰液检验结果应结合临床表现、痰培养、组织病理学、免疫学和分子生物学检测等综合评估。

第四篇

体腔液检验

第十三章　脑脊液检验

通过本章学习，你将能够回答下列问题：

1. 脑脊液标本应如何采集与处理？
2. 如何对一份脑脊液标本进行检验？
3. 脑脊液显微镜检查的质量控制有哪些？
4. 如何对脑脊液蛋白质检测进行方法评价？
5. 脑脊液检验项目有哪些？
6. 脑脊液检验在常见中枢神经系统疾病诊断与鉴别诊断中的应用。

脑脊液（cerebrospinal fluid，CSF）为无色透明液体，充满在各脑室、蛛网膜下腔和脊髓中央管内，主要由脑室脉络丛细胞主动分泌和超滤形成，经蛛网膜绒毛及脊神经根周围间隙吸收入静脉。由于脉络丛对血浆的滤过具有选择性，形成了血-脑屏障，故正常脑脊液成分比较恒定。健康成年人脑脊液的总容量为 120～180ml，新生儿为 10～60ml。脑脊液属于细胞外液，它具有重要的生理作用：保护脑和脊髓免受外力的震荡损伤，调节颅内压力的变化，参与脑组织的物质代谢，供给脑、脊髓营养物质和排出代谢产物。病理情况下，血-脑屏障被破坏，CSF 成分发生改变。因此，CSF 检查对中枢神经系统感染性疾病、脑血管疾病、脑部肿瘤的诊断、鉴别诊断和治疗具有重要价值。

第一节　脑脊液标本采集与处理

一、标本采集

临床医生行腰椎穿刺术采集脑脊液标本，特殊情况下可从小脑延髓池或侧脑室穿刺采集。穿刺成功后，首先进行压力测定。待测定压力后，根据检查的目的将脑脊液标本分别采集于 3 个无菌试管中，每管采集 1～2ml，第 1 管用于临床化学或免疫学检查，第 2 管用于微生物学检查，第 3 管用于理学及细胞学检查，若怀疑为恶性肿瘤，另采集 1 管做脱落细胞学检查。

二、标本处理

脑脊液标本采集后应立即送检，并于 1 小时内检验完毕。若不能及时检查，需在 2～4℃环境下保存，于 4 小时内完成检验。标本放置过久可导致细胞破坏、葡萄糖分解、细菌溶解等。

第二节 脑脊液理学检验

一、颜色

1. 检测原理 肉眼观察脑脊液颜色变化，分别以无色、淡黄色、黄色、红色、乳白色、淡绿色、褐色、黑色等描述。

2. 参考区间 无色或淡黄色。

3. 临床意义 当中枢神经系统有炎症、损伤、肿瘤或梗阻时，血 - 脑屏障被破坏，致使脑脊液成分发生改变，从而导致其颜色发生变化。常见的脑脊液颜色变化及临床意义见表 4-13-1。

表 4-13-1 脑脊液的颜色变化及临床意义

颜色	原因	临床应用
无色或淡黄色		正常脑脊液、病毒性脑炎、轻型结核性脑膜炎、脊髓灰质炎、神经梅毒
红色	出血	穿刺损伤出血、蛛网膜下腔或脑室出血
黄色	黄变症	陈旧性出血、黄疸、淤滞和梗阻、黄色素、胡萝卜素增高
乳白色	白细胞计数增高	脑膜炎球菌、肺炎球菌、溶血性链球菌引起的化脓性脑膜炎
淡绿色	脓性分泌物增多	铜绿假单胞菌、肺炎链球菌、甲型链球菌所引起的脑膜炎
褐色或黑色	色素增多	脑膜黑色素瘤

二、透明度

1. 检测原理 肉眼观察脑脊液透明度变化，分别以清澈透明、微浑、浑浊等描述。

2. 参考区间 清澈透明。

3. 临床意义 脑脊液的透明度与其所含有的细胞、蛋白质和细菌数量等有关。当脑脊液白细胞数超过 $300 \times 10^6/L$ 时，可呈微浑或浑浊。如化脓性脑膜炎脑脊液呈明显浑浊，结核性脑膜炎脑脊液呈毛玻璃样浑浊。穿刺损伤带入红细胞可使脑脊液呈微浑。脑脊液新鲜出血与陈旧性出血的鉴别，见表 4-13-2。

表 4-13-2 脑脊液新鲜出血与陈旧性出血的鉴别

项目	新鲜出血	陈旧性出血
外观	浑浊	清澈、透明
易凝性	易凝	不易凝
离心后上清液	无色、透明	红色、黄褐色或柠檬色
红细胞形态	无变化	皱缩
上清液隐血试验	多为阴性	阳性
白细胞计数	不增高	继发性或反应性增高

三、凝固性

1. 检测原理 肉眼观察脑脊液放置一定时间后是否有沉淀、凝块或形成薄膜。

2. 参考区间 脑脊液放置 12～24 小时后，无沉淀、凝块，不形成薄膜。

3. 临床意义 凝块或薄膜的形成与脑脊液中的蛋白质，尤其是与纤维蛋白原的含量有关。当脑脊液蛋白含量超过 10g/L 时，可出现沉淀、凝块或形成薄膜。化脓性脑膜炎的脑脊液静置 1～2 小时即可出现凝块或沉淀；结核性脑膜炎的脑脊液静置 12～24 小时可在表面形成薄膜，取此膜涂片检查结核分枝杆菌阳性率高；神经梅毒的脑脊液可出现小絮状凝块；蛛网膜下腔梗阻的脑脊液呈黄色胶冻状凝固。脑脊液同时存在胶冻状凝固、黄变症和蛋白质 - 细胞分离（蛋白质明显增高，细胞正常或轻度增高）称为 Froin-Nonne 综合征，这是蛛网膜下腔梗阻时脑脊液的特点。

四、比重

1. 检测原理 常用折射仪检测比重，其利用光线折射率与脑脊液中总固体量的相关性进行测定。

2. 参考区间 腰椎穿刺，1.006～1.008；脑室穿刺，1.002～1.004；小脑延髓池穿刺，1.004～1.008。

3. 临床意义 比重增高见于颅内各种炎症、脑肿瘤、脑出血等，比重减低见于脑脊液分泌增多。

第三节 脑脊液显微镜检查

一、细胞学检查

（一）检测原理

1. 红细胞计数

（1）仪器计数法：使用具有脑脊液细胞分析功能的自动细胞分析仪进行红细胞计数。

（2）显微镜计数法

1）直接计数法：如清澈透明或微浑的脑脊液，用滴管吸取混匀后的脑脊液标本，使用细胞计数板进行充池，静置 1～3 分钟后，在高倍镜下计数 5 个大方格内红细胞数，乘以 2 为每微升红细胞数。报告时换算成每升脑脊液中的红细胞数。

2）稀释计数法：如浑浊或血性的脑脊液，可采用红细胞稀释液稀释后进行计数，报告时换算成每升脑脊液中的红细胞数。

2. 白细胞计数

（1）仪器计数法：使用具有脑脊液细胞分析功能的自动细胞分析仪进行白细胞计数。

（2）显微镜计数法

1）直接计数法：非血性标本，小试管内加入冰乙酸 1～2 滴，转动试管，使内壁沾有冰乙酸后倾去，然后滴加混匀的脑脊液 3～4 滴，数分钟后混匀充入计数池，按外周血白细胞计数法计数。

2）稀释计数法：将混匀的脑脊液用冰乙酸溶液稀释后进行计数。

3. 细胞分类计数

（1）仪器分类法：使用具有脑脊液细胞分析功能的自动细胞分析仪进行细胞分类。

（2）显微镜分类法

1）直接分类法：白细胞计数后，在高倍镜下计数 100 个有核细胞，并根据细胞核形态区分单个核细胞（包括淋巴细胞、单核细胞）和多个核细胞，分类结果以百分数表示。若有核细胞数不足 100 个,则直接写出各类细胞的具体数量;若有核细胞数少于 30 个,可不做分类计数。

2)染色分类法:脑脊液标本离心后,取沉淀物制备涂片,室温或 37℃ 孵箱中干燥后进行瑞特染色,油镜下分类计数,结果以百分数表示。若有内皮细胞、肿瘤细胞等,需另作描述报告。

(二)方法评价

1.细胞计数

(1)仪器计数法精密度高、速度快。

(2)显微镜计数法操作烦琐,但可作为校正仪器的参考方法。

2.细胞分类计数　脑脊液细胞分类计数的方法评价,见表 4-13-3。

表 4-13-3　脑脊液细胞分类计数的方法评价

方法	评价
仪器分类法	简单,快速,自动化;受到标本中组织和细胞碎片、凝块等因素影响,无法识别异常细胞形态
直接分类法	操作简便,快速;但准确性差,尤其是陈旧性标本,细胞变形,分类困难,误差较大
染色分类法	细胞识别率高,结果准确可靠,尤其是可以发现异常细胞;但操作烦琐,费时

(三)质量控制

1.细胞计数

(1)及时检查:应在脑脊液采集 1 小时内进行检查,如放置时间过长,细胞破坏或纤维蛋白凝集成块,将导致计数不准确。

(2)校正白细胞数:穿刺损伤血管导致血性脑脊液,其白细胞计数需用以下公式校正:

脑脊液白细胞校正数 = 脑脊液白细胞计数值 − 出血增加的白细胞数

出血增加的白细胞数 = 外周血白细胞数 × 脑脊液红细胞数 / 外周血红细胞数

(3)报告红细胞形态:细胞计数时,如发现较多的红细胞有皱缩或肿胀现象应予以描述报告,以协助临床鉴别陈旧性出血和新鲜出血。

(4)辨别细胞和新型隐球菌:注意红细胞、淋巴细胞与新型隐球菌相区别。①新型隐球菌具有"出芽"现象,不溶于乙酸,滴加 0.35mol/L 乙酸后,显微镜下仍保持原形,红细胞可被乙酸溶解消失,淋巴细胞则胞核和胞质更为明显。②滴加印度墨汁 1 滴,加盖玻片后显微镜检查,新型隐球菌有荚膜,不着色,而红细胞和淋巴细胞无此现象。

2.细胞分类计数

(1)标本离心速度不宜过快,时间不宜过长。

(2)细胞涂片厚薄均匀,固定的温度及时间适宜。

(四)参考区间

红细胞:无;白细胞:成人(0~8)×10^6/L,儿童(0~15)×10^6/L;有核细胞分类(图 4-13-1、图 4-13-2):多为淋巴细胞及单核细胞(7:3),内皮细胞偶见。

(五)临床意义

1.脑脊液细胞数增高见于中枢神经系统疾病,细胞数达(10~50)×10^6/L 为轻度增高,(50~100)×10^6/L 为中度增高,大于 200×10^6/L 为重度增高。中枢神经系统疾病的脑脊液细胞变化特点见表 4-13-4。

2.鉴别脑脊液腔壁细胞、肿瘤细胞和污染细胞的临床意义,见表 4-13-5。多采用玻片离心法、沉淀室法、微孔薄膜筛滤法、纤维蛋白网细胞捕获法等收集细胞,常采用高碘酸希

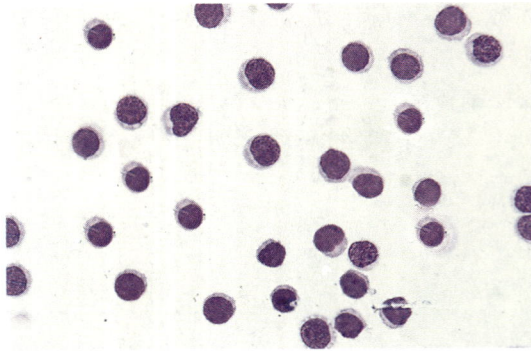

图 4-13-1　脑脊液中淋巴细胞

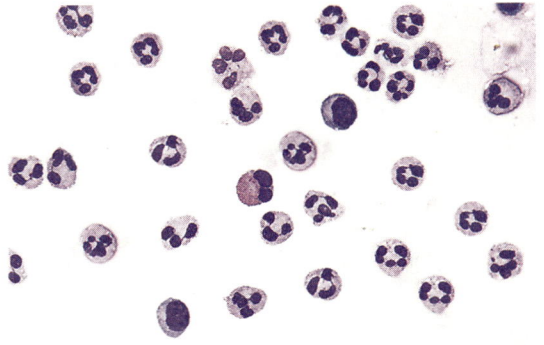

图 4-13-2　脑脊液中中性粒细胞

夫染色法、May-Grunwald-Giemsa 染色法、过氧化物酶染色法、脂类染色法、硝基四氮唑蓝染色法和吖啶橙荧光染色法等进行染色（图 4-13-3～图 4-13-5）。

表 4-13-4　中枢神经系统疾病的脑脊液细胞变化特点

疾病	细胞变化特点
化脓性脑膜炎	重度增多，中性粒细胞为主
结核性脑膜炎	中度增多，早期中性粒细胞为主，中期中性粒细胞、淋巴细胞、浆细胞可同时存在，后期淋巴细胞为主
病毒性脑膜炎	轻度增多，淋巴细胞为主
新型隐球菌性脑膜炎	轻度至中度增多，淋巴细胞为主
寄生虫病	轻度至中度增多，嗜酸性粒细胞为主
脑室或蛛网膜下腔出血	中度至重度增多，红细胞为主
中枢神经系统肿瘤	正常或轻度增多，淋巴细胞为主，可发现肿瘤细胞

表 4-13-5　鉴别脑脊液腔壁细胞、肿瘤细胞和污染细胞的临床意义

细胞	细胞类型	细胞来源
腔壁细胞	脉络丛室管膜细胞	脑积水、脑室穿刺、脑室造影或椎管内给药所致
	蛛网膜细胞	气脑、脑室造影或椎管穿刺后，多为蛛网膜机械性损伤所致
肿瘤细胞	恶性细胞	原发性肿瘤、转移性肿瘤、白血病和淋巴瘤
污染细胞	骨髓细胞	穿刺损伤将其带入脑脊液中所致

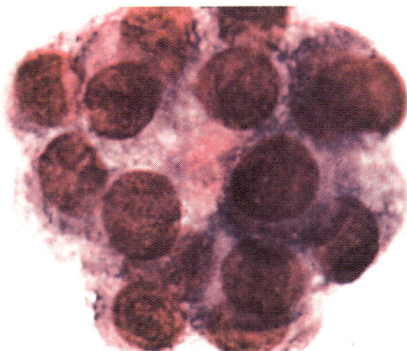

图 4-13-3　脑脊液脉络丛细胞

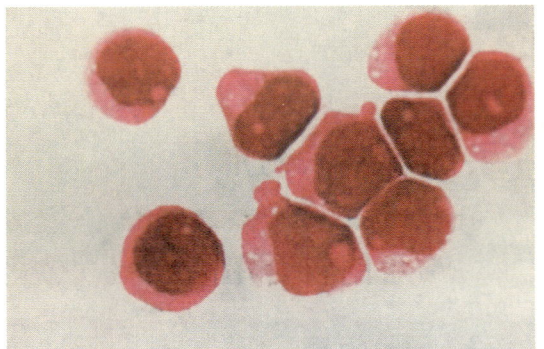

图 4-13-4　脑脊液原始粒细胞（急性粒细胞白血病）

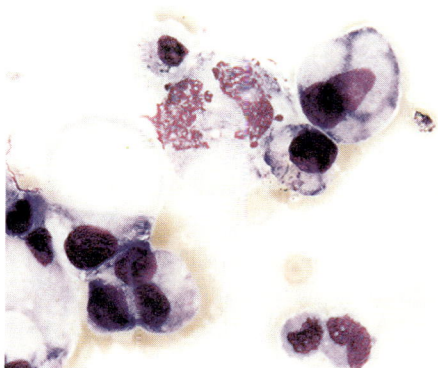

图4-13-5 脑脊液肿瘤细胞(胃癌转移)

二、病原学检查

(一)检查原理

1. 细菌

(1)显微镜检查:采用脑脊液涂片进行革兰氏染色(主要检查肺炎链球菌、流感嗜血杆菌、葡萄球菌、铜绿假单胞菌、大肠埃希菌等)或碱性亚甲蓝染色(主要检查脑膜炎链球菌)。镜检对化脓性脑膜炎诊断的阳性率为60%~90%。如疑为结核性脑膜炎,行抗酸染色;如疑为新型隐球菌,行墨汁染色。

(2)细菌培养:主要适用于脑膜炎奈瑟菌、葡萄球菌、大肠埃希菌、流感嗜血杆菌等,同时注意对厌氧菌、真菌的培养。

(3)ELISA法:结核分枝杆菌感染时,检测抗结核抗体水平,对结核性脑膜炎的诊断及鉴别诊断具有临床价值。

2. 寄生虫

(1)显微镜检查:可发现血吸虫虫卵、肺吸虫虫卵、弓形虫、阿米巴滋养体等。

(2)脑囊虫检查:免疫学方法检测特异性抗体和循环抗原。

3. 梅毒螺旋体检查 首选荧光梅毒螺旋体抗体吸收试验,其灵敏度为50%~60%,特异性为90%。

(二)质量控制

1.因流感嗜血杆菌、肺炎链球菌、脑膜炎奈瑟菌等属于苛养菌,十分脆弱,宜在床边采集和接种脑脊液标本,同时做涂片检查,以获得初步诊断。

2.颅内脓肿需考虑标本要在厌氧条件下转运和培养。

(三)参考区间

阴性。

(四)临床意义

1. 细菌检查 排除污染因素,检出细菌即可明确为病原菌感染。

2. 寄生虫检查 检出寄生虫虫卵或虫体即可诊断为寄生虫病。

第四节　脑脊液化学与免疫学检验

一、蛋白质

（一）检测原理

1. 蛋白质定性检查　主要方法有潘迪试验（Pándy 试验）、硫酸铵试验（包括 Ross-Jone 试验和 Nonne-Apelt 试验）和 Lee-Vinson 试验（表4-13-6）。

表4-13-6　脑脊液蛋白质定性检查原理

方法	原理
Pándy 试验	脑脊液中球蛋白质与苯酚结合，形成不溶性蛋白盐，产生白色浑浊或沉淀
硫酸铵试验	饱和硫酸铵沉淀球蛋白，产生白色沉淀
Lee-Vinson 试验	磺基水杨酸和氯化汞均能沉淀脑脊液蛋白质，根据沉淀物的比例，可用于鉴别化脓性脑膜炎与结核性脑膜炎

2. 蛋白质定量检测　主要方法有磺基水杨酸 - 硫酸钠比浊法、双缩脲法、染料结合法和免疫学法。临床多采用磺基水杨酸 - 硫酸钠比浊法，其检测原理：生物碱试剂磺基水杨酸能沉淀蛋白质，对白蛋白的沉淀能力比球蛋白强，加适量硫酸钠后，沉淀白、球蛋白的能力趋于一致，与标准蛋白浊度对比进行定量测定。

（二）操作步骤

1. 蛋白质定性检查

（1）Pándy 试验：①加试剂：取一试管，加入饱和苯酚溶液 2ml。②加标本：加 1～2 滴脑脊液标本。③观察结果：立即在黑暗背景下肉眼观察。④判断结果。

（2）硫酸铵试验：①Ross-Jone 试验：取试管加入饱和硫酸铵溶液 0.5～1ml，取 0.5ml 脑脊液沿管壁缓缓加入，切勿动摇，3 分钟内观察两液界面处有无变化。②Nonne-Apelt 试验 I 相：将试管内两种液体振摇混合，3 分钟内再仔细观察有无浑浊或沉淀。③Nonne-Apelt 试验 II 相：将上述混合液过滤，向滤液中滴入 5% 乙酸溶液少许，使其成为酸性，再加热煮沸，3 分钟内再仔细观察有无沉淀出现。

2. 蛋白质定量检测　脑脊液蛋白质定量常用全自动生化分析仪检测。

（三）方法评价

1. 蛋白质定性检查方法评价见表4-13-7。

表4-13-7　脑脊液蛋白质定性检查方法评价

方法	优点	缺点
Pándy 试验	操作简便，标本用量少，易于观察，灵敏度高	假阳性率高
Ross-Jone 试验	检测球蛋白，特异性高	灵敏度低
Nonne-Apelt 试验	检测球蛋白和白蛋白，特异性高	操作烦琐

2. 蛋白质定量检测方法评价见表4-13-8。

表 4-13-8　脑脊液蛋白质定量检测方法评价

方法	优点	缺点
磺基水杨酸 - 硫酸钠比浊法	操作简便快速,无需特殊仪器	标本用量大,重复性差,影响因素多
双缩脲法	操作简便,受蛋白质种类影响较小	灵敏度较低,特异性差
染料结合法	操作快速,灵敏度高,标本用量少,重复性好	要求高,线性范围窄
免疫学法	标本用量少,特异性高	对试剂要求高

（四）质量控制

1. 蛋白质定性检查

（1）标本：脑脊液标本浑浊或含有大量细胞时,须离心后吸取上清液进行试验,否则可导致 Pándy 试验假阳性。

（2）器材：Pándy 试验所用器材均需清洁,以免结果出现假阳性。

（3）试剂：苯酚纯度影响检查结果,如有杂质可引起假阳性。当温度在 10℃以下时,应将苯酚保存在 37℃温箱中,否则其饱和度降低,可导致假阴性。

2. 蛋白质定量检测

（1）脑脊液中如有多量细胞或浑浊,须离心后,吸取上清液进行检测。

（2）蛋白质浓度过高,需用生理盐水稀释后重新检测。

（3）加入磺基水杨酸 - 硫酸钠试剂的手法和速度、室温及比浊前的放置时间都会影响实验结果。应注意控制加入试剂的方式和比浊时间与标准管一致。

（五）参考区间

1. 蛋白质定性　阴性或极弱阳性。

2. 蛋白质定量　腰椎穿刺,0.2～0.4g/L；脑室穿刺,0.05～0.15g/L；小脑延髓池穿刺,0.1～0.25g/L。

（六）临床意义

脑脊液蛋白质含量增高,是血 - 脑屏障被破坏的标志。脑脊液蛋白质含量增高见于以下几点。

1. 中枢神经系统炎症　脑部感染时,脑膜和脉络丛毛细血管通透性增加,蛋白质分子容易通过,先是白蛋白增高,然后球蛋白和纤维蛋白增高,以化脓性脑膜炎、结核性脑膜炎蛋白质增高最明显,可达 10～50g/L。病毒性脑炎则轻度增高。

2. 神经根病变　如急性感染性多发性神经炎（吉兰 - 巴雷综合征）,蛋白质增高,而细胞数正常或接近正常,即蛋白 - 细胞分离现象。

3. 椎管内梗阻　脑与脊髓、蛛网膜下腔互不相通,血浆蛋白由脊髓中的静脉渗出,脑脊液蛋白质含量显著增高,有时达 30～50g/L,此时脑脊液变黄,可自行凝固（Froin-Nonne 综合征）。见于脊髓肿瘤、转移癌和粘连性脊髓蛛网膜炎等。

4. 其他　早产儿脑脊液蛋白质含量可达 2g/L,新生儿 0.8～1.0g/L,出生 2 个月后逐渐降至正常水平。

二、葡萄糖

（一）检测原理

葡萄糖氧化酶法和己糖激酶法。

（二）操作步骤

同血浆葡萄糖测定方法。

（三）方法评价

1. 葡萄糖氧化酶法　一些还原性物质会产生竞争性抑制，造成测定结果偏低，降低反应特异性。

2. 己糖激酶法　基本不受溶血、脂血、黄疸、尿酸、维生素 C 及药物的干扰，特异性和准确性均高于葡萄糖氧化酶法。

（四）质量控制

1. 由于脑脊液中葡萄糖含量低于血糖，为了提高检测的灵敏度，可将标本用量加倍。

2. 病理情况下脑脊液常含有细胞和细菌，其葡萄糖的测定应在留取标本后及时检测，如不能及时处理，需要加入适量防腐剂以抑制细菌或细胞酵解葡萄糖，预防假性降低。

（五）参考区间

腰椎穿刺：2.5～4.4mmol/L；脑室穿刺：3.0～4.4mmol/L；小脑延髓池穿刺：2.8～4.2mmol/L。

（六）临床意义

脑脊液葡萄糖含量大约为血糖的 60%，其高低与血糖浓度、血 - 脑屏障的通透性、葡萄糖的酵解程度有关。

1. 生理性变化

（1）早产儿及新生儿因血 - 脑屏障发育不完善，其通透性较成人高，脑脊液葡萄糖含量比成人略高。

（2）饱餐或静脉注射葡萄糖后，血液葡萄糖含量增高，脑脊液葡萄糖含量也随之出现增高。

2. 病理性变化

（1）增高：见于①脑或蛛网膜下腔出血所致的血性脑脊液；②病毒性脑膜炎或脑炎；③急性颅脑外伤、中毒、缺氧、脑出血等所致下丘脑损伤等；④糖尿病。

（2）减低：见于①细菌性脑膜炎和真菌性脑膜炎，以化脓性脑膜炎早期减低最明显；葡萄糖含量越低，则预后越差；②脑肿瘤；③神经梅毒；④脑寄生虫病；⑤低血糖。

三、氯化物

（一）检测原理

氯化物定量检测方法与血清氯化物测定方法相同，测定的方法有离子选择性电极法、电量分析法、硝酸汞滴定法、硫氰酸汞比色法等。

（二）操作步骤

同血清氯化物测定方法。

（三）方法评价

脑脊液氯化物检测的方法评价见表4-13-9。

表 4-13-9　脑脊液氯化物检测的方法评价

方法	优点	缺点
离子选择性电极法	准确度和精密度良好，为常规方法	需要检验仪器
电量分析法	精密度和准确度高，为参考方法	
硝酸汞滴定法	手工操作，不需要特殊仪器	操作复杂，影响因素多，准确度差，多被离子选择性电极法取代
硫氰酸汞比色法	准确度和精密度良好	

（四）质量控制

1. 离子选择性电极法 氯电极使用一段时间后，电极上会出现 AgCl 而影响检测结果，应及时擦去或更换电极。

2. 电量分析法 试剂中若含有杂质，可能会影响电流效率。可选用纯试剂进行空白校正，通过预电解除去杂质。

（五）参考区间

成人：120～130mmol/L；儿童：111～123mmol/L。

（六）临床意义

脑脊液蛋白质含量较少，为了维持脑脊液和血浆渗透压的平衡，氯化物含量为血浆的 1.2～1.3 倍。

1. 减低 见于①细菌性或真菌性脑膜炎早期，特别是化脓性、结核性和隐球菌性脑膜炎的急性期、慢性感染的急性发作期；②细菌性脑膜炎的后期，由于脑膜有明显的炎症浸润或粘连，局部有氯化物附着，使脑脊液氯化物减低；③呕吐、肾上腺皮质功能减退症和肾脏病变，由于血氯减低，使脑脊液氯化物含量减低；④病毒性脑炎、脊髓灰质炎、脑肿瘤时，脑脊液氯化物稍减低或不减低。

2. 增高 主要见于肾炎、心力衰竭、尿毒症、脱水和浆液性脑膜炎等。

四、酶

临床常用的脑脊液酶有天冬氨酸转氨酶（aspartate transaminase，AST）、丙氨酸转氨酶（alanine transaminase，ALT）、乳酸脱氢酶（lactic dehydrogenase，LDH）、腺苷脱氨酶（adenosine deaminase，ADA）、肌酸激酶（creatine kinase，CK）、溶菌酶（lysozyme，LZM）等。

（一）检测原理

除溶菌酶外，多用酶速率法；溶菌酶多数采用比浊法进行测定。

（二）操作步骤

酶活性的测定与血清酶检测方法相同。

（三）质量控制

1. 避免溶血，溶血可使红细胞内 LDH 和 AST 等被释放入血清，出现假性增高。

2. 避免高温、剧烈振荡，以免酶蛋白变性失活。

（四）参考区间

脑脊液主要酶的参考区间见表4-13-10。

（五）临床意义

正常脑脊液中的酶有多种，但由于正常血-脑屏障的作用，其含量远比血清低。当脑组织损伤、颅内高压、脑肿瘤时脑脊液中各种细胞的解体、脑细胞内酶的释放，以及血-脑屏障通透性增加等情况下，可引起脑脊液中各种酶含量增加。脑脊液主要酶浓度增高的临床意义见表4-13-10。

表4-13-10　脑脊液主要酶参考区间及浓度增高的临床意义

酶	参考区间	临床应用
AST	<20U/L	脑栓塞、中毒性脑病、急性颅脑损伤、中枢神经系统转移癌
ALT	<15U/L	脑栓塞、中毒性脑病、急性颅脑损伤、中枢神经系统转移癌
LDH	<40U/L	脑组织坏死、蛛网膜下腔出血、脑出血、脑梗死、脑瘤、脱髓鞘病急性期
ADA	0～8U/L	结核性脑膜炎、脑出血、脑梗死、吉兰-巴雷综合征等

续表

酶	参考区间	临床应用
CK	0.5～2U/L	化脓性脑膜炎、结核性脑膜炎、进行性脑积水、蛛网膜下腔出血、脑瘤、多发性硬化症、慢性硬膜下血肿等
LZM	0～1.2mg/L	细菌性脑膜炎、结核性脑膜炎,后者增高程度明显高于化脓性脑膜炎,且随病情变化一致

五、蛋白电泳

（一）检测原理
利用各种蛋白质在电场作用下迁移率不同的原理进行测定。

（二）方法评价
1. 采用乙酸纤维素薄膜电泳法、琼脂糖凝胶电泳法,其电泳条件与血清蛋白电泳相同。
2. 若采用等电聚焦电泳,可提高电泳图谱的分辨率。
3. 高效毛细管电泳法分辨率更强,且脑脊液标本无须浓缩。

（三）质量控制
脑脊液中蛋白质含量较低,电泳前标本需使用聚乙二醇或右旋糖酐透析液进行浓缩处理。

（四）参考区间
前白蛋白:3%～6%;白蛋白:50%～70%;α_1球蛋白:4%～6%;α_2球蛋白:4%～9%;β球蛋白:7%～13%;γ球蛋白:7%～8%。

（五）临床意义
脑脊液蛋白电泳的临床意义见表4-13-11。

表4-13-11 脑脊液蛋白电泳的临床意义

项目	临床意义
前白蛋白	增高见于舞蹈病、帕金森病、脑积水等;减少见于神经系统炎症
白蛋白	增高见于脑血管病(脑梗死、脑出血等);减少见于脑外急性期
α_1球蛋白	增高见于脑膜炎、脑脊髓灰质炎等
α_2球蛋白	增高见于脑肿瘤、转移癌、胶质瘤等
β球蛋白	增高见于退行性变(帕金森病、外伤后偏瘫等)
γ球蛋白	增高见于脑胶质瘤、重症脑外伤、癫痫、视神经脊髓炎、多发性硬化症、脑部感染、周围神经炎等

六、免疫球蛋白

免疫球蛋白（immunoglobulin,Ig）是具有抗体活性的一类球蛋白,可分为 IgG、IgA、IgM、IgD 和 IgE 五类,正常脑脊液可检出 IgG、IgA 和 IgM。

（一）检测原理
脑脊液中免疫球蛋白检测方法主要有免疫电泳法、免疫比浊法。

（二）方法评价
1. 经典凝胶沉淀试验操作烦琐、灵敏度低,耗时长。
2. 免疫比浊法具有灵敏、快速且能自动化测定的特点。

（三）参考区间

IgG：10～40mg/L；IgA：0～6mg/L；IgM：0～0.22mg/L。

（四）临床意义

正常脑脊液中免疫球蛋白含量极少，主要为 IgG。脑脊液中免疫球蛋白增高的临床意义见表 4-13-12。

表 4-13-12　脑脊液中免疫球蛋白增高的临床意义

免疫球蛋白	临床意义
IgG	神经梅毒、化脓性脑膜炎、结核性脑膜炎、病毒性脑膜炎、舞蹈病神经系统瘤和多发性硬化症等
IgA	化脓性脑膜炎、结核性脑膜炎、病毒性脑膜炎、肿瘤等
IgM	化脓性脑膜炎、病毒性脑膜炎、多发性硬化症、肿瘤等

七、髓鞘碱性蛋白质

髓鞘碱性蛋白质（myelin basic protein，MBP）是神经组织独有的一种蛋白质，具有组织和细胞特异性，是脑组织实质性损伤的特异性标志物，也是反映神经细胞有无实质性损伤的灵敏指标，其高低与损伤范围和病情的严重程度有关。

（一）检测原理

MBP 的测定多采用放射免疫法和 ELISA 法。

（二）参考区间

<4μg/L。

（三）临床意义

1. MBP 增高　见于恶性神经鞘瘤、多发性硬化症、神经性梅毒、脑血管病和外伤患者。

2. 辅助性诊断　90% 多发性硬化症患者的 MBP 水平增高，测定脑脊液和外周血中的 MBP 含量可作为多发性硬化症的辅助性诊断，其含量的高低还可反映损伤的范围及其严重程度。

3. 脑脊液中 MBP 变化与疾病发作有关，监测 MBP 的变化可作为多发性硬化症患者疾病活动期的指标。

第五节　脑脊液检验的临床意义

一、脑脊液检验项目

临床上脑脊液检查项目分为常规检查项目和特殊检查项目两大类（表 4-13-13）。

表 4-13-13　脑脊液实验室检查项目

项目类别	检查项目
常规项目	脑脊液压力测定（脑脊液采集时，一般由临床医师测定）、细胞总数（红细胞和白细胞）测定、涂片染色细胞分类、总蛋白测定等
特殊项目	培养（细菌、真菌、病毒）、真菌和细菌抗原、酶（如乳酸脱氢酶、腺苷脱氨酶、肌酸激酶）、PCR 检测病原体、细胞学检查、显微镜检查（如革兰氏染色、抗酸染色）、蛋白电泳等

二、临床应用

（一）中枢神经系统疾病诊断与鉴别诊断（表4-13-14）

表4-13-14　常见中枢神经系统疾病脑脊液改变

疾病	外观	蛋白质	葡萄糖	氯化物	细胞	细胞分类	细菌
化脓性脑膜炎	浑浊、脓性、有凝块	显著增加	显著减少	稍低	显著增加	中性粒细胞为主	可见致病菌
结核性脑膜炎	雾状微浑、薄膜形成	增加	减少	显著减少	增加	早期：中性粒细胞为主 后期：淋巴细胞为主	抗酸杆菌或结核分枝杆菌阳性
病毒性脑炎	清晰或微浑	增加	正常	正常	增加	淋巴细胞为主	无
流行性乙型脑炎	清晰或微浑	轻度增加	正常	正常	增加	早期：中性粒细胞为主 后期：淋巴细胞为主	无
新型隐球菌性脑膜炎	清晰或微浑	轻度增加	减少	减少	增加	淋巴细胞为主	新型隐球菌
脑室及蛛网膜下腔出血	红色浑浊	增加	轻度增加	正常	增加	中性粒细胞为主	无
脑瘤	清晰	轻度增加	正常	正常	增加	淋巴细胞为主	无
脑脊髓梅毒	清晰	轻度增加	正常	正常	增加	淋巴细胞为主	无

（二）脑血管疾病的诊断与鉴别诊断

有头痛、偏瘫或昏迷的患者，若腰椎穿刺的脑脊液外观为均匀的血性标本，离心后上清液变黄，葡萄糖、蛋白质轻度增高，氯化物正常，脑脊液细胞以红细胞为主，有陈旧性红细胞，即提示脑梗死、脑出血或睡眠呼吸暂停综合征出血；若脑脊液为无色透明，提示缺血性脑病。中枢神经系统出血时，脑脊液化学检验中 AST、CK、LDH 等可明显增高。

（三）协助脑部肿瘤的诊断

肿瘤细胞学检查是诊断脑膜癌的重要方法，常见于原发病灶的诊断，大约70%恶性肿瘤可转移至中枢神经系统，其中以肺癌、乳腺癌、胃癌、绒毛膜癌和急性淋巴细胞白血病最为常见，患者脑脊液中可查见相应的肿瘤细胞。白血病患者的脑脊液中找到原始或幼稚白细胞，即可确诊为脑膜白血病。除细胞学改变外，患者脑脊液中的单个核细胞数、蛋白质、AST、LDH 等增高，而葡萄糖则正常或降低。

（林发全）

本章小结

脑脊液检验内容包括理学检验、显微镜检查及化学与免疫学检验。理学检验项目即一般性状的检查，其包括脑脊液的颜色、透明度、凝固性和比重等。显微镜检查项目包括细胞学检查（红细胞计数、白细胞计数、细胞分类计数）和病原体检查等。化学与免疫学检验项目包括蛋白质、葡萄糖、氯化物、酶类等化学成分及免疫球蛋白的测定。脑脊液细胞形态学检查对肿瘤,尤其是转移性脑部肿瘤的诊断和治疗等具有重要意义;脑脊液涂片染色后用显微镜检查或培养鉴定出是何种细菌或真菌,或检测细菌或真菌的抗原抗体复合物,可为临床提供病原微生物学的诊断依据。总之,脑脊液检验对中枢神经系统感染性疾病、脑血管疾病、脑部肿瘤的诊断、鉴别诊断和治疗具有重要价值。

第十四章 浆膜腔积液检验

通过本章学习，你将能够回答下列问题：

1. 漏出液和渗出液产生的机制与原因分别是什么？
2. 为什么采集浆膜腔积液后要及时送检和及时检验？
3. 如何鉴别真性与假性乳糜性积液？
4. 如何鉴别渗出液和漏出液？
5. 有哪些检验项目可鉴别结核性和恶性胸腔积液？

人体胸膜腔、腹膜腔和心包膜腔统称为浆膜腔（serous cavity）。正常情况下，浆膜腔内仅含有少量液体（胸膜腔液<20ml，腹膜腔液<50ml，心包膜腔液10~30ml），在腔内主要起润滑作用。病理情况下，浆膜腔内有大量液体潴留而形成浆膜腔积液（serous effusion）。按积液部位不同可分为胸膜腔积液、腹膜腔积液和心包膜腔积液。根据产生的原因及性质不同，浆膜腔积液可分为漏出液（transudate）和渗出液（exudate）。漏出液为非炎性积液，其形成机制是：毛细血管流体静压增高、血浆胶体渗透压减低、淋巴回流受阻、水钠潴留。渗出液为炎性积液，其形成机制是：微生物毒素、缺氧、炎性介质中血管活性物质增高、癌细胞浸润、外伤、化学物质刺激等。

第一节 浆膜腔积液标本采集与处理

一、标本采集

浆膜腔积液标本由临床医师行浆膜腔穿刺术采集中段液体于试管内，且根据需要采用适当的抗凝剂予以抗凝（表4-14-1）。另采集1管不加抗凝剂的标本，用于观察积液有无凝固现象。

表4-14-1 浆膜腔积液检验项目的标本采集要求

检查项目	标本量及抗凝剂
常规检查及细胞学检查	2ml，EDTA-K$_2$抗凝
化学检验	2ml，肝素抗凝
厌氧菌培养	>1ml，无菌管
结核分枝杆菌检查	10ml，无菌管

二、标本处理

浆膜腔积液标本采集后应及时送检，并于2小时内检验完毕。若不能及时检查，需在2~4℃环境下保存，用于细胞学检查时冷藏不得超过24小时。标本久置可引起细胞破坏或纤维蛋白凝集成块、葡萄糖分解、细菌自溶等。

第二节　浆膜腔积液理学检验

一、量

健康人浆膜腔内均有少量液体。病理情况下液体量增多,且与病变部位和病情严重程度有关,可由数毫升至上千毫升。

二、颜色

健康人浆膜腔液体为淡黄色,渗出液的颜色因疾病而不同,漏出液的颜色一般较浅(表4-14-2)。

表4-14-2　浆膜腔积液常见颜色变化及临床意义

颜色	临床意义
红色	恶性肿瘤、结核病急性期、风湿性疾病等
黄色	各种原因引起的黄疸
绿色	铜绿假单胞菌感染
乳白色	化脓性胸膜炎、丝虫病、淋巴结肿瘤、淋巴结结核、肝硬化、恶性肿瘤等
咖啡色	内脏损伤、恶性肿瘤、出血性疾病及穿刺损伤等
黑色	曲霉菌、厌氧菌感染等

三、透明度

可用清晰透明、微浑、浑浊等报告。浆膜腔积液透明度常与所含细胞、细菌的数量及蛋白质浓度等有关。漏出液因所含细胞和蛋白质少而透明或微浑;渗出液因含细胞、细菌等成分较多而呈不同程度浑浊。

四、凝固性

渗出液因含有较多纤维蛋白原和凝血酶等凝血物质而易于凝固,但当其含有大量纤溶酶时也可不凝固。漏出液一般不凝固。

五、比重

（一）检测原理及方法
采用折射仪法。

（二）参考区间
漏出液<1.015,渗出液>1.018。

（三）临床意义
漏出液因含细胞、蛋白质少而比重<1.015。渗出液因含细胞、蛋白质多而比重常>1.018。

六、酸碱度

（一）检测原理及方法
pH试纸法。

（二）参考区间

pH 7.40～7.50。

（三）临床意义

pH 降低常见于感染性浆膜炎及风湿性疾病等继发性浆膜炎。

第三节　浆膜腔积液显微镜检查

一、细胞学检查

（一）检测原理

根据浆膜腔积液中的各种细胞形态特点，通过计算一定体积内的细胞数量，或将标本离心染色进行分类计数，计算出浆膜腔积液中各种细胞的数量或百分比。

1. 细胞总数计数　采用仪器法或显微镜计数法。

2. 白细胞计数　采用仪器法或显微镜计数法。

3. 白细胞分类　仪器法和直接分类法同脑脊液白细胞分类。染色分类法原理为：浆膜腔积液离心，取沉淀物制备涂片，室温或 37℃ 孵箱中干燥后瑞特染色或瑞特 - 吉姆萨染色，油镜下分类计数，结果以百分数表示。必要时，制备稍厚涂片，湿固定 30 分钟，做苏木素 - 伊红（H-E）染色或巴氏染色查找癌细胞。恶性肿瘤性积液主要为腺癌，其次为鳞癌和间皮瘤等。

（二）质量控制

1. 标本必须及时送检　防止浆膜腔积液凝固或细胞破坏，使结果不准确。

2. 标本检测前必须混匀　否则影响计数结果。

3. 校正白细胞　因穿刺损伤引起的血性浆膜腔积液，白细胞计数结果必须校正。校正公式：

$$WBC（校正）=WBC（未校正）-RBC_{浆膜腔积液} \times WBC_{血液}/RBC_{血液}$$

4. 染色分类法时，涂片固定时间不宜过长，固定温度不宜过高，以免细胞皱缩。

（三）参考区间

细胞总数：漏出液 $<100 \times 10^6/L$；渗出液 $>500 \times 10^6/L$。

（四）临床意义

1. 红细胞增多　少量红细胞多因穿刺损伤所致，对渗出液和漏出液的鉴别意义不大；但大量红细胞（$>100\ 000 \times 10^6/L$）提示出血性渗出液，主要见于恶性肿瘤、穿刺损伤、肺栓塞、结核病等。

2. 中性粒细胞增多　常见于化脓性渗出液、结核性早期渗出液。

3. 淋巴细胞增多　常见于结核、梅毒、肿瘤或结缔组织病所致的渗出液，也见于慢性淋巴细胞白血病、乳糜胸腔积液；如见大量浆细胞样淋巴细胞，考虑骨髓瘤。

4. 嗜酸性粒细胞增多　常见于变态反应和寄生虫所致的渗出液；也见于多次反复穿刺、人工气胸、术后积液、结核性渗出液吸收期、系统性红斑狼疮、充血性心力衰竭、肺梗死、霍奇金病、间皮瘤等。

5. 其他细胞　肿瘤细胞常见于转移性肿瘤。

二、寄生虫检验

乳糜样积液离心后的沉淀物中可检查有无微丝蚴；包虫病患者胸膜腔积液可检查有无

棘球蚴头节和小钩；阿米巴积液可检查有无阿米巴滋养体。

三、其他

胆固醇结晶（cholesterol crystal）可见于陈旧性胸膜腔积液脂肪变性及胆固醇性胸膜炎积液；含铁血黄素颗粒可见于浆膜腔出血。

第四节　浆膜腔积液化学检验

一、蛋白质

（一）检测原理

黏蛋白定性检查（Rivalta 试验）、蛋白质定量检测和蛋白电泳等，其原理见表 4-14-3。

表 4-14-3　浆膜腔积液蛋白质检测的原理

方法	原理
Rivalta 试验	黏蛋白是一种酸性糖蛋白，浆膜间皮细胞受炎症刺激时分泌增加，其等电点为 pH 3～5，在冰乙酸溶液（pH 3～5）中产生白色雾状沉淀
蛋白质定量	采用与血清蛋白质相同的检测方法
蛋白电泳	利用各种蛋白质在电场作用下迁移率不同进行测定

（二）Rivalta 试验操作步骤

取 100ml 量筒，加蒸馏水 100ml，滴入冰乙酸 0.1ml，充分混匀，静置数分钟，将积液靠近量筒液面逐滴轻轻滴下，在黑色背景下，观察白色雾状沉淀的发生及其下降速度等。

（三）方法评价

1. Rivalta 试验　是一种简易的黏蛋白筛检试验，可粗略区分炎性积液和非炎性积液。

2. 蛋白质定量检测　可以测定白蛋白、球蛋白、纤维蛋白原等含量。

3. 蛋白电泳　可对蛋白组分进行分析。

（四）质量控制

1. Rivalta 试验　在蒸馏水中加冰乙酸后应充分混匀，加标本后需要在黑色背景下观察结果。肝硬化腹膜腔积液因球蛋白增高且不溶于水可呈云雾状浑浊，Rivalta 试验可出现假阳性。

2. 必要时离心后取上清液进行检查，血性浆膜腔积液测定蛋白质时可出现假阳性，因此应离心后取上清液进行测定。

（五）参考区间

1. Rivalta 试验　非炎性积液为阴性；炎性积液为阳性。

2. 蛋白质定量　漏出液＜25g/L；渗出液＞30g/L。

（六）临床意义

综合分析浆膜腔积液蛋白质的变化，对鉴别渗出液和漏出液以及积液形成的原因有重要意义（表 4-14-4）。①胸膜腔积液：蛋白质对鉴别积液的性质有一定误诊率，需要结合其他指标综合判断。②心包膜腔积液：蛋白质对鉴别积液的性质意义不大。

表4-14-4 漏出液和渗出液蛋白质的鉴别

方法	漏出液	渗出液
Rivalta 试验	阴性	阳性
蛋白质定量 /(g·L⁻¹)	<25	>30
蛋白电泳	α、γ 球蛋白低于血浆,白蛋白相对较高	与血浆相近
积液蛋白 / 血清蛋白比值	<0.5	>0.5

二、葡萄糖

(一)检测原理

葡萄糖氧化酶法或己糖激酶法。

(二)参考区间

3.6～5.5mmol/L。

(三)临床意义

漏出液葡萄糖含量与血清相似或稍低;渗出液葡萄糖较血糖明显减低。浆膜腔积液葡萄糖减低或与血清含量的比值<0.5,一般见于风湿性积液、积脓、恶性积液、结核性积液、狼疮性积液或食管破裂。因此,葡萄糖定量测定对积液性质的鉴别具有一定价值。

三、脂

(一)检测原理

胆固醇、甘油三酯均采用酶法测定。

(二)临床意义

腹膜腔积液胆固醇>1.6mmol/L 时多为恶性积液,而胆固醇<1.6mmol/L 时多为肝硬化性积液。胆固醇增加的积液中有时可见胆固醇结晶。甘油三酯含量>1.26mmol/L 提示为乳糜性胸膜腔积液,<0.57mmol/L 可排除乳糜性胸膜腔积液。真性与假性乳糜性积液的鉴别见表4-14-5。

表4-14-5 真性与假性乳糜性积液的鉴别

鉴别点	真性乳糜性积液	假性乳糜性积液
病因	胸导管阻塞或梗阻	慢性胸膜炎症所致积液
外观	乳糜性	乳糜性
乙醚试验	变清	无变化
脂肪含量 /%	>4	<2
脂蛋白电泳	乳糜微粒区带明显	乳糜微粒区带不明显或缺如
胆固醇	低于血清	高于血清
甘油三酯 /(mmol·L⁻¹)	>1.26	<0.57
蛋白质含量 /(g·L⁻¹)	>30	<30
脂肪	大量,苏丹Ⅲ染色阳性	少量,有较多脂肪变性细胞
胆固醇结晶	无	有
细菌	无	有
细胞	淋巴细胞计数增高	混合性细胞

四、酶

（一）乳酸脱氢酶（lactate dehydrogenase，LDH）

1. 检测原理 酶速率法测定。

2. 参考区间 漏出液：LDH<200U/L，积液 LDH/血清 LDH<0.6；渗出液：LDH>200U/L，积液 LDH/血清 LDH>0.6。

3. 临床意义 主要用于鉴别积液性质，渗出液 LDH 在化脓性感染积液中活性最高，其均值可达正常血清的 30 倍，其次为恶性积液，结核性积液略高于血清。

（二）腺苷脱氨酶（adenosine deaminase，ADA）

1. 检测原理 比色法或紫外分光光度法。

2. 参考区间 0～45U/L。

3. 临床意义 主要用于鉴别结核性与恶性积液，结核性积液 ADA 显著增高，>40U/L 应考虑为结核性，对结核性胸膜腔积液诊断的特异性达 99%，优于结核菌素试验、细菌学和活组织检查等方法。抗结核药物治疗有效时 ADA 下降，故可作为抗结核治疗效果的观察指标。

（三）淀粉酶（amylase，AMY）

1. 检测原理 与血清及尿液 AMY 检测方法相同。

2. 参考区间 0～300U/L。

3. 临床意义 主要用于判断胰源性腹膜腔积液和食管穿孔所致的胸膜腔积液，以协助诊断胰源性疾病和食管穿孔等。胰腺炎、胰腺肿瘤或胰腺损伤时腹膜腔积液 AMY 可高于血清数倍甚至数十倍。胸膜腔积液 AMY 增高主要见于食管穿孔及胰腺外伤合并胸膜腔积液。

（四）溶菌酶（lysozyme，LZM）

1. 检测原理 ELISA 法。

2. 参考区间 0～5mg/L，胸膜腔积液 LZM 与血清 LZM 比值<1.0。

3. 临床意义 LZM 主要存于单核细胞、吞噬细胞、中性粒细胞及类上皮细胞溶酶体内，淋巴细胞和肿瘤细胞无 LZM。感染性积液 LZM 增高，结核性积液 LZM 与血清 LZM 比值>1.0，恶性积液 LZM 与血清 LZM 比值<1.0。故浆膜腔积液 LZM 的变化有助于鉴别良性与恶性积液。

（五）碱性磷酸酶（alkaline phosphatase，ALP）

1. 检测原理 酶速率法。

2. 参考区间 40～150U/L。

3. 临床意义 大多数小肠扭转穿孔患者发病后 2～3 小时腹膜腔积液 ALP 增高，并随着病情进展而变化，约为血清 ALP 的 2 倍。浆膜表面癌的癌细胞可释放 ALP，故胸膜腔积液与血清 ALP 比值>1.0；而其他癌性胸膜腔积液比值则<1.0。

（六）其他

浆膜腔积液其他酶学检测指标的临床意义见表 4-14-6。

表 4-14-6 浆膜腔积液其他酶学检测指标的临床意义

指标	临床意义
血管紧张素转换酶	结核性积液显著增高；恶性胸膜腔积液低于血清水平
β-葡萄糖苷酶	结核性积液增高；与 ADA 联合检测，则更有助于鉴别诊断
透明质酸酶	胸膜腔积液增高提示为胸膜间皮瘤

五、肿瘤标志物及其他指标

浆膜腔积液肿瘤标志物和其他指标的临床意义见表4-14-7。

表4-14-7　浆膜腔积液肿瘤标志物和其他指标的临床意义

指标	临床意义
癌胚抗原（CEA）	参考区间：0～5μg/L（CLIA）；CEA>20μg/L，积液 CEA/ 血清 CEA>1.0 时，有助于恶性积液诊断（对腺癌所致积液诊断价值最高）
甲胎蛋白（AFP）	参考区间：0～8.1μg/L（CLIA）；积液 AFP 与血清浓度呈正相关；腹膜腔积液 AFP>300μg/L 时，有助于诊断原发性肝癌
糖类抗原 125（CA125）	腹膜腔积液 CA125 增高：可能为卵巢癌转移
组织多肽抗原（TPA）	诊断恶性积液的特异性较高；肿瘤治疗后若 TPA 又增高，提示肿瘤可能复发
鳞状细胞癌抗原（SCC）	对诊断鳞状上皮细胞癌有价值，积液中 SCC 浓度增高与宫颈癌侵犯或转移程度有关
γ- 干扰素（γ-INF）	恶性积液 γ-INF 明显增高；类风湿积液 γ-INF 减低
肿瘤坏死因子（TNF）	TNF 明显增高见于结核性积液，也见于风湿病、子宫内膜异位所致腹膜腔积液，但增高的程度低
C 反应蛋白（CRP）	<10mg/L 为漏出液；>10mg/L 为渗出液
类风湿因子（RF）	积液 RF 效价>1∶320，且积液 RF 效价高于血清，可作为诊断类风湿性积液的依据
铁蛋白	①癌性积液铁蛋白>600μg/L，积液铁蛋白 / 血清铁蛋白>1.0，且溶菌酶水平不高；②结核性积液铁蛋白增高，同时溶菌酶极度增高
纤维连接蛋白（FN）	恶性腹膜腔积液的 FN 明显高于非恶性腹膜腔积液

注：CLIA，化学发光免疫分析法。

第五节　浆膜腔积液检验的临床应用

浆膜腔积液检查的目的在于鉴别积液性质和明确积液原因。浆膜腔积液理学、化学、细胞学、微生物学与免疫学检查的合理组合，可为鉴别漏出液和渗出液、结核性和恶性积液等提供依据。

一、渗出液和漏出液鉴别

原因不明的浆膜腔积液，可分为渗出液或漏出液。但是，有些浆膜腔积液既有渗出液的特点，又有漏出液的性质，这些积液称为"中间型积液"。其形成的可能原因是：①漏出液继发感染。②漏出液长期滞留在浆膜腔，致使积液浓缩。③漏出液混有大量血液。漏出液与渗出液的鉴别，见表4-14-8。

表4-14-8　漏出液与渗出液的鉴别

项目	漏出液	渗出液
病因	非炎症性	炎症性、外伤、肿瘤或理化刺激
颜色	淡黄色	黄色、红色、乳白色

续表

项目	漏出液	渗出液
透明度	清晰透明或琥珀色样	浑浊或乳糜样
比重	<1.015	>1.018
pH	>7.3	<7.3
凝固性	不易凝固	易凝固
Rivalta 试验	阴性	阳性
蛋白质含量 /(g•L^{-1})	<25	>30
积液蛋白 / 血清蛋白	<0.5	>0.5
葡萄糖 /(mmol•L^{-1})	接近血糖水平	<3.33
LDH/(U•L^{-1})	<200	>200
积液 LDH/ 血清 LDH	<0.6	>0.6
细胞总数 /(×10^6•L^{-1})	<100	>500
有核细胞分类	淋巴细胞为主,可见间皮细胞	急性炎症以中性粒细胞为主,慢性炎症或恶性积液以淋巴细胞为主
肿瘤细胞	无	可有
细菌	无	可有

二、不同类型渗出液鉴别

浆膜腔积液是临床常见的体征,其病因比较复杂。腹膜腔积液常见于肝硬化、恶性肿瘤、结核分枝杆菌和其他细菌感染;胸膜腔积液常见于恶性肿瘤、结核分枝杆菌和其他细菌感染;心包膜腔积液常见于肿瘤、特发性心包炎、结核性心包炎和感染性心包炎。

(一)脓性渗出液

脓性渗出液(purulent exudate)黄色浑浊,含大量脓细胞和细菌。常见致病菌为大肠埃希菌、铜绿假单胞菌、肠球菌、葡萄球菌、脆弱拟杆菌属等,约 10% 积液为厌氧菌感染。放线菌性渗出液浓稠恶臭,可见特有菌块;葡萄球菌性渗出液稠厚,呈黄色;链球菌性渗出液呈淡黄色,量多而稀薄;铜绿假单胞菌性渗出液呈绿色。

(二)血性渗出液

血性渗出液(sanguineous exudate)一般呈红色、暗红色或果酱色,常见于创伤、恶性肿瘤、结核性积液及肺梗死等。肿瘤性血性积液采集后很快凝固,其 LDH 增高、肿瘤标志物阳性,铁蛋白、纤维连接蛋白及纤维蛋白降解产物均增高,而 ADA、LZM 却不高,经涂片检查可找到肿瘤细胞。结核性血性积液凝固较慢,ADA、LZM 明显增高。果酱色积液提示阿米巴感染,涂片中可找到阿米巴滋养体。积液呈不均匀血性或混有小凝块,可能为创伤所致。

(三)浆液性渗出液

浆液性渗出液(serous exudate)为黄色微浑半透明黏稠液体,有核细胞多为(200~500)×10^6/L,蛋白质为 30~50g/L,常见于结核性积液、化脓性积液早期和浆膜转移癌。无菌积液与血清葡萄糖含量相近,而结核性积液葡萄糖减低,可通过检查结核特异性抗体、LDH、ADA 及 LZM 等进行鉴别。

(四)乳糜性渗出液

乳糜性渗出液(chylous exudate)呈乳白色,浑浊,以脂肪为主,因胸导管阻塞、破裂或受压引起。常见于丝虫感染、纵隔肿瘤、淋巴结结核。涂片检查可见淋巴细胞增多,积液甘油

三酯 > 1.26mmol/L。当积液含有大量脂肪变性细胞时可呈乳糜样,以类脂(磷脂酰胆碱、胆固醇)为主,即假性乳糜。

(五)胆固醇性渗出液

胆固醇性渗出液(cholesterol exudate)呈黄褐色浑浊,强光下可见许多闪光物,显微镜检查可见胆固醇结晶,与结核分枝杆菌感染有关。

(六)胆汁性渗出液

胆汁性渗出液(biliary exudate)呈黄绿色,胆红素定性检查呈阳性。多见于胆汁性腹膜炎引起的腹膜腔积液。

(七)结核性与恶性胸膜腔积液鉴别

结核性与恶性胸膜腔积液鉴别见表4-14-9。

表4-14-9　结核性和恶性胸膜腔积液鉴别

鉴别点	结核性胸膜腔积液	恶性胸膜腔积液
外观	黄色、血性	血性多见
ADA/$(U \cdot L^{-1})$	40	<25
积液 ADA/ 血清 ADA	>1.0	<1.0
LZM/$(mg \cdot L^{-1})$	27	<15
积液 LZM/ 血清 LZM	>1.0	<1.0
CEA/$(\mu g \cdot L^{-1})$	<5	>15
积液 CEA/ 血清 CEA	<1.0	>1.0
铁蛋白 /$(\mu g \cdot L^{-1})$	<500	>1 000
LDH/$(U \cdot L^{-1})$	200	>500
细菌	可见结核分枝杆菌	无
细胞	淋巴细胞	可见肿瘤细胞

(陆松松)

本章小结

浆膜腔积液分为漏出液和渗出液,其产生的机制和原因不同,前者为非炎性,后者多为炎性。浆膜腔积液检验有常规的理学检查,包括积液量、颜色、透明度、凝块形成、比重及酸碱度等;还有细胞学和化学检查,包括检查细胞的数量和种类,检测蛋白质、葡萄糖、脂类、酶类和肿瘤标志物等。通过这些检验可以鉴别漏出液和渗出液、良性和恶性积液。

第十五章　关节腔积液检验

通过本章学习，你将能够回答下列问题：

1. 关节腔积液化学检查内容有哪些？
2. 关节腔积液特殊细胞有哪些？简述其形态特点及临床意义。
3. 关节腔积液白细胞分类计数增高有何临床意义？
4. 简述关节腔积液各种结晶形态特点及临床意义。
5. 简述常见关节病关节腔积液的实验室检查特征。

当关节有炎症、损伤等病变时，关节腔滑膜液增多，称为关节腔积液（articular cavity effusion）。关节腔积液检验对关节疾病的诊断和鉴别诊断具有重要意义。

第一节　关节腔积液标本采集与处理

一、标本采集

关节腔积液标本由临床医师在无菌条件下进行关节腔穿刺术采集。第 1 管应使用无抗凝剂试管，用于凝固性、化学和免疫学检查；第 2 管应使用肝素钠（25U/ml）或 EDTA-K$_2$ 溶液抗凝，用于关节腔积液常规或细胞病理学检查；第 3 管应使用肝素（25U/ml）抗凝，用于微生物学检查。

二、标本处理

关节腔积液标本需要及时送检并及时检验。如需要保存标本，应离心去除细胞后再保存，因为细胞内酶释放会改变积液成分；2～4℃环境下可保存数天，用于酶、补体检查的标本应置于 −70℃保存。

第二节　关节腔积液理学检验

关节腔积液理学检验内容有：量、颜色、透明度、黏稠度、凝块形成。其检验的临床意义见表 4-15-1。

表 4-15-1　关节腔积液理学检验及意义

理学检查	参考区间	临床意义
量	0.1～2.0ml	关节炎症、创伤和化脓性感染时增多
颜色	无色或淡黄色	淡红色或红色见于穿刺损伤、创伤、出血性疾病、恶性肿瘤等 脓性黄色见于严重细菌感染性关节炎

续表

理学检查	参考区间	临床意义
		乳白色见于结核性关节炎、痛风、丝虫病、大量结晶等 绿色见于铜绿假单胞菌性关节炎 黑色见于褐黄病 金黄色见于积液胆固醇增高
透明度	透明清亮	浑浊提示炎性病变，病变越重，浑浊越明显
黏稠度	黏稠，拉丝长度可达3～6cm	关节炎症、重度水肿或急性关节外伤时黏稠度降低
凝块形成	无凝块	炎症时，可形成凝块。可分3度，凝块占试管中积液体积1/4（轻度）、1/2（中度）、2/3（重度）

第三节 关节腔积液化学检验

关节腔积液化学检验方法同血清或脑脊液，其检验临床意义见表4-15-2。

表4-15-2 关节腔积液化学检验项目及临床意义

检验项目	检测原理及方法	参考区间	临床意义
黏蛋白凝块形成试验	黏蛋白在乙酸作用下形成凝块	阳性	凝块形成不良多见于化脓性关节炎、结核性关节炎、类风湿关节炎和痛风
蛋白质	与脑脊液蛋白质检测方法相同	11～30g/L	增高主要见于化脓性关节炎，其次是类风湿关节炎和创伤性关节炎
葡萄糖	己糖激酶法	3.3～5.3mmol/L	减少主要见于化脓性关节炎
乳酸	酶比色法	1.0～1.8mmol/L	增高多于化脓性关节炎
尿酸	尿素酶比色法	178～416mmol/L	增高多见于痛风
类风湿因子	免疫比浊法	阴性	阳性多见于类风湿关节炎
抗核抗体	间接免疫荧光法	阴性	阳性多见于系统性红斑狼疮或类风湿关节炎
补体	免疫比浊法		增高多见于感染性关节炎、Reiter综合征、痛风

第四节 关节腔积液显微镜检查

一、细胞计数

健康人滑膜液中无红细胞，有极少白细胞，为（200～700）×10⁶/L。关节炎症时白细胞总数增高。

二、有形成分形态检验

关节腔积液有形成分形态检验需经离心、制片、染色、分类四个过程。其中积液制片时均需做两种片子（湿片和推片），湿片用于结晶观察，推片用于细胞分类。关节液常见有形成分如下。

（一）软骨素颗粒

软骨素也叫作硫酸软骨素，是一种软骨中自然产生的化合物。瑞特-吉姆萨染色后，软骨素结晶为紫红色、粗沙状、散在分布的无定形颗粒。软骨素是保护关节的有效成分，软骨素减少意味着关节液质量变差。

（二）细胞

1. 中性粒细胞　炎症性积液中性粒细胞增高＞80%；化脓性关节炎积液的中性粒细胞高达95%；风湿性关节炎、痛风、类风湿关节炎的中性粒细胞＞50%；创伤性关节炎、退变性关节炎、肿瘤（非感染性疾病）等中性粒细胞＜30%。

2. 淋巴细胞　人滑膜液中的细胞约10%为淋巴细胞。病毒感染或免疫性疾病时淋巴细胞计数可升高。

3. 单核巨噬细胞　健康人滑膜液中的细胞约65%为单核巨噬细胞，病毒性关节炎、血清病、系统性红斑狼疮患者积液巨噬细胞会增高。巨噬细胞可吞噬各种异物颗粒，若吞噬退化变性的中性粒细胞则称之为Reiter组胞（图4-15-1），多见于Reiter综合征，也可见于痛风、幼年型类风湿关节炎。类风湿细胞（RA cell）是一种吞噬抗原抗体复合物带有折射周边的多核白细胞，主要见于类风湿关节炎。

4. 嗜酸性粒细胞　多见于风湿性关节炎、风湿热、寄生虫感染及关节造影术后患者。

5. 嗜碱性粒细胞　过敏反应时嗜碱性粒细胞计数可升高（图4-15-2）。

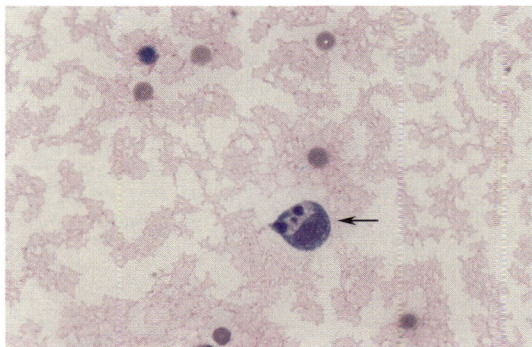

图4-15-1　Reiter细胞

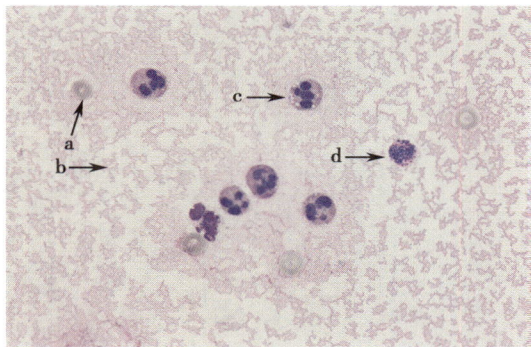

图4-15-2　嗜碱性粒细胞及其他细胞

a. 红细胞；b. 软骨素；c. 中性粒细胞；d. 嗜碱性粒细胞。

6. 狼疮细胞　在狼疮因子的作用下，受累的白细胞核变成肿胀的"游离均匀体"，中性粒细胞吞噬了1个或数个淡红色的"均匀体"，胞质减少、胞核被挤在一边就形成狼疮细胞（图4-15-3）。常见于系统性红斑狼疮、药物性狼疮关节炎。

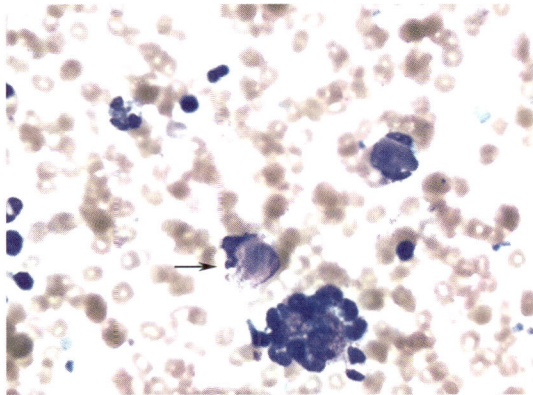

图4-15-3　红斑狼疮细胞

7. 滑膜细胞 滑膜细胞是关节内衬细胞，胞质丰富，着色灰蓝，核形态规则，染色质粗颗粒状，排列致密，可见核仁。一般积液仅偶见滑膜细胞，滑膜损伤时其数量会增加。

（三）结晶

1. 尿酸钠结晶 长短不一，5～20μm，无色细松针或短棒样，强折光性，常被中性粒细胞、巨噬细胞吞噬，瑞特染色不易着色，痛风患者关节腔积液易检出（图4-15-4）。

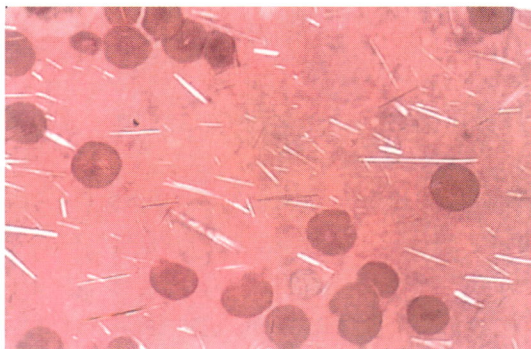

图4-15-4 尿酸钠结晶

2. 焦磷酸钙结晶 结晶呈无色长条形、方块形或菱形，可散在分布，亦可成堆聚集，可被中性粒细胞或巨噬细胞吞噬。与假性痛风，骨性关节炎有关（图4-15-5）。

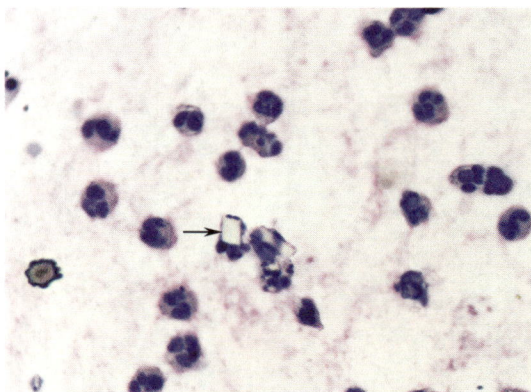

图4-15-5 焦磷酸钙结晶

3. 关节腔积液其他结晶 关节腔积液还可检出磷灰石、草酸钙等结晶（表4-15-3）。

表4-15-3 关节腔积液各种结晶特性及临床意义

结晶	光强度	形状	大小/μm	临床意义
磷灰石	—	六边形，成簇光亮钱币形	1.9～15.6	急性或慢性关节炎，骨性关节炎
草酸钙	弱，不定	四方形，哑铃形	2～10	慢性肾衰竭，草酸盐代谢障碍
胆固醇	弱	盘状，少数棒状	5～40	类风湿关节炎，骨性关节炎
类固醇	强	针状、菱形	1～40	注射皮质类固醇
滑石粉	强	十字架	5～10	手术残留的滑石粉

（四）病原生物

关节腔积液一般微生物学检查可用涂片革兰氏染色检查法，如怀疑结核性积液时可采用抗酸染色法查找抗酸杆菌。为进一步检查，可采用细菌培养或分子生物学方法。

第五节　关节腔积液检验的临床应用

常见关节病变关节腔积液实验室检查特征见表4-15-4。

表4-15-4　常见关节病变关节腔积液实验室检查特征

疾病	外观	黏度	黏蛋白凝块形成	细胞计数及分类	蛋白质	葡萄糖	结晶	细菌
损伤性关节炎	黄、血色，常浑浊	高	良好	↑，L为主	↑	正常	无	无
骨关节炎	黄，清亮	高	良好	↑，L为主	↑	正常	无	无
类风湿关节炎	黄、浅绿色，浑浊	低	一般，差	↑，N为主	↑	正常	偶见胆固醇结晶	无
风湿热	黄，稍浑浊	低	良好，一般	↑，N占50%	↑	正常	无	无
痛风	黄、乳白色，稍浑浊	低	一般，差	↑，N为主	↑	正常	尿酸盐结晶	无
结核性关节炎	黄，浑浊	低	差	↑，早期N为主，后期L为主	↑	↓	无	阳性
化脓性关节炎	浅灰、白色浑浊，脓样	低	差	↑↑，N为主	↑↑	↓	无	阳性
关节创伤、出血性疾病	红色，浑浊	低	一般	↑，N为主	↑	正常	无	无

注：L，淋巴细胞；N，中性粒细胞；↑，增高或中度增高；↑↑，明显增高；↓，中度降低。

（李小龙）

本章小结

关节腔积液理学检查内容包括量、颜色、透明度、黏稠度及是否有凝块形成等，在关节发生炎症、创伤、肿瘤等时，关节腔积液将增多，颜色会改变，黏稠度明显下降。关节腔积液细胞计数、细胞分类、结晶和微生物等检查，可协助临床对关节疾病进行诊断。显微镜检查需注意积液要充分混匀，查找是否有结晶时应使用湿片进行镜检。为防止黏蛋白凝块形成，需用生理盐水或白细胞稀释液稀释积液，不能用草酸盐或乙酸稀释，为避免白细胞自发凝集和产生假性晶体，标本采集后应立即检查。关节腔积液的黏蛋白凝块形成试验、蛋白质、葡萄糖、乳酸、类风湿因子等检测，对于区分不同类型关节炎具有重要价值。

第十六章 羊水检验

通过本章学习，你将能够回答下列问题：

1. 简述羊水理学检查、化学检查的内容及临床意义。
2. 简述羊水快速贴壁细胞的检测原理。
3. 简述羊水检查用于评估胎儿成熟度的主要实验室指标及临床意义。
4. 何为 TORCH？其检查有何临床意义？
5. 简述常见细胞遗传学及分子生物学技术在产前诊断中的应用及评价。

羊水（amniotic fluid，AF）是妊娠期羊膜腔内的液体，由母体和胎儿共同产生，具有保护和营养胎儿的作用。妊娠早期，羊水主要是母体血浆成分经胎膜进入羊膜腔，其成分与母体组织液相似。妊娠后期，胎儿排出的尿液成为羊水主要来源。羊水的主要成分是水（占98%～99%），溶质仅占1%～2%。羊水中的溶质包括无机物（如电解质）和有机物（如葡萄糖、蛋白质等）。羊水中也有少量来源于胎儿和羊膜的脱落细胞。羊水的成分随着胎儿发育不断变化。因此，羊水检验对胎儿宫内发育状况评估、先天性或遗传性疾病的产前诊断具有重要价值。

第一节 羊水采集与处理

羊水标本由临床医师经羊膜腔穿刺获得。羊水采集与处理注意事项如下。①羊水采集时间：一般为16～22周采集，此时活细胞比例高，羊水带较宽，不易损伤胎儿；诊断遗传性疾病可于16～20周采集；判断母婴血型不合于26～36周后采集；评估胎儿成熟度于35周后采集。②采集量：一般为20～30ml。③送检与保存：立即送检，否则2～4℃保存，于24小时内完成处理；细胞培养羊水标本避免用玻璃容器盛装；胆红素检测标本应避光保存。④标本处理：离心，上清液用于化学和免疫学检查，细胞层用于细胞培养和染色体分析，也可用于脂肪细胞和其他有形成分检验。

第二节 羊水检验

一、理学检查

（一）羊水量
正常妊娠时，羊水量逐渐增加，妊娠32～36周达到高峰，以后又逐渐减少。
羊水量检测多用 B 型超声探测法。
（二）颜色和透明度
妊娠早期呈无色或淡黄色，清晰、透明。妊娠晚期因混入胎儿脱落上皮细胞、胎脂等而略显浑浊。胎粪污染可使羊水变得较为浑浊。一般认为，胎粪污染是胎儿宫内缺氧的表现。

（三）参考区间

1. 羊水量 足月妊娠时约 800ml，过期妊娠时可减少至 300ml。

2. 颜色和透明度 ①妊娠早期：无色或淡黄色，清晰、透明。②妊娠晚期：乳白色清晰或略浑浊。

（四）临床意义

羊水理学检查及其临床意义见表 4-16-1。

表 4-16-1 羊水理学检查及其临床意义

理学内容	原因	临床意义
羊水量 > 2 000ml	胎儿发育异常（羊水增多）	胎儿畸形，胎盘、脐带病变等
羊水量 < 300ml	胎儿发育异常（羊水减少）	胎儿泌尿系统畸形、宫内发育迟缓、过期妊娠、胎盘功能减退等
金黄色、深黄色	羊水胆红素增加	胎儿宫内溶血
黏稠拉丝、黄色	胎盘功能减退	过期妊娠
黄绿色、深绿色	羊水混有胎粪	胎儿窘迫症
红色、褐色	新鲜、陈旧性出血	多见胎盘早剥、先兆流产、死胎
浑浊脓性、臭味	感染	羊膜腔内感染

二、显微镜检查

（一）羊水脂肪细胞计数

1. 检测原理 羊水脂肪细胞是胎儿皮脂腺及汗腺脱落的细胞。随着胎儿皮肤脂腺逐渐成熟，羊水中脱落的脂肪细胞增多，因而羊水脂肪细胞计数可作为胎儿皮肤成熟度（fetal skin maturity）的评价指标之一。

2. 操作步骤 将羊水离心后沉淀物用尼罗蓝水溶液染色，脂肪细胞无核，染成橘黄色，其他细胞染成蓝色。显微镜下计数 200～500 个细胞，计算脂肪细胞百分比。

3. 参考区间 妊娠 34 周前羊水脂肪细胞 ≤1%；34～38 周为 1%～10%；38～40 周为 10%～15%；40 周以后 >50%。

4. 临床意义 羊水脂肪细胞 >20% 提示胎儿皮肤成熟；10%～20% 为临界值；<10% 为皮肤未成熟；>50% 为皮肤过度成熟。

（二）羊水快速贴壁细胞检查

1. 检测原理 正常羊水细胞需要 4～5 天才能贴壁生长。胎儿畸形（如神经管缺陷及脐疝）时，羊水细胞仅需 20 小时即可贴壁生长，此种细胞称为快速贴壁细胞（rapid adhering cell，RAC）。RAC 检查可辅助判断胎儿有无畸形。

2. 操作步骤 无菌操作抽取羊水，离心，取沉淀细胞进行细胞培养，计算细胞贴壁率。

3. 参考区间 正常时 <4%。

4. 临床意义 RAC 主要用于胎儿畸形的诊断。脐疝畸形的 RAC 仅为 9%～12%。无脑儿的 RAC 可达 100%。

三、化学检查

羊水化学检查的项目较多，如甲胎蛋白（alpha fetoprotein，AFP）、胆碱酯酶（cholinesterase，

ChE)、反三碘甲状腺原氨酸（reverse triiodothyronine，rT$_3$)等，对评估胎儿的生长发育及某些遗传性疾病具有重要意义。羊水化学成分检查及临床意义见表 4-16-2。

表 4-16-2　羊水化学成分检查及临床意义

项目	方法	参考区间	临床意义
AFP/(mg·L^{-1})	CLIA	妊娠 15～20 周：40 妊娠 32 周：25	产前诊断 NTD 的特异性指标。①增高：开放性神经管缺陷、胎儿畸形及羊水血液污染；②减低：葡萄胎，唐氏综合征等
ChE/(U·L^{-1})	速率法、终点法		反映胎儿神经系统成熟度
AChE/(U·L^{-1})	聚丙烯酰胺凝胶电泳	AChE < 10.43	协助 AFP 增高的确认，NTD 的"第 2 标志"。①增高：NTD；②鉴别胎儿缺陷类型：AChE:PChE > 0.27 应考虑 NTD
睾酮/(μg·L^{-1})	CLIA	男性胎儿：224±11 女性胎儿：39±2	结合染色体检查可预测胎儿性别
雌三醇/(mg·L^{-1})	CLIA	妊娠末期：0.8～1.2	反映胎盘功能。减低：胎儿存在危险，突然下降考虑先兆流产
rT$_3$/(μmol·L^{-1})	CLIA	2.62～8.31	减低主要见于胎儿甲状腺功能减弱
瘦素/(μg·L^{-1})	ELISA	1.5～52.8	反映胎儿宫内发育状况
血型物质	凝集试验	A 型、B 型、O 型、AB 型、RhD 等	辅助胎儿血型鉴定（非分泌型用 DNA 技术鉴定）

注：NTD，神经管缺陷性疾病；AChE，乙酰胆碱酯酶；PChE，假性胆碱酯酶；CLIA，化学发光免疫分析法；ELISA，酶联免疫吸附法。

四、细胞遗传学及分子生物学检验

常见细胞遗传学及分子生物学技术在产前诊断中的应用及评价见表 4-16-3。

表 4-16-3　细胞遗传学及分子生物学技术在产前诊断中的应用及评价

诊断方法	方法评价
细胞培养 + 染色体核型分析	检查染色体数目和结构异常，用于唐氏综合征的诊断。结果准确，是诊断染色体异常的"金标准"；但取材时间受限（16～20 周），细胞培养周期长（10～21 天），技术要求高，对染色体微小异常及多基因病的检测受限
荧光原位杂交（FISH）技术	检查染色体数目和结构异常，用于染色体非整倍体及微小缺失检测，如检测 21、18、13 三体、X 及 Y 染色体的基因座。妊娠 16 周后可直接取羊水，无须细胞培养，1～2 天出结果。但成本高、需荧光显微镜。探针种类不足制约了对复杂染色体病的诊断
多重连接探针扩增技术（MLPA）	用于染色体片段分析，单项分析可分析 50 个基因座，无须细胞培养，分析周期短（2 天），精确度高，重复性好，操作简便。但需要测序仪等特殊设备，不能查出探针以外的染色体片段异常
微阵列比较基因组杂交技术（microarray-CGH）	全基因组芯片，能检测所有染色体位点的异常，大规模、高通量、高分辨率，自动分析结果，客观，省时（1 天）。但设备昂贵，费用高

第三节　胎儿成熟度的羊水检查

产前胎儿成熟度的评估有胎龄计算法、超声诊断法和羊水检查法。羊水检查可通过观察羊水中某些指标的变化来评估胎儿的器官功能是否发育完善。评估胎儿成熟度的指标包括胎儿肺、肾脏、肝脏、皮肤及唾液腺成熟程度，其中肺成熟度最能反映胎儿出生后的生存能力。

一、胎儿肺成熟度

磷脂酰胆碱（phosphatidylcholine，PC）与鞘磷脂（sphingomyelin，SM）是肺泡表面活性物质的主要成分，是反映胎儿肺成熟度（fetal lung maturity）的重要指标，通常以羊水泡沫试验（foam stability test）、磷脂酰胆碱与鞘磷脂比值（PC/S）、磷脂酰甘油（phosphatidylglycerol，PG）、羊水吸光度、荧光偏振试验（fluorescence polarization assay，FPA）、板层小体（lamellar bodies，LB）及泡沫稳定指数（foam stability index，FSI）作为评估指标。

（一）检测原理

1. 羊水泡沫试验　亦称振荡试验（shake test）。羊水中的肺泡表面活性物质具有亲脂性和亲水性，加入抗泡剂乙醇经振荡后，在试管液面上可形成稳定的泡沫层，并在室温下保持数小时，而其他非肺泡表面活性物质所形成的泡沫则迅速消除。

2. 磷脂酰胆碱与鞘磷脂比值（PC/S）　在妊娠 34 周前，羊水中磷脂酰胆碱与鞘磷脂的含量相近，35 周后磷脂酰胆碱的合成明显增加，在 37 周达到高峰，而鞘磷脂水平却维持恒定或略下降。采用薄层色谱法（thin-layer chromatography，TLC）分离磷脂各组分，将标本与标准品对照，检测标本的 PC 与 S 色谱斑面积，或用光密度计扫描后求得 PC/S，以判断胎儿肺成熟度。

3. 磷脂酰甘油（PG）测定　PG 主要参与稳定肺泡表面活性物质磷脂酰胆碱的活性。妊娠 35 周后磷脂酰胆碱在羊水中出现，并随妊娠时间的延长而增加。采用酶法或快速乳胶凝集试验检测。

4. 羊水吸光度　羊水中磷脂类物质的含量与其浊度成正比。波长 650nm，羊水磷脂类物质越多，则吸光度越大。

5. 荧光偏振试验（FPA）　羊水中加入荧光染料 NBD-PC 或 PC-16 时，荧光染料 NBD-PC 或 PC-16 可渗入磷脂形成的微粒和聚集体中，检测物中具有表面活性的磷脂含量越高，荧光偏振值越低。

6. 板层小体（LB）　LB 为肺泡Ⅱ型物质中的特殊结构，是肺泡表面活性物质的储存场所，其颗粒大小为 2~20fl，采用血细胞分析仪，经血小板通道进行 LB 的定量检测。

（二）方法评价

胎儿肺成熟度羊水检测的方法评价见表 4-16-4。

表 4-16-4　胎儿肺成熟度羊水检测的方法评价

方法	评价
羊水泡沫试验	简便、快捷，适用于急诊、POCT 及基层医院，但灵敏度差，假阴性率高
薄层色谱法（PC/S 值）	准确性较高，但费时，需要特殊试剂和标准品，易受血液污染和母体并发症的影响。为参考方法

续表

方法	评价
磷脂酰甘油测定（PG）	不受血液和胎粪污染的影响，用于胎膜早破患者。灵敏度、特异度高，但操作复杂，费时。在妊娠合并高血压、阴道炎（细菌产生 PG）时出现假阳性结果
羊水吸光度	简便，但羊水浊度易受检测物以外因素影响
泡沫稳定指数（FSI）	可减低羊水泡沫试验的假阴性，要求实验温度 22～25℃，否则会影响泡沫的稳定性。结果易受乙醇浓度及量的影响。血液和粪便污染可呈假阳性。一般用于筛查
荧光偏振试验（FPA）	精密度好，优于 PC/S 值，是常用的定量方法
板层小体（LB）	可用血细胞分析仪定量检测，对新生儿原发性呼吸窘迫综合征（IRDS）预测较准确。推荐使用未离心标本，污染标本可干扰检测结果

（三）质量控制

1. 检测时机 评估胎儿肺成熟度应在妊娠 35 周以后进行。

2. 标本、器材及试剂 标本采集后立即测定，否则应置于 2～4℃保存，且在冷冻保存条件下转运，以免磷脂被羊水中的酶分解，影响结果。用于泡沫试验、板层小体检测的羊水不能离心，否则活性物质被沉淀，结果呈假阴性。

3. 检验 校准仪器，操作标准化，设立对照，建立质控。

（四）参考区间

1. 羊水泡沫试验 稀释度为 1:1 和 1:2 的 2 支试管液面均有完整泡沫环为阳性。

2. 薄层色谱法 PC/S≥2。

3. PG 妊娠 35 周后 PG 为阳性。

4. 羊水吸光度测定 A_{650}≥0.075 为阳性。

5. LB≥50 000/μl。

以上 5 个指标结果阳性，均提示胎儿肺成熟。

6. 正常妊娠末期 NBD-PC 的荧光偏振值 <260mP，磷脂/白蛋白 >70mg/g，提示胎儿肺成熟。

（五）临床意义

检查胎儿肺成熟度对指导选择分娩时机，预防新生儿原发性呼吸窘迫综合征具有重要意义。

二、胎儿肾脏成熟度

随着妊娠的进展，胎儿肾脏逐渐成熟，测定羊水肌酐和葡萄糖浓度可作为评估胎儿肾脏成熟度（fetal kidney maturity）的指标。

1. 检测原理 羊水肌酐测定主要用肌氨酸氧化酶法、苦味酸速率法等。羊水葡萄糖测定用葡萄糖氧化酶法。

2. 质量控制 胆红素和维生素 C 可干扰本实验的偶联反应，加入亚铁氰化钾和抗坏血酸氧化酶可以消除干扰。

3. 参考区间 妊娠 37 周，肌酐 >176.8μmol/L，葡萄糖 <0.56mmol/L，均提示胎儿肾脏成熟。

4. 临床意义 羊水中的肌酐主要来自胎尿，葡萄糖主要来源于母体血浆，部分来自胎尿。因妊娠后期羊水的主要成分是胎尿，胎尿中的葡萄糖可随胎儿肾脏发育成熟而逐渐减低，肌酐则随着羊水中尿液成分的增加而增加。因此，羊水中的葡萄糖会随着胎尿成分的增多而下降，肌酐则增加。

三、胎儿肝脏成熟度

羊水中的胆红素主要是由胎儿肝脏代谢产生的。随着胎儿肝脏代谢胆红素的能力逐渐增强，羊水中的胆红素逐渐下降，至妊娠晚期基本消失。

1. 检测原理 胆红素氧化酶法、重氮试剂法或直接分光光度计法。

2. 质量控制 标本采集时，避免混入血液和胎粪，采集后立即分离上清液，用棕色容器避光保存，立即送检。

3. 参考区间 胆红素 $<1.71\mu mol/L$（$\Delta A_{450}<0.02$），提示胎儿肝脏成熟。

4. 临床意义 评估胎儿肝脏成熟度（fetal liver maturity），监测胎儿宫内溶血的程度。

四、胎儿皮肤成熟度

皮肤成熟度主要通过检测羊水中胎儿皮脂腺和汗腺脱落的脂肪细胞来判定，详见本章第二节。

五、胎儿唾液腺成熟度

羊水中的淀粉酶来源于胎儿的唾液腺（S 型）及胰腺（P 型），且不受母体淀粉酶影响。在妊娠 36 周后，羊水中的 S 型淀粉酶随妊娠时间而增加。因此，测定羊水淀粉酶的活性可用于评估胎儿唾液腺成熟度（fetal salivary glands maturity）。

1. 检测原理 Somogyi 法。

2. 质量控制 羊水淀粉酶应于妊娠 36 周之后测定为宜。

3. 参考区间 >120U/L，提示胎儿唾液腺成熟。

4. 临床意义 妊娠 36 周之后，测定羊水淀粉酶的活性可用于评估胎儿唾液腺的成熟程度。

第四节 羊水检验的临床应用

羊水检查对胎儿宫内发育状况评估、胎儿宫内感染情况判断和先天性、遗传性疾病的产前诊断具有重要价值，是优生优育的重要检查方法。

一、产前诊断

产前诊断（prenatal diagnosis）是在胎儿出生前，通过影像学、遗传学、分子生物学及生物化学等检查技术，观察胎儿外形，分析胎儿染色体核型，检测羊水生化项目及胎儿脱落细胞，判断胎儿是否存在发育异常，是否患先天性、遗传性疾病，对妊娠风险做出评估的过程。产前羊水检查的疾病主要包括①染色体病：由于染色体数目或结构异常引起的疾病，如唐氏综合征（21-三体综合征）等。②单基因病：由 1 对等位基因突变或异常引起的疾病，多数表现为酶缺陷引起的代谢紊乱，如脂代谢病、黏多糖贮积症等。③多基因病：由 2 对以上基因突变所致的遗传性疾病，主要见于先天畸形。这些疾病目前尚无有效治疗手段，产前诊断是主要预防措施。

二、诊断 TORCH 感染

TORCH 是弓形虫（*Toxoplasma gondii*）、其他病原微生物（others）、风疹病毒（rubella virus）、巨细胞病毒（cytomegalovirus）和单纯疱疹病毒（herpes simplex virus）的总称。这组病原体

可通过胎盘垂直传播给胎儿，导致流产、早产、畸形、死胎及中枢神经系统发育障碍，称为TORCH综合征。怀疑TORCH感染的高危孕妇可采集母血或羊水、胎盘绒毛、脐血等标本进行检测来评估妊娠风险。

三、其他

采用生物化学和免疫学技术评估胎儿肺脏、肝脏、肾脏及皮肤成熟度，选择有利时机分娩，以降低围产儿死亡率。疑为母婴血型不合者，羊水血型物质测定能辅助胎儿血型鉴定。

（李 萍）

本章小结

羊水检验主要用于了解胎儿在宫内的发育状况和先天性、遗传性疾病的产前诊断。利用细胞遗传学及分子生物学技术进行羊水细胞染色体核型分析和基因检测，对常见的胎儿染色体病、遗传性代谢性疾病及先天畸形的产前诊断有重要价值。染色体核型分析是诊断染色体异常的"金标准"，但费时，分辨率较低；荧光原位杂交（FISH）技术和多重连接探针扩增技术（MLPA）相对快速，但只能分析局限性的基因座；微阵列比较基因组杂交技术（microarray-CGH）可检测所有染色体位点的异常，高通量，高分辨率，但技术较复杂，费用高。

第五篇

脱落细胞学检验与液体活检

第十七章　脱落细胞学基本知识和检验技术

通过本章学习，你将能够回答下列问题：

1. 鳞状上皮细胞由底层到表层的发育有什么变化规律？
2. 良性病变有哪些细胞学的表现？
3. 恶性肿瘤细胞的一般形态特点有哪些？
4. 常见癌细胞的类型有哪些？描述其形态特点。
5. 脱落细胞学检验的标本采集有哪些方法？
6. 脱落细胞学检验的涂片制作、固定以及染色有哪些方法？其特点如何？

脱落细胞学（exfoliative cytology）检验是采集人体各部位，特别是管腔器官表面脱落的细胞，经染色后在显微镜下观察细胞的形态和结构，协助临床疾病诊断的一门临床检验学科。在做出正确的诊断前，不仅应掌握脱落细胞学的正常形态、良性病变以及恶性病变时细胞学的基本知识，而且应掌握标本的涂片制作、固定及染色等基本技术。

第一节　正常细胞学形态

一、上皮细胞

上皮覆盖于人体表面和各种管腔的内表层。与脱落细胞学相关的主要有 4 种。

（一）鳞状上皮细胞

一般有 10 多层细胞，主要被覆于皮肤、口腔、咽、喉、食管、肛管、阴道、子宫颈的外口等体表及直接与外界相通的腔道等部位。从底层至表层可分为基底层、中层和表层 3 部分（表 5-17-1，图 5-17-1）。

1. **基底层细胞**　分为内底层细胞和外底层细胞。前者为一层单层低柱状或立方形的细胞，位于鳞状上皮的最底层，紧贴基底膜，增殖能力旺盛，以补充表层脱落的衰老细胞；后者在前者上方，由 2～3 层细胞组成。正常情况下很少脱落，在黏膜炎症、溃疡或糜烂时可见；成团脱落后，呈多边形，大小一致，核一致，距离相等，呈镶嵌铺砖状。

2. **中层细胞**　位于鳞状上皮的中部，由多层细胞组成。

表 5-17-1　鳞状上皮细胞形态及染色特点

分层	细胞	脱落细胞形态及染色特点
基底层细胞	内底层细胞	圆形，直径 12～15μm；细胞核圆形或椭圆形，居中或略偏位，直径 8～10μm，染色质呈均匀细颗粒状，H-E 染色呈蓝色；胞质较少，巴氏染色呈深蓝、暗绿或灰蓝色，H-E 染色呈红色；核质比为 1:0.5～1:1
	外底层细胞	直径 15～30μm；细胞核与内底层细胞相似，染色质略疏松；细胞质略多，巴氏染色呈亮绿色或灰色，H-E 染色呈暗红色；核质比为 1:1～1:2

分层	细胞	脱落细胞形态及染色特点
中层细胞		形态多样,可呈圆形、椭圆形、菱形及多边形,直径 30~40μm;细胞核较小;胞质量较多,巴氏染色呈亮绿色或灰蓝色,H-E 染色呈淡红色;核质比为 1:2~1:3
表层细胞	角化前细胞	细胞核直径 6~8μm,染色较深,但染色质仍然均匀细致呈颗粒状;胞质量显著增多,巴氏染色呈浅蓝或浅绿色,H-E 染色呈红色;核质比为 1:3~1:5
	不完全角化细胞	细胞核明显缩小,圆形,直径约 4μm,核致密、深染、固缩,核周有狭窄空晕,有时近核处可见与核染色一致的颗粒;胞质透明,可有卷角巴氏染色呈粉色,H-E 染色呈浅红色,核质比 1:5 以上
	完全角化细胞	细胞核消失;胞质极薄,有皱褶、卷角,有时可见细菌。此种为衰老死亡的细胞。巴氏染色呈橘黄色,H-E 染色呈浅红色

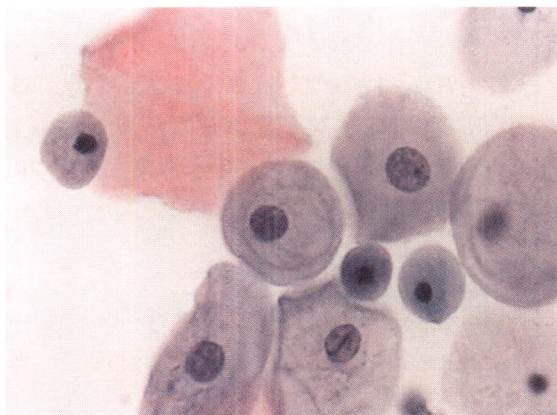

图 5-17-1　各层鳞状上皮细胞(表层、中层、底层)

3. 表层细胞　位于鳞状上皮的最表面。细胞体积最大,直径 40~60μm,呈不规则的多边形。根据细胞角化程度,又分为角化前、不完全角化和完全角化细胞。

(二)柱状上皮细胞

柱状上皮细胞主要分布于鼻腔、鼻咽、气管、肺、胃、肠道、子宫颈管、子宫内膜及卵巢等部位。根据脱落后的柱状上皮细胞在涂片中形态和功能不同,分为纤毛柱状上皮细胞、黏液柱状上皮细胞(图 5-17-2)和储备细胞。

1. 纤毛柱状上皮细胞　在细胞学涂片中,保存良好的纤毛柱状上皮细胞呈锥形,杯状,顶端扁平,表面有密集的纤毛,染色呈淡红色,细胞底部尖,似豆芽状;核位于细胞中下部,呈卵圆形,沿细胞长轴排列,染色质呈均匀细颗粒状,染色较淡,有时可见 1~2 个核仁,核边界清晰,常与细胞边界重合。成团脱落后密集成堆,细胞间界限不清,边缘可见纤毛。

2. 黏液柱状上皮细胞　细胞肥大,可呈卵圆形、圆柱形、锥形;胞质丰富,呈透明状或浑浊,常含大量黏液空泡,形似杯状,有时会将核挤到一侧,呈月牙形或戒指形;核呈卵圆形,位于基底部,其大小、染色与纤毛柱状上皮细胞相似。成团脱落后呈蜂窝状,胞内可见大量黏液,细胞体积大。

3. 储备细胞　位于假复层柱状上皮基底部,是具有增殖能力的幼稚细胞。细胞体积小,呈多角形、圆形或卵圆形;染色质呈均匀细颗粒状,常见核仁;胞质少。正常涂片中少见。

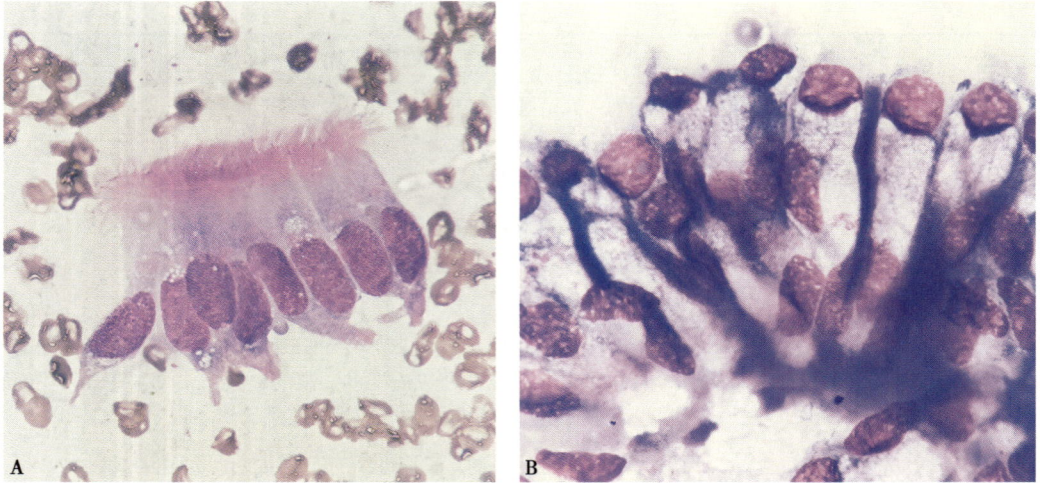

图 5-17-2 柱状上皮细胞
A. 纤毛柱状上皮细胞；B. 黏液柱状上皮细胞。

（三）移行上皮细胞

移行上皮细胞主要分布在肾盂、输尿管、膀胱等处，又称为尿路上皮细胞，由数层细胞组成，其细胞形态和层数可随器官的空虚与充盈状态而发生变化。如当膀胱充盈时，细胞层数减少，细胞膜展开拉平，细胞变薄，体积增大。可分为基底层、中间层和表层（表 5-17-2），前两者在生理状态下很少脱落，故尿液涂片中偶见，泌尿道炎症时可见大量移行上皮细胞。

表 5-17-2 移行上皮细胞形态特点

移行上皮细胞	细胞形态特点
基底层	又称小圆上皮细胞。为单层立方形或低柱状，尿液沉渣涂片中为小圆形。细胞核居中，核质比大，染色质为细颗粒状，有时可见核仁
中间层	又称尾形上皮细胞或纺锤细胞。常呈卵圆形、梭形、蝌蚪形或多边形，较基底层移行细胞大 1～2 倍；胞质丰富、透亮；细胞核呈圆形或卵圆形，多居中，染色质为细颗粒状
表层	又称大圆上皮细胞。为扁圆形或多边形，体积最大，直径 30～50μm；胞质丰富，着色淡，可见空泡；细胞核小，呈圆形或卵圆形，位于中央，染色质呈细颗粒状，分布均匀，常可见双核或多核

（四）间皮细胞

间皮细胞是附着于胸腔、心包腔和腹腔表面的单层上皮细胞，是一种起源于中胚层的特殊上皮。根据成熟程度及脱落时间长短分为以下 3 种（表 5-17-3）。可成片或成团脱落，邻近细胞间形成透明区域，细胞表面充满微绒毛。

表 5-17-3 脱落间皮细胞形态及染色特点

间皮细胞类型	细胞形态与染色特点
幼稚型（嗜碱性）	脱落时间短，较幼稚。大小 10～30μm，可呈不规则圆形或椭圆形；核小，为 6～7μm，圆形，偏位，可见双核，核染色质呈细颗粒状，均匀，核仁小；胞质偏碱性，染蓝色，边缘清楚
成熟型（嗜酸性）	脱落时间长，较成熟。大小 13～35μm，可呈不规则圆形；核小，为 7～8μm，圆形，偏位，核染色质浓集成小块状，均匀，核仁不清；胞质偏酸性，染成橘黄色或粉灰双染性，可见空泡

续表

间皮细胞类型	细胞形态与染色特点
退化变性型	因细胞脱落时间较长或处理标本不当及病理因素等原因所致。细胞体积大,外形不规则,呈圆形、残碎不完整形;核肿胀,核染色质模糊不清,呈溶解状态、固缩状;浆淡灰蓝色、粉灰双染或红染,空泡增多或呈泡沫状

二、非上皮细胞

涂片中的非上皮细胞成分又称背景成分,可见红细胞、中性粒细胞、嗜酸性粒细胞、淋巴细胞(因其大小比较恒定,可作为涂片中的"标尺")、浆细胞、巨噬细胞、黏液、细菌团、真菌团、棉絮、染料残渣等。识别背景成分,有助于细胞学诊断。

第二节　良性病变的细胞学形态

良性病变是相对于恶性肿瘤病变而言的疾病,组织器官上的细胞可因各种内在因素或外界环境的作用造成细胞形态的改变。可表现以下几种细胞学变化。

一、细胞退化变性

细胞从器官内黏膜表面脱落后,由于得不到血液供应,缺乏营养及膜表面酶的作用,或因炎症、放疗、化疗等影响,细胞会发生变性直至死亡,这一过程称退化变性,简称退变(degeneration)。脱落细胞退变有以下 2 种。

1. 肿胀性退变　由于细胞内水分明显增加,表现为细胞质肿胀,体积可增大 2~3 倍,细胞质内可出现液化空泡,着色淡;细胞核肿胀,染色质结构不清,呈淡蓝色云雾状。最后细胞质完全溶解消失,肿胀的淡蓝色裸核亦逐渐溶解消失,肿胀性退变多见于急性炎症。分泌性腺上皮细胞、纤毛上皮细胞、鳞状上皮细胞中、底层细胞常表现为肿胀性退变。

2. 固缩性变性　由于细胞脱水,表现为细胞变小,固缩变形,细胞质染成红色,细胞核染色质致密呈深蓝色,细胞核与细胞质之间可形成空隙,称核周晕。最后,细胞破裂成碎片,固缩性退变多见于慢性炎症。鳞状上皮表层细胞常表现为固缩性变性。

二、细胞死亡

当细胞发生致死性代谢、结构和功能障碍,便可引起细胞不可逆性损伤,即细胞死亡。主要有两种类型:凋亡(apoptosis)和坏死(necrosis),前者主要见于细胞的生理性死亡,后者是细胞病理性死亡的主要形式。

1. 凋亡　指在生理性或轻微病理性刺激因子诱导下由基因调控的程序化细胞死亡。多为散在的单个细胞。常发生于淋巴细胞,上皮细胞较少见。凋亡细胞表现为细胞皱缩,核染色质固缩、边集、碎裂,细胞膜内陷或胞质生出芽形成凋亡小体(apoptotic body),整个过程质膜完整,故不引起周围炎症反应,也不诱发周围细胞的增生修复。

2. 坏死　是由物理、化学因素或严重的病理性刺激引起的细胞死亡,常为聚集的多个细胞。坏死细胞常缺乏典型的形态学表现,常伴有细胞肿胀,核固缩、核碎裂或核溶解,细胞膜及细胞器膜溶解破裂,溶酶体酶释放使细胞自溶。引起周围组织炎症反应和修复再生。

三、上皮细胞的增生、再生和化生

1. 增生（hyperplasia） 在慢性炎症或其他理化因素刺激下，细胞分裂增殖能力加强，数目增多，常伴有体积增大。涂片中上皮细胞形态特点表现为细胞核增大，增生活跃时可有轻至中度异型，可见核仁；少数染色质形成小结，仍呈细颗粒状；细胞质相对较少，嗜碱性；核质比增大；细胞核分裂活跃，可见双核或多核，注意与小细胞癌相鉴别。

2. 再生（regeneration） 炎症、创伤等病理因素导致上皮细胞损伤后，由邻近正常组织和同类细胞分裂增生进行修复的过程称为再生。再生细胞未完全成熟，容易脱落。形态与增生的细胞相似，常伴有数量不等的炎症细胞，也可见到增生活跃的基底层细胞。

3. 化生（metaplasia） 在炎症或其他理化因素刺激下，一种分化成熟的上皮细胞被另一种分化成熟的上皮细胞所取代的过程。以鳞状上皮化生（简称鳞化）最为常见，如吸烟者支气管假复层纤毛柱状上皮易鳞化，慢性子宫颈炎时子宫颈柱状上皮细胞易鳞化。若鳞化的细胞核增大、染色质增粗、深染，表明在化生的同时发生了核异质，称为异质化生或不典型化生。化生丧失了原有组织的功能，部分化生上皮在病因去除时可恢复原来的组织结构。若引起化生的因素持续存在，可能引起癌前病变。

四、炎症性疾病的上皮细胞形态

炎症按照持续的时间可以分为急性、慢性两种类型。

1. 急性炎症 上皮细胞以变性、坏死为主，可见中性粒细胞增多，出现细胞碎片、无结构的呈网状或团块状的纤维蛋白、红细胞和白细胞等坏死物质，伴少量淋巴细胞。

2. 慢性炎症 常有较明显的成纤维细胞和血管内皮细胞的增生，以及被覆上皮和腺上皮等实质细胞的增生，以替代和修复损伤的组织。炎症细胞主要是淋巴细胞、浆细胞和巨噬细胞。巨噬细胞可为单个核或多个核，有核增大和核染色质增多现象；可见较多成团的增生上皮细胞和成纤维细胞。

3. 肉芽肿性炎 是一种特殊类型的慢性炎症。肉芽肿的主要细胞成分是上皮样细胞、多核巨细胞和淋巴细胞。如典型的结核肉芽肿中心常为干酪样坏死，周围伴有增生的上皮样细胞和朗汉斯多核巨细胞，并伴有淋巴细胞和成纤维细胞围绕。

五、上皮细胞不典型增生

上皮细胞不典型增生又称核异质（dyskaryosis），是指上皮细胞的核异常，表现为细胞核的形态、大小及染色质分布异常，核膜增厚，但细胞质正常。它是处于癌细胞与正常细胞间的异常细胞。

1. 轻度核异质 细胞边界清楚，核较正常约大 0.5 倍，轻到中度畸形，染色较深，染色质轻度增粗。常由慢性炎症刺激引起，多见于鳞状上皮细胞的表层和中层细胞。

2. 重度核异质 细胞边界不清楚，核较正常约大 1 倍，中度以上畸形，染色质呈粗颗粒状或粗网状，偶见染色质结块，核染色更深，核膜轻度增厚，偶见核仁增大、增多。常见于底层细胞和部分中层细胞。部分可发展为癌，又称为癌前核异质。注意，重度核异质细胞虽然有细胞核的异质性，但细胞大小、染色及形态变化均未达到恶性肿瘤细胞标准。

六、异常角化

异常角化又称角化不良（dyskeratosis），是指鳞状上皮细胞非角化层，即表层角化前细胞和中、底层细胞出现一些个别散在的胞质内角化现象。角化不良的细胞呈圆形或不规则形，核深染，巴氏染色时细胞质呈橘黄色。中、底层细胞出现角化不良时可能是癌前病变的表现,亦称为癌前角化。老年期和更年期妇女阴道涂片中发现角化不良细胞常有癌变的可能,应高度重视,需定期复查。

第三节　肿瘤细胞学基础

肿瘤是机体在各种致瘤因素的作用下,局部组织的细胞在基因水平上失去对其生长的正常调控,导致克隆性异常增生而形成的新生组织。可以是良性的,也可以是恶性的。这里重点介绍恶性肿瘤的细胞学特点。

一、恶性肿瘤细胞的一般形态特点

1. 细胞核　细胞核异常是判断恶性肿瘤细胞的关键,以核增大、核畸形、核深染、核膜增厚、核仁异常、核质比增大为主要判断特征。

(1)核增大:因恶性肿瘤细胞核染色质增生旺盛,易形成多倍体及非整倍体,故细胞核显著增大,为同类正常细胞的1～4倍,甚至高达10倍以上,且大小不等。

(2)核畸形:恶性肿瘤细胞核轮廓异常,可伴有突起或切迹,除了呈球形、卵圆形外,还可呈现各种畸形,如梭形、结节状、分叶状、长形、不规则形,可有凹陷、折叠。腺癌细胞畸形不如鳞癌明显,核常偏向一侧。

(3)核深染:由于恶性肿瘤细胞DNA大量增加,染色质明显增多、增粗,染色加深,呈蓝紫色似墨滴状。鳞癌比腺癌深染更明显。

(4)核膜增厚:多数恶性肿瘤细胞的核膜增厚明显,且不规则。

(5)核仁异常:核仁明显增大且数量增多,形态异常,可见多个核仁。若见到巨大核仁(直径5～7μm)即可诊断为恶性。恶性肿瘤细胞分化程度越低,核仁异常越明显。

(6)异常核分裂:恶性肿瘤细胞中有丝分裂细胞增多。因染色体移动缺陷、不分离、染色体延滞、有丝分裂纺锤体异常、染色体数目异常和有丝分裂异常定位等,常见到不对称分裂、多极分裂、环状分裂等异常分裂象。

(7)裸核:由于恶性肿瘤细胞增生过快,营养供给不足,细胞容易退化,使胞质溶解消失而成裸核。腺癌和未分化癌常见。早期的裸核尚具有恶性特征,可供诊断参考,退化后期的裸核呈云雾状结构,失去了诊断价值。

(8)核质比增大:因恶性肿瘤细胞核显著增大,导致核质比增大。恶性细胞分化越差,核质比失调越明显。

2. 细胞质　恶性肿瘤细胞的细胞质也会发生变化。细胞质变化在进一步判断肿瘤细胞的组织和类型时,尤为重要。

(1)量异常:量相对减少,分化程度越低,细胞质越少。

(2)染色加深:由于细胞质含蛋白质较多,染色加深,且着色不均。

(3)空泡变异:细胞质常有变性的空泡或包涵体等,腺癌较为突出,常融成一个大空泡,将细胞核挤向一侧,形成印戒样细胞。

(4)吞噬异物:常见吞噬的血细胞、细胞碎片等异物。偶见胞质内封入另一个肿瘤细胞,称为封入细胞或鸟眼细胞。

3. 细胞大小、形态与排列　恶性肿瘤细胞大小不等,可呈不同程度的畸形变化,如纤维型,蝌蚪型,蜘蛛型及其他异型,细胞分化程度越高,畸形越明显。但仅凭细胞大小不等和形态畸形不足以诊断恶性肿瘤细胞,必须考虑细胞核异常特征。恶性肿瘤细胞间黏附性差,有成团脱落的倾向。脱落的细胞团中,细胞大小不等、形态各异、失去极性,排列紊乱。恶性肿瘤细胞增殖快,互相挤压,呈堆叠状或镶嵌状。细针吸取标本的恶性肿瘤细胞常成堆出现,间叶组织发生的肉瘤细胞大小相对一致,散在分布,无成巢倾向。

4. 其他变化 恶性肿瘤细胞常见2个或多个核。需注意,多核也可见于良性细胞,无诊断价值,通常见于细菌或病毒感染时,间皮细胞、上皮细胞或巨噬细胞均会形成多核细胞,其胞体巨大,细胞核常偏位,分散在细胞质周边,可在结核病患者的涂片中见到。

二、几种常见癌细胞的形态特征

癌(carcinoma)是源于上皮组织的恶性肿瘤,病理学上主要分为鳞状细胞癌、腺癌及未分化癌三种类型。

1. 鳞状细胞癌 由鳞状上皮或柱状上皮鳞状化生后的癌变称为鳞状细胞癌(squamous cell carcinoma),简称鳞癌。根据癌细胞分化程度,可分为高分化鳞癌和低分化鳞癌(图5-17-3)。

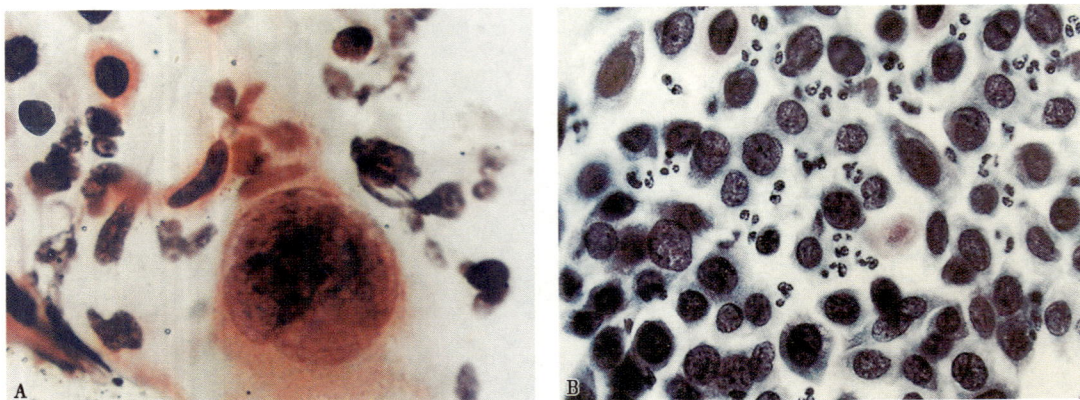

图 5-17-3 鳞癌
A. 高分化鳞癌;B. 低分化鳞癌。

(1)高分化鳞癌:癌细胞以表层细胞为主,胞体较大,单个散在或数个成团;多数癌细胞形态多样,如纤维状、蝌蚪状、多角形等;细胞核畸形显著,核染色质增粗、深染,核仁增多不明显;细胞质多有角化倾向。有时可见癌珠。

(2)低分化鳞癌:癌细胞以中、底层细胞为主,胞体较小,单个散在或成团分布,成团脱落后可堆叠;癌细胞可呈圆形、卵圆形或不规则形;细胞核增大、畸形,染色质分布不均匀呈粗颗粒状,有时可见核仁;细胞质较少,嗜碱性,多无角化现象。

2. 腺癌(adenocarcinoma) 是柱状上皮细胞或腺上皮细胞的癌变。一般根据细胞的分化程度,将腺癌分为高分化腺癌和低分化腺癌。

(1)高分化腺癌:癌细胞较大,呈圆形、卵圆形,单个、成团或成排脱落。成排脱落时可呈不规则柱状,排列成腺腔样结构。细胞核常偏位,略畸形,核边不规则增厚,染色质略深染呈粗网状或粗块状,常见1个或2个增大的核仁。细胞质丰富,略嗜碱性,可见透明黏液空泡,有时空泡较大将细胞核挤在一侧呈半月状,形成印戒样细胞(图5-17-4A)。

(2)低分化腺癌:癌细胞较小,常成团脱落,细胞界限不清。细胞核较小,呈圆形或不规则形,核畸形较明显;染色质增多,分布不均,核膜增厚,核仁明显(图5-17-4B)。成团脱落的癌细胞呈桑葚状,细胞核位于细胞团边缘,使边缘细胞隆起。细胞质较少,嗜碱性,有时可见细小的透明黏液空泡。

3. 未分化癌 是指从形态学上难以确定其组织来源,癌细胞分化程度最低,但恶性程度最高的癌。细胞体积小,胞质也很少。一般根据癌细胞大小分为大细胞未分化癌和小细胞未分化癌。

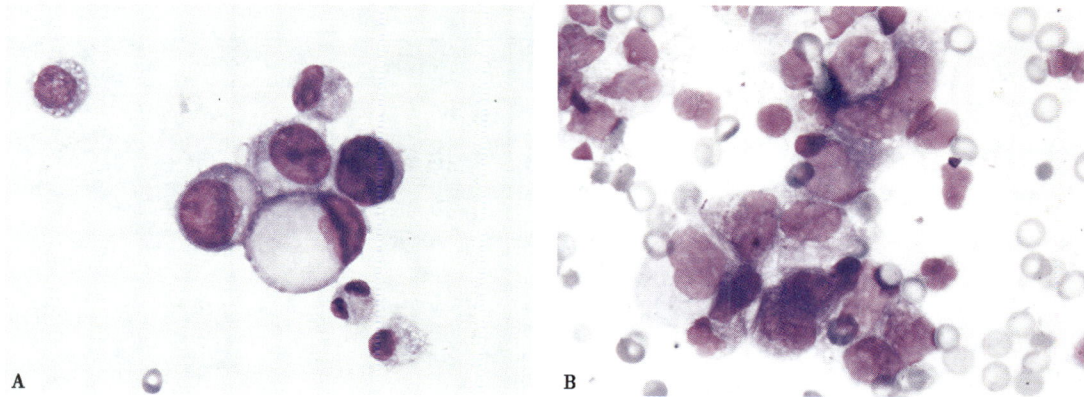

图 5-17-4　腺癌
A. 印戒样细胞；B. 低分化腺癌。

（1）大细胞未分化癌：癌细胞体积较大，相当于外底层细胞大小，呈不规则圆形、卵圆形或长形；细胞核大、大小不一、畸形明显、染色质增多，呈粗颗粒或粗网状，深染，有时可见大核仁；胞质量中等，常呈嗜碱性。

（2）小细胞未分化癌：癌细胞排列紧密，多成束出现；胞体小，不规则圆形或卵圆形；细胞核畸形明显，呈不规则的圆形、瓜子形、燕麦形，核染色质粗、不均匀，染色极深呈墨水滴样；细胞质少，似裸核，弱嗜碱性，核质比增大显著。需要注意的是：淋巴细胞在退化变性时，核可增大并伴有畸形，需要与小细胞未分化癌相鉴别。

鳞癌、腺癌及未分化癌是临床上常见癌的类型，其鉴别要点见表5-17-4。

表 5-17-4　鳞癌、腺癌、未分化癌的鉴别

鉴别要点	鳞癌	腺癌	未分化癌
细胞排列	多单个散在，有成群但不紧密，可有癌珠	多成群，呈不规则腺腔样	多成群，排列紧密、紊乱呈镶嵌样结构
细胞形态	畸形明显，多形性	圆形或卵圆形	圆形、卵圆形
细胞质	较多、厚实、有角化倾向	较薄、透明，常含空泡，淡蓝色	极少
核形态	畸形明显	圆形、卵圆形	圆形、卵圆形、带角不规则
核染色质	明显增多、深染，呈煤块状	增多不明显，呈粗颗粒状，不均匀分布	不均匀分布
核仁	少见，低分化可见	大而明显	有时可见

第四节　标本采集与处理

一、标本采集

脱落细胞标本常用的采集方法见表5-17-5。

表5-17-5　脱落细胞标本常用的采集方法

方法	适用范围
分泌液采集法	如痰液、尿液、乳头分泌物等自然分泌液可直接收集
吸取、刷取或刮取法	口腔、鼻咽部、阴道、子宫颈等部位可直接在肉眼观察下采用吸取、刮取或刷洗的方法采取标本；食管、胃、肠道、气管、支气管可借助内窥镜在病灶处刷取细胞
灌洗法	向腹腔、盆腔（剖腹探查时）或空腔器官灌注一定量生理盐水进行冲洗，收集灌洗液离心制片
细针穿刺抽取法	对关节腔、浆膜腔积液以及离体表较近的组织器官（如浅表淋巴结、乳腺肿块、甲状腺肿块、肝及软组织等）穿刺来采集含有细胞的标本，进而进行细胞学涂片观察

二、标本处理

标本处理包括载玻片的准备、标本富集、涂片制备、涂片固定等步骤。

（一）载玻片准备及涂片要求

载玻片应洁净无油渍。对于缺乏蛋白的标本，涂片前先在载玻片上涂一薄层黏附剂（如多聚赖氨酸黏附剂），防止染色过程中细胞脱落。

涂片时要求标本新鲜，取材后尽快制片。制片操作轻柔，防止挤压损伤细胞。涂片要均匀，厚薄适度。此外，对每份患者标本至少要涂片2张，以降低漏检率。

（二）标本富集

通常含细胞少的液体标本需要富集。有以下几种方法。

1. 离心法　适用于液体量多的标本，如尿液、浆膜腔积液、各种灌洗液等。采用普通离心机离心标本，取沉淀物制作涂片。

2. 细胞离心法　适用于液体量少、细胞中等量的标本。采用细胞离心机将细胞直接离心到载玻片上，制成单层细胞涂片。

3. 滤膜过滤法　适用于液体量大而含细胞量少的标本，该法能最大程度地捕获标本中的细胞。采用各种孔径的滤膜，如乙酸纤维素薄膜、聚碳酸酯微孔膜等，通过施加一定压力使液体标本中细胞过滤到滤膜上，制成涂片。

4. 细胞块法　适用于大多数悬液标本，采用血浆凝固酶法或琼脂法使标本中的细胞聚集成团，形成与传统组织块类似的细胞块，然后制成切片，进行各种免疫组织化学染色。

（三）涂片制备方法

1. 推片法　适用于稀薄的液体标本，如尿液和浆膜腔积液等。通常将标本低速离心或自然沉降后，取沉淀物推片（同血涂片）。

2. 涂抹法　适用于较黏稠的标本，如食管、宫颈黏液和痰液等。用竹签或针头挑取标本，由玻片中心以顺时针方向向外转圈涂抹，或者从玻片一端开始平行涂抹，涂抹要均匀，不能重复。

3. 喷射法　适用于各种吸取的标本，如阴道后穹隆抽吸或肿块针吸所得标本。使用配备细针头的注射器将标本从左到右反复均匀地喷射在玻片上。

4. 印片法　是活体组织检查的辅助方法。用手术刀切开病变组织块，立即用载玻片轻轻按压新鲜切面。

5. 液基细胞学（liquid-based cytology，LBC）技术　是一种自动标本处理技术，仪器可自动完成涂片固定、染色步骤，现用于所有传统的细胞学检测项目。将刷取或灌洗法采集的标本收集在特殊的运送液或保存液中，利用机械、气动或流体力学等原理制成细胞悬液，经高精密度过滤膜过滤,除去血液、蛋白质和炎性渗出物等杂质,在载玻片上形成薄层细胞涂片。特点:①涂片上的细胞分布均匀、分布范围集中、背景清晰。②标本筛查简便、快速。③能提高诊断的灵敏度和特异度。④有效浓缩了上皮细胞成分,显著降低了标本的不满意率。⑤可用于原位杂交和免疫细胞化学染色。值得注意的是,对于一些非妇科标本,采用LBC技术制作的涂片,因缺乏背景成分的相关信息,会影响细胞学诊断。

(四)涂片固定

目的是使细胞保持自然形态,防止标本腐败和细胞自溶。固定越及时,细胞越新鲜,染色效果越好。

1. 固定液 常用的固定液有:

(1)95% 乙醇:目前最常用的固定液。制备简单,渗透能力稍差,固定后细胞核保存较好,结构清晰,颜色鲜艳。能沉淀白蛋白、球蛋白和核蛋白,但核蛋白沉淀后能溶于水,因此,经95% 乙醇固定的涂片,染色前没有必要经过水洗。

(2)三氯甲烷-乙醇:渗透性强,固定效果好,适用于巴氏染色及 H-E 染色。

(3)甲醇:固定效果好,结构清晰。可用于瑞特染色、免疫组化染色和自然干燥涂片的固定。具有挥发性和毒性。

2. 固定方法

(1)湿固定:涂片标本尚未干燥即行固定,可用浸入法或滴加法,该法固定后细胞染色鲜艳,结构清楚。适用于痰液、阴道分泌物和食管刷片等较黏稠的标本。

(2)干燥固定:涂片后待其自然干燥,再进行固定。常用于尿液、浆膜腔积液等较稀薄的标本。

3. 固定时间 一般为 15～30 分钟,依赖于标本性质及所选固定液。尿液及浆膜腔积液等不含黏液的标本固定时间可相应缩短;阴道分泌物、痰液及食管刷片等含黏液较多的标本固定时间可适当延长。

第五节　常用染色技术

染色的主要目的是利用组织和细胞内各种成分化学性质不同,对染料的亲和力不同,使其着不同的颜色,在显微镜下观察细胞内部结构,做出准确的细胞学诊断。不同染色方法均适用于妇科或非妇科标本的永久性染色。临床上常用的染色方法如下。

一、巴氏染色法

1928 年,由 Papanicolaou 创建的用阴道涂片诊断宫颈癌的染色方法,此后一直作为阴道细胞学检查的一种主要染色方法。经该法染色的细胞具有多色性染色效果,色彩鲜亮,细胞结构清晰,细胞质颗粒分明,染色透明性好,但染色程序复杂。

1. 原理 其主要染料有苏木素、伊红、俾斯麦棕、橘黄 G6 及亮绿等。其中,苏木素对胞核易于染色,其他染料可以与胞质中不同的化学成分结合而显示其结构。由于用高浓度的乙醇配制胞质染料,同时在染色过程中又采取严格的加水和脱水措施,使细胞的各种成分能与染料很好地结合。因此,所染的涂片不但胞核结构清楚,胞质中颗粒分明,而且胞质内其他成分都是透明的,是一种较理想的染色方法。

2. 染色结果 上皮细胞的核深蓝或紫蓝,核仁红色。鳞状上皮过度角化细胞胞质呈橘黄色;角化细胞胞质呈粉红色;角化前细胞胞质呈浅蓝色或浅绿色;红细胞染成鲜红色;白细胞染成淡蓝色而核呈深蓝黑色。

二、H-E 染色法

苏木素 - 伊红(hematoxylin-eosin stain,H-E)染色在脱落细胞学检查上应用广泛,更适用于痰或宫颈刮片等黏稠标本涂片的染色。因该染色穿透力强,适合厚涂片标本,对癌细胞及非癌细胞的着色有明显不同。此法染色步骤简单快速,试剂易配制,但对血、骨髓、胸腹腔积液、尿液、脑脊液等标本,不及瑞特 - 吉姆萨染色便于观察细胞细微结构,染色效果较巴氏染色法差。

1. 原理 本染色法仅含两种染料,即苏木素和伊红,染色原理与巴氏染色法基本相同,前者易使细胞核着色,后者易使细胞质着色。该法操作简单,染色的透明度好,层次清晰,细胞核与细胞质对比鲜明,但胞质色彩不丰富,染色效果稳定。

2. 染色结果 该法细胞质染成淡玫瑰红色;细胞核染成紫蓝色;红细胞染成朱红色。

三、瑞特 - 吉姆萨染色法

瑞特 - 吉姆萨染色法细胞核染色质结构和细胞质内颗粒显示较清晰。此方法多用于胸腹腔积液、前列腺液、针吸细胞学及血液、骨髓细胞学检查,操作简便。

1. 原理 瑞特染料是由酸性染料伊红和碱性染料亚甲蓝组成有机复合染料,即伊红化亚甲蓝中性沉淀,溶解于甲醇中即成为瑞特染液;吉姆萨染液由天青和伊红组成。甲醇具有强大的脱水作用,能固定细胞、使蛋白质沉淀为颗粒状或网状结构,增加细胞表面积,提高对染料的吸附作用。先用瑞特染色法染色后,再以稀释吉姆萨染液代替缓冲液进行复染。

2. 染色结果 细胞核染成紫红色;中性颗粒染淡紫红色;淋巴细胞胞质及嗜碱性粒细胞颗粒染成蓝紫色;红细胞染成红色。

四、免疫细胞化学染色技术

免疫细胞化学染色(immunocytochemical stain)是应用免疫学原理——抗原抗体反应,对细胞内抗原或抗体定性或定位的技术。目前应用最多的是链霉抗生物素蛋白 - 过氧化物酶(streptavidin-peroxidase,SP)法和碱性磷酸酶抗碱性磷酸酶染色(alkaline phosphatase antialkaline phosphatase stain,APAAP)法,以 SP 法为例介绍。

1. 原理 链霉抗生物素蛋白是从链霉菌中分离出来的蛋白质,穿透组织能力强,含有4 个亚基,每个亚基都具有与生物素连接的部位,且两者具有很强的亲和力,生物素标记的二抗一端与链霉亲和素 SA 过氧化物复合物相连接,另一端与一抗连接,最后过氧化物酶催化底物显色反应,生成终产物,沉淀于抗原抗体活性部位。

2. 染色结果 阳性物质定位于胞质,呈红色(AEC 显色)或者棕黄色(DAB 显色)反应,细胞背景清晰。间皮细胞、粒细胞、淋巴细胞和巨噬细胞在细胞免疫化学癌胚抗原、高分子量角蛋白和甲胎蛋白反应中均为阴性。根据阳性显色产物的深浅分为强阳性、阳性和弱阳性,也可以根据胞质阳性区域和分布分为胞膜型、边缘型和局限型。

常用的 3 种染色方法特点比较见表 5-17-6;三种染色方法的效果比较见图 5-17-5。

表 5-17-6 常用染色方法比较

项目	巴氏染色	H-E 染色	瑞特 - 吉姆萨染色
固定要求	湿固定	湿固定	空气干燥
细胞质	显示细胞质角化状况	不能显示胞质分化情况	显示胞质颗粒及包涵体
细胞核	核结构清楚	胞核容易过染	染色质细致,结构不清
核仁	可见,过染时不清	可见,过染时不清	浅染,淡灰色

续表

项目	巴氏染色	H-E 染色	瑞特 - 吉姆萨染色
黏液及类胶质	需要特殊染色	需要特殊染色	易观察
简便程度	步骤多，复杂，需要 1 小时以上	适中，30～40 分钟	简便快速，需要 10～15 分钟
特点	用于上皮细胞、肿瘤的检查	为组织病理学常规染色法	用于术中快速诊断及特定情况

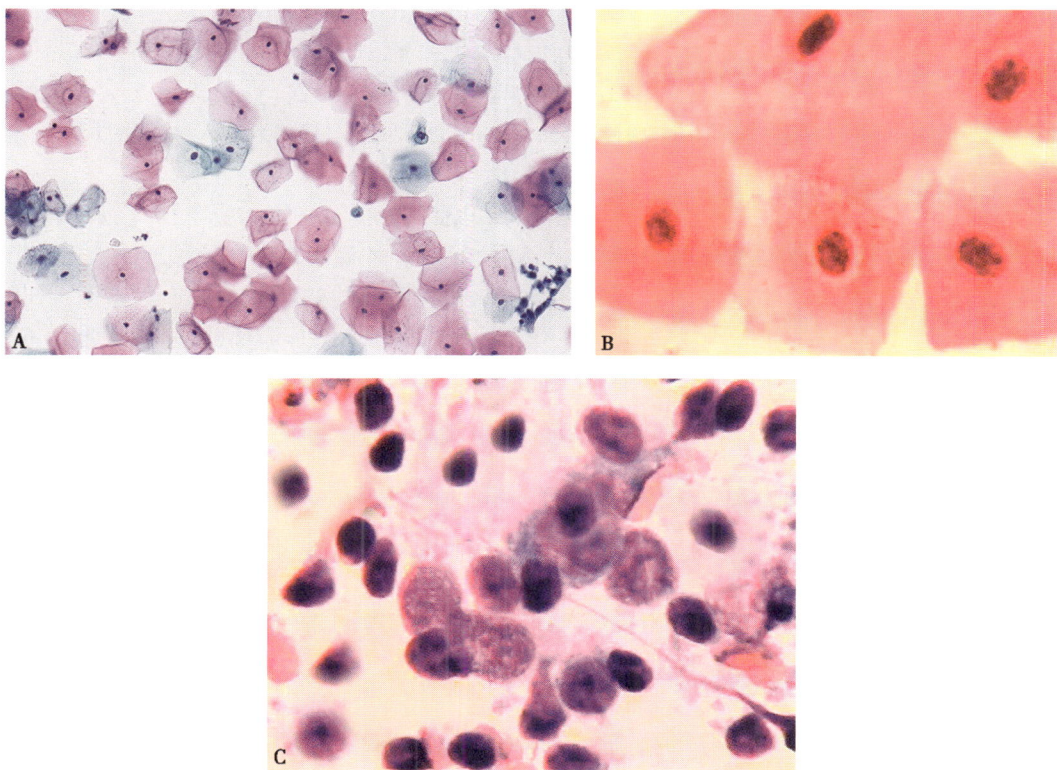

图 5-17-5　三种染色方法的效果比较
A. 巴氏染色；B. H-E 染色；C. 瑞特 - 吉姆萨染色。

第六节　脱落细胞学诊断及应用评价

脱落细胞学的诊断影响因素众多，涉及从取材到阅片整个流程，难免会发生误诊。因此，检验人员除了要依据涂片上细胞数量、分布、大小和形态、细胞质和核特征等进行系统性分析，同时必须掌握阅片原则、报告方式以及质量控制，才能做出最终结论。

一、脱落细胞学诊断

（一）阅片原则

1. 阅片前　应认真核对送检报告单与涂片，熟悉送检单上填写的所有信息，详细了解患者临床的基本情况，以便结合临床信息对涂片中的细胞形态特征做出准确、客观的诊断。

2. 阅片时　要全面、认真、仔细，严格按照相关标准进行判断。先用低倍镜按照从左向右，从上至下的顺序移动，全面观察涂片中的各种细胞成分，最后仔细检查涂片边缘，以防漏诊。发现异常细胞时转换为高倍镜，必要时使用油镜，仔细观察细胞结构后，做出正确诊断。对具有诊断意义的异常细胞进行有效的标记，以便复查、教学或研究。

（二）报告方式

细胞学部分通常包括图像、形态学描述、有形成分报告、异常细胞的报告、提示或建议等。对于异常细胞的报告，主要有以下报告方式。

1. 直接报告法 根据细胞学检查结果，对有特异性细胞学特征的、较易确诊的疾病可直接做出诊断。

2. 分级报告法 是常用的报告方式，有三级、四级和五级 3 种分类方法。国内的细胞学检查主要采用改良的巴氏五级分类法报告。浆膜腔积液和支气管肺泡灌洗液一般是四级分级报告：未查见恶性细胞、查见核异质细胞、查见可疑恶性细胞、查见恶性细胞。宫颈脱落细胞学诊断的报告方式（贝塞斯达系统，the Bethesda system，TBS）是一种描述性诊断。

（三）质量控制

1. 标本采集 是脱落细胞学诊断结果准确和可靠的前提。满意的标本要具有足够数量的有效细胞成分，如痰涂片须有一定数量的肺泡吞噬细胞，才说明是来自肺深部的痰；胸腹腔积液的涂片内应有特征性的间皮细胞；宫颈刮片应采集宫颈口的柱状上皮和鳞状上皮交界处。

2. 涂片制作 包括涂片、固定、染色等几个环节。满意的涂片应厚薄适宜，细胞分布均匀；标本制好后应及时固定，注意选择合适的固定液、方式和时间；染色后的细胞应结构清晰，易于辨认，巴氏染色液中的苏木素染液需每日过滤，否则沉渣会污染涂片影响诊断。

3. 阅片诊断 根据阅片原则仔细阅片。诊断时加强与临床和病理科的沟通联系。对恶性肿瘤细胞分型诊断，常规染色很难判断时，可借助其他检验技术如流式细胞仪、免疫细胞化学、原位杂交等。在没有充分的证据时，不要轻易做出阳性的肯定诊断，可报告为可疑、高度可疑或建议重新取材检查等。

4. 人员要求 细胞学检验工作者应熟练掌握细胞学理论知识，具有扎实的病理学基础，经常参加细胞学继续教育或培训以获得新技术和新知识，能对千变万化的脱落细胞形态做出正确的判断。

5. 复查会诊 对涂片进行复查或会诊是脱落细胞学诊断质量控制的一个重要措施。复查会诊的情况有：①涂片内仅有少量异常细胞，很难做出结论性判断的病例。②标本内细胞变性或坏死严重，难以肯定诊断或分型的病例。③细胞学诊断与临床诊断明显不符的病例。④涂片取材不适当或制片技术不佳。

6. 定期随访 对细胞学诊断阳性或发现异常细胞的病例，要进行定期随访观察。

二、脱落细胞学应用评价

（一）脱落细胞学诊断的优点

1. 取材方便安全 通过刮、摩擦、刷、针吸、穿刺等无创伤性取材或微创伤性取材，患者痛苦少，无不良反应；可获得远处脏器的标本（如子宫内膜、卵巢）；并能多次重复取材。

2. 操作简便易行 所用设备器材要求不高且操作方便，实验室易于开展检测，可用于大规模普查。

3. 应用范围广泛 全身各系统器官几乎都能适用细胞学检查。如鼻咽刮片、痰液涂片、溢乳涂片、宫颈和阴道刮片、尿液沉渣涂片等，可对相关器官进行检查；细针吸取细胞学的发展，可对甲状腺、前列腺、皮肤、骨和软组织肿物等进行检查。

4. 诊断迅速准确 对癌细胞的检出率高，且诊断迅速、准确率高。

（二）脱落细胞学诊断的局限性

1. 有一定误诊率 因涂片检查只能看到少数细胞，不能全面观察病变组织结构，或因取材局限性,出现一定的假阴性。少数病例因取材制片不当,可造成细胞异型而出现假阳性,导致非恶性肿瘤病例误诊为恶性肿瘤。如痰细胞学检查阳性率多在 80% 左右,还可有 20% 以上的假阴性出现。

2. 肿瘤定位困难 不能确定肿瘤的具体部位,亦不能判断肿瘤侵犯组织的程度。如尿液中发现癌细胞不能确定病变在膀胱还是肾盂,需借助活检或 X 线片等手段来确诊。

3. 肿瘤分型困难 对恶性肿瘤的分型诊断准确性较低,特别是对一些低分化肿瘤,主要是由于低分化肿瘤胞质的特异性功能分化不明显。

(董素芳)

本章小结

脱落细胞学检验是采集人体各部位的细胞,经染色后在显微镜下观察细胞的形态,并做出细胞学诊断的一门临床检验学科。对脱落的上皮细胞进行诊断是一个复杂的过程,受很多因素的影响,对于检验人员,必须掌握脱落细胞学的基本知识和检验技术,如涂片中的上皮细胞类型和形态、良性病变时脱落细胞形态变化、恶性肿瘤细胞的形态变化、癌的三个主要类型。

脱落细胞学检查基本技术包括标本采集、涂片制备、标本固定、染色、脱落细胞学诊断原则、结果报告方式以及脱落细胞学诊断的临床应用评价等。这些技术环节共同确保了检验结果的准确性和可靠性。

第十八章 脱落细胞病理学检验

通过本章学习,你将能够回答下列问题:
1. 列举宫颈 TBS 报告系统中上皮细胞异常的判读结果。
2. 简述 LSIL 和 HSIL 的细胞形态特征。
3. 简述肺鳞癌、腺癌及小细胞癌的细胞形态特征。
4. 简述浆膜腔积液中常见转移性腺癌的细胞形态特征。
5. 简述尿液高级别尿路上皮癌的细胞形态特征。

脱落细胞病理学作为细胞病理学的一部分,与组织病理学的关系十分密切,在肿瘤预防、筛查、诊断、治疗等方面发挥重要作用。脱落细胞病理学检查样本来源广泛,主要包括女性生殖道、呼吸道、浆膜腔积液、尿液及脑脊液。

第一节 女性生殖道脱落细胞学检查

一、正常女性生殖道脱落细胞形态

女性生殖道的上皮主要有两种。一是鳞状上皮,分布于宫颈外口和阴道腔面;二是柱状上皮,分布于宫颈管、子宫内膜和输卵管的腔面。

(一)鳞状上皮细胞

女性生殖道鳞状上皮(图 5-18-1)为未角化的复层扁平上皮,从底部至表面可分为 3 层,包括基底层、中层和表层。从基底层到表层,细胞形态演变具有一定规律,细胞体积逐渐由小变大、核由大变小、染色质由疏松到致密、胞质由少增多、核质比由大到小。各层细胞的形态特点见第十七章。宫颈脱落细胞学中,中层细胞核(横截面面积约为 $35\mu m^2$)的大小常作为判断其他细胞是否异常的参照。

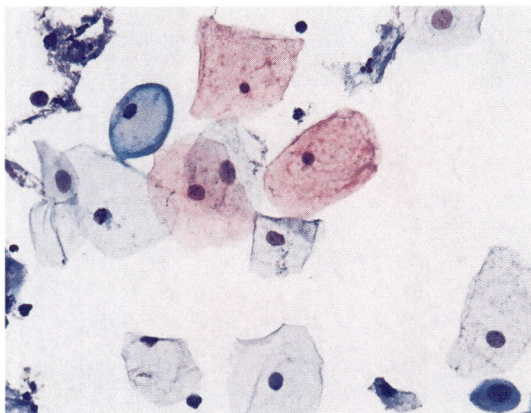

图 5-18-1 各层鳞状上皮细胞(巴氏染色,400×)

（二）柱状上皮细胞

1. 宫颈管柱状上皮细胞　为单层柱状上皮细胞，由较多分泌细胞、少量纤毛细胞和基底细胞构成。脱落的宫颈管上皮细胞具有一定的极性，常呈蜂窝状或栅栏状排列，也可单个散在。细胞核多为圆形或卵圆形，较中层鳞状上皮细胞核略大，染色质细颗粒状、分布均匀，可见小核仁（图 5-18-2）。

2. 子宫内膜上皮细胞　单层柱状上皮细胞，细胞常成群脱落，互相重叠，形态、大小一致，胞质易退化，界限不清（图 5-18-3）。易被误认为低分化的腺癌细胞。在行经期、经后期、流产或安放避孕环后可见。在年龄≥45 岁的女性样本中见子宫内膜上皮细胞，须在报告中标明。

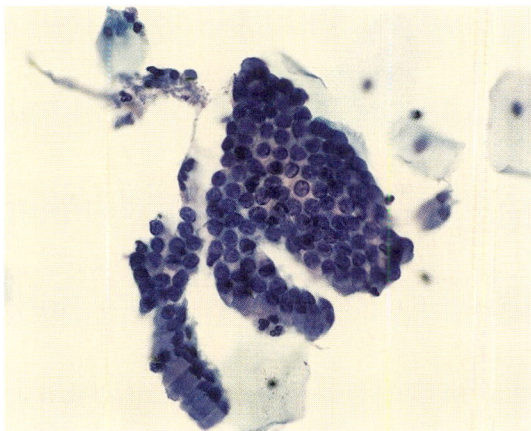

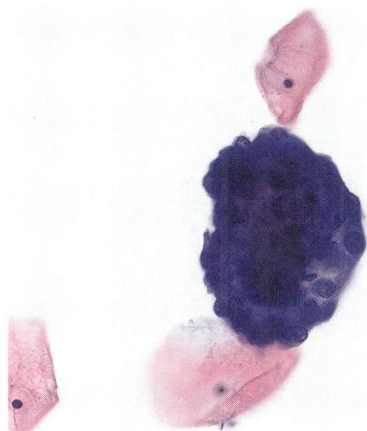

图 5-18-2　宫颈管柱状上皮细胞（巴氏染色，400×）　　图 5-18-3　子宫内膜上皮细胞（巴氏染色，400×）

3. 输卵管内膜上皮细胞　其游离面具有纤毛，称为单层纤毛柱状上皮细胞，一般不易脱落，涂片中少见。

（三）非上皮细胞

1. 吞噬细胞　可见于月经末期、绝经后、宫颈炎症、子宫内膜癌、宫颈癌或盆腔接受放射治疗后。

2. 血细胞　可见红细胞、中性粒细胞、淋巴细胞等。

3. 其他　阴道内常有细菌寄生，常见的有阴道杆菌、葡萄球菌、链球菌、大肠埃希菌等。还常见黏液、精子等。

二、女性生殖道良性病变脱落细胞形态

（一）良性和反应性病变的细胞形态

1. 炎症相关的反应性改变和修复性改变　炎症相关的反应性改变时，细胞核轻度增大，核淡染，核形规则，染色质细腻。背景可见炎症细胞增多。

修复性改变可见修复细胞（图 5-18-4）成堆出现，交错排列呈"鱼群"样单层片状，细胞极向一致。细胞核不同程度增大，可见双核或多核，核仁明显，但核轮廓光滑，染色质分布均匀。当修复细胞核伴有大小不一、染色质分布不均、核形不规则等情况时，应警惕潜在的鳞状上皮内病变或癌变。

2. 鳞状上皮化生　常发生于宫颈外口的鳞柱交界处，表现为宫颈柱状上皮化生为鳞状上皮。细胞呈多角形，可见"蜘蛛"样突起，胞核呈圆形或椭圆形，核面积（约 $50\mu m^2$）与外底层相近，可见小核仁，胞质中可见小空泡（图 5-18-5）。阅片时，鳞状上皮化生细胞应与高级

别鳞状上皮内病变细胞鉴别，前者可有细胞核的增大，但核质比大致正常，不伴有其他核异常（如核深染、核形不规则等）。

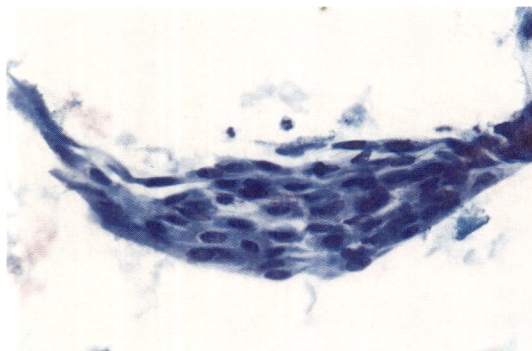

图 5-18-4　修复细胞（巴氏染色，400×）

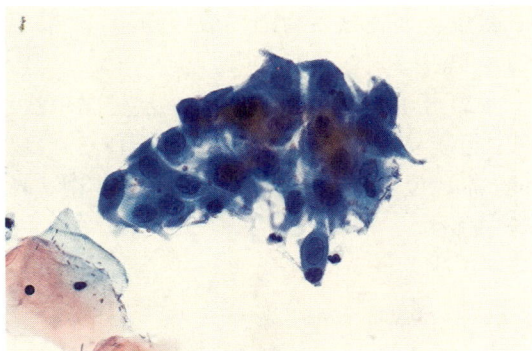

图 5-18-5　鳞状上皮化生（巴氏染色，400×）

3. 角化细胞变化　指宫颈未角化的鳞状上皮细胞过度成熟现象，通常由于宫颈保护性反应和人乳头瘤病毒感染引起，包括角化不良和角化过度。

（1）角化不良（图 5-18-6A）：细胞胞核分化正常，而胞质相对胞核过度成熟。鳞状上皮细胞可呈片状、漩涡状或单个散在，细胞核小而致密，胞质深染、嗜酸性。当伴有细胞核增大、大小不一时，可判读为非典型鳞状上皮细胞或鳞状上皮内病变。

（2）角化过度（图 5-18-6B）：指覆盖宫颈的未角化鳞状上皮细胞过度成熟为完全角化细胞的现象。涂片见无核的表层鳞状上皮细胞，胞质中可有核的残影和角质颗粒。当出现多形性无核鳞状上皮细胞时，提示鳞癌的可能，应予重视。

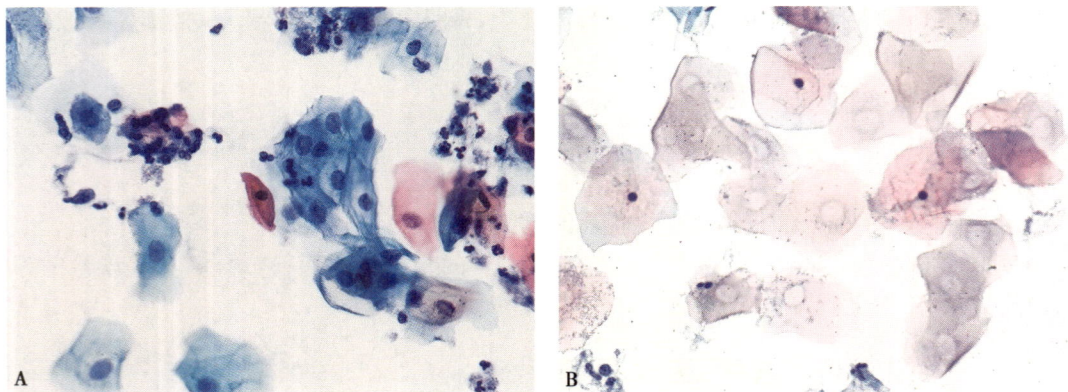

图 5-18-6　异常角化（巴氏染色，400×）
A. 角化不良；B. 角化过度。

4. 输卵管上皮化生　指正常的宫颈单层柱状上皮化生为输卵管样单层纤毛柱状上皮。细胞可呈小团排列，细胞核可增大，染色质深染、分布均匀。纤毛和终板是输卵管化生为良性变化的依据。

5. 萎缩性改变　是由于激素水平下降产生的正常老化现象，表现为鳞状上皮细胞层数减少，无表面成熟现象。涂片中以外底层细胞为主，细胞单个散在或成片排列，核轻度增大，染色质细致均匀。涂片中可见裸核、角化不良、炎性渗出物和不定形嗜碱性物质，背景杂乱，阅片时应谨慎。

6. 放疗相关的反应性改变 细胞体积增大,可见奇异的细胞形态和嗜多色性胞质。细胞核大小不一,增大的细胞核可伴有退变,如淡染、模糊或空泡化,但核质比大致正常,可见核仁。放疗相关的反应性改变(图5-18-7)应避免过度诊断为癌前病变或肿瘤。

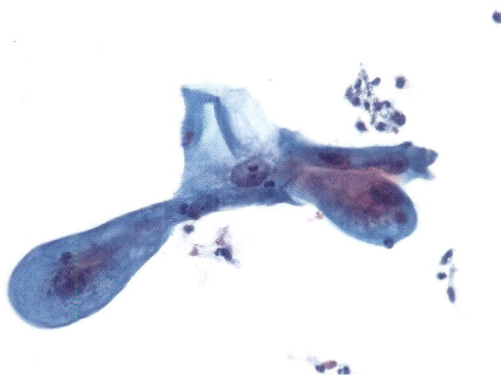

图 5-18-7 放疗相关的反应性改变(巴氏染色,400×)

7. 宫内节育器相关的反应性改变 镜下可见反应性腺细胞单个散在或小簇状排列,核增大,胞质内常见空泡将核挤至一侧,呈"印戒样细胞"。此类细胞改变有时与腺癌或高级别鳞状上皮内病变形态类似,放置宫内节育器病史是鉴别诊断的重要依据。

8. 妊娠相关的细胞改变 在妊娠期间,镜下以不完全成熟的中层鳞状上皮细胞为主,胞质因含大量糖原呈透明样。此外,还可见到蜕膜细胞、细胞滋养细胞、合体滋养细胞等。妊娠中的形态变化易与癌前病变和恶性肿瘤混淆,患者的妊娠或产后状态是诊断的关键依据。

(二)生物性病原体

1. 滴虫 呈梨形、椭圆形或圆形,大小不一,为15～30μm²(图5-18-8)。核偏位、梭形、淡染。胞质灰蓝色,可见嗜酸性颗粒。有时可见鞭毛。阴道滴虫感染时,鳞状上皮细胞常发生退化变性,可见核周晕,部分细胞模糊不清。

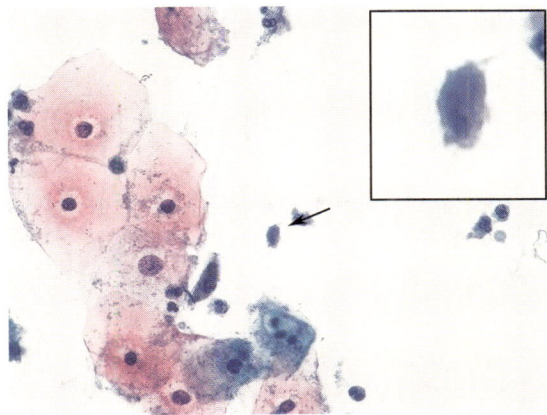

图 5-18-8 滴虫(巴氏染色,400×)

2. 真菌 镜下见假菌丝和孢子,以及炎症细胞和被假菌丝"串起"的鳞状上皮细胞。念珠菌属是女性生殖道最常见的致病真菌(图5-18-9)。

3. 细菌 球杆菌感染多见。多量鳞状上皮细胞被球杆菌覆盖,细胞边缘模糊不清,称为线索细胞(图5-18-10),背景中乳酸杆菌减少,提示细菌性阴道病。放线菌感染少见,可见细丝状病原体缠绕呈团,如羊毛团样。

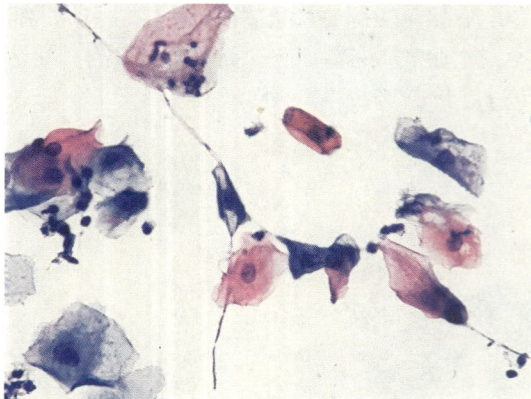

图 5-18-9　真菌(巴氏染色,400×)

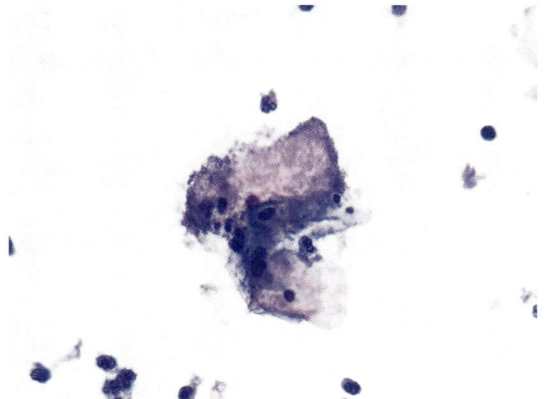

图 5-18-10　线索细胞(巴氏染色,400×)

4. 病毒　单纯疱疹病毒感染时,被感染的细胞胞核增大、多核,镶嵌状排列,染色质呈毛玻璃样,可见嗜酸性核内包涵体。巨细胞病毒感染时,被感染的细胞以宫颈管腺细胞为主,胞核增大,细胞染色质在核边缘聚集,可见嗜酸性核内包涵体和围绕包涵体的空晕。

三、女性生殖道鳞状上皮内病变及恶性肿瘤脱落细胞形态

(一)巴氏(Papanicolaou)分类和贝塞斯达(Bethesda)报告系统

1. 巴氏分类　1943 年由巴氏提出分为 5 级,见表 5-18-1。该分级方法得到世界各国的认可,但不同国家和实验室对分级方法进行了修正。该分类法主要缺陷是Ⅱ级和Ⅲ级难以界定。

表 5-18-1　巴氏细胞学分级评价

分级	评价
Ⅰ级	无不典型或异常细胞
Ⅱ级	有不典型细胞,但无恶性证据
Ⅲ级	细胞学怀疑为恶性,但不能确定
Ⅳ级	细胞学高度怀疑为恶性
Ⅴ级	细胞学为恶性

2. 宫颈 Bethesda 报告系统　1988 年,由美国国家癌症研究所发布了《Bethesda 系统:国家癌症研究所宫颈 / 阴道细胞学术语和分类》(The Bethesda system: the NCI terminology and classification of cervical/vaginal cytology),后经 1991 年、2001 年和 2014 年三次修订,使该报告系统更加完善。

(1)标本质量评估:因女性生殖道细胞学检查的主要目的是筛查癌症和癌前病变,涂片上细胞数量和组成具有重要意义。应在报告中注明标本质量是否满意,并描述是否有宫颈管上皮或移行区成分。

满意标本判定标准如下:①送检标本要有清楚的标识和申请目的。②送检单要填完整(如年龄、末次月经、阴道宫颈及盆腔检查所见等)。③有足够数量且结构清晰完好的鳞状上皮细胞(传统涂片至少 8 000～12 000 个;液基涂片至少 5 000 个),对于阴道来源、放 / 化疗后或萎缩的标本可适当放宽标准。

不满意标本的处置原则:应说明拒收、不能制片或标本无法评估的原因。

(2)宫颈 Bethesda 报告系统分类及判读 / 结果,见表 5-18-2。

表 5-18-2　宫颈 Bethesda 报告系统分类及判读 / 结果

总体分类	判读 / 结果
无上皮内病变或恶性病变	①非肿瘤性细胞发现：非肿瘤性细胞变化（鳞状上皮化生、角化性变化、萎缩、与妊娠相关的变化等）；反应性的细胞变化（炎症、放射线照射、宫内节育器）；腺细胞存在于子宫切除后样本。②生物性病原体：阴道滴虫、形态与白念珠菌符合的真菌、菌群失调提示细菌性阴道病、形态与放线菌符合的细菌、细胞学改变符合单纯疱疹病毒感染和细胞学改变符合巨细胞病毒感染
其他	子宫内膜细胞存在于年龄≥45 岁女性的样本中
上皮细胞异常	①鳞状上皮细胞异常：非典型鳞状上皮细胞（非典型鳞状上皮细胞意义不明确 / 不排除高级别鳞状上皮内病变）；低级别鳞状上皮内病变（HPV 感染、轻度异型增生、CIN1）；高级别鳞状上皮内病变（中 / 重度异型增生、CIN2/3、原位癌）；鳞癌。②腺上皮细胞异常（非特异 / 倾向于肿瘤性）；宫颈管原位腺癌；腺癌
其他类别的恶性肿瘤	如子宫体或附件原发性肿瘤、继发或转移到宫颈的肿瘤
辅助检查和计算机辅助判读	需对检测方法简要描述并报告结果

注：① CIN，即宫颈上皮内瘤变（cervical intraepithelial neoplasia），指宫颈上皮被不同程度异型性的细胞所取代。根据病变程度的不同分为 CIN1、CIN2 和 CIN3 三级。②腺细胞异常时，应尽量依据细胞形态判断来源（宫颈管、子宫内膜或子宫外）。

（二）鳞状上皮细胞异常的脱落细胞形态

1. 非典型鳞状上皮细胞　非典型鳞状上皮细胞（atypical squamous cell，ASC）是指细胞形态改变考虑为鳞状上皮内病变，但从质量或数量上不足以明确判读。

（1）意义不明确的非典型鳞状上皮细胞（atypical squamous cell of undetermined significance，ASC-US）：胞核增大，为中层鳞状上皮细胞的 2.5～3 倍，核质比增高，伴有轻度核变化（如轻度深染、染色质分布不均、核形不规则等）。

（2）不能排除高级别鳞状上皮内病变的非典型鳞状上皮细胞（atypical squamous cell-cannot exclude high-grade squamous intraepithelial lesion，ASC-H）：细胞单个或小团簇排列，大小与化生细胞相近，胞核增大，为中层鳞状上皮细胞的 1.5～2.5 倍，核质比增高，伴有轻度核变化。

2. 低级别鳞状上皮内病变（low-grate squamous intraepithelial lesion，LSIL）　多发生于表层细胞，细胞呈单个或片状排列，胞体大。胞质较多显"成熟"，边界清楚。核增大，至少比中层细胞核大 3 倍，核呈不同程度的深染，常见双核或多核，核质比轻度增大。核染色质分布均匀但颗粒较粗，核膜可轻度不规则，核仁少见（图 5-18-11A）。可见挖空细胞，由一个宽且边界清楚的核周透亮区和一圈浓厚的外缘胞质组成，是 HPV 感染后的特征性改变。

3. 高级别鳞状上皮内病变（high-grade squamous intraepithelial lesion，HSIL）　多发生于中、底层细胞，细胞常单个或成片排列，细胞大小不一，可与 LSIL 相似，小的可以是基底型细胞。核深染明显，染色质呈细胞颗粒或块状，分布均匀。核膜不规则，可有明显内陷或核沟，偶见无核仁。胞质多为不"成熟"淡染或化生性致密浓染，偶见胞质呈"成熟"样或致密角化型。细胞核增大，因胞质面积减少而使核质比明显增大（图 5-18-11B）。

4. 鳞癌　宫颈鳞癌是最为常见的女性生殖道恶性肿瘤。在涂片中可同时见到角化型鳞癌和非角化型鳞癌细胞。

（1）角化型鳞癌（图 5-18-12A）：癌细胞常单个散在，较少聚集。细胞大小和形态各异，可见有尾状和梭形细胞。细胞核变化范围大而不规则，染色质深染粗颗粒状、分布不均。细胞质丰富，多数有角化而红染。可见异常角化。

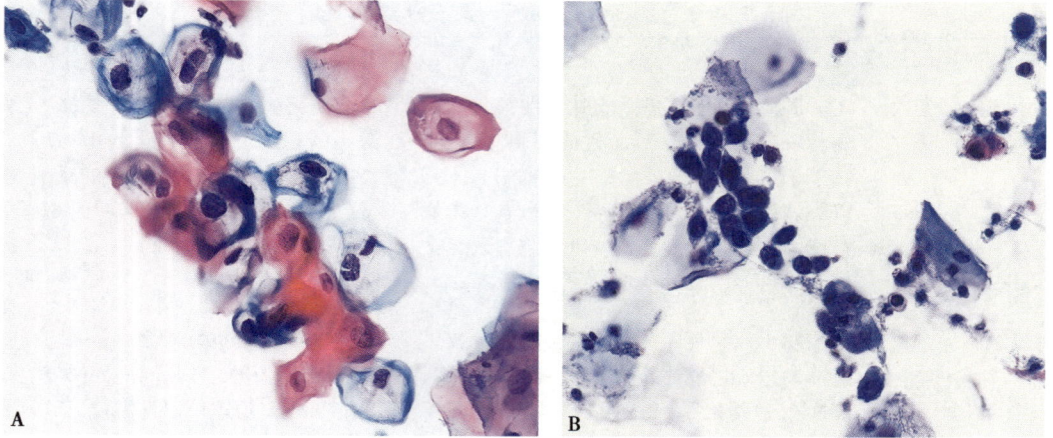

图 5-18-11　鳞状上皮内病变细胞(巴氏染色,400×)
A. 低级别;B. 高级别。

（2）非角化型鳞癌（图 5-18-12B）：癌细胞呈单个或界限不清的合胞体样排列,胞体常较 HSIL 细胞小。胞核大,染色质呈粗块状深染,分布不均,可见核仁。胞质较少,嗜碱性,角化不明显,核质比明显增大。背景中常见出血或坏死。

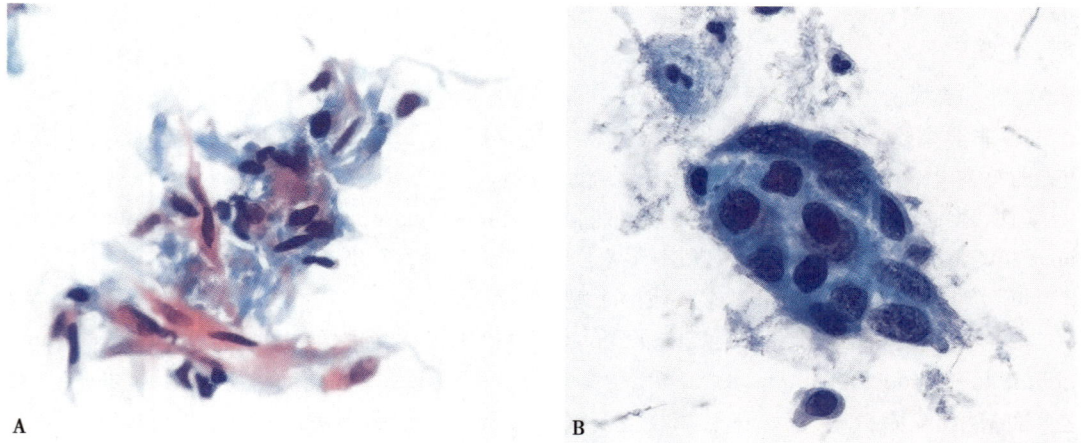

图 5-18-12　鳞癌细胞(巴氏染色,400×)
A. 角化型;B. 非角化型。

（三）腺上皮细胞异常的脱落细胞形态

细胞学检查报告腺细胞异常时,应尽量依据细胞形态,判读腺上皮细胞的来源(宫颈管、子宫内膜或子宫外),为临床诊疗提供参考。

1. 非典型腺细胞(atypical glandular cell, AGC)

（1）非典型宫颈管腺细胞 - 非特异:病变细胞片状或带状排列,细胞轻度拥挤,核增大伴轻度异型。

（2）非典型宫颈管腺细胞 - 倾向于肿瘤性:病变细胞片状或带状排列,细胞拥挤重叠。细胞核增大拉长,染色质粗颗粒状且分布不均,核质比增高。

（3）非典型子宫内膜腺细胞:腺细胞团状排列,拥挤重叠,细胞核轻度增大,稍深染,染色质分布不均,偶见小核仁,胞质中偶见空泡。

2. 宫颈管原位腺癌　癌细胞失去原有蜂窝状结构,排列成片状、条状或菊花状,核排列拥挤重叠,胞质从周边伸出呈"羽毛状"。细胞核增大,且大小不一,染色质呈粗颗粒状,核仁小或不明显。细胞质少,黏液少。背景干净。

3. 宫颈管腺癌 癌细胞可呈单个散在、片状或成团,合胞体排列常见。细胞核增大、多形性,染色质空亮、分布不均,核膜增厚而不规则,核仁大。胞质可见小空泡。背景中常见肿瘤背景成分。

4. 子宫内膜腺癌 癌细胞常单个散在或呈三维细胞团排列。细胞核呈不同程度增大,染色质向核周边浓集且分布不均,可见明显核仁,核质比明显增高。胞质量少,嗜碱性,可见胞质空泡中充满中性粒细胞。背景中常见肿瘤背景成分。

(四)其他恶性肿瘤

1. 少见的女性生殖道原发恶性肿瘤 除鳞癌和腺癌外,女性生殖道脱落细胞涂片中也可见少数其他恶性肿瘤,如神经内分泌肿瘤、肉瘤、恶性黑色素瘤等。

2. 转移性肿瘤 转移到宫颈的恶性肿瘤包括转移性癌、恶性黑色素瘤、恶性淋巴瘤等。恶性腹腔积液中的肿瘤细胞也可通过女性生殖道出现在涂片中。

第二节 呼吸道脱落细胞学检查

一、正常呼吸道脱落细胞形态

1. 鳞状上皮细胞 大多数来自口腔,主要是表层和中层鳞状上皮细胞。细胞形态与女性生殖道鳞状上皮细胞相近(图 5-18-13)。

2. 纤毛细胞 来自鼻咽部、气管、支气管等部位,不易脱落,痰液标本中少见,多见于支气管镜刷片标本中。该细胞常为柱状或尾部呈梭形,大小较一致,顶部有纤毛。核呈椭圆形或长梭状居底部,核染色质颗粒状,核仁小;胞质灰蓝色(巴氏染色)(图 5-18-13)。

3. 杯状细胞 顶端常膨大,核呈圆形或卵圆形,位居底部,可见核仁,胞质为空泡或泡沫状(图 5-18-13)。健康人较少见,哮喘和慢性炎症时增多。

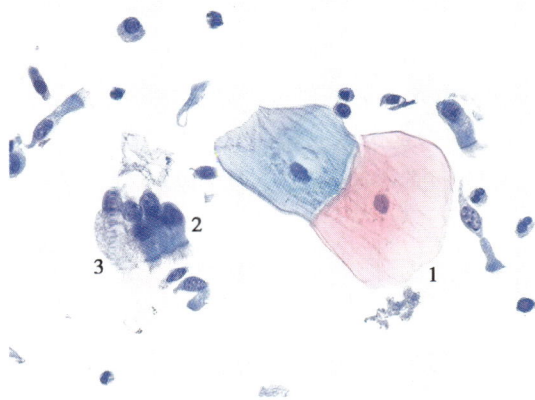

图 5-18-13 鳞状上皮细胞、纤毛细胞和杯状细胞(巴氏染色,400×)
1. 鳞状上皮细胞;2. 纤毛细胞;3. 杯状细胞。

4. 基细胞 也称储备细胞,位于呼吸道黏膜上皮的深部,沿基板排列,细胞体积小、锥形。基细胞可分化为纤毛细胞和杯状细胞。

5. 肺泡巨噬细胞 又称尘细胞(dust cell),在呼吸道标本中出现肺泡巨噬细胞表明标本来自支气管深部或肺部,若痰液涂片中缺乏巨噬细胞则提示标本留取质量欠佳。镜下细胞大小悬殊,直径 10~25μm,核呈圆形或卵圆形,常偏位,1 个或多个,胞质内含有数量不等、大小不一的黑色、灰黑色尘埃颗粒(图 5-18-14)。吸烟者或吸入较多粉尘时可大量出现。

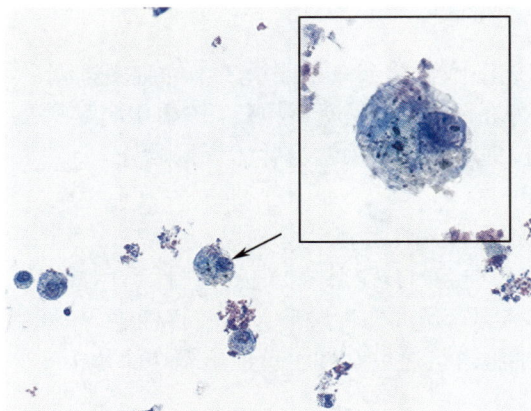

图 5-18-14　肺泡巨噬细胞(巴氏染色,400×)

6. 其他细胞　正常呼吸道上皮还可见神经内分泌细胞、Ⅰ型或Ⅱ型肺泡细胞,但在细胞学中很难识别。在穿刺标本中还可见间皮细胞,易被误认为癌细胞。此外,还可见中性粒细胞、嗜酸性粒细胞、淋巴细胞等。

二、呼吸道良性病变脱落细胞形态

(一)鳞状上皮细胞

1. 细胞化生　是支气管黏膜对慢性刺激的适应性改变。细胞常成片排列,多角形或卵圆形,胞质稍有深染。细胞核居中,卵圆形,染色质细致均匀。当化生细胞出现角化,应警惕肿瘤性疾病。

2. 炎症性变化　急、慢性炎症刺激可出现鳞状上皮细胞坏死、核固缩、碎裂和凋亡、染色质粗颗粒状、核膜增厚、空泡变性等现象。

(二)纤毛细胞

1. 多核纤毛细胞　体积大,含多个固缩深染胞核,密集成团。胞质丰富染成深红色。镜下可见多核纤毛细胞一端有纤毛,在支气管刷洗或冲洗液中较常见,痰液涂片中较少见。

2. 衰亡纤毛细胞　纤毛细胞在退变过程中,细胞某部位呈环状缩窄,最后横断为无核纤毛和胞质残体两部分,有的胞质残体内见嗜酸性包涵体。该病变见于病毒、细菌感染和肿瘤。

3. 乳头状增生的纤毛细胞　纤毛细胞可呈乳头状增生,其脱落的细胞在涂片上表现为大小不等的细胞团,胞核聚集在中央,大小一致,胞质在细胞团边缘,细胞团表面可见纤毛。有时需与分化差的腺癌细胞团区别。

(三)基细胞

在慢性炎症、长期吸烟等因素刺激下,基细胞增生变厚、层次增多。增生的基细胞在痰液中少见,更常见于气管镜刷片或穿刺标本中。基细胞常成群出现,排列紧密,细胞体积小,与中性粒细胞大小相近。细胞核卵圆形或圆形,核形规则,染色质深染,可有小核仁,易被误认为小细胞恶性肿瘤。

三、呼吸道恶性肿瘤脱落细胞形态

呼吸道脱落细胞学检查是肺癌早期诊断的重要方法之一,送检样本包括痰液、气管镜刷片/冲洗液、肺泡灌洗液等。肺部肿瘤以原发性肺癌为主,其次是转移性肿瘤,非上皮组织肿瘤少见。

(一)肺癌

1. 鳞癌 主要发生于主支气管、叶或段支气管。鳞癌在组织学上可分为角化型、非角化型和基底细胞样,在细胞学分类中主要分为角化型(图 5-18-15A)和非角化型(图 5-18-15B)两类。鳞癌细胞的共同特点见表 5-18-3。

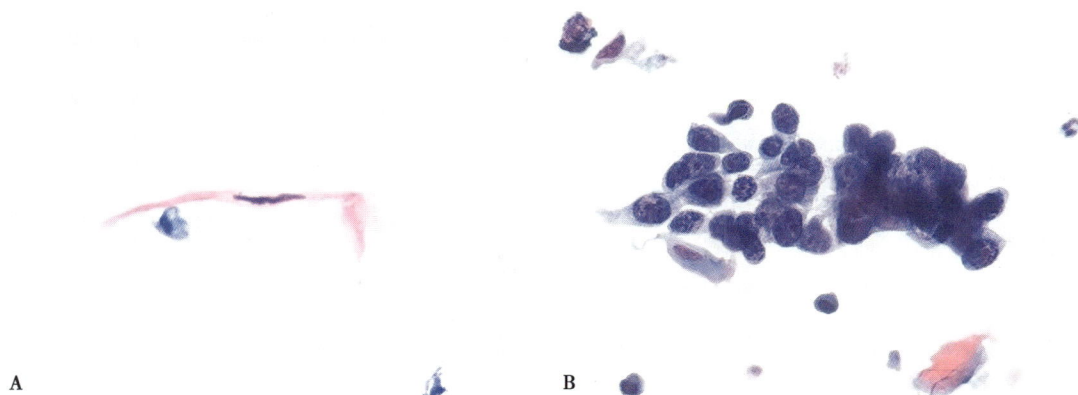

图 5-18-15 鳞癌细胞(巴氏染色,400×)
A. 角化型;B. 非角化型。

表 5-18-3 鳞癌细胞的共同特点

项目	特点
大小和形态异常	癌细胞大小不一,大多畸形,常见蛇形、蝌蚪形、纤维形等。背景有炎症细胞和坏死物质
细胞核异常	核大小不一、形状多变,深染。核内结构不清,呈团块状或墨水滴样,可见异常核仁
细胞质异常	胞质丰富,边界较清楚。角化型胞质着橘黄色(巴氏染色),非角化型胞质着蓝色(巴氏染色)。有时癌细胞完全角化,核溶解消失,转变成无核的"鬼影细胞"
癌细胞吞噬现象	可见体积较大的癌细胞胞质内有小癌细胞,大癌细胞核挤压呈半月形,偏位。有时癌细胞能吞噬A型颗粒、灰尘、含铁血黄素颗粒等
散在分布	癌细胞有明显单个散在分布的倾向,是鳞癌诊断依据之一

2. 腺癌 常发生于小支气管,多数为周围型肺癌。分化较好的腺癌细胞(图 5-18-16)以成群脱落为主,细胞群较大,并且细胞互相重叠,呈立体结构(桑葚样、腺腔样或乳头状)。分化差的腺癌多单个散在,细胞群较小而少,结构亦松散。腺癌细胞体积变异大,胞质较丰富,多为嗜碱性,可有黏液空泡。核圆形或卵圆形,偏位,核膜、核仁明显。

3. 小细胞癌 即小细胞神经内分泌癌,多为中央型,是肺癌中较常见和最为恶性的一种类型,易发生转移。小细胞癌细胞(图 5-18-17)常成团出现,癌细胞可互相挤压形成典型的镶嵌样结构。细胞大小不一,稍大于淋巴细胞,畸形明显。核染色质深染细颗粒状,"椒盐样",无核仁。胞质极少似裸核。

4. 大细胞癌 是一种未分化的非小细胞肺癌,无腺癌、鳞癌的分化特征。癌细胞多为单个细胞脱落,亦可成群出现,很少重叠。细胞体积大,核大而不规则,核仁明显。胞质中等或丰富。常伴坏死背景。

5. 腺鳞癌 镜下同时可见腺癌细胞和鳞癌细胞两种成分。

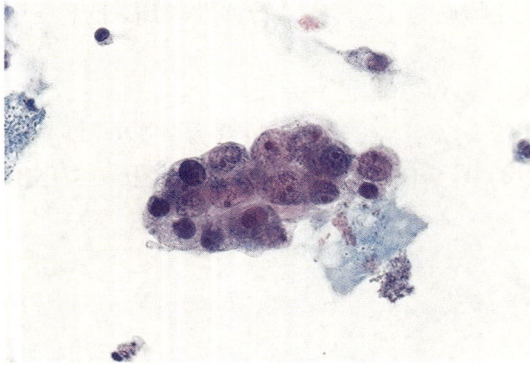

图 5-18-16　腺癌细胞(巴氏染色,400×)

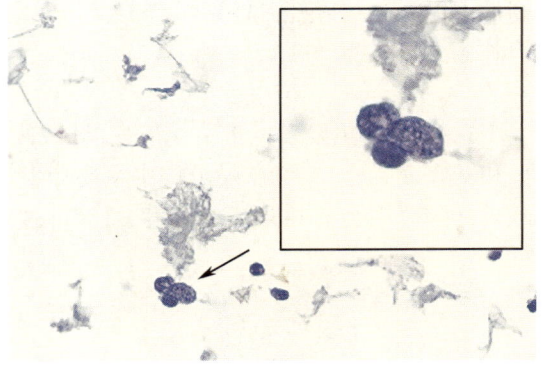

图 5-18-17　小细胞癌细胞(巴氏染色,400×)

(二)肺转移性肿瘤

肺是转移性肿瘤最常见的部位,多为来自胃肠道、乳腺及其他肺外器官的癌,肉瘤及恶性黑色素瘤也常转移到肺。呼吸道脱落细胞学鉴别肺原发与转移性肿瘤,须结合既往肿瘤病史、影像学检查及免疫细胞化学染色。

第三节　浆膜腔积液脱落细胞学检查

一、正常及良性病变脱落细胞形态

(一)间皮细胞

1. 正常间皮细胞　间皮细胞(图 5-18-18)为被覆于浆膜表面的单层扁平上皮,具有较大可塑性和适应能力。脱落的间皮细胞可呈单个散在、小簇或扁平片状排列。细胞边缘具有光镜观察不到的微绒毛结构,使相邻两个细胞间形成特征性的透光带,称为"开窗"现象。细胞呈扁平的圆形、卵圆形或多边形,直径 10～20μm。核较大,常居中,可见多核,染色质细颗粒状,分布均匀,核仁有或无。胞质丰富,浓厚深染,可呈嗜双色性。

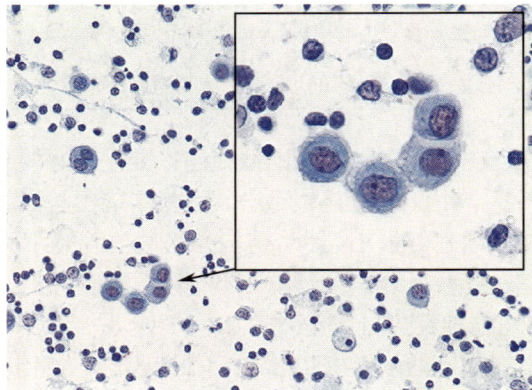

图 5-18-18　间皮细胞(巴氏染色,400×)

2. 退变间皮细胞　间皮细胞脱落于积液中不久即开始退化变性。积液抽出后若未及时固定制片,细胞亦发生退变。间皮细胞常发生肿胀退变,易与癌细胞混淆。

3. 异型间皮细胞　在慢性炎症、肿瘤及放射线等刺激下,浆膜表面的间皮细胞有不同程度的增生,细胞的形态、大小、结构等发生改变,但核染色质细致均匀,核质比基本正常。

（二）非上皮细胞

1. 组织细胞 在炎症积液内可出现较多的组织细胞。细胞直径 15～20μm，胞膜边界不清。核较小，呈卵圆形或肾形，多偏位，染色质细而均匀。胞质染色较淡，可呈泡沫状，胞质内可见吞噬物。该类细胞应与退化的间皮细胞鉴别。

2. 血细胞 可见红细胞、中性粒细胞、淋巴细胞等。

（三）炎症和其他病变脱落细胞形态

1. 感染性疾病 急性炎症积液镜下可见大量中性粒细胞。慢性炎症胸腔积液中可见多量反应性淋巴细胞。

2. 结核 结核性积液为浆液性、血性或乳糜样，镜下以成熟淋巴细胞为主，间皮细胞可增多，成团脱落，可见多核巨细胞及类上皮细胞和/或坏死物。

3. 肝硬化 肝硬化腹腔积液镜下细胞成分较少，可见淋巴细胞、中性粒细胞、组织细胞和少量间皮细胞。肝细胞坏死和黄疸活动性肝硬化患者，可见异型间皮细胞及较多的组织细胞。

4. 尿毒症 可引起浆膜纤维素性炎症。镜下见间皮细胞增生，常成团出现，可见单核或多核异型间皮细胞。患者有明显尿毒症临床表现。

5. 系统性红斑狼疮 镜下见特征性的狼疮细胞，即变性的中性粒细胞内含圆形或椭圆形的均质淡紫色小体。

二、浆膜腔积液中恶性肿瘤脱落细胞形态

（一）恶性间皮瘤

间皮瘤（mesothelioma）是浆膜表面衬覆的间皮细胞发生的肿瘤，常见于胸膜、腹膜，发生在心包膜的少见。间皮瘤分良性和恶性两种。良性间皮瘤呈局限性生长，胞膜完整，很少引起积液。恶性间皮瘤主要呈弥漫性生长，可广泛侵犯胸、腹腔而引起积液。

恶性间皮瘤细胞（图 5-18-19）数量丰富，以三维排列为主，呈球状、乳头状、桑葚状等，也可单个散在。间皮细胞体积增大，大小不一。细胞核增大、大小不一、核膜不规则，可见大核仁和有丝分裂。组织学诊断恶性间皮瘤最可靠的证据是间质的浸润，细胞学对间皮瘤的诊断需结合临床表现、影像学检查、免疫组化等相关检查。

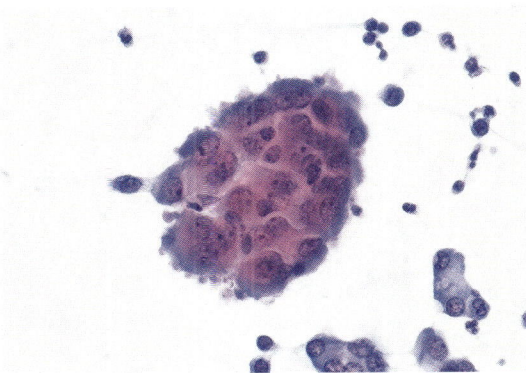

图 5-18-19 恶性间皮瘤细胞（巴氏染色，400×）

（二）转移性肿瘤

在日常工作中，恶性积液以转移性肿瘤多见，原发性恶性间皮瘤少见。转移性肿瘤以上皮细胞来源的转移性腺癌为主。

1. 转移性腺癌 转移性腺癌所致的恶性胸腔积液和心包积液，最常见的原发部位是肺、

乳腺;转移性腺癌所致的恶性腹腔积液,最常见的原发部位是胃肠道、生殖道。脱落细胞学诊断恶性积液时,应结合临床资料和细胞形态特点初步判断可能的原发部位,再通过免疫细胞化学染色等辅助检查进一步明确诊断。

恶性积液时,可见转移性腺癌细胞排列成大小不一的三维细胞团(乳头状、腺腔样、桑葚样等)或单个散在。细胞核增大,大小不一,偏位,核形不规则,核膜增厚,核仁明显。胞质中可见大小不等的空泡。根据细胞学形态和排列方式的特征性变化,有助于确定转移性腺癌的细胞来源。

(1)肺腺癌:是导致胸腔积液最常见的恶性肿瘤,以周围型腺癌多见,偶尔有中央型肺癌累及心包膜引起心包积液(图5-18-20)。

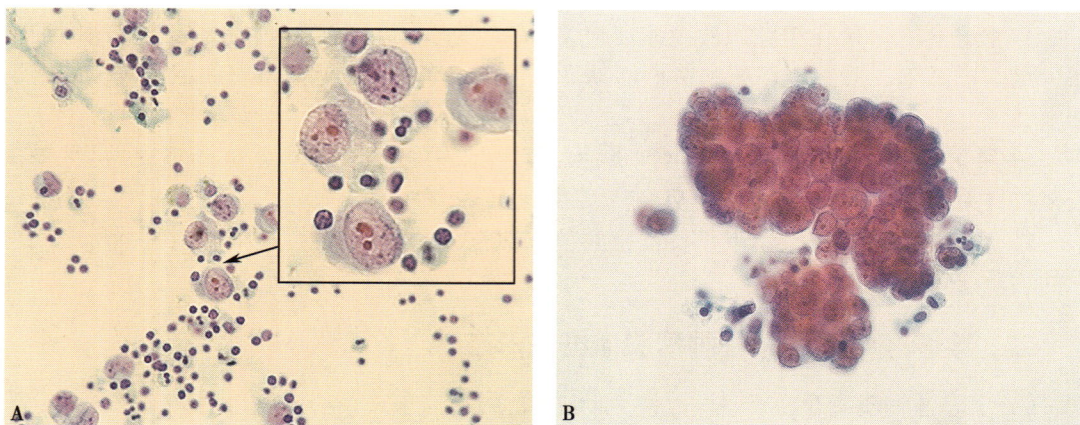

图 5-18-20 转移性肺腺癌细胞(巴氏染色,400×)
A. 散在分布;B. 成团排列。

(2)乳腺癌:是女性引起胸腔积液的常见恶性肿瘤之一。癌细胞呈彩团状、乳头状、列兵样或散在分布,大小及形态变化较大。

(3)胃腺癌:常出现于腹腔积液中,癌细胞多散在分布,细胞大小不一,核偏位。有时可见印戒样癌细胞,胞质内有黏液(图5-18-21)。

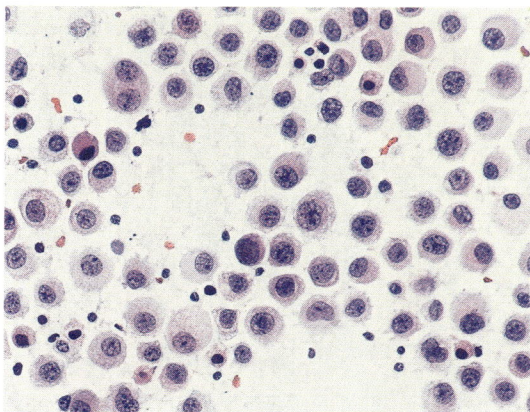

图 5-18-21 转移性胃腺癌细胞(巴氏染色,400×)

(4)卵巢癌:导致腹腔积液的常见肿瘤。以浆液性癌和黏液性癌多见。

2. 转移性鳞癌 恶性积液中少见,常见的原发部位是肺,其他不常见原发部位有头颈部、食管、宫颈。细胞形态与宫颈和肺鳞癌相似,分为角化型(图5-18-22)和非角化型。

3. 转移性小细胞癌 转移性小细胞癌很少累及浆膜腔。癌细胞可单个散在、小簇状或溪流样排列。细胞大小较成熟淋巴细胞略大,可有少量胞质。细胞核卵圆形或不规则形,染色质呈粗颗粒"椒盐样",通常无核仁。可见相邻细胞的核挤压镶嵌(图 5-18-23)。

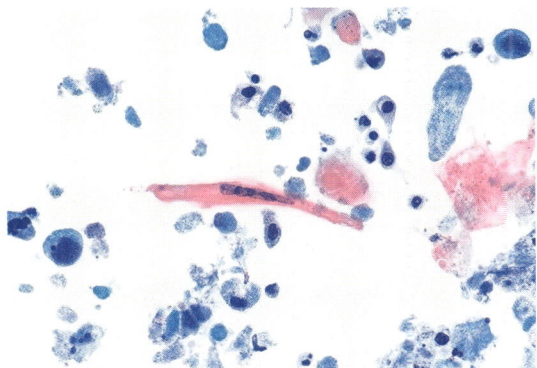

图 5-18-22 转移性角化型鳞癌细胞(巴氏染色,400×)

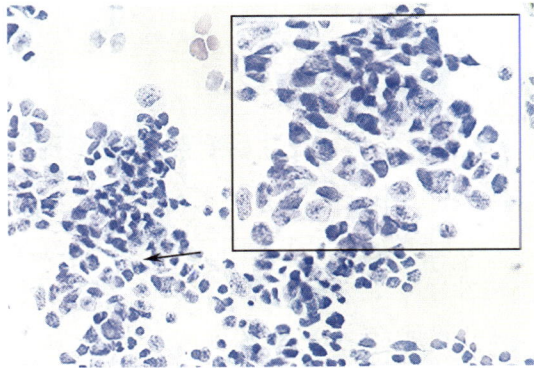

图 5-18-23 转移性小细胞癌细胞(巴氏染色,400×)

4. 转移性非上皮性恶性肿瘤 淋巴造血系统肿瘤、恶性黑色素瘤、间叶源性肿瘤、生殖细胞及性索间质肿瘤均可引起恶性浆膜腔积液,但较为少见。其中,淋巴瘤/白血病是儿童恶性积液最常见的病因,肿瘤细胞形态与原发病细胞形态特征相同。

三、浆膜腔积液脱落细胞学辅助检查

浆膜腔积液中的肿瘤细胞是进行免疫细胞化学(immunocytochemistry,ICC)染色和分子病理学检测的有效样本来源,其检测结果与组织学样本检测结果具有一致性。特殊组织化学染色、流式细胞术检测等项目在浆膜腔积液诊断中也有一定的辅助诊断价值。

第四节 尿液脱落细胞学检查

一、尿液中正常脱落细胞形态

1. 尿路上皮细胞 也称为移行上皮细胞(图 5-18-24),主要覆盖于肾盂、肾盏、输尿管、膀胱等脏器的腔面,正常尿液中可见。尿路上皮细胞分表层、中层和底层。

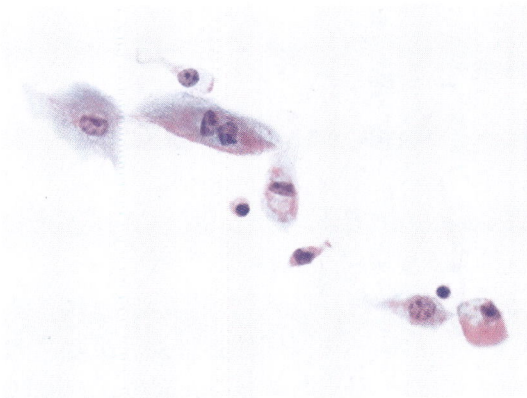

图 5-18-24 各层尿路上皮细胞(巴氏染色,400×)

2. 鳞状上皮细胞　主要来自尿道或膀胱三角区，女性也可能来自生殖道的污染，形态与宫颈鳞状上皮细胞相似。

3. 柱状上皮细胞　该细胞来自尿道中段、前列腺、精囊、宫颈和子宫体等。正常尿液内极少见，增多提示慢性尿道炎和慢性膀胱炎。

4. 非上皮细胞成分　可见红细胞、中性粒细胞、嗜酸性粒细胞、淋巴细胞、浆细胞、吞噬细胞、多核巨细胞、精子等。

二、尿液中良性病变脱落细胞形态

（一）感染

1. 细菌感染　下尿路感染常由化脓球菌、大肠埃希菌和铜绿假单胞菌感染引起。可见反应性尿路上皮细胞数目增多，核稍大，可见核仁，染色质细腻均匀。白细胞明显增多，背景中可见成簇细菌。

2. 真菌感染　可见真菌，以白念珠菌多见。常以圆形、椭圆形、孢子形出现，偶见假菌丝。多发生于肾移植患者和其他免疫抑制剂治疗的患者。

3. 病毒感染

（1）人乳头瘤病毒：镜下见挖空细胞和/或角化不全的上皮细胞。

（2）人肉瘤病毒：见于肾移植和某些免疫抑制患者。上皮细胞体积增大。胞核增大，核膜光滑、形状规则，内有均质嗜碱性包涵体充满整个胞核，胞质量少。

（3）单纯疱疹病毒：细胞为多核，核增大，染色质呈淡染毛玻璃样。尿液中见到此类细胞，应首先排除生殖道感染的可能。

（二）尿路结石

结石可导致尿路上皮细胞产生一系列的形态学改变，有时类似肿瘤。镜下细胞数量增多，可见细胞团，但细胞异型性小，空间分布均匀，染色质细颗粒状。背景中可见大量红细胞，偶见结石结晶。

（三）放、化疗反应

放、化疗可引起尿路上皮细胞退行性变，上皮细胞体积增大，核细微结构不清，出现核固缩或核碎裂，胞质内可见大小不等的空泡。

（四）肾移植后尿液细胞学改变

急、慢性排斥反应的细胞学变化可从尿液涂片中反映出来，所以对肾移植患者应连续定期检查尿液，镜下可见大量淋巴细胞、肾小管上皮细胞和移行上皮细胞，还可见红细胞、管型和背景坏死物等。当排斥反应得以控制时，尿沉渣排斥指征消失；若无排斥反应，见到尿沉渣中细胞成分少，背景干净。

三、尿液中肿瘤脱落细胞形态

泌尿系统肿瘤多起源于上皮组织，其中以尿路上皮肿瘤最为常见，鳞癌与腺癌少见。

（一）尿路上皮肿瘤

由于脱落细胞无法观察到肿瘤的生长方式和组织结构，故从细胞形态上将尿路上皮肿瘤分为高级别尿路上皮癌和低级别尿路上皮肿瘤。

1. 高级别尿路上皮癌　是尿液脱落细胞学中最重要的诊断类别，通常包括组织学中的浸润性尿路上皮癌、尿路上皮原位癌和非浸润性高级别乳头状尿路上皮癌。肿瘤细胞大小不一，可单个散在或集结为松散的小团。细胞核增大深染，核膜增厚不规则，染色质呈粗颗粒状。核质明显升高，核占胞质的 70% 以上（图 5-18-25）。

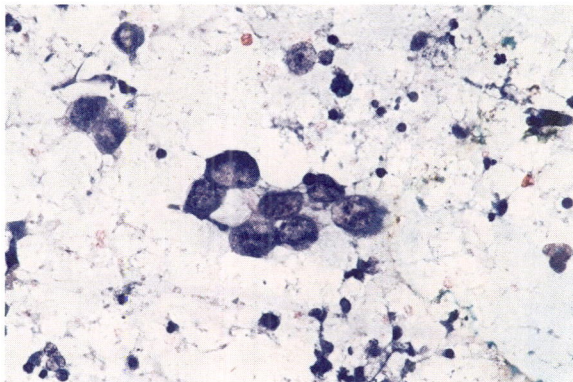

图 5-18-25 高级别尿路上皮癌细胞（巴氏染色，400×）

2. 低级别尿路上皮肿瘤 通常包括尿路上皮乳头状瘤、低度恶性潜能的乳头状尿路上皮肿瘤和非浸润性低级别乳头状尿路上皮癌。镜下细胞量丰富，细胞排列呈三维乳头团，细胞团内可见纤维血管轴心。细胞间异型性较小，仅见轻度核增大和核形不规则。

（二）鳞癌

尿液中的鳞癌，涂片中形态较典型，以角化型鳞癌为多见，其形态与宫颈和肺鳞癌相似。胞核固缩，胞质嗜酸性，有角化珠。

（三）腺癌

尿液中的腺癌细胞核大，染色质增多，浓集不均，胞质有空泡。还可见印戒状小癌细胞和透明细胞癌。

第五节 脑脊液脱落细胞学检查

一、脑脊液中正常脱落细胞形态

正常成人的脑脊液中仅有少量的淋巴细胞和单核细胞，偶见脉络丛细胞和室管膜细胞。

二、脑脊液中良性病变脱落细胞形态

1. 中枢神经系统感染性疾病 化脓性感染可见中性粒细胞增多，病毒性感染可见淋巴细胞增多，结核性脑膜炎可见淋巴细胞与中性粒细胞混合性增多，真菌性脑膜炎最常见的病原体是隐球菌，颅内寄生虫感染可见嗜酸性粒细胞增多。

2. 蛛网膜下腔出血 可见大量红细胞，并伴有中性粒细胞反应，也可见含铁血黄素吞噬细胞和胆红素吞噬细胞。

三、脑脊液中恶性肿瘤脱落细胞形态

1. 转移性肿瘤 脱落细胞学中，转移性肿瘤是成人脑脊液中最常见的恶性肿瘤细胞，其中又以转移性腺癌多见。脑脊液细胞学是确诊脑膜转移性癌的"金标准"，也是监测疗效的主要方法。转移性腺癌细胞体积大，大小不一。核增大，偏位，核染色质深染，可见核仁，核质比增大（图 5-18-26）。

2. 中枢神经系统原发性肿瘤 某些中枢神经系统原发性肿瘤（如生殖细胞瘤、髓母细胞瘤、胶质瘤等）容易累及脑膜并经脑脊液播散，脑脊液细胞学可能发现肿瘤细胞。

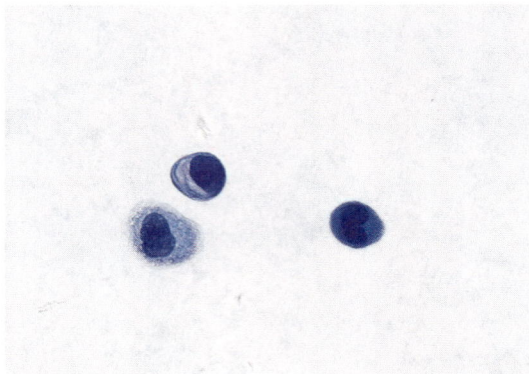

图 5-18-26　转移性腺癌细胞（巴氏染色，400×）

3. 中枢神经系统白血病与淋巴瘤　脑脊液中发现白血病细胞与淋巴瘤细胞是诊断中枢神经系统白血病与淋巴瘤的主要依据，镜下形态特征与原发肿瘤细胞相同。脑脊液细胞免疫表型分析对诊断本病也有重要意义。

（王　翌）

本章小结

　　女性生殖道各器官所覆盖的上皮主要有鳞状上皮和柱状上皮。女性生殖道脱落细胞学诊断报告采用 2014 年修订的 Bethesda 报告系统。呼吸道脱落细胞学检查是肺癌早期诊断的重要方法之一，肺部肿瘤以原发性肺癌为主，其次是转移性肿瘤，非上皮组织肿瘤少见。常见的原发性肺癌为鳞癌、腺癌及小细胞癌。浆膜腔积液细胞学检查在识别良性或恶性病因、确定恶性肿瘤的组织类型和原发部位等方面起着重要作用。恶性积液以转移性肿瘤（主要为转移性腺癌）多见，原发性恶性间皮瘤少见。脱落细胞学诊断恶性积液时，应结合临床资料和细胞形态特点，初步判断可能的原发部位，再通过免疫细胞化学染色等辅助检查进一步明确诊断。尿液脱落细胞学检查是诊断泌尿系统肿瘤的重要方法之一，泌尿系统肿瘤多起源于上皮组织，尤其以尿路上皮肿瘤最为常见。脑脊液脱落细胞学检查对中枢神经系统感染性疾病、肿瘤、脑膜白血病 / 淋巴瘤、脑血管病等疾病的诊断具有重要意义。

第十九章　针吸细胞病理学检验

通过本章学习，你将能够回答下列问题：

1. 在淋巴结穿刺涂片上，B 或 T 细胞淋巴瘤的细胞学特点有哪些？
2. 在霍奇金淋巴瘤淋巴结穿刺涂片上，具有诊断价值的细胞形态特点有哪些？
3. 常见淋巴结转移性肿瘤的细胞形态特点是什么？
4. 常见的乳腺恶性肿瘤有哪些？其细胞形态特点是什么？
5. 常见的甲状腺恶性肿瘤有哪些？其细胞形态特点是什么？

近年来，在超声、X 线及 CT 等影像学技术导引下进行细针吸取细胞学检查（fine-needle aspiration cytology，FNAC），可准确地获得深部器官、不可触及肿块的标本，已成为临床医学诊断的一个重要工具。

第一节　淋巴结针吸细胞学检查

一、淋巴结正常及良性病变的细胞形态

（一）淋巴结正常细胞形态

正常淋巴结穿刺涂片内大多数是淋巴细胞，占 85%～95%，以成熟小淋巴细胞为主。其余 5% 为原始淋巴细胞、幼稚淋巴细胞、单核细胞、浆细胞和免疫母细胞等。

（二）淋巴结良性病变细胞形态

1. 急性淋巴结炎　多因细菌或药物所致。病变早期涂片中有比较多的小淋巴细胞，中性粒细胞少见。当病程发展到急性化脓性炎症时，中性粒细胞增多，伴有退化变性，形成脓细胞及坏死的背景。

2. 慢性淋巴结炎或慢性增生性炎　以成熟淋巴细胞为主，散在组织细胞伴胞质内吞噬颗粒，有些组织细胞胞质丰富，含大量吞噬颗粒，称"满天星"现象。多由局部慢性感染引起，好发于颈部、颌下和腹股沟处。

3. 肉芽肿性淋巴结炎（图 5-19-1）　细胞学涂片可见类上皮样组织细胞，背景可见淋巴细胞和浆细胞。上皮样细胞呈多角形，细胞核呈椭圆形，染色质细致疏松，有时可见 1～2 个核仁；胞质丰富。细胞多疏松聚集，吞噬外来异物的多核巨细胞的核多散开，类似朗格汉斯细胞。

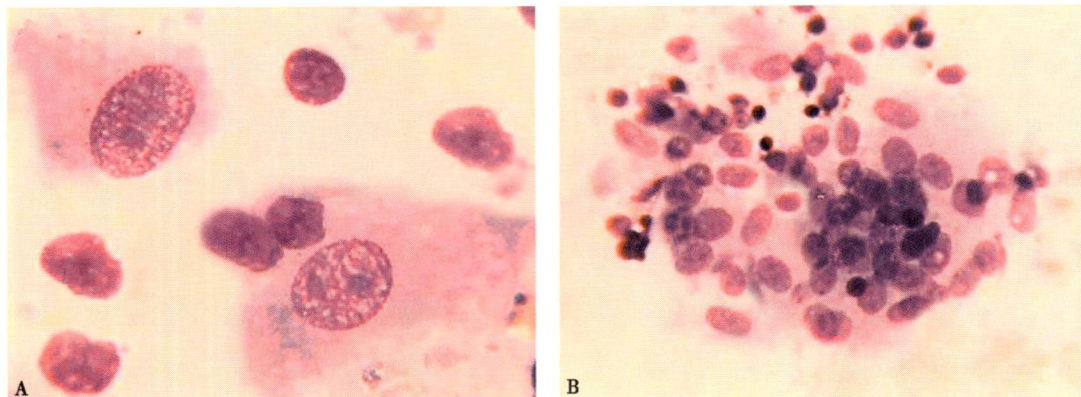

图 5-19-1　肉芽肿性淋巴结肿大细胞形态

A. 肉芽肿的单个类上皮细胞；B. 肉芽肿的多核巨细胞。

二、淋巴结恶性肿瘤细胞形态

恶性淋巴瘤（malignant lymphoma）是淋巴结或淋巴组织的恶性肿瘤，来自各种淋巴组织或细胞。恶性淋巴瘤在病理学上分为霍奇金淋巴瘤（Hodgkin lymphoma，HL）和非霍奇金淋巴瘤（non-Hodgkin lymphoma，NHL）两大类，根据瘤细胞大小、形态和分布方式可进一步分成不同类型。

（一）霍奇金淋巴瘤

霍奇金淋巴瘤约占恶性淋巴瘤的 20%，WHO 将 HL 分为经典型霍奇金淋巴瘤（classical Hodgkin lymphoma，CHL）和结节性淋巴细胞为主型霍奇金淋巴瘤（nodular lymphocyte predominant Hodgkin lymphoma，NLPHL），其中 CHL 可进一步分为 4 种亚型：混合细胞型、结节硬化型、淋巴细胞为主型和淋巴细胞消减型。

霍奇金淋巴瘤细胞成分复杂，与机体免疫状态及预后有关。其中最重要的是 R-S 细胞（Reed-Sternberg cell，R-S cell）（图 5-19-2），有诊断意义。此细胞有以下形态特征：①胞体大，呈不规则圆形。②胞质丰富，常有空泡。③细胞核巨大，染色质疏松，核膜厚而深染。④核仁大而明显，核仁周围透亮。R-S 细胞可分为单核、双核和多核 3 种类型。

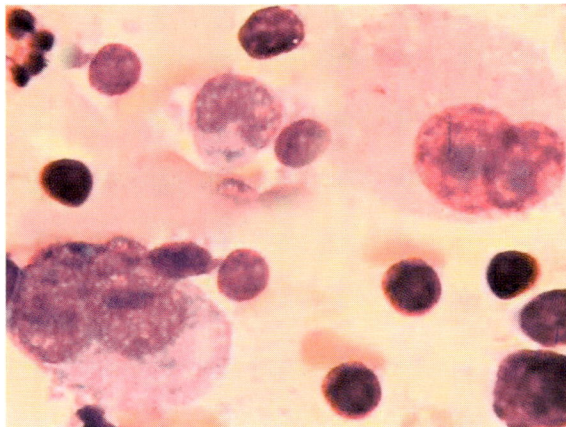

图 5-19-2　霍奇金淋巴瘤 R-S 细胞

NLPHL 常由上皮样细胞、R-S 细胞变异体 L&H 细胞（lymphocytic and histiocytic cell）组成，背景是成熟淋巴细胞。L&H 细胞呈多核，淡染，核仁居中，如"爆米花样"外观，胞质丰富，有空泡，比典型的 R-S 细胞小。

（二）非霍奇金淋巴瘤

WHO 分类是基于形态、表型、遗传和临床特点，将 NHL 分为 B 细胞、T 细胞和 NK 细胞淋巴瘤。

1. B 细胞淋巴瘤　B 细胞淋巴瘤的分类和细胞学特点见表 5-19-1，图 5-19-3。

表 5-19-1　B 细胞淋巴瘤的分类和细胞学特点

分类	细胞学特点
小淋巴细胞淋巴瘤	以小圆形淋巴瘤细胞为主，细胞小，胞质稀少，核均质化，染色质呈束状或细颗粒状，核仁不明显，核分裂象罕见
淋巴浆细胞淋巴瘤	瘤细胞为浆细胞样淋巴细胞、浆细胞。浆细胞样淋巴瘤细胞的核偏位，染色质粗颗粒状，核仁不明显。小淋巴细胞伴少量免疫母细胞
套细胞淋巴瘤	以单一性小或中等淋巴瘤细胞为主，核呈圆形或轻度不规则，染色质较小淋巴细胞淋巴瘤更细致，核仁不明显，胞质少。无免疫母细胞
边缘区淋巴瘤	瘤细胞呈混合性，有单核样细胞和浆细胞。单核样细胞的胞体大，胞质淡染。细胞学标本中无法识别淋巴上皮样病变
滤泡性淋巴瘤	瘤细胞呈混合性，有小不规则淋巴瘤细胞和大淋巴瘤细胞。小淋巴瘤细胞是淋巴细胞的 1.5～2 倍，核不规则、扭曲或核膜有切迹，染色质粗颗粒状，核仁小且不明显。大淋巴瘤细胞是中心母细胞，核呈圆形，染色质呈细颗粒状，有 2～3 个小核仁
大 B 细胞淋巴瘤	瘤细胞呈混合性，大淋巴瘤细胞是小淋巴细胞的 3～4 倍，核呈圆形或不规则，有时分叶，染色质粗颗粒状，可见副染色质，核仁微小，胞质少，淡染；有核分裂象、淋巴腺小体和细胞碎屑
Burkitt 淋巴瘤	淋巴瘤细胞为小淋巴细胞的 1.5～2 倍。核呈圆形，染色质粗颗粒状，含 2～5 个核仁，胞质强嗜碱性，明显空泡。常伴巨噬细胞、坏死碎屑和有丝分裂
浆细胞瘤或浆细胞骨髓瘤	瘤细胞形态类似于成熟或幼稚浆细胞，细胞质丰富，核偏位，呈圆形，染色质粗颗粒状，可见类免疫母细胞样细胞

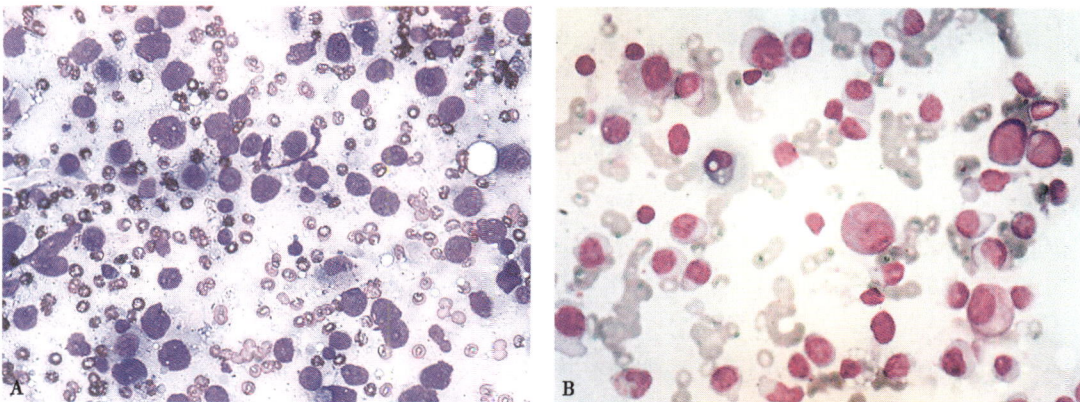

图 5-19-3　B 细胞淋巴瘤细胞学特点

A. 大 B 细胞淋巴瘤；B. 浆细胞瘤。

2. T 细胞和 NK 细胞淋巴瘤 T 细胞和 NK 细胞淋巴瘤的分类和细胞学特点见表 5-19-2。

表 5-19-2 　T 细胞和 NK 细胞淋巴瘤的分类和细胞学特点

分类	细胞学特点
外周 T 细胞淋巴瘤	不典型淋巴瘤细胞大小不等,形态多样。有 R-S 变异体细胞,核不规则;有上皮样巨噬细胞、嗜酸性粒细胞、浆细胞
Sézary 综合征	是皮肤 T 细胞淋巴瘤,异常淋巴瘤细胞具有核形态不规则,核仁大的特点。典型的小淋巴瘤细胞胞核有曲折,染色质呈脑回样
淋巴母细胞淋巴瘤	瘤细胞呈单一性,中等大小,核分叶、曲折、圆形或卵圆形,染色质呈细颗粒状或透明,有时可见核仁和大量有丝分裂
间变性大细胞淋巴瘤	瘤细胞多形,胞质丰富淡染,嗜酸或嗜碱;核形多样,肾形或马蹄形,核周常有一个嗜酸性区域,有核分裂象
成人 T 细胞白血病 / 淋巴瘤	由小和大的不典型白血病 / 淋巴瘤细胞组成,核异型明显,可见 R-S 样细胞
种痘水疱病样淋巴增殖性疾病	是皮肤 NK/T 细胞淋巴瘤,与 EBV 感染有直接关系,细胞小,缺乏典型细胞学异常
结外 NK/T 细胞淋巴瘤	淋巴瘤细胞胞核轮廓不规则,伴免疫母细胞、浆细胞和少数嗜酸性粒细胞和组织细胞,常见大量凋亡小体

三、淋巴结转移性肿瘤细胞形态

各种癌症的晚期均可发生淋巴结转移。针吸细胞学除诊断是否有转移外,还可根据细胞形态及临床表现,判断原发肿瘤的来源。

1. 鳞癌 头颈部鳞癌(鼻咽癌、口腔癌、喉癌)常会转移到颈部淋巴结,宫颈、阴道、外生殖器、直肠和下肢末端皮肤等鳞癌常会转移到腹股沟淋巴结。角化型癌细胞呈梭形或蝌蚪形,细胞边界清晰,胞质丰富,嗜酸性,核固缩。非角化型癌细胞圆形、卵圆形或多角形,细胞边界清晰,细胞质淡染,嗜酸性,核染色质呈粗颗粒状,易与分化差的腺癌混淆(图 5-19-4A)。

2. 腺癌 乳腺癌常会转移到锁骨和腋窝淋巴结,肺癌常累及锁骨和纵隔淋巴结,胃肠道和生殖道肿瘤常累及锁骨上淋巴结,甲状腺癌常累及颈部和纵隔淋巴结,腹腔和盆腔器官的恶性肿瘤常转移到腹部淋巴结。癌细胞常单个或成团,大小各异,常呈球样、乳头状或腺腔样排列。细胞核偏位,胞质均匀,有的胞质内可见空泡。胃癌常见大的印戒样细胞(图 5-19-4B)。

3. 未分化癌 肺小细胞型未分化癌常转移至纵隔淋巴结,鼻咽未分化癌常转移至颈部淋巴结。癌细胞单个或成团,核染色质粗大、深染、分布不均,有时呈墨水滴状,可见核仁。胞质少,在癌细胞核边缘可有少许胞质或呈裸核样(图 5-19-4C)。

4. 恶性黑色素瘤 细胞常散在分布。圆形和多角形细胞的胞质丰富,细胞边界清晰,细胞质内常见颗粒状棕色黑色素颗粒。细胞核常偏位,使细胞呈浆细胞样外观,可见双核或多核,核呈圆形或多角形,染色质呈细颗粒状,核仁明显,常见核内细胞质包涵体。

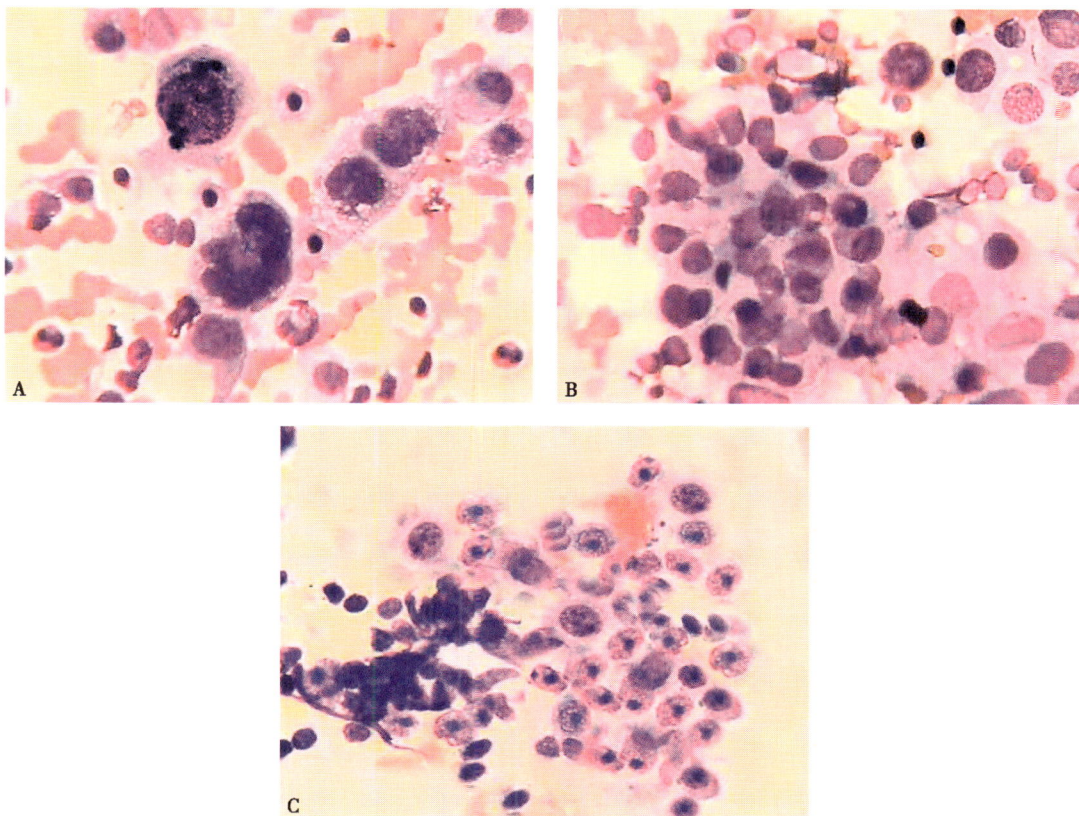

图 5-19-4　淋巴结转移性肿瘤
A. 鳞癌；B. 腺癌；C. 未分化癌。

第二节　乳腺针吸细胞学检查

一、正常乳腺细胞形态

1. 乳腺导管上皮细胞　在一般情况下，由于乳腺处于静止期，涂片不易见到脱落的导管上皮细胞，或只有少量来自乳头的鳞状上皮细胞。细针吸取涂片中的导管上皮细胞，多成堆、成片排列，细胞大小、形态较一致。核染色质颗粒状，分布不均，胞质多少不一。

2. 肌上皮细胞　又称双极裸核细胞，细胞大小类似红细胞，呈卵圆形或梭形，两端细尖，裸核，染色质浓集颗粒状，胞质极少。出现常代表乳腺病变是良性的。

3. 泡沫细胞　涂片中常见。细胞大小不一，多呈圆形。核较小，偏位，可见双核、多核。胞质丰富，含有较多脂性空泡。其来源尚有争议，可能来自导管上皮细胞或巨噬细胞，在炎症或妊娠期增多（图5-19-5）。

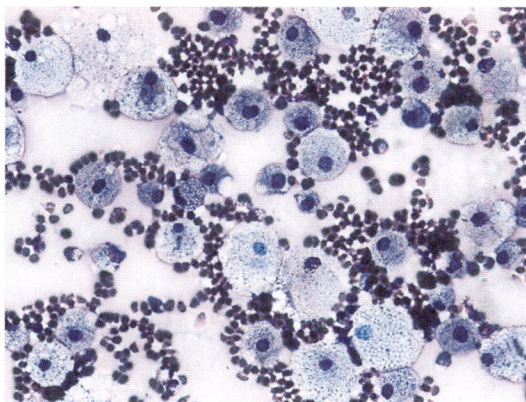

图 5-19-5　泡沫细胞

277

4. 巨噬细胞 其形态与泡沫细胞相似,胞体呈圆形、卵圆形或不规则形。核圆形、卵圆形或豆形,多偏位,染色质为细颗粒状。胞质丰富,可见空泡及吞噬异物。乳腺炎症或妊娠期增多。

二、乳腺良性病变细胞形态

1. 乳腺炎 涂片中主要见炎症细胞、组织细胞、巨噬细胞和泡沫细胞。急性乳腺炎可见大量中性粒细胞、脓细胞及坏死组织,有时有红细胞及泡沫细胞;慢性炎症时主要为淋巴细胞;浆细胞性乳腺炎时可见大量浆细胞,同时伴有淋巴细胞、单核细胞;结核性乳腺炎可见类上皮样细胞聚合形成结核结节,伴淋巴细胞浸润。

2. 乳腺增生症 包括乳腺囊性增生、小叶增生、脂肪增生和纤维间质增生。涂片中细胞常成堆成群,分化较好,大小一致,为形态规则腺细胞。核呈圆形或椭圆形,染色质致密颗粒状,胞质红蓝双染(图 5-19-6A)。乳腺增生晚期可伴不典型增生,极少数可发生恶变,好发于性成熟期妇女。

3. 乳腺纤维腺瘤 是最常见的良性肿瘤,为圆形结节性肿块,有完整包膜,无乳头溢液,宜作针吸细胞学涂片检查。涂片中,细胞成堆成群存在,肌上皮细胞很多,是该病突出的细胞形态特征。可见泡沫细胞,部分瘤细胞呈纤维样化(图 5-19-6B)。

4. 导管内乳头状瘤 本病为乳头溢液的主要原因,穿刺物常为血性,有时为浆液性。涂片中以导管上皮细胞为主,背景为新鲜或陈旧的红细胞和巨噬细胞,伴或不伴含铁血黄素颗粒。可见泡沫细胞,结缔组织细胞罕见(图 5-19-6C)。

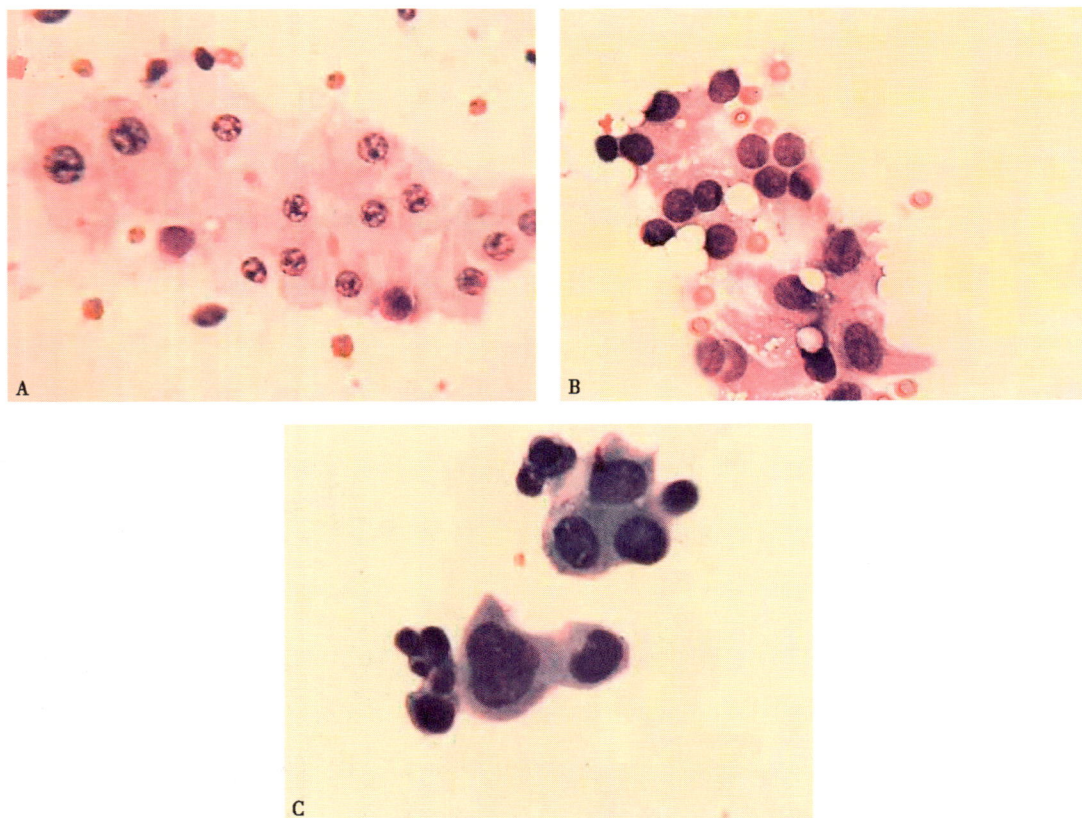

图 5-19-6 乳腺良性病变的细胞形态
A. 乳腺增生症;B. 乳腺纤维腺瘤;C. 导管内乳头状瘤。

5. 纤维囊性乳腺病 此病属乳腺导管异常增生症，目前将其视为癌前病变。可有乳头溢液，一般为浆液性，血性少见。涂片中泡沫细胞增多，可见双核或多核，亦可见排列紧密的导管上皮细胞或顶泌汗腺化生的导管上皮细胞。

三、乳腺恶性肿瘤细胞形态

乳腺恶性肿瘤中绝大多数为来自乳腺导管及末梢导管上皮的乳腺癌，是女性最常见的癌症。现仅介绍几种细胞学有明确形态的乳腺癌细胞类型。

1. 浸润性导管癌 最常见的一种，约占乳腺癌的75%。癌细胞少量或中等，体积较大。可见癌细胞呈合胞体样或腺腔样结构，偶见肌上皮细胞。核染色质淡染，部分呈裸核样。胞质少，有空泡。背景清晰，无坏死（图5-19-7A）。

2. 乳腺小叶癌 涂片可见细胞少量或中等，癌细胞常单个散在或线状排列，无肌上皮细胞。癌细胞大小一致，呈圆形，细胞边界不清，异型性小。核染色质粗颗粒状，核仁小，核分裂象较少见，部分呈裸核。胞质少，有时含黏液空泡，背景无坏死和核分裂象（图5-19-7B）。

3. 乳腺黏液腺癌 涂片可见细胞成群或成团，胞体较大，胞质内可见大小不等的黏液空泡，将胞核挤压到细胞边缘形成印戒样癌细胞。细胞团外可见片状蓝染无结构的黏液样物质（图5-19-7C）。

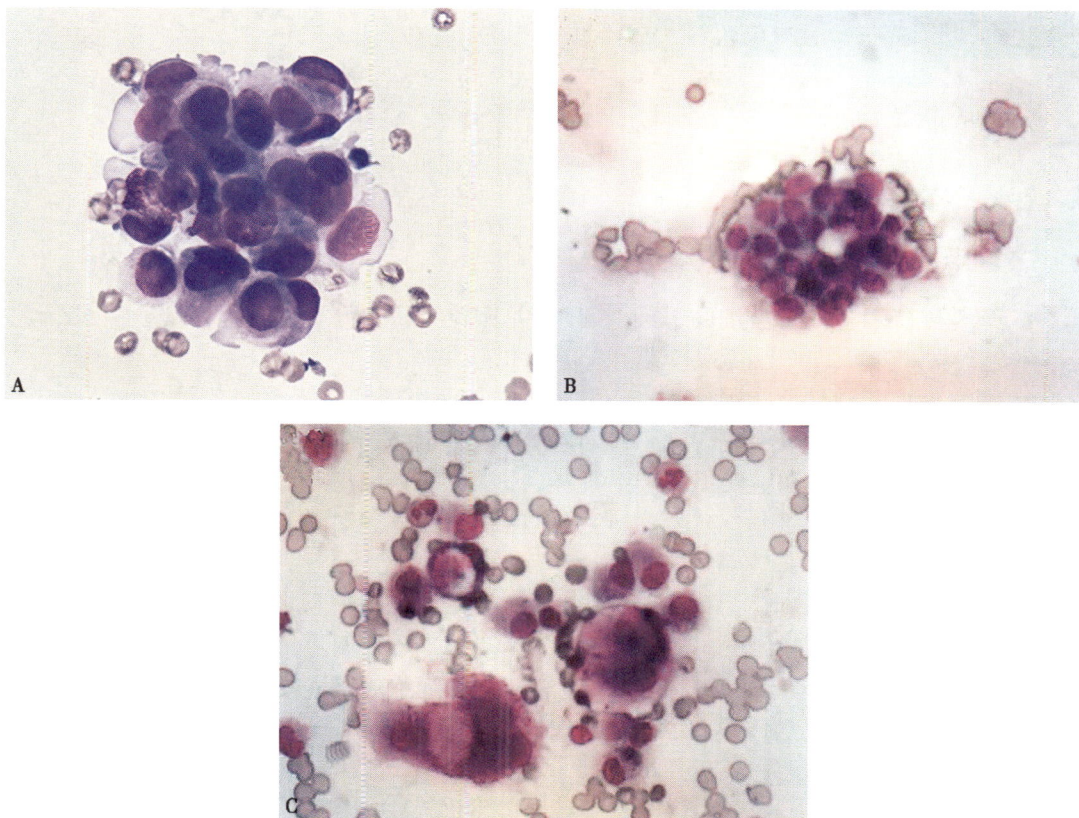

图5-19-7 乳腺恶性肿瘤细胞
A. 乳腺浸润性导管癌；B. 乳腺小叶癌；C. 乳腺黏液腺癌。

4. 顶泌汗腺癌 不常见，预后较好。涂片可见细胞量多，癌细胞呈合胞体样结构或散在分布。癌细胞巨大，细胞边界清晰。核大，部分有畸形，多核巨细胞多见。核仁增大，胞质丰富，常呈泡沫状或有大空泡。

第三节 甲状腺针吸细胞学检查

一、甲状腺正常细胞形态

1. 胶质 胶质是细针穿刺活检甲状腺滤泡性病变的主要观察对象。当混有血液时,血清与胶质很相似,如果缺乏滤泡上皮细胞,应谨慎诊断。胶质在显微镜下形态可分为水样胶质和黏稠状胶质。有时水样胶质过于稀薄而易脱落形成蜘蛛网状结构。

2. 滤泡细胞 甲状腺滤泡上皮细胞立方形,大小一致,间距规则呈蜂巢状排列。核圆形,为 $6\sim9\mu m$,如淋巴细胞大小。核膜光滑,染色质呈颗粒状,分布均匀,可见核仁(图5-19-8)。

3. 许特莱细胞(Hurthle cell) 又称嗜酸性细胞,常认为是一种滤泡细胞增生或化生性改变,细胞体积较大,胞质丰富,呈细颗粒状,核大,可见双核或多核,核仁较明显。

4. 滤泡旁细胞 又称为 C 细胞,比一般滤泡上皮细胞大,细胞为卵圆形、圆形、梭形或多边形,胞质淡染,常规染色涂片中不易辨认。

5. 呼吸道上皮细胞 甲状腺细针穿刺操作不当时有可能误入支气管,穿出物中可见支气管黏膜上皮。

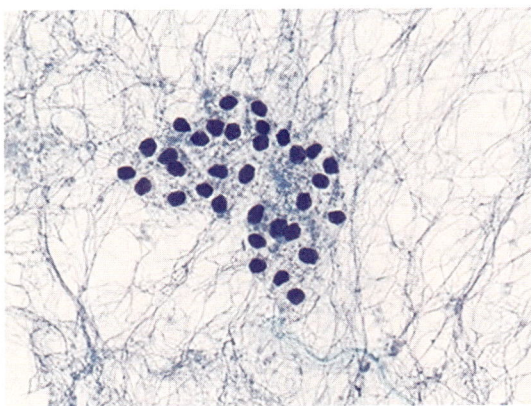

图 5-19-8　甲状腺滤泡细胞

二、甲状腺良性病变细胞形态

1. 急性甲状腺炎 常由细菌感染引起,涂片中见大量急性炎症细胞,滤泡上皮细胞少见或缺乏。病灶内可见细菌、病毒、真菌或寄生虫。

2. 亚急性肉芽肿性甲状腺炎 本病发生可能与病毒感染有关,为自限性疾病,临床症状明显,诊断较明确,一般不需活检。临床症状不典型时需行细针穿刺活检以确诊,涂片可见多核巨细胞及上皮样细胞聚集形成上皮样肉芽肿,多核巨细胞胞质内可见吞噬的胶质,每个多核巨细胞可包含几十个细胞核,可见急性或慢性炎症细胞,滤泡上皮细胞有不同程度的退行性变。

3. 桥本甲状腺炎 本病为甲状腺炎中最常见的一种,属于自身免疫性疾病,根据临床症状及实验室检查可明确诊断,但如果症状不典型并且出现明显结节时,细针穿刺活检有助于诊断。淋巴细胞广泛浸润甲状腺,致使滤泡上皮细胞代偿性增生,涂片可见滤泡上皮细胞间有大量淋巴细胞,聚集成团形成"滤泡样"结构,显示出不同程度的核增大、深染、大小不等等现象。

4. 结节性甲状腺肿 通常由单纯性甲状腺肿发展而来,涂片可见小到中等大小的滤泡上皮细胞,胞核圆形,背景可见中等到丰富的胶质及吞噬细胞。

三、甲状腺肿瘤细胞形态

1. 滤泡性肿瘤 滤泡性肿瘤包括滤泡性腺瘤和滤泡癌,FNAC 不能区分滤泡性腺瘤和滤泡癌。

滤泡性腺瘤是甲状腺常见的良性肿瘤,见较多上皮细胞呈滤泡状排列,滤泡大小不等,肿瘤细胞比正常滤泡上皮细胞大,核圆形,大小一致,有时可见少量滤泡上皮细胞出现不典型增生。

滤泡癌是以滤泡结构为主要组织特征的分化较好的甲状腺癌,大量肿瘤细胞呈不规则的滤泡样排列,癌细胞显示不同程度的异型性。

2. 乳头状癌 甲状腺癌中最常见的类型。起源于甲状腺上皮,以乳头形态为特征的一种分化较好的甲状腺癌。滤泡细胞排列呈乳头状和/或单层排列;有时可见细胞漩涡状排列、洋葱皮状或车轮状;细胞核增大、拥挤、常见核重叠;核椭圆形或不规则形;核淡染苍白、染色质粉尘状;核膜增厚、单个或多个小核仁位于细胞体周边;可见纵行核沟、假包涵体、砂粒体(psammoma body)、多核巨细胞;胶质量多少不一,通常较少,呈丝带状、黏稠状或口香糖样(图5-19-9)。

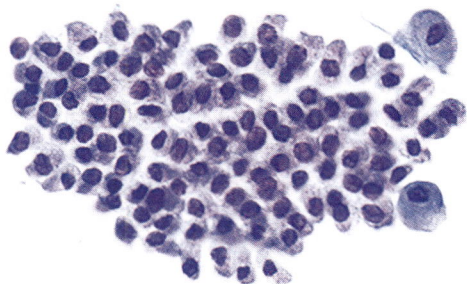

图 5-19-9 甲状腺乳头状癌

3. 髓样癌 起源于甲状腺滤泡旁细胞,癌细胞丰富呈多形性,细胞结合性差,排列松散,部分细胞呈浆细胞样,透明状,核仁不明显,核分裂罕见。

4. 未分化癌/间变性癌 未分化癌是甲状腺癌中恶性程度最高的一种。背景常见炎症细胞(中性粒细胞)和坏死,肿瘤细胞具有明显的多形性,细胞核大而异型性明显,有单个或多个突出的核仁。

(王文娟)

本章小结

正常淋巴结穿刺涂片内大多数是淋巴细胞,占85%~95%,以成熟小淋巴细胞为主。大多数肿瘤和良性病变都可导致淋巴结肿大。肿瘤性病变包括恶性淋巴瘤和转移性肿瘤。恶性淋巴瘤在病理学上分成霍奇金和非霍奇金淋巴瘤两大类,WHO分类基于形态、表型、遗传和临床特点,将非霍奇金淋巴瘤分为B细胞淋巴瘤、T细胞和NK细胞淋巴瘤。霍奇金淋巴瘤典型细胞是R-S细胞。转移性肿瘤以鳞癌、腺癌、未分化癌和恶性黑色素瘤较常见。正常乳腺穿刺涂片主要为乳腺导管上皮细胞和泡沫细胞。在乳腺肿块诊断中,细针吸取细胞学检查要比切除活检方便,阳性诊断率为70%~98%。对于临床术前判断良性或恶性具有独特价值。正常甲状腺穿刺涂片主要为甲状腺滤泡上皮细胞。甲状腺细针穿刺简单、易行、准确性高,在甲状腺肿块的诊断中具有很高的敏感性和特异性(>90%)。此外,它对诊断慢性甲状腺炎和亚急性甲状腺炎也有很高的特异性。

第二十章 液体活检

通过本章学习，你将能够回答下列问题：

1. 液体活检的分类与定义如何？其标本类型与应用范围是什么？
2. 循环肿瘤细胞的定义、检测方法及应用评价如何？
3. 外泌体和细胞外囊泡的定义、检测方法及应用评价如何？
4. 液体活检技术的应用与评价如何？

液体活检（liquid biopsy）相对于组织活检而言，因取材标本对象主要是液体成分而得名。内容涵盖循环肿瘤细胞（circulating tumor cell，CTC）、循环肿瘤 DNA（circulating tumor DNA，ctDNA）及细胞外囊泡（extracellular vesicle，EV）和肿瘤作用后血小板（tumor-educated platelet，TEP），主要应用于肿瘤检测，对其他疾病的诊断也具有重要价值。随着液体活检检测对象和临床应用领域的不断扩展，实时荧光定量 PCR、数字 PCR、高通量测序、微流控芯片等多种检测和分析手段也逐渐进入临床应用。液体活检在肿瘤领域中的应用尤为广泛，为深入理解肿瘤的生物学特性和改善患者治疗提供了重要工具。

第一节 液体活检概述

一、定义与分类

液体活检也称液态活检，是一种与组织活检相对立的非侵入性体外诊断技术，通过分析体液如血液、尿液、粪便、脑脊液、唾液、乳汁、胸腔或腹腔积液等来获取疾病的生物信息。液体活检在肿瘤检测方面的应用最为广泛。目前，液体活检可以根据所采用的标本类型和检测目标进行分类，以满足不同的临床需求和研究目的，能够更加便捷地监测疾病状态，评估治疗效果，为患者提供更为个性化的治疗方案。

（一）标本类型

1. 血液 血液是液体活检中应用最常见的标本类型。血液标本采集方便，对身体创伤小，更重要的是外周血液中汇集了机体细胞生长、代谢及凋亡等生物学过程所释放的能够反映机体生物学特征的物质。液体活检可以采用全血、血清或血浆等标本，其采集部位和采集方式由待检的具体项目而决定。血浆采集时通常采用 EDTA 作为抗凝剂。血液采集后应注意低温保存并尽快完成检测对象的制备，用于 CTC 的全血样品需在室温保存，不可冷冻保存。

2. 尿液 尿液的组成和性状分析可反映机体的代谢状况，并受机体各系统功能状态的影响。尿液是除血液外最常见的标本类型。尿液采集不仅完全无创，而且收集时其已经在膀胱中储存了一段时间，成分相对稳定，质控相对容易。泌尿系统肿瘤时，尿液标本中可能存在脱落的肿瘤细胞和肿瘤细胞来源的核酸等成分，这为液体活检提供了便利。

3. 脑脊液 正常情况下，脑脊液含有极少量的细胞和与血浆相等或稍低的化学成分。

在病理情况下，中枢神经系统任何部位发生器质性病变时，可使脑脊液的容量和成分发生改变。发生肿瘤时，脑脊液可以与脑转移瘤和中枢神经系统肿瘤细胞充分接触并携带肿瘤所释放的细胞、核酸或蛋白等成分。脑脊液标本采集不会对脑组织造成损伤，对人体的损伤也比较小。其取样也可在疾病的多个阶段连续进行，可以进行疾病动态监测并且根据监测结果实时调整治疗方案。因而相对于组织活检而言，脑脊液的液体活检更适合进行脑部病原体、脑转移瘤和中枢神经系统肿瘤的诊治。

4. 唾液 唾液中含有淀粉酶、黏蛋白和游离核酸等，可用于机体疾病的检测。有研究已经证实采用唾液标本进行液体活检的可行性。

5. 粪便 粪便检验对下消化道炎症、出血鉴别、寄生虫感染、肿瘤筛查、胃肠道消化吸收功能和黄疸的鉴别等都有重要价值。对于消化系统肿瘤来说，粪便是一种比较有价值的标本，其可能含有来自肿瘤的脱落细胞和游离核酸，这为液体活检的开展提供了便利条件。但粪便中成分比较复杂，各种食物残渣和代谢产物可能会对相关检测的开展造成不利的影响，因此，检测对象的提取和纯化工作特别重要。

6. 浆膜腔积液 在正常情况下，浆膜腔内仅含有少量液体，主要起润滑作用。在病理情况下，浆膜腔内可有大量液体潴留而形成浆膜腔积液。按积液部位可分为胸腔积液、腹腔积液和心包腔积液。此类标本一般可通过治疗性引流而获得，穿刺引流有极小的创伤性，同时有助于缓解患者的压迫症状，因此有较好的患者接受度。相邻部位的肿瘤发生时，此类标本中肿瘤来源的细胞或核酸比血液标本中含量更为丰富，因此在进行液体活检时，其优先级要高于血液标本。

除上述标本类型之外，痰液、淋巴液、汗液、乳汁及精液等标本都可以用于液体活检。

（二）检测对象

有别于一般常见的生化和免疫检查项目，液体活检的检测对象主要有游离核酸、循环（肿瘤）细胞、细胞外囊泡和血小板等。

1. 循环 DNA 人体细胞在经历凋亡和坏死后，会释放出片段化 DNA 进入体液中，这些游离的 DNA 被称为循环 DNA（circulating free DNA，cfDNA），其可能来自正常细胞，也可能来自肿瘤细胞，后者被称为 ctDNA。cfDNA 长度主要分布在一个核小体（长度约 166bp），其次分布在双核小体（长度约 300bp）和三核小体（长度约 500bp）的区域。一般认为，cfDNA 在体内的半衰期较短，为 30～120 分钟，其含量的变化能够实时反映机体的健康状况。ctDNA 携带的遗传变异信息，包括基因突变、插入、缺失、重排、融合及表观遗传变异等。

2. 循环 RNA 体液中存在多种 RNA 成分，如 mRNA、tRNA、rRNA 和非编码 RNA（non-coding RNA，ncRNA）等。ncRNA 又包括微小 RNA（microRNA，miRNA）、环状 RNA（circular RNA，circRNA）和长链非编码 RNA（long non-coding RNA，lncRNA）等三大类。mRNA、tRNA 和 rRNA 等长链 RNA 在实验操作中易降解，而 miRNA 在体液中具有高度稳定性，对 RNA 酶降解具有耐受性，因此临床目前应用较多的是 miRNA。

3. 循环肿瘤细胞 CTC 是指从肿瘤病灶组织脱落并进入外周血液循环的肿瘤细胞。它们是肿瘤发展过程中的关键指标，标志着肿瘤从局部生长向全身扩散的转变。CTC 具有高度的异质性，不同细胞在大小、形态、分子特征、增殖能力以及侵袭和转移潜力等方面都存在显著差异。CTC 可以单个细胞存在，也可以成团（簇）存在，甚至与血液来源的细胞聚集形成循环微小瘤栓（circulating tumor microemboli，CTM），后者具有较强的转移能力。检测 CTC 的数量可提示肿瘤的恶性程度和患者的转归预后。除外周血的 CTC 外，其他体液如脑脊液、浆膜腔积液等也可能含有大量肿瘤脱落细胞，这些细胞在数量上比 CTC 含量更多，收集相对更方便，也是理想的液体活检材料。

4. 外泌体和细胞外囊泡 细胞外囊泡（extracellular vesicle，EV）是指从细胞膜上脱落或者由细胞分泌至胞外的一种含有脂质双分子层的膜性囊泡，EV 依据其大小分为凋亡小体（apoptotic body）、微囊泡（microvesicle）和外泌体，它们携带着来自母细胞的多种生物分子，包括蛋白质、脂质、RNA 和 DNA 等，其在细胞通讯、细胞迁移、血管新生和细胞生长等过程中发挥重要作用。外泌体是 EV 中直径为 30～200nm 的小细胞外囊泡（small extracellular vesicle，sEV）。它们在多种疾病的发生、发展和转移中扮演着关键角色。由于外泌体可以携带肿瘤细胞的遗传信息，通过检测其携载的这些生物分子，为肿瘤的早期诊断、疗效评估和预后判断提供重要信息。

5. 肿瘤作用后血小板 在血液循环中，部分血小板与肿瘤细胞相互作用，吸收肿瘤释放的生物分子，同时还能摄取血液中的游离蛋白质、核酸以及细胞外囊泡等物质。这一过程使得血小板的蛋白质和 RNA 表达谱发生显著变化，形成所谓的肿瘤作用后血小板（tumor-educated platelet，TEP）。TEP 因其完整的膜结构，能够完好保存肿瘤相关的生物学信息，成为肿瘤生物活性物质的存储库。因此，TEP 被视为一种新兴的肿瘤液体活检标志物。

二、临床应用

液体活检主要应用于肿瘤的诊断、疗效和预后判断，随着相关技术的不断发展，在心脑血管病、器官移植、胎儿遗传性疾病的诊断、病原体检查等方面具有意义。现介绍液体活检在肿瘤中的应用。

1. 肿瘤早期筛查与诊断 液体活检具有高灵敏度和特异性，可多次取样、动态监测，且对人体微创或无创，有望弥补传统肿瘤筛查技术的不足，为肿瘤早期筛查与诊断作出贡献。

2. 肿瘤伴随诊断 伴随诊断是一种体外诊断技术，在用药前先行对患者进行测试以确定患者对药物的可能反应（如疗效、风险等），从而指导用药方案选择和实施。伴随诊断在提高药物靶向疗效、治疗的安全性，降低医疗成本以及实现肿瘤个体化医疗方面都发挥着重要作用。基于 ctDNA 的二代测序（next- generation sequencing，NGS）技术用于乳腺癌、肺癌、前列腺癌等多种晚期实体肿瘤的伴随诊断已经被写入多个肿瘤国内外专家共识或指南建议中。

3. 肿瘤预后判断

（1）ctDNA 在肿瘤预后判断中的应用：由于 ctDNA 的半衰期短且非侵入性重复采样的可能性，血液 ctDNA 可用于在治疗期间实时监测病情。ctDNA 动力学与治疗反应相关，并可能比临床/影像学检测更早地识别出反应。ctDNA 高甲基化在癌症临床预后监测中也具有巨大的潜力。

（2）CTC 在肿瘤预后判断中的应用：CTC 计数增加与转移和肿瘤侵袭可能性较高相关。2022 年，中国临床肿瘤学会推荐了 CTC 在肿瘤预后评估中的应用，CTC 在结直肠癌复发早期预警和预后中具有意义。

（3）外泌体在肿瘤预后判断中的应用：外泌体是 EV 的一个重要亚群。检测外泌体标志物，能够实时动态地反映肿瘤细胞的状态。外泌体含量丰富，几乎所有体液样本中含有外泌体；稳定性好，受磷脂双分子层的保护，外泌体内含物如蛋白质、miRNA、circRNA 等比较稳定。

4. 肿瘤 MRD 检测 肿瘤微小残留病灶（minimal residual disease，MRD）的概念源于血液肿瘤，是指经诱导化疗获完全缓解后或是骨髓移植治疗后，体内仍残留有少量肿瘤细胞的状态。这一概念延伸到实体肿瘤，即肿瘤患者进行根治性手术后或药物治疗达到完全缓解后，用影像学或常规实验室方法未能检测到肿瘤病灶的存在，而可以用分子生物学方法在血液等体液中检测到肿瘤细胞或肿瘤特异性核酸分子如 ctDNA、ncRNA 等，从而提示残留病灶的存在，因此在实体瘤中，MRD 亦称分子残留病灶。早期非小细胞肺癌患者根治性切除术后每 3～6 个月进行一次 MRD 检测，MRD 阳性提示复发风险高，需进行密切随访跟踪管理。

液体活检技术的应用会进一步在肿瘤的早期筛查、诊断、疗效判断与预后评估中发挥重要作用。但是，组织活检的"金标准"诊断没有被替代，需要将多种检测技术与手段整合起来，多种指标联合，根据实际情况选择合适的检测方案，从而便于临床制订更有针对性的个体化治疗方案，以期帮助患者延长生存时间和提高生存质量。

第二节 循环肿瘤细胞检测

循环肿瘤细胞（CTC）是存在于外周血中的各类肿瘤细胞的统称，因自发或诊疗操作导致从实体肿瘤病灶（原发灶、转移灶）脱落，进入血液的 CTC 会随着血液循环游走全身，形成复发转移。血液的 CTC 浓度极低，CTC 的检测关键是其富集和分析鉴定，通过检测 CTC 数量和蛋白表达对肿瘤进行确诊、判断预后、监控疗效具有指导意义。

一、循环肿瘤细胞的富集

CTC 富集的方法主要包括物理特性富集法和生物化学特性富集法（又称为亲和性富集法）。前者根据 CTC 的大小、密度、力学和介电性能等物理特性将 CTC 分选出来。后者根据细胞表面特异性表达的蛋白质生物标志物分离靶细胞，包括正向捕获 CTC 的阳性富集法和负向去除白细胞的阴性富集法。常用技术有：基于物理特性的粗分离技术，基于生物化学特性的免疫磁珠技术，基于物理和 / 或生物化学特性的微流控芯片技术。

（一）基于物理特性的粗分离技术

与血细胞相比，CTC 的直径大、密度小、可变形性小、膜电容低，迁移率也不同。通过特殊滤膜装置、密度梯度离心等过程将 CTC 分离出来。其优点是操作简便、成本低、不依赖特定标志物、捕获的细胞数量多，有利于检出抗原表达异质型 CTC 和抗原未知的 CTC 亚型；缺点是分离纯度低、容易漏检部分体积较小的肿瘤细胞等。

（二）基于生物化学特性的免疫磁珠技术

通过免疫磁珠偶联的抗体或多肽正向捕获 CTC 的阳性富集法或负向去除白细胞的阴性富集法分选出 CTC。阳性富集法主要是利用特异性抗体与肿瘤细胞表面抗原进行特异性结合来富集 CTC，优点是特异性高、重复性好；缺点是仅能捕获一部分肿瘤细胞，损失率较高。阴性富集法主要是采用 CD45 和 CD61 去除白细胞、巨噬细胞和血小板实现负向筛选，优点是捕获各亚型 CTC，利于后续筛选及研究，可降低 CTC 抗原表达下调或消失导致的检测假阴性风险。缺点是会混入较多非肿瘤细胞，易受干扰，分离纯度低，对后续 CTC 分析鉴定的灵敏度和特异度的要求高。

（三）基于物理和 / 或生物化学特性的微流控芯片技术

微流控芯片技术主要包括基于物理特性、生物化学特性、物理和生物化学特性的微流控芯片技术 3 种。因所需样品量小、流速可控而且能够捕获活细胞等特点，已被广泛应用于 CTC 的分选富集。

1. 基于物理特性的微流控芯片技术 主要有基于细胞大小和变形性差异、细胞力学性质、细胞介电性质双向电泳的微流控芯片技术。

（1）基于细胞大小和变形性差异的微流控芯片技术：在芯片内部设计小于 CTC 直径的微孔、微过滤网、微柱等结构，CTC 不能通过，血细胞直径小随缓冲液流出。直径大的白细胞是利用白细胞变形性大的特点，加大缓冲液流速时，白细胞被冲走，CTC 则留在芯片内，从而达到分离目的。其优点是操作简便,成本低,捕获效率高,能够实现高通量富集,无须依赖表面标志物,分选出的 CTC 可用多种抗体进行鉴别;缺点是由于 CTC 尺寸和白细胞有重叠部分,仅基于细胞大小和变形性不同而进行过滤分选,部分 CTC 有可能丢失,在较大的机械力作用下,CTC 容易破裂。

(2)基于细胞力学性质的微流控芯片技术:基于惯性力或确定性侧向位移设计,使用梯度剪切升力和管壁效应升力在微流体装置中应用惯性效应,芯片内具有不同角度的微柱阵列,大小不同的颗粒具有不同的运动轨迹,较大的颗粒会发生侧向位移向一侧汇聚,较小的颗粒会按原轨迹运动,分别从不同出口流出。升力的大小和方向取决于通道的大小、纵横比、流速和颗粒直径。其优点是装置简单,成本低,样品无须标记,不影响 CTC 分子特性和表面标志物,细胞在微流环境中损伤小,分选后细胞的存活率更高,可继续培养和做后续分析鉴定;缺点是当处理细胞浓度较高的样品时,分选效率降低,当处理血液黏度较高的样品时容易发生堵塞现象,易发生假阳性。

(3)基于细胞介电性质的双向电泳微流控芯片技术:依据不同类型细胞的介电性质不同,介电力的大小和方向不同,在不同介电力作用下向不同方向移动,实现细胞的分选。其优点是准确率高,可将表面标志物表达相同、大小相似、形态相似的细胞分离出来;缺点是分选时间长,适合少量的细胞分选,在较大的流速下,微弱的电泳力没有充足时间感应流过的 CTC,从而难以达到快速分选,电场力可能会对细胞活性和表面特性产生影响,不利于对 CTC 进行后续培养和分子特性分析鉴定。

2. 基于生物化学特性的微流控芯片技术 主要包括微流微柱富集法、微流表面富集法及微流免疫磁珠富集法。

(1)微流微柱富集法:依据 CTC 与血细胞生物化学特性的差异设计,在芯片中设置微柱阵列,微柱上包被抗体,当血液流经芯片时,CTC 与包被抗体结合并黏附于微柱上,从而分离出来,微柱呈几何排列和优化流体流速以促进细胞附着到抗体包被的微柱上。其优点是所需样品少,通量高,可捕获活体 CTC;缺点是微柱设计复杂,不适合大规模生产,依赖于免疫细胞化学和需要高分辨率成像技术才能进行 CTC 检测和表征。

(2)微流表面富集法:通过设置抗体包被的透明表面结构捕获细胞分选 CTC,其微流道的结构为鱼骨形且可视化,抗体包被于表面,血液流经通道内鱼骨形时形成轻微斡旋,增加了与抗体接触面积,形成抗原抗体复合物从而分选 CTC。其优点是表面捕获装置简化,适合于大规模生产,具有成像的透明装置,可更高效地捕获肿瘤细胞,捕获效率达 90%;缺点是捕获到的 CTC 固定在装置的表面,难以释放和恢复。

3. 基于物理和生物化学特性的微流控芯片技术 也称微流免疫磁珠富集法,将免疫磁珠和微流控芯片技术结合起来用于 CTC 富集。首先使用塑料微柱阵列将较小的红细胞和血小板过滤出去,然后在磁场中通过"惯性聚焦"作用将较大的细胞排成一行,最后使用阳性或阴性富集方法分离 CTC 与白细胞。其优点是特异性高、捕获效率可达 98%;缺点是不适用于直径较小（<8μm）的 CTC。

二、检测方法

CTC 的检测是指通过分子生物学手段对富集的 CTC 进行特异性识别和判读,进一步解析 CTC 的形态、功能、分子表达等特征。可利用蛋白质、RNA、DNA 表达差异以及肿瘤细胞功能差异对 CTC 进行鉴定。常用的 CTC 检测技术有流式细胞术、免疫荧光法、荧光原位杂交、RT-PCR、二代测序等。

1. 流式细胞术 一种对液流中排成单列的细胞或其他生物微粒逐个进行快速定量检测和分析的技术。其优点是检测速度快,可同时多通道检测;缺点是检测灵敏度低,需要大量细胞,无法观察细胞形态。

2. 免疫荧光法 一种检测CTC的最常用方法,通常采用上皮细胞特异性CK抗体(如CK8、CK18、CK19)、白细胞抗原CD45抗体和核染料DAPI标记CTC。CK阳性、CD45阴性、DAPI阳性,且体积较大、形态完整的细胞被判别为CTC。其优点是灵敏度高、速度快,可见细胞形态;缺点是存在判断主观差异性,抗原表达异质性,细胞形态多样性;良性上皮细胞可能呈CK阳性,易出现假阳性。

3. 荧光原位杂交 一种将荧光素标记到核酸探针上,然后按照碱基互补配对的原则,与待测样本中的核酸序列进行杂交,通过变性-退火-复性过程形成杂交体,核酸探针与荧光素标记的特异亲和素发生免疫化学反应,在荧光显微镜下对待测DNA进行定性、定量或相对定位分析。其优点是分子检测水平,稳定性高,灵敏度高,特异性高,临床应用较成熟;缺点是较短的探针杂交效率低,易受干扰。

4. RT-PCR 一种将RNA的反转录(RT)和cDNA的聚合酶链式扩增(PCR)相结合的技术,是基于基因转录水平对细胞进行鉴定的方法。根据肿瘤类型选择不同核酸组合方式对多个基因标志物进行检测,可显著提高CTC的检测灵敏度。其优点是检测CTC内的RNA,灵敏度高;缺点是RNA易降解,易污染,易出现假阳性。

5. 二代测序 使用特殊的可逆终止剂,在DNA聚合酶工作时能够掺入到新合成的DNA链中,形成一个带有三磷酸基团的分子,从而使得DNA聚合酶失去活性。在DNA复制过程中,当新添加的碱基携带特殊标记时,这些碱基被捕捉并读取,从而确定DNA的序列。其优点是检测范围广,灵敏度高,速度快,可检测到未知突变;缺点是成本高,无法观察细胞形态。

三、临床意义

1. 肿瘤的早期检测 微转移可以在肿瘤发生的早期阶段形成,癌细胞侵入血液循环或淋巴系统并扩散到身体各部位,CTC会随着血液被携带到身体的各部位,外渗、增殖并形成转移病灶。此时,传统检测技术如影像学(包括PET-CT)、B超、病理等手段还无法检测或确诊肿瘤原发灶,但在血液中却可以检测到CTC,可以比临床确诊癌症早数年。

2. 肿瘤转移的风险评估和辅助肿瘤分期 CTC数量和类型的变化可反映侵袭性癌症患者的肿瘤负荷水平和侵袭状况。因此,多种实体肿瘤可通过CTC的动态变化监测辅助判断肿瘤的良恶性,鉴别惰性癌症和侵袭性癌症。国外已将CTC列入TNM分期系统,作为M分期(远端转移)的标准。CTC计数可时联合影像、病理学、血清学特征参数,能够更准确地评估肿瘤的状态和疾病的进展。

3. 肿瘤疗效、预后及实时监测评估 CTC检测技术已被列入肿瘤相关指南,明确其可作为判断乳腺癌、前列腺癌和结直肠癌等实体肿瘤预后的独立评估因子。通过连续监测CTC数量的动态变化,实时跟踪和随访肿瘤治疗过程的微小变化,更早地判断治疗效果和疾病进展,为肿瘤疗效和预后评估提供实时全病程监测信息。

4. 肿瘤发展机制的辅助阐述 CTC可以检测到肿瘤细胞的基因组、转录组、蛋白质组、代谢组等多组学信息,通过CTC的多分子分析和测序手段能够提供丰富的关于癌症发展过程的信息,探究肿瘤发展的机制、病因及耐药机制。

5. 靶向药物选择的指导 基于精准CTC分型分析,可提示药物疗效进而指导治疗方案和决策,实现个体化精准诊疗。例如,CTC中的雄激素受体剪接变异体7(androgen receptor splice variant 7, AR-V7)检测作为前列腺癌新型的肿瘤标志物,CTC AR-V7(+)的肿瘤更具侵袭性,有助于及早了解患者对药物治疗的敏感性,从而选择更优的治疗方案。

第三节　循环肿瘤 DNA 检测

一、概述

在红斑狼疮患者中首次发现了细胞外核酸成分存在,不久证实肿瘤患者 cfDNA 的含量明显高于健康人群。当前,已能检出如凋亡、坏死等内源性和病毒等外源性 cfDNA。cfDNA 在非癌症患者中出现常见于炎症、创伤及自身免疫性疾病。在癌症患者中出现的 cfDNA 多数来自癌细胞或肿瘤微环境细胞,称为循环肿瘤 DNA(ctDNA)。

(一)ctDNA 的来源和功能

ctDNA 可以来源于肿瘤细胞和 CTC,存在于血液、尿液、淋巴液、脑脊液、唾液等不同体液中。ctDNA 具有影响正常细胞特别是癌旁细胞的生理功能,通过与肿瘤细胞和肿瘤浸润细胞表面表达的 Toll 样受体(TLR)结合,也可与白细胞上的 TLR 结合,激活各特异性信号转导通路来影响肿瘤细胞的免疫反应。ctDNA 的释放可能对肿瘤微环境中远处器官部位的免疫细胞有影响。

(二)ctDNA 的种类

癌症患者的血液中存在多种形式的 ctDNA,最常见的是突变包括单核苷酸变异、插入和缺失,此外,还包括编码和非编码基因组序列的启动子区域的甲基化、微卫星杂合性缺失、DNA 的完整性、基因融合、拷贝数变异和癌病毒 DNA 等。

(三)ctDNA 的标本制备

1. ctDNA 的标本种类　通常血清中 ctDNA 的含量高于血浆,可免于抗凝剂影响。血清中的凝块会导致被捕获的白细胞释放 DNA,干扰 ctDNA 的检测,因此血浆更适合其检测。血浆在冷冻保存之前需进行离心和去除细胞,以防止细胞破裂和释放 DNA。ctDNA 检测所需的血浆或血清体积一般少于 2ml。

ctDNA 也存在于血液以外的体液中。尿液是检测泌尿生殖系统肿瘤 ctDNA 的重要液体。脑脊液也是中枢神经系统肿瘤 ctDNA 的重要载体,与血液相比,脑脊液中蛋白质、脂质和细胞较少,ctDNA 的提取更加容易,但脑脊液中 ctDNA 的含量远低于血液中的。通过检测胸膜和腹膜液中 ctDNA 可以监测肿瘤的进展。

2. ctDNA 的分离　ctDNA 分离的方法主要包括酚 - 三氯甲烷法、硅胶柱法、磁珠法等。①酚 - 三氯甲烷法:利用核酸 DNA 不溶于有机溶剂的方法将 DNA 与其他杂质分离。这种方法成本低,设备要求低,但操作烦琐,回收率低,抑制物残留多且试剂含有毒成分。②硅胶柱法:核酸在高盐条件下与硅胶膜结合,在低盐、高 pH 时核酸从硅胶膜上洗脱下来,经过多次离心收集。该法纯度高,成本较低,但需多次高速离心,操作步骤多。负压抽吸,开放式操作,效率低,易形成交叉污染。且吸附柱会出现堵塞现象。回收率低,损失量大,不适合小片段提取。不同试剂保存条件不一致,易丢失。③磁珠法:精制的超顺磁纳米硅磁珠在盐溶液条件下特异性地吸附血液中的游离核酸,将吸附核酸的磁珠转移至低盐等条件下将其洗脱下来。该法纯度高,回收率高,小片段同样可纯化,可自动化操作。但试剂成本高。

二、检测方法

总 cfDNA 中 ctDNA 通常占比很小(<1.0%),且靶向分子改变的等位基因频率(allele frequency,AF)很低,对技术的敏感度要求很高。目前的常用检测技术可大致分为靶向和非靶向两大类。靶向方法可用于检测特定的、已知分子变化的靶向 ctDNA,常使用基于 PCR

的技术或采用靶向基因测序,这些测定方法价格相对便宜、周转时间短、易于临床解读。非靶向方法则无须对原发肿瘤中存在的任何特定遗传/表观遗传学变化有先验知识,一般采用全基因组或全外显子组测序,该类方法能够发现新型疾病标志物,但往往需要大量样本、费用高昂。目前常用的检验方法包括:扩增受阻突变系统技术、NGS 技术、数字 PCR 技术、BEAMing 技术等。

(一)检测方法学

1. 扩增受阻突变系统(amplification refractory mutation system,ARMS)技术 ARMS 检测敏感度高,可检测肿瘤细胞中含量为 1% 的突变,甚至更低频率的突变基因,适合检测已知的单个靶向突变。

2. NGS 技术 二代测序方法可用于检测已知的多个靶点或发现未知基因位点。全基因组测序与全外显子组测序可海量获取基因信息,以发现未知的潜在靶向基因,但由于其价格昂贵,不适合作为临床检测项目。

3. 数字 PCR 技术 数字 PCR 技术灵敏度高,能检测出 ctDNA 中低水平的癌症遗传特征(<0.1% 的基因突变)。为了使数字 PCR 检测的 ctDNA 结果在临床中具有一致性、可比性,2020 年,中国计量科学研究院使用国际标准物质对数字 PCR 进行了分析性能验证。该研究开发了携带 $BRAF^{V600E}$ 突变、可溯源到国际单位制的 ctDNA 参考物质,用于评估数字 PCR 在实验室间定量分析低水平 $BRAF$ 突变的性能,并确定数字 PCR 测定的空白限、检测限和定量限分别为 0.01%、0.02% 和 0.1%。

4. BEAMing 技术 该技术结合了数字 PCR 与流式技术,该方法基于微珠(bead)、乳浊液(emulsion)、扩增(amplification)、磁性(magnetic)4 个主要组分。BEAMing 技术通过对油包水液滴中结合在磁珠上的 DNA 模板进行 PCR 扩增,随后流式细胞仪可在数分钟内分析数百万个磁珠,定量检测 ctDNA 中百分比非常低的突变基因。此外,通过微珠分离出的 DNA 还以作为高通量测序的高质量模板。

(二)方法学评价

ctDNA 检测分析存在一定缺陷,血浆体积、储存温度、采血到血浆分离的间隔时间、离心方案和纯化方法都会影响结果,尚缺乏不同方法间的比较和检测标准化。cfDNA 的组成和数量受多种因素的影响,包括癌症的解剖定位和分期、肿瘤细胞生长和死亡的速度、基质和炎症成分等。分化良好的肿瘤显示局限性坏死区域,而侵袭性癌症大片坏死区域。肿瘤细胞含量低于 10% 的肿瘤样品可能会失去低遗传畸变敏感性。因此,由于肿瘤组成和定位是主要的分析前变量,ctDNA 浓度不易控制。ctDNA 片段的半衰期短(不到 2 小时),必须快速处理。采集血液可以使用含有 EDTA 的试管或含有抗凝剂的试管进行,以防止溶血和 DNA 断裂,从而延长血液处理前的时间。最好使用血浆代替血清,以避免基因组 DNA 的污染。与 ctDNA 分析相关的其他问题如需要高度敏感的技术来区分突变型和野生型等位基因,以及制定突变阈值。NGS 评估的血浆和匹配肿瘤组织之间的总体一致性仅约为 25%。

三、临床意义

(一)血浆 ctDNA 在癌症诊断中的应用

在血液中 ctDNA 的含量因肿瘤的定位而异,肺癌、结直肠癌、乳腺癌、肝癌和前列腺癌等肿瘤血液中 ctDNA 的含量高于其他肿瘤。相反,口腔癌、胰腺癌、胃癌和神经胶质瘤患者的血液中 ctDNA 的浓度较低。到目前为止,这些标志物很少被用于临床。

1. 肺癌 检测肺癌患者血液中的 cfDNA 浓度能够对疾病预后和肿瘤分期具有很好的阳性预测作用。在对小细胞肺癌患者血液样本的研究中,49% 的病例检测到 $TP53$ 基因突变。晚期肺癌患者中发现了 $EGFR$,$BRAF$,$ERBB2$ 的突变和 $PIK3CA$ 基因;此外,$FGFR1$,

HER2、*KRAS*、*ROS1* 和 *RET* 基因也很常见。

2. 结直肠癌 结直肠癌患者组织活检的研究常检测 *BRAF*、*KRAS*、*APC*、*TP53*、*CEA* 和 *SEPT9* 基因,因此,这些基因已被研究作为液体活检的可能生物标志物。

3. 乳腺癌 检测和评估血浆 ctDNA 突变有助于乳腺癌患者复发的早期诊断。cfDNA 水平与恶性肿瘤之间的相关性也被证实,97% 的乳腺癌患者的 ctDNA 水平增高以及 *BRCA1* 基因突变。

4. 肝癌 相关基因突变包括 *TP53*、*PTEN*、*EGFR*、*MYC*、*BRAF*、*FGFR1*、*PIK3CA*、*CDKN2A*、*MET*、*CDK6*、*RAF1* 和 *ERBB2/HER2* 基因。较高的 ctDNA 水平可能与较短的生存期有关。

5. 前列腺癌 前列腺癌患者血浆 cfDNA 水平高于健康人,cfDNA 水平可能与疾病分期有关。前列腺癌的主要基因组突变包括 *TP53*、*RB1*、*PTEN*、*AR*、*FOXA1*、*MYC*、*ERG*、*PI3K* 和 *WNT* 的变化。

6. 头颈部肿瘤 使用血浆和唾液样本证明 ctDNA 可作为肿瘤的生物标志物。使用血浆和唾液样本检测 *TP53*、*PIK3CA*、*NOTCH1*、*NRAS*、*HRAS*、*CDKN2A* 的突变和 *FBXW7* 基因的检测灵敏度更高。血浆 ctDNA 在口咽部、下咽和喉部癌症,而口腔唾液 ctDNA 显示更高的敏感性(100% 和 80%);此外,联合检测血浆和唾液样本可提高检测的灵敏度。

7. 胰腺癌 胰腺癌中 ctDNA 的主要突变是 *KRAS* 基因,检测血液 *KRAS* 的特异性为 90%,因此,*KRAS* 突变已被用于诊断该疾病。

8. 胃癌 ctDNA 中 *HER2* 基因作为胃癌诊断的生物标志物,血浆 *HER2* 扩增结果与肿瘤大小显著相关。其他新的生物标志物,包括蛋白质和基因,如 *TP53*、*FGFR*、*PI3K*、*MET*、*VEGFR*、*CDH1* 和 *DP-1* 的组合可作为胃癌患者的诊断和监测标志物。

9. 中枢神经系统肿瘤 中枢神经系统肿瘤患者的检出率和血浆 ctDNA 浓度比其他肿瘤类型低。在 41 例原发性脑肿瘤患者进行了队列评估,利用数字 PCR 方法检测血浆中 ctDNA 的变化。髓母细胞瘤的检出率<50%,胶质瘤<10%。

(二)ctDNA 在癌症治疗和监测中的应用

在结直肠癌手术后所有复发的患者存在 ctDNA,血液 ctDNA 检测与影像学检查相比,平均前置时间约为 9 个月。目前可以鉴定出 40 余种 *EGFR* 突变,包括外显子 20 插入、外显子 19 缺失、t790m 和 L858R 以及其他突变,对接受 *EGFR* 靶向治疗患者无进展生存期(PFS)的增加具有预测性。结直肠癌的微卫星不稳定性和非小细胞肺癌中 *ROS1*、*ALK* 和 *NTRK* 基因的易位,对疾病预后起到重要的区分作用。*RET* 融合基因的检测提示奥希替尼耐药,而需改用对 *RET* 和 *NTRK* 敏感的索拉非尼等药物。前列腺癌患者 ctDNA 存在 *KRAS* 基因,一致性范围为 25%~70%,ctDNA 监测可以预测疾病进展。

ctDNA 对肺癌、乳腺癌和结直肠癌等具有临床预测价值,对于更多类型的癌症需要进一步证明。ctDNA 检测将逐步替代组织活检或细针穿刺等方法,在指导靶向药物使用、监测突变与耐药相关的肿瘤异质性中起到重要作用。

第四节 细胞外囊泡与外泌体检测

一、概述

细胞外囊泡(EV)是指从细胞膜上脱落或者由细胞分泌至胞外的一种含有脂质双分子层的膜性囊泡,大小一般在 30~3 000nm。EV 依据其形成机制与大小(直径)差异,可分为外泌体(exosome)、微囊泡(microvesicle)、大囊泡、凋亡小体(apoptotic body)等。外泌体是由细胞内的多囊泡小体(multivesicular body)与细胞膜融合后,以外分泌的形式释放到细胞外部环境的纳米囊泡,直径为30~200nm。微囊泡则是在各种刺激下直接由细胞质膜向外出芽产生的稍大的EV,直径200~1 000nm。凋亡小体为直径0.5~3μm大小的细胞膜颗粒,含有随机的细胞质碎片和片段化的DNA。EV携载脂质、蛋白质、核酸等母体细胞来源的生物分子具有肿瘤生物标志物的应用前景。细胞外囊泡主要的功能是细胞间信号传递,通过转移RNA、DNA、蛋白质、脂质和代谢物等分子,实现细胞间的遗传信息交流,调控受体细胞命运。

二、检测方法

EV检测方法主要包括EV富集技术、鉴定技术及EV标志物检测技术。

(一)EV富集技术

常用的EV富集方法包括:超速离心法、免疫分离法、聚合沉淀法、切向流超滤法、尺寸排阻色谱法、微流控芯片分离法和脂质亲和分离法等。这些方法均有各自的优缺点(表5-20-1)。

表5-20-1　EV富集技术及其优缺点

方法	优点	缺点
超速离心法	EV纯度高	需要大型仪器设备,EV得率低
免疫分离法	特异性好,可富集特定的EV亚群	需要特殊抗体试剂盒,成本高;会损失不含该标志物的EV群体
聚合沉淀法	操作简便	操作时间偏长;易混入杂的组分
切向流超滤法	快捷、无需大型仪器设备	无法区分EV和脂蛋白、Tamm-Horsfall蛋白等混杂颗粒,不适合EV蛋白质靶标的检测
尺寸排阻色谱法	无需大型仪器设备	不能有效去除脂蛋白等非EV共分离污染物
微流控芯片分离法	特异性好,可富集特定EV亚群	需要特殊仪器设备,成本高
脂质亲和分离法	可快速分离高纯度EV	需要脂质探针,成本高

(二)EV鉴定技术

EV的鉴定通常依据其形态特征、颗粒大小、浓度及蛋白质等生物分子。显微成像技术用于EV形态和粒径的表征鉴定中,如透射电镜、扫描电镜及原子力显微镜等检测。这些显微成像技术准确性好,但分析速度慢,难以满足对EV粒径和颗粒浓度的快速检测。

可调电阻脉冲传感技术(tunable resistive pulse sensing,TRPS)和纳米颗粒追踪分析技术(nanoparticle tracking analysis,NTA)可对粒径分布和浓度在单颗粒水平进行快速测定。TRPS适合>150nm颗粒,NTA更适合<150nm颗粒的测定。但两者均难以对粒径50~70nm及以下的EV进行测定。其分辨率远低于电镜,且无法对EV多种分子进行分析。蛋白质免疫印迹(Western blot,WB)技术用于蛋白质表征,CD63、CD81、CD9及ALIX、TSG101、HSP70被认为是EV的标志性蛋白。

近年来,单颗粒干涉反射成像传感技术(single particle interferometric reflectance imaging sensing,SP-IRIS)、纳米流式细胞术(nano-flow cytometry,nFCM)和液滴微流控技术等单颗粒分析技术的出现,推动了其在EV表征鉴定中的应用。SP-IRIS不仅可实现对EV粒径大小和浓度的定量分析,还可实现对粒径<50nm的单个EV上多种蛋白的荧光共定位。nFCM不仅分析速率快,其粒径表征分辨率和准确性可媲美电镜,结合荧光标记还可分析特

定的 EV 亚群。而液滴微流控技术通过荧光标记策略和信号放大技术，可对携带不同蛋白和核酸标志物的 EV 亚群进行数字化定量检测，且不受 EV 粒径分布不均一的影响。

（三）EV 标志物检测技术

EV 主要标志物是携带蛋白和核酸。针对蛋白标志物，临床常用检测方法有：ELISA、流式细胞术、质谱和 WB 等技术，可对 EV 中蛋白类标志物进行定性或定量检测。EV 核酸标志物包括 RNA 和 DNA。临床上常用的 EV 核酸检测技术有 PCR（实时荧光定量 PCR、数字 PCR 等）及芯片技术、二代测序技术等。

（四）EV 常用标志物检测的方法学评价

1. 蛋白标志物检测技术的优缺点 ELISA 具有操作简便、经济实用、易于标准化等优点，但无法获得 EV 的大小和数量等信息。流式细胞仪已经广泛用于细胞内外分子的表达分析。通过微珠附着 EV 是一种较常用的流式检测手段，目前，已经可以对 EV 实现快速、高通量、多参数的分析。质谱分析可提供高通量、定量和 EV 比较蛋白质组分析，但存在样品处理复杂，耗时长的缺陷。

2. 核酸检测技术的优缺点 实时荧光定量 PCR（qRT-PCR）是 EV 研究和临床检测中应用最广泛的检测技术之一。但均一、稳定的操作过程和试验条件是其保持结果特异性和重复性的必要条件。数字 PCR 的检出限更低，并且对于微小差异的鉴别能力优于 qRT-PCR，但其在常规检测的应用中不如 qRT-PCR 普及。基因芯片在 EV 领域的应用主要是在 EV 标志物的发现方面，与传统检测方法相比，基因芯片检测效率明显提高，但目前尚无疾病 EV 标志芯片应用于临床的诊断。NGS 主要用于 EV 标志物的筛选，EV 基因突变的检测等，成本也远高于常规检测技术。

三、临床意义

EV 在肿瘤诊断方面的应用价值在业界具有高度吸引力，但因为缺乏经过验证的技术在体液中对其进行经济和快速的纯化，使其在液体活检中的临床应用暂时受到了限制。健康者的血液中不会出现大量携带上皮生物标志物的 EV。而装配有相应表位（如 EpCAM、HER2、CD147 等）EV 的出现或增加则可能意味着肿瘤的发生。外泌体中携载的 miRNA、circRNA 等非编码 RNA 在肿瘤诊断及预后判断中显示了重要作用。在治疗过程中的 EV 检测也可以为肿瘤监测提供一种独特的选择。EV 检测可以成为癌症早期检测和人群筛查的非创伤性标志物。

第五节 液体活检应用评价

一、在肿瘤筛查、诊断及疗效判断中的应用

液体活检是利用人体体液标本开展的分子诊断，尤其以血液标本的应用最广泛，实现对肿瘤个体化精准医疗的重要手段。相比于传统组织活检，液体活检拥有更容易获取标本、对患者的创伤性小、特异性好等优势。因此，液体活检能够更好地反映肿瘤异质性，可有效实现精准的肿瘤辅助诊断、实时监测、疗效评价、预后判断、微小残留病灶监测等优势，能为传统组织活检提供借鉴和补充，为患者提供更加精准的治疗方案。

1. ctDNA 在肿瘤筛查、诊断及疗效判断中的应用 ctDNA 指来自肿瘤细胞的游离 DNA，通过基因突变或表观遗传学修饰（如甲基化）分析。ctDNA Septin9 甲基化检测应用于结肠癌的筛查、早期诊断以及治疗跟踪。不同组织和器官来源的 ctDNA 具有相对特异的甲基化

谱,表 5-20-2 为部分肿瘤早筛相关基因甲基化位点,ctDNA 甲基化谱检测具有肿瘤溯源的作用。在肿瘤早期血液中 ctDNA 含量很低,早期肿瘤突变检测需要超高灵敏度的检测方法。即使是超高灵敏度突变检测,在早期(Ⅰ/Ⅱ期)肿瘤中的灵敏度也较有限,难以满足临床需求。同时需克服克隆性造血造成的干扰,ctDNA 突变的检测所能覆盖的测序位点有限,且无法实现肿瘤组织溯源,ctDNA 检测是肺癌、肠癌、肝癌、肾癌等早筛早检的重要方法。针对 ctDNA 突变的检测方法在这些癌种中的应用价值表现不一,可通过联合其他检测技术提高早筛检测的敏感性。

表 5-20-2　部分肿瘤早筛相关基因甲基化位点

疾病早筛	相关检测基因甲基化位点
肺癌	*SHOX2、RASSF1A、PTGER4*
胃癌	*RNF180、Septin9*
结直肠癌	*Septin9、cg10673833*
肝癌	*HBV BCP、preS* 突变、非编码 RNA(miRNA、circRNA)
其他肿瘤	宫颈癌:*ASTN1、DLX1、ITGA4、RXFP3、SOX17、ZNF671* 膀胱癌:*cg21472506、cg11437784*

ctDNA 检测在靶向药物伴随诊断中具有很大的优势,对于晚期非小细胞肺癌的患者,血液 EGFR 检测阳性可以作为治疗指征。以 ctDNA 作为耐药检测目标,非小细胞肺癌患者接受酪氨酸激酶抑制剂(TKI)治疗,血液 EGFR 耐药突变(*T790M、C797S* 等)是目前耐药检测的常规项目。在晚期及转移性结直肠癌患者中开展检测血液 *Ras* 基因突变,部分常见适用伴随诊断的药物及靶点见表 5-20-3。

表 5-20-3　常见适用伴随诊断的药物及靶点

药物化学名称	使用肿瘤(检测基因)	检测对象
奥希替尼	非小细胞肺癌(*EGFR* 基因相关改变)	石蜡包埋组织、ctDNA
厄洛替尼	非小细胞肺癌(*EGFR* 基因相关改变)	石蜡包埋组织、ctDNA
塞立替尼	非小细胞肺癌(*ALK* 重排)	石蜡包埋组织
西妥昔单抗	结直肠癌(*KRAS* 基因相关改变)	石蜡包埋组织
吉非替尼	非小细胞肺癌(*EGFR* 基因相关改变)	石蜡包埋组织
阿法替尼	非小细胞肺癌(*EGFR* 基因相关改变)	石蜡包埋组织
克唑替尼	非小细胞肺癌(*ROS1* 融合基因,*ALK* 重排)	石蜡包埋组织
帕尼单抗	结直肠癌(*KRAS、NRAS* 基因相关改变)	石蜡包埋组织
达拉非尼	非小细胞肺癌、黑色素瘤(*BRAF^{V600E}* 突变)	石蜡包埋组织
曲妥珠单抗	乳腺癌(*HER2* 基因扩增)	石蜡包埋组织
威罗非尼	黑色素瘤(*BRAF^{V600E}* 突变)	石蜡包埋组织

2. CTC 在肿瘤筛查、诊断及疗效判断中的应用　CTC 在乳腺癌、肺癌、胃癌,前列腺癌等实体肿瘤中的预后判断、总体生存和治疗反应等临床意义得到了证实。CTC 作为肺癌筛查的新型标志物,在良性与恶性肺损伤中,90% 的恶性肺损伤患者中检出 CTC,仅 5% 的良性肺损伤患者中检出 CTC,证实 CTC 对肺癌早期诊断和早期治疗具有重要价值。但 CTC 并非一种完美的早期辅助诊断靶标,目前 CTC 缺乏优于影像学诊断相关临床证据。因此,

现阶段 CTC 仍不适合单独用于肿瘤早期辅助诊断。

3. 外泌体在肿瘤筛查、诊断及疗效判断中的应用　目前已被证实携带 DNA 的 EV 可以穿越血脑屏障，胰腺癌患者血液中分离得到的 EV 中检测到了突变 *KRAS* 和 *TP53* 的 DNA。在胰腺癌中，EV 和循环游离成分中含有同等含量的突变 *KRAS*，为胰腺癌提供治疗决策和预后价值。

4. 循环肿瘤 RNA 在肿瘤筛查、诊断及疗效判断中的应用　ncRNA 作为具有潜力的新兴肿瘤标志物，其中 miRNA 已经开发成为肿瘤患者液体活检的生物标志物，circRNA 被认为与介导化疗靶向耐药相关。NGS 技术的出现使多种肿瘤的非编码 RNA 表达谱的全面分子表征成为可能。尽管 miRNA 是非常有前景的肿瘤标志物，但是仍然缺乏特异性的循环 miRNA 应用于临床，对于分析前、分析中、分析后的差异性、特异性和重复性是面临的重要挑战。

二、在非肿瘤其他疾病中的应用

液体活检不仅在肿瘤疾病中应用，在非肿瘤疾病中的应用也日益广泛，对疾病的诊断、病情监测以及治疗反应评估同样有着重要作用。通过分析血液、尿液或其他体液中的生物标志物，如细胞、蛋白质、核酸等，来评估患者的疾病状态。

1. 产前诊断　目前应用最广泛的是无创产前诊断（non-invasive prenatal testing，NIPT），通过检测母体血浆中的胎儿游离 DNA，分析胎儿染色体非整倍体，主要是三倍体（21-，18-，13- 三体综合征）检测；NIPT 只需要 5～10ml 血液即可进行检测，且检出率达 100%，特异性达 97.9%～99.7%。

2. 心血管疾病　源自红细胞祖细胞、心肌细胞和血管内皮的 cfDNA 含量与肺动脉高压严重程度密切相关，能够预测患者的不良生存结局。后续研究可以进一步探索这些 cfDNA 是否能作为急性心肌梗死或严重肺动脉高压发生的预警指标。

3. 神经系统疾病　通过分析脑脊液中的生物标志物，可以诊断阿尔茨海默病、帕金森病等神经退行性疾病。还用于监测多发性硬化、脑膜炎等炎症性疾病的病情进展。cfDNA 甲基化标志物在慢性神经退行性疾病的诊断和病情监测中具有一定的潜力。

4. 呼吸系统疾病　正常情况下，肺泡或支气管上皮细胞释放的 cfDNA 大部分会进入肺泡或气管中，然而，在肺癌或慢性阻塞性肺疾病（chronic obstructive pulmonary disease，COPD）急性发作等病理情况下，肺组织结构的破坏会导致肺源性 cfDNA 大部分进入血液，可用于相关疾病的诊断与动态监测。

5. 器官移植　类似的液体活检也正在被用于移植器官后的临床检测，以监测移植器官是否对受者免疫系统产生了排斥反应。通常情况下，临床医生是通过反复活检来检查移植器官的健康状况以及是否移植存活，但这种方式是侵入式的而且检测价格昂贵。器官移植后，少量供体 cfDNA 会进入受者的血液循环，作为正常细胞生长和死亡产物的一部分。如果受者免疫系统攻击移植来的器官，则会造成越来越多移植器官中的组织细胞死亡，导致供体 cfDNA 的比例随之增加。目前，临床上已经有相应的公司为肾脏移植患者提供检测服务。

液体活检在精准医疗中的应用具有广泛的前景和潜力，但其还面临着许多其他挑战，如 DNA 片段太小、半衰期短、正常 DNA 污染，以及随着治疗效果显现，肿瘤 DNA 比例会大幅度下降等。现阶段液体活检检测技术在一些疾病中的研究大多数还处于临床试验或科研阶段。虽然从临床的研究结果来看，未来液体活检技术有望应用于非肿瘤疾病的诊断、治疗等方面，为复杂疾病的全面评估和各器官或系统受累情况的监测提供新的解决方案；但是，目前还不能替代传统组织活检。随着技术的不断进步和方法的不断完善，液体活检研发将横跨多个学科，包括基础生物学和生理学、分子生物学、检测技术、统计学和机器学习等。只有当液体活检的临床有效性和实用性得到证明之后，这项技术才能发挥它全部的潜力，为基因组驱动的肿瘤学和患者的临床管理带来重大影响。

（许文荣　赵可伟　王剑飚　刘双全）

本章小结

　　液体活检是一种新的非侵入性诊断方法，涉及分析体液中存在的各种生物标志物，如血液、尿液和脑脊液等。对各种疾病，特别是癌症的早期检测、诊断、监测和管理具有重要价值。液体活检的应用，包括 CTC、ctDNA 和外泌体，涵盖了肿瘤、传染病、心血管疾病和神经系统疾病等各类疾病，其非侵入性、捕捉肿瘤异质性的能力以及串行监测的潜力，使其成为个性化医学和精准肿瘤学的一个有前途的工具。然而，需要解决与敏感性、标准化和复杂数据解释相关的挑战，以实现液体活检在医疗保健环境中的全面临床应用。

推荐阅读

[1] 刘成玉，罗春丽．临床检验基础．5 版．北京：人民卫生出版社，2012.

[2] 吴晓蔓，权志博．临床检验基础．武汉：华中科技大学出版社，2013.

[3] 杨红英，郑文芝．临床医学检验基础．2 版．北京：人民卫生出版社，2014.

[4] 许文荣．临床基础检验学．北京：高等教育出版社，2006.

[5] 熊立凡，刘成玉．临床检验基础．4 版．北京：人民卫生出版社，2010.

[6] 胡丽华．临床输血学检验．3 版．北京：人民卫生出版社，2012.

[7] 胡晓波．临床检验基础．北京：高等教育出版社，2012.

[8] 陈文彬，潘祥林．诊断学．8 版．北京：人民卫生出版社，2013.

[9] 叶应妩，王毓三，申子瑜．全国临床检验操作规程．3 版．南京：东南大学出版社，2006.

[10] 吴晓蔓．临床检验基础实验指导．4 版．北京：人民卫生出版社，2011.

[11] 丁磊．临床检验基础实验指导．北京：高等教育出版社，2012.

[12] 吕时铭．检验与临床诊断：妇产科学分册．北京：人民军医出版社，2007.

[13] 方群．妇产科检验诊断学．北京：人民卫生出版社，2004.

[14] 苏川，刘文琪．人体寄生虫学．10 版．北京：人民卫生出版社，2024.

[15] 李朝品，高兴政．医学寄生虫图鉴．北京：人民卫生出版社，2012.

[16] 沈继龙，张进顺．临床寄生虫学检验．4 版．北京：人民卫生出版社，2012.

[17] 王永才．当代针吸脱落细胞诊断学多媒体图谱．天津：天津科学技术出版社，2004.

[18] 曾照芳，洪秀华．临床检验仪器．北京：人民卫生出版社，2007.

[19] 曾照芳，余蓉．医学检验仪器学．武汉：华中科技大学出版社，2013.

[20] 丛玉隆，马骏龙，张时民．实用尿液分析技术与临床．北京：人民卫生出版社，2013.

[21] F. 沙夫纳，J.L. 墨林，N. 布诺夫．肿瘤液体活检．刘毅，译．北京：科学出版社，2022.

[22] 钱晖，许文荣．外泌体：组织损伤修复与肿瘤诊治．北京：科学出版社，2019.

[23] 邢金良，宋现让．液体活检：中国肿瘤整合诊治技术指南（CACA）．天津：天津科学技术出版社，2023.

[24] 步宏，李一雷．病理学．9 版．北京：人民卫生出版社，2018.

中英文名词对照索引

10本